KB125917

낸시 크리거의 역학 이론과 맥락

이 도서의 국립중앙도서관 출판예정도서목록(CIP)은 서지정보유통지원시스템 홈페이지(http://
seoji.nl.go.kr)와 국가자료공동목록시스템(http://www.nl.go.kr/kolisnet)에서 이용하실 수 있습
니다. (CIP 제어번호: CIP2018025399[양장] CIP2018025397[반양장])

낸시 크리거의
역학 이론과 맥락

EPIDEMIOLOGY AND THE PEOPLE'S HEALTH

Theory and Context

낸시 크리거 지음
신영전 · 김유미 · 이화영 · 표준희 · 신상수 · 이호준 옮김

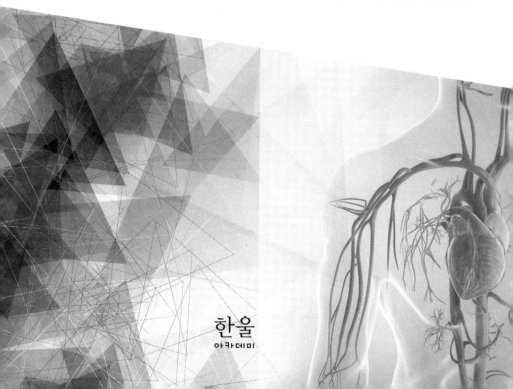

한울
아카데미

어떤 시대의 역학(疫學)이란 역학에서 확립된 사실의 총합 이상이다. 역학은 직접 관찰할 수 있는 경계의 이상이나 이하에서도 작동하는 질서 정연한 추론의 연쇄를 포함한다. (추론의) 연쇄가 건전하고 충실히 쌓아 올린 것이라면 탐구를 미래의 진실로 이끌 것이다. 이것이 불건강하다면 앞으로 나아가기 어렵다. 그러나 서로 다른 이론이 있을 때 무엇이 건전한 것인지, 아니면 단지 그럴 듯할 뿐인지 구분하는 것은 쉽지 않다.

— 웨이드 햄턴 프로스트(Wade Hampton Frost)[1]

변화한 사실에서 생각의 변화가 드러날 때만 생각과 사실은 교환 가능하다. 거꾸로 새로운 사실은 새로운 생각을 통해서만 발견할 수 있음도 명백하다.

— 루드비히 플렉(Ludwick Fleck)[2]

도달한 기술의 수준이 사회적 산물임을 인지한다면, 우리는 우리 과학의 의제, 개념 틀, 수용한 방법론을 비판적으로 바라보고, 의식 있는 연구 선택을 하는 데 보다 자유로워질 것이다.

— 리처드 레빈스(Richard Levins)와 리처드 르원틴(Richard Lewontin)[3]

---

1   1936년 출판된 『콜레라와 존 스노』의 서론에서(Snow on Cholera, New York: Commonwealth Fund, 1936: ix).
2   1979년 출판된 『과학적 사실의 발생과 발전』에서(Genesis and Development of a Scientific Fact, Chicago: University of Chicago Press, 1979(1935): 50~51).
3   1987년 출판된 『변증법적 생물학자』의 결론에서(The Dialectical Biologist, Cambridge, MA: Harvard University Press, 1987: 286).

차례

표 차례

그림 차례

글상자 차례

한국어판 서문

누가 그리고 무엇이 대중의 건강을 결정짓는지를 좀 더 이해할 수 있게 하는 생각과 행동을 찾는 것은, 전 세계적으로 오랫동안 지속해왔던 도전이었다. 그 중 가장 핵심적인 도전은 사회 정의와 공중보건 사이의 복잡한 연관성을 찾아내고, 누가 피해를 받고 누가 해를 끼치는지를 밝힘으로써, 사람들의 건강 형평을 증진할 수 있도록 도움을 주며, 그를 통해 대중의 건강을 위한 연대를 촉발함과 동시에 견고하게 만드는 지식을 생산하는 일이다.

이 책이 한국의 헌신적인 연구자들을 통해 한국어로 번역되어 실로 영광이고 자랑스럽다. 질병 분포에 대한 생태사회학적 이론을 포함하여 이 책에 적은 내용이 한국인들의 생각과 연구, 그리고 행동의 변화를 돕는 것에 활용될 수 있다면, 이 책은 시간과 공간을 초월한 사람 간의 연계를 이루어낸 비판 과학(critical science)과 연대의 중요한 특징을 웅변적으로 보여주는 것이 될 것이다.

이 책은 전 세계가 정치적으로 우려되는 시기에 출간되었다. 최신의 기술혁신을 통해 (국가기반시설에 대한 공격이나 정밀하게 조준된 대중 선동이 이루어지는) 사이버 공간을 포함하여, 새로운 전쟁 무기 생산을 위한 최신 기술혁신의 지원을 받는 반동적인 민족주의와 억압, 인종주의, 반자유주의(illiberalism)가 부상하고 있다. 노동자의 권리와 임금을 억제하려는 시도와 동시에 전 세계에 걸친 극단적 부와 부의 불평등 수준은 더욱 커지고 있다. 힘에 의존한 정치와 호전성은 사람들과 지구의 건강에 대한 염려를 더욱 증가시키고 있다. 경제, 에너지 체계, 우선순위 설정에서 대대적인 변화가 없다면, 기후변화의 영향은 사람들의 건강 불평등을 더욱 악화시킬 것이다. 국가적으로나 세계적으로 이루어지고 있는 민주주의 제도의 훼손 또한 사회·경제적 불평등과 환경을 악화시키고 있으며, 궁극적으로 인구집단의 건강, 안녕(well-being), 건강형평성을 위협하고 있다.

이렇게 어려운 시기에는 사회·경제적 불의에 대한 저항과 함께 상호 존중과 존엄, 인권과 생태적 완결성이라는 가치를 전제로 하는 국제적 연대가 필수적이다. 아울러 불의를 교정하고 사람들의 건강을 향상시키는 데 필요한 작업을 인도하기 위해서는, '대안적 사실(alternative facts)'을 지어내기보다, 엄격한 가설 검정과 근거 수집을 위한 치열한 노력과 헌신이 필요하다. 한국어로 번역된 이 책이 보다 건강하고 보다 평화롭고 지속 가능하며 보다 공평한 세상을 만들어나가는 데 시급히 필요한 담화(dialogue)와 담론(discourse)의 형성에 기여할 수 있기를 소원한다.

2018년 4월 8일
낸시 크리거

서문
왜 역학이론에 관한 책이 필요한가?

　'역학이론(疫學理論, epidemiologic theory)', 이것은 단어만을 놓고 보면 당장은 무미건조하고 난해하게 들린다. 그러나 사실 이것은 중요하고 흥미로운 주제이다. 역학이론이란 사람들(people)의 건강을 설명하는 것이다. 생과 사에 관한 것이고 생물학과 사회에 관한 것이다. 생태에 관한 것이고 경제에 관한 것이다. 노동, 존엄, 욕망, 사랑, 유희, 갈등, 차별, 부정의와 같은 인간 생활의 수많은 활동과 의미가 우리 몸속에 문자 그대로 들어와서 체현(體現, embodied)됨으로써 우리의 개인적·집합적 건강상태 속에 표현되는 것에 관한 것이다. 시간의 추이에 따라 왜 질병과 사망률이 변화하고 지리적 차이에 따라 다양해지는가에 관한 것이다. 여러 사회가 혹은 한 사회 내에서, 왜 계층에 따라 상대적으로 건강이 더 좋거나 나쁜가에 관한 것이다. 또 사람들의 건강을 증진시키고 질병, 장애, 죽음 등의 불공평한 부담을 최소화하기 위해 필수불가결한 지식에 관한 것이다.

　바꾸어 말하면, 역학이론은 사회와 환경의 맥락에서 인구집단(population)의 건강상태(health status)에 관한 것이다. 이는 특정한 개인이 왜 질병에 걸리거나 건강한가에 관한 것이 아니다. 역학이론은 오히려 사회 내부와 사회 상호간에 시간, 공간, 장소에 따라서 현존하거나 변화하는 건강, 질병, 죽음에 관한 인구

분포(population distributions)를 설명하고자 한다. 이 포괄적인 임무를 수행하기 위하여 역학이론은 사회, 생물, 인구동태(population dynamics), 질병 발생 기전, 건강증진 과정 등을 설명할 수 있는 다른 수많은 이론들과 함께 확률, 통계, 인과 추론 등에 적용되는 이론들을 반드시 활용해야 한다. 이는 역학이론의 핵심 질문을 논하기 위하여 필요한 것으로, 누가 혹은 무엇이 질병, 사망, 건강의 인구집단에서의 율(rate)과 분포를 결정하는가 하는 질문을 말한다.

이 질문에 꼭 하나의 답이 있다는 것은 아니다. 문제를 풀 수 있는 단 한 개의 이론이나 학문적 접근법이 있다는 말도 아니다. 오히려 수많은 학문 분야, 즉 '사회'과학, '자연'과학, 공중보건, 생의학과학(biomedical science) 등이 인구집단 건강의 여러 측면에 대한 질문에 답하기 위해 관계한다. 이들과 구분되는 역학이론과 접근법의 특징은 건강 결과(health outcomes), 인구집단 내 노출(exposures) 등을 정의하고 측정하며, 연구의 결과로써 관찰한 인구집단에서의 율과 위험(risk)을 설명하는 가설을 경험적으로 검정하는 일에 1차적인 책임이 있다는 점이다.

따라서 역학이론은, 역학연구 분야를 대다수 포괄하는 현상인 건강, 질병, 안녕(well-being)의 인구집단 내 분포 양상과 원인을 설명하는 것과 관련이 있는 특별한 '종류(type)'의 이론이다(Krieger, 1994; Krieger, 2001). 따라서 진화 이론이 생물학적 진화라는 '사실'을 설명하기 위하여 상호 보완적이거나 대립되는 여러 가지 이론을 도입하고 있듯이(Mayr, 1982; Eldredge, 1999; Gould, 2002) 역학'이론'도 인구집단 건강(population health)이 각기 다른 분포를 보이는 '사실'을 설명하기 위하여 무수히 많은 상호 보완적, 대립적 이론을 포함한다. 인구집단에서의 건강 양상에 중심을 둔다는 공통점이 있으나 어떤 구체적 설명을 할 것인지는 어떤 역학이론을 선택하는가에 달려 있다. 예를 들어, 그 설명이 개인의 선택에서 나올 것인가? 기관의 행위? 국가 간의 상호작용? 특정한 병원균, 독소 또는 다른 생물·물리적 노출? 유전체의 뉴클레오티드 배열? 노동, 경제, 정치 체계가 어떻게 조직되고 가족이나 인간관계가 어떻게 구성되는가에 달려 있을까? 사람이 어떻게 나머지 생태계와 상호작용하는가에 달려 있을까? 아니면 또 다른 데서 그 원인을 찾아야 할까? 이런 질문에 대한 답은 어떤 역학이론을 선택하는가에 달려 있다.

역학이론이 제기하는 이와 같은 질문을 매력적이라고 여길지도 모르겠다. 실천적 역학자로서 나 역시 그렇다. 많은 다른 사람들도, 설령 그것이 질병으로 인한 상이한 부담으로 표현되든 또는 조기 사망률로 표현되든, 혹은 가정, 학교, 직장, 지역사회, 또는 그 외 상황에서 부딪치게 되는 유해한 사회적·물리적·화학적·생물학적 노출 등으로 정의되든 상관없이 사람들의 건강에 관심을 가지고 있다.

이러한 의미의 중요성을 감안할 때 역학이론이라는 주제와 관련한 많은 책이나 하다못해 관련 기사라도 많이 있을 거라고 생각할 것이다. 하지만 실상은 그렇지 못하다.

나는 왜 이러한 문헌의 공백이 생기는가에 관해 내 생각과 함께 1장에서 역학이론이 중요하다는 주장의 근거를 제시하였다. 이 과정의 전반을 통해 역학이론의 분석과 개발이 두 가지 이유, 즉 '지적인 이유(intellectual argument)'와 '실증적인 이유(empirical argument)'에서 중요함을 보여줄 것이다.

'지적인 이유에서 중요하다는 논거'는 역학이 다른 과학과 마찬가지로 그 특정한 분야의 현상을 설명하는 이론을 필요로 한다는 것이다. 역학의 경우, 현존하거나 변화하고 있는 인구집단의 건강 양상을 설명하는 이론이 필요한데, 이를 통해 질병을 예방하고 인구집단의 건강을 증진하며, 건강 불평등을 감소하려는 노력에 정보를 제공하기 위해서이다. 다양한 역학이론의 강점과 한계, 그 기원과 응용에 대한 이해는 이 분야에서 지적인 엄격성, 안전성, 창의성을 증진하는 데 필수적이다.

'실증적인 이유에서 중요하다는 논거'는 명확하고 명징한 이론이 없다면 우리가 잘못된 가설을 제기하고, 연구결과를 부적절하게 해석하고, 위험할 정도로 불완전하고 틀린 해답을 만들어낼 가능성이 높다는 것이다. 현재 대부분의 역학 교과서와 논문의 경우가 그러하다.

역학이 제시하는 실질적 문제들은 이론적 명료함(theoretical clarity)을 통해,

신뢰할 수 있고 잠재적으로 유용한 지식을 생산할 확률을 높일 수 있다는 것이 일반적인 전제이다. 이론은 경합하는 설명을 정식화하고, 실험하고, 평가하는 데에, 즉 '좋은 과학(good science)'에 필수적이다. 그리고 '좋은 과학'은 결국 이로운 변화를 만들어낼 수 있는 과학의 전제 조건이다.

이 책은 1장에서 질병 분포를 고찰하고 설명하기 위해 역학이론이 실제적으로 필요한 것임을 주장하는 것으로 시작한다. 2장은 수많은 고대와 현대 전통 사회에서의 질병 발생에 관한 이론을 다룬다. 다양한 맥락과 시간에 위치한 서로 다른 사람들이 건강과 질병의 사회적 양상에 대한 설명을 하기 위해 찾아낸 여러 방식을 소개하는데, 이는 그들의 사회적·생태적 조건의 영향을 받은 것이었다.

3장은 독소(poison), 오물(filth), 계급(class), 인종(race)에 초점을 둔 분석적 시각을 자생적 학문분야로서 역학의 출현에 적용한다. 또한 1600년대에서 1900년대 사이의 질병 분포에 관한 경쟁 이론들에 대해 알아본다. 4장은 이러한 분석을 확장해서 세균, 유전자, 사회적 환경에 초점이 맞추어졌던 20세기 전반부의 이론으로 연결시켜본다. 5장은 20세기 중반 이후 역학의 이론화와 연구에서 우위를 차지했던 생의학(biomedical), 생활습관 접근법(lifestyle approaches)에 초점을 맞춘다.

6장에서는 주류 이론 틀에 대항하는 주요 대안을 체계적으로 요약한다. 이 대안은 사회역학의 두 주요 경향, 즉 사회정치적(sociopolitical) 관점과 심리사회(psychosocial) 관점에 의해 제기되었다. 7장에서는 사회역학 이론의 새로운 이형인 생태적 접근법(ecologically informed approaches)을 소개한다. 내가 1994년 최초로 제안했던 질병 분포의 생태사회 이론(ecosocial theory)(Krieger, 1994)은 다양한 시공간 척도의 단계에 따라 그리고 사회적 과정과 생물학적 과정이 체계적으로 연계됨을 보여주는데, 이는 정치경제학과 정치생태학의 영향을 받은 것이다. 마지막으로 역학이론의 중요성을 주장하기 위하여, 8장에서는 역학이론의 선택에 따라 사람들의 건강이 나빠지거나 또는 좋아질 수 있음을 반증하는 네 개의 사례를 제시한다. 이로써 의식적으로 질병 분포에 관한 역학이론을 수용, 개발, 논쟁하면서 역학의 과학(science of epidemiology)을 발전시킬 수 있음을 주장하며 결론을 맺는다.

이 책을 쓰게 된 동기는, 사회적 맥락에서 역학이론의 문제를 다루기 위해 1991년에 내가 처음으로 개설하여 강의해왔고, 그 이후로 수정을 더하면서 현재까지 가르쳐오는 강좌를 하게 된 동기와 같은 것이다. 나는 역학자로서 내 자신이 쌓아온 수련의 장단점을 인식하면서(1985년 석사학위, 1989년에 박사학위 취득), 나의 생화학과 생물학에 대한 배경, 과학사와 과학철학에 대한 관심, 사회정의와 공중보건 간의 깊은 연관성에 관한 연구와 활동을 위해 노력해온 점 등을 기반으로 나의 교육과정에서 커다란 공백이라고 여겨지는 부분, 즉 역학이론이라는 주제에 대한 깊은 침묵을 깨는 강좌를 개설하고 싶었다. 따라서 나는 역학자로서 나의 개념적이고 실증적인 작업을 통하여 알게 된 생각과 관련 문헌들을 다른 사람들에게 소개하기 위한 교과과정을 만들었다. 지금까지 걸어왔고 앞으로도 가야 할 이 연구의 길은 작업 중에 마주쳤던 사람들의 삶의 힘든 환경과 그 과정에서 만나게 되는 동료 연구자들에 의해 영향을 받으며 걸어가는 계속되는 지적 여정이다. 나의 목표는 일관되게 사람들의 건강에 관련된 현실과 개선 가능성을 더 잘 이해하고자 하는 것이다.

이 책을 쓰는 과정에서 불가피하게 나의 개인적 관심, 경험, 그리고 학자로서 한계를 반영할 수밖에 없다는 것을 알고 있다. 특히 내가 영어만 유창하게 할 수 있고 스페인어와 프랑스어로는 과학서적을 읽는 실력밖에 안 되어 스스로 분석할 수 있는 1차 문헌에 제한이 있으므로, 그 외 다른 언어에 관해서는 전문가들의 번역서에 의존해야 한다는 사실도 잘 알고 있다. 그렇기는 하지만, 좋든 나쁘든 영어가 현재로서는 역학이론과 연구에 관한 과학서적에서 주된 언어인 것도 사실이다. 그럼에도 나의 언어적 한계가 제시된 개념이나 영어 이외의 언어를 쓰는 세계인 다수와의 관련성을 크게 제한하지 않기를 바란다. 제각각의 목소리로 쓰인 인용문들의 의미를 명확하게 하고 동시에 차용한 다양한 표현과 개념들을 독자들에게 정확하게 알려주기 위하여, 나는 나만의 언어로 제시한 분석과 병행하여 글상자를 자주 사용하였다. 사실이나 해석상의 오류는 전적으로 나의 책임이다.

마지막으로 이 서문을 마치며, 이 책과 이 책의 기초가 된 연구에 영향을 준 여러 사람의 업적, 인생, 사상에 대한 감사를 드리고 싶다. 그들의 기여는 이 책의 참고문헌 목록에 간단히 언급하고 있다. 특히, 나의 멘토들에게 깊은 감사를 표한다. 과학에 관해 비판적이면서 동시에 역사적으로 사고하는 것이 가능할 뿐만 아니라 꼭 필요하다는 것, 그리고 과학과 사회정의에 대한 관심사와의 불가분한 관계에 대해 가르쳐주신 루스 허바드(Ruth Hubbard),[1] 내가 역학자가 될 수 있도록 가르쳐주신 노엘 와이스(Noel S. Weiss), 그리고 내가 사회역학자가 되는 데 전적으로 지원을 아끼지 않은 레오나드 사임(S. Leonard Syme)이 그들이다.

기관의 지원과 관련하여, 우선 1995~2008년 사이에 우리 과의 학과장을 지냈고, 처음부터 이 프로젝트에 성원을 보내주었으며 2009~2010학년도에 내가 과목을 강의하는 대신 이 연구를 할 수 있도록 허가해준 리사 버크먼(Lisa Berkman)에게 감사를 드린다. 또한 나의 역대 문헌연구 보조원으로서 많은 희귀본과 기사를 찾아준 여러 학생들과 이 프로젝트에 대한 계획을 보다 구체화하기 시작한 2002년 이래 도움을 받아 감사를 드릴 분들을 시간순으로 나열하면 데이비드 레코프(David Rehkopf), 데이비드 채(David Chae), 말라브키아 수브라마니암(Malavkia Subramanyam), 샬리니 테둘카(Shalini Tendulkar), 마린 카마초(Marlene Camacho)이다. 그리고 옥스퍼드 대학 출판사에서 함께 일한 편집자들, 제프리 하우스(Jeffrey House), 윌리엄 램스백(William J. Lamsback), 리건 호프먼(Regan Hofmann), 모라 로스너(Maura Roessner)가 보내준 관심과 격려에 대하여 고마움을 전한다.

책을 만든다는 것은 단순히 학문적 업무만은 아니다. 수년에 걸쳐 때때로 이 책의 내용에 대하여 함께 토론해주고 집필 과정 중에 다양한 관점에서 값진 지원을 해준 나의 친구와 동료들, 메리 바세트(Mary Bassett), 조지 데비 스미스

---

1 그는 현재까지도 비평가로서뿐 아니라 과학자로서 활동 중이다.

(George Davey Smith), 소피아 그루스킨(Sofia Gruskin), 리사 무어(Lisa Moore), 앤 - 에마누엘 번(Anne-Emanuelle Birn), 로절린 백선딜(Rosalyn Baxandall), 제이슨 벡필드(Jason Beckfield)에게 감사한다. 또한 나의 연구팀의 핵심 구성원인 자비스 첸(Jarvis T. Chen)과 파멜라 워터먼(Pamela D. Waterman)은 이론에 기반을 둔 실증적 역학 조사가 가능하도록 매일 놀라운 작업을 해줌으로써 내 생각을 북돋워주고 사고 영역을 확장함과 동시에 여유를 가질 수 있게 해주었다. 이 책에서는 실제 내가 주도한 역학조사의 자료를 활용하였기 때문에 연구참여자가 필요할 수밖에 없었는데, 개인적인 삶에 관한 정보를 건강과 질병에 대한 공적 이해를 위하여 공유하도록 동의해준 사람들에게 감사한다. 인구동태통계(vital statistics)와 그 외 공중보건 감시체계(public health surveillance) 자료에 의존해야 하는 내 연구를 위해 사람들의 의료기록, 출생, 사망증명서와 다른 유사한 자료들을 인구집단 건강의 이해를 돕는 유용한 자료로 전환해주는 일을 열심히 해준 기관의 직원들에게도 감사한다.

말로 다 표현할 수 없는 감사를 끝으로 이 글을 마치고자 한다. 우선 배움을 소중하게 여기며 그 지식을 통해 세상을 더 좋은 곳으로 만들어야 한다고 가르쳐주신 나의 부모님 도로시 크리거(Dorothy T. Krieger, 1927~1985)와 하워드 크리거(Howard P. Krieger, 1918~1992)께 감사한다. 가족이자 친구인 나의 형제 짐 크리거(Jim Krieger)는 건강 불평등을 감소시키고 공중보건을 증진하는 괄목할 만한 성과를 통해 사회정의와 공중보건을 연결시키는 공중보건에 관한 영감을 주었다. 나를 키워준 몬테스 데이비스 부인(Mrs. Montez Davis, 1914~ 1997), 이 작업을 처음 착안한 때부터 항상 나의 동반자였던 나의 세 고양이 에마(Emma, 1981~1996), 사무드라(Samudra, 1996~), 그 형제인 부(Bhu, 1996~ 2010)와 그리고 리스 엘리슨 - 로슈먼(Lis Ellison-Loschmann)에게 감사한다.

1장
역학이론은 존재하는가?
과학, 자료, 질병 분포를 설명하는 역학이론

이론(theory). 그리스 어원을 찾아보면 이는 내부를 본다는 뜻이다. 또한 『옥스퍼드 영어 사전(Oxford English Dictionary: OED)』(2008)은 우리 마음의 시야를 체계적으로 사용하고 잘 다듬어진 원칙을 적용하여 어떠한 것에 대한 관찰과 생각 가운데 의미 있는 양상을 감별하는 것으로 이론을 정의한다. 이는 이론이 없는 관찰은 눈을 감고 사물을 보는 것과 같으며, 이론이 없는 설명은 불가능함을 의미한다.

이 장에서는 질병 분포를 사고하고 설명하기 위해 역학이론이 실질적으로 필요함을 주장하고자 한다. 이는 명백한 사실이다. 그러나 단순하고 자명한 이 주장은 부정되어왔음이 분명한데, 이어서 논의하겠지만 지난 수십 년간 역학 교과서는 역학이론이 무엇이고 이론이 왜 중요하며 어떻게 이용해야 하는지에 대한 지침을 아예 제공하지 않거나 매우 조금 다루었다(Krieger, 1994). 이 어려운 문제를 정리하기 위해서는 과학적 이론이 무엇인지, 그리고 역학적 사고와 연구에서 과학적 이론이 차지하는 위치를 고려해야 한다.

1. 사람들의 건강에 대하여 이해하기: 이론과 자료에 관한 이야기

먼저 역학이론이 실질적으로 왜 필요하다고 생각하는가? 〈그림 1-1〉부터 〈그림 1-7〉까지 제시한 역학 자료를 가지고 생각해보자.

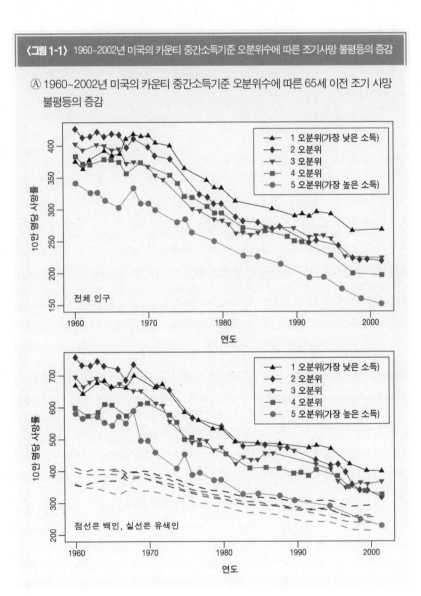

〈그림 1-1〉 1960~2002년 미국의 카운티 중간소득기준 오분위수에 따른 조기사망 불평등의 증감

Ⓐ 1960~2002년 미국의 카운티 중간소득기준 오분위수에 따른 65세 이전 조기 사망 불평등의 증감

주어진 그림 모두 미국과 전 세계적인 시간, 장소, 사회집단에 따른 인구집단의 질병 분포를 보여준다. 〈그림 1-1〉은 '1960~2002년 미국 조기사망 불평등의 증감(Krieger et al., 2008)'에 대한 것이다. 1960년부터 2002년까지 미국의 조기사망(〈그림 1-1Ⓐ〉 65세 이전 사망)과 영아 사망(〈그림 1-1Ⓑ〉 1세 이전 사망)

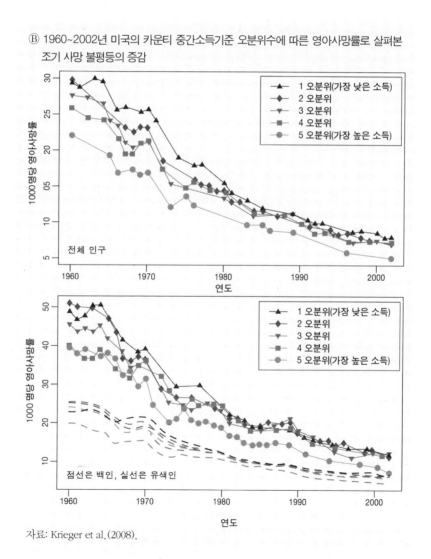

Ⓑ 1960~2002년 미국의 카운티 중간소득기준 오분위수에 따른 영아사망률로 살펴본 조기 사망 불평등의 증감

자료: Krieger et al.(2008).

※ 기술적 고려사항

① 미국 카운티(county)는 미국 내에서 정치적으로 정의한 지리적 지역이다. 미국 인구 조사(U.S. Census)에 의하면 "주(state)와 카운티(county)는 법적으로 나누어진 미국의 정치적·행정적 지역이다(U.S. Census Geographic Ares Reference Manual, 2008, p. 4-1)." 더 자세하게 말하자면 카운티는 "정부의 통치 단위 중 하나이며, 이는 루이지애나와 알래스카를 제외한 모든 주의 기본적인 법적 하부 구조이다(U.S. Census Geographic Areas Reference Manual, 2008, p. G-17)." [알래스카는 '보로 (borough)'를, 루이지애나의 경우 '패리시(parish)'를 카운티 대신 사용한다.]

② 카운티의 소득 5분위는 카운티 가구소득 중간 값을 기준으로 하는데 중간 값이란 카운티에 거주하는 가구의 절반이 더 높은 소득수준을 보이고 다른 절반은 낮은 소득수준을 보이는 지점이다. 카운티 가구소득의 중간 값에 순서를 매긴다면, 가장 짙은 실선으로 표현한 가장 낮은 카운티 소득 5분위 구간은 카운티 중 하위 1/5을 의미하고, 가장 높은 카운티 소득 5분위 구간은 가장 밝은 실선으로 상위 1/5로 구성된다.

③ 〈그림 1-1〉에서 사망률은 시기별, 카운티별 비교를 할 수 있도록 연령표준화하였다 (Anderson & Rosenberg 1998; Krieger & Williams, 2001). 이 방법을 통해 각각의 카운티는 모든 시기에 동일한 인구분포를 가지는 것으로 가정할 수 있다. 따라서 연령표준화 사망률의 카운티별 차이는 한 지역에 젊은 사람이 많거나 또는 나이 든 사람이 많아서라기보다, 지역의 사망률이 특정 연령집단 내에서 다름을 보여준다. 예를 들면 은퇴한 사람이 많은 어떤 카운티는 아이를 기르는 젊은 가족이 많이 사는 카운티에 비하여 사망률이 높을 수 있다. 왜냐하면 나이가 많은 사람들은 단순히 젊은 사람보다 사망 가능성이 높기 때문이다. 연령표준화는 이와 같은 문제를 해결한다. 따라서 연령표준화는 각 나이별로 발생하는 사망을, 나이가 많은지 적은지, 서로 같은지 다른지를 고려하면서 해결한다. 좀 더 기술적으로 말하자면 연령표준화 사망률은 각 연령별로 사망률을 구해 표준인구에 대비하여 계산함으로써 구해진다. 0~4세, 5~9세, 10~19세, …, 75~78세, 80세 이상처럼 연령을 세분하고, 각 연령집단별 계산된 연령별 사망을 '표준인구'에 대입하여 곱하고, 이를 더한 후 표준인구의 총합으로 나눈다. 만약에 연령표준화 사망률이 카운티별로 다를 경우, 이는 단순하게 카운티의 인구분포가 다르기 때문이 아니라 다른 원인이 있음을 의미한다. 아래의 표를 보면 두 인구집단은 비슷한 조사망률을 가지고 있다(조사망률: 인구 10만 명당 사망률). 하지만 연령표준화 사망률의 경우 인구집단 2가 인구집단 1보다 1.3배 높다. 이는 인구집단 2가 연령별 사망률이 높기 때문이다. 하지만 인구집단 2가 젊은 사람이 많은 인구구조를 가졌기 때문에 조사망률에서 드러나지 않았다.

| 연령집단 (세) | 인구집단 1 | | | 인구집단 2 | | | 표준인구(100만 명) | 인구집단 1 | 인구집단 2 |
| | 사망수(N) | 인구수(N) | 10만 명당 연령표준화 사망률 | 사망수(N) | 인구수(N) | 10만 명당 연령표준화 사망률 | | 각 사망률을 같은 표준인구에 적용한 사망수 | |
	(A)	(B)	(C)=[(A)/(B)]*100,000	(D)	(E)	(F) = [(D)/(E)]*100,000		(C)*표준인구	(F)*표준인구
<1	99	17,150	577.3	202	15,343	1,316.60	13,818	79.8	181.9
01~04	22	67,265	32.7	27	64,718	41.7	55,317	18.1	23.1
05~14	32	200,511	16	51	170,355	29.9	145,565	23.3	43.5
15~24	134	174,405	76.8	200	181,677	110.1	138,646	106.5	152.6
25~34	118	122,567	96.3	296	162,066	182.6	135,573	130.6	247.6
35~44	210	113,616	184.8	421	139,237	302.4	162,613	300.5	491.7
45~54	426	114,265	372.8	895	117,811	759.7	134,834	502.7	1,024.30
55~64	784	91,481	857	1,196	80,294	1,489.50	87,247	747.7	1,299.50
65~74	1,374	61,192	2,245.40	1,471	48,426	3,037.60	66,037	1,482.80	2,005.90
75~84	1,766	30,112	5,864.80	1,117	17,303	6,455.50	44,842	2,629.90	2,894.80
85+	1,042	7,436	14,012.90	360	2,770	12,996.40	15,508	2,173.10	2,015.50
합계	6,007	1,000,000		6,236	1,000,000		1,000,000	8,195.00	10,308.04

인구집단	조사망률	연령표준화율
	사망률(10만 명당)	
인구집단 1	600.7	819.5
인구집단 2	623.6	1,038.00

사망률비: 인구집단 1/ 인구집단 2	조사망률	연령표준화율
인구집단 1/ 인구집단 2	1.04	1.27

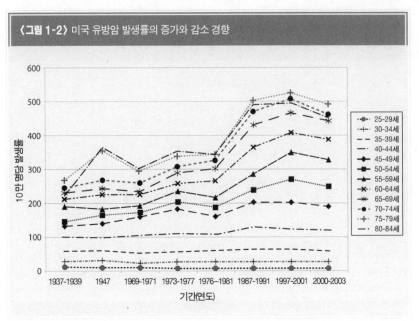

자료: Krieger(2008).

은 모든 주의 소득 5분위 집단 각각에서 감소하였고, 1966년부터 1980년까지 사회경제적 지위와 인종에 따른 조기 사망과 영아 사망의 불평등은 절대적·상대적으로 감소하였으며, 특히 유색인종에서 두드러졌다. 하지만 1980년 이후 상대적 건강 불평등은 커졌지만 절대적 불평등은 변하지 않았다. 왜일까?

〈그림 1-2〉는 1937년부터 2003년까지 미국 백인 여성에서 유방암 연령별 발생률의 추이를 보여준다(Krieger, 2008). 1980년부터 55세 이상 연령집단에서 발생률이 급격히 증가하다가 2002년 이후 감소한다. 왜 그럴까?

〈그림 1-3〉은 1850년부터 1950년까지 잉글랜드와 웨일스의 55~64세 남성과 여성 사망률의 변화를 보여준다. 이 자료는 제리 모리스(Jerry Morris, 1910~2009)가 1955년 「역학의 활용(Uses of Epidemiology)」이라는 논문에 제시하였으며(Morris, 1955), 또한 동일한 제목의 그의 책에도 사용되었다(Morris, 1957). 이 기간 동안 사망률은 남성과 여성 모두 떨어졌다. 하지만 동등한 비율로 떨어진 것은 아니다. 1850년 남성과 여성의 사망률의 비율(male: female mortality

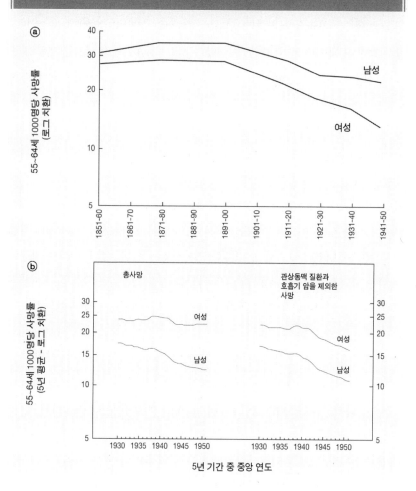

〈그림 1-3〉 1850~1950년 잉글랜드와 웨일스의 성별 사망원인별 사망률 추이:
1955년 모리스가 「역학의 활용」에 제시하였고 1957년 같은 제목의 선구자적 저
작에도 이용한 자료

ⓐ

남성

여성

55~64세 1000명당 사망률
(로그 치환)

1851-60 1861-70 1871-80 1881-90 1891-00 1901-10 1911-20 1921-30 1931-40 1941-50

ⓑ

총사망

관상동맥 질환과
호흡기 암을 제외한
사망

여성

남성

여성

남성

55~64세 1000명당 사망률
(5년 평균 - 로그 치환)

1930 1935 1940 1945 1950   1930 1935 1940 1945 1950

5년 기간 중 중앙 연도

자료: Morris(1955; 1957).

ratio)는 대략 1.1이었다. 이는 1920년 1.3으로 증가하더니 1950년에는 결국
1.9가 되었다. 모리스가 적시한 바에 의하면 이러한 차이가 증가한 것은 "남성
에게 호발하고 특히 중년 남성에서 흔히 발병하는 십이지장 궤양, 기관지암,

관상동맥 혈전증이라는 세 종류의 질환이 늘어났기 때문이다. 왜 이런 현상이 일어났을까?

〈그림 1-4〉는 '월드매퍼(Worldmapper)'라는 프로젝트에서 발췌한 지도이다. 이 프로젝트는 각국을 특정 지표(인구수, 경제 자원, 건강지표 등)에 따라 그 면적을 비례하여 지도로 나타내는 것이었다. 〈그림 1-4Ⓐ〉는 각 국가를 면적에 비례해 나타난 가장 보편적인 지도이다. 〈그림 1-4Ⓑ〉는 각 국가를 인구수에 비례하여 나타낸 지도이며, 〈그림 1-4Ⓒ〉는 세계은행(World Bank)의 정의에 따라 하루 2달러 미만으로 살아가는 절대빈곤층의 수를 나타냈으며, 〈그림 1-4Ⓓ〉는 국내총생산(gross domestic product: GDP)을 통하여 측정되는 각 국가의 부를 나타낸다. 절대빈곤층의 경우 아프리카와 일부 아시아 대륙에서 크게 나타났으며, 국내총생산의 경우 미국, 유럽, 일본이 큰 부분을 차지하였다. 일부 아시아 대륙은 아주 작은 부분을 차지하였으나, 아프리카는 심지어 거의 보이지 않는 수준이었다. 〈그림 1-4Ⓔ〉는 영아사망률을, 〈그림 1-4Ⓕ〉는 폐암으로 인한 사망을, 〈그림 1-4Ⓖ〉는 예방 가능한 질병으로 인한 사망을 나타낸다. 예방 가능한 질병이란 감염 질환이나, 모성, 주산기 질환, 영양 관련 질환으로 전 세계 사망의 1/3을 차지하는 질병을 말한다. 〈그림 1-4Ⓗ〉는 하수도 처리 등 위생 상황을 나타낸다. 〈그림 1-4Ⓔ〉와 〈그림 1-4Ⓖ〉는 아프리카와 일부 아시아 국가가 다시 큰 면적을 나타낸 반면 미국, 유럽, 일본의 경우 면적이 매우 작다. 〈그림 1-4Ⓕ〉나 〈그림 1-4Ⓗ〉의 경우 서로 결과가 반대로 나타난다. 왜일까?

마지막으로 〈그림 1-5〉부터 〈그림 1-7〉은 '갭마인더(Gapminder)' 프로젝트의 자료를 나타낸 것인데, 1인당 국민총소득(Gross National Income, GNI)과 아동 사망률(출생 1000명당 5세 이하 아동 사망률) 간의 상관관계를 보여준다(Gapminder, 2008). 〈그림 1-5〉는 2006년의 자료로 이와 같은 상관관계를 보여주는데 각 국가의 크기는 인구수를 나타내고 같은 대륙의 국가는 같은 색으로 표시되었다. 비록 이 자료는 (소득수준이 낮을수록 생존율이 나쁜 것과 같은) 소득과 사망률 사이의 대략적인 관계를 보여주지만, 〈그림 1-6〉에서 볼 수 있듯이

〈그림 1-4〉 '월드매퍼' 프로젝트의 그림(국가의 크기는 지시하는 지표의 크기를 의미함)

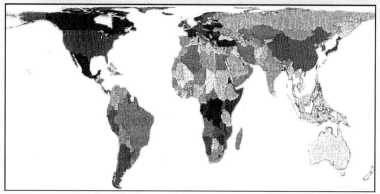

Ⓐ 국토 크기에 따라

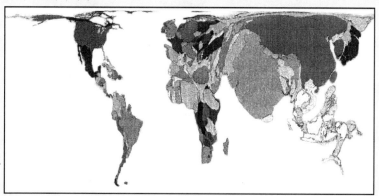

Ⓑ 2002년 인구 숫자에 따라

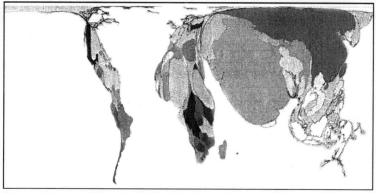

Ⓒ 2002년 하루 2달러 미만의 절대 빈곤

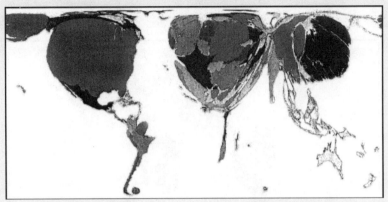

ⓓ 2002년 GDP로 측정한 부

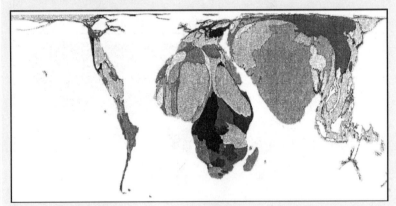

ⓔ 2002년 영아사망률

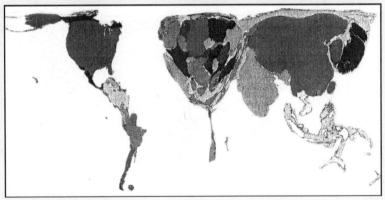

ⓕ 2002년 폐암 사망률

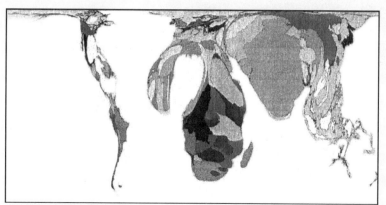

Ⓖ 2002년 예방 가능한 사망(감염병, 모성사망, 주산기 사망과 영양문제)

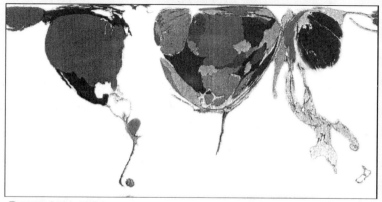

Ⓗ 1999년 하수 위생

자료: Worldmapper(2008).
© Copyright 2006 SASI Group(University of Sheffield) and Mark Newman (University of Michigan).

국가의 1인당 국민총소득이 비슷한 수준이라 할지라도, 아동사망률은 다르게 나타나며[1] 반대로 아동사망률이 비슷하다 할지라도 1인당 국민총소득의 차이가 크게 날 수도 있다.[2]

---

1 남아프리카공화국의 영아사망률은 1인 소득이 비슷한 말레이시아보다 나쁘다. 또한 말레이시아는 미국보다 소득이 낮지만 아동사망률은 비슷하다.

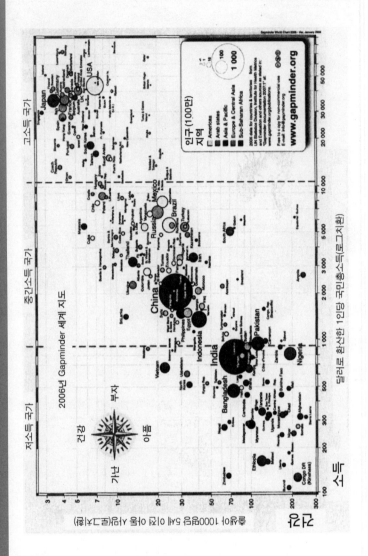

2   말레이시아의 경우 영아사망률은 미국과 비슷하지만, 1인당 소득은 미국보다 매우 낮다.

Ⓐ 2003년 남아프리카와 베트남

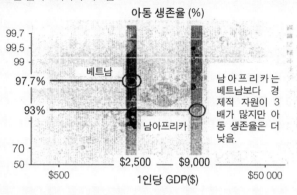

Ⓑ 2003년 남아프리카와 말레이시아

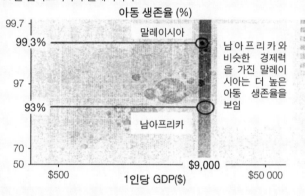

Ⓒ 2003년 말레이시아와 미국

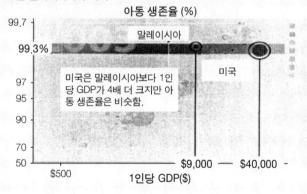

〈그림 1-7〉은 2000년 기준으로 각 대륙 내에서의 소득분포를 보여주며, 그 뒤를 따라 인도, 방글라데시, 페루, 과테말라, 예멘, 남아프리카공화국, 베트남의 각 국가 내에서의 소득, 아동사망률 간의 불평등을 2003년 기준으로 보여준다. 평균값 뒤에 숨어 있는 다양성을 강조하면서, 이 그림들은 한 국가 내에서 발생하는 소득과 영아사망률 간의 차이는 국가 간의 차이보다 더 크다는 것을 말하고 있다. 다시 강조하지만, 왜 그런 것일까?

'왜'라는 질문에 대답하기 위해 이론의 역할을 고려하기 이전에, 잠시 물러서서 질문해볼 필요가 있다. 자료에서 이러한 의문이 들도록 한 생각은 무엇일까? 그리고 이 과정에서 이론이 적합한 곳은 어디일까?

한 가지 출발점은 〈그림 1-1〉부터 〈그림 1-7〉까지 하나의 가정이 토대로 있음을 인식하는 것이다. 어떠한 생각이 이러한 그림을 만들게 하였을까? 이 시작은 인구집단에 대한 질병의 측정에서부터 시작한다. '인구(population)', '율(rate)', '질병'에 대한 기본적인 이해가 필요하다. 또한 추가적으로 몇 가지 생각들이 필요하다. '시간에 따른 발생률의 변화', '질병 발생의 지리적 차이', '사회집단에 따른 질병 분포의 차이'가 그것이다. 당연히, 이 중 어떠한 생각도 명백한 것은 없다. 이와 같은 생각에는 이론적인 방향성이 존재하며, 그 방향을 통해 두드러지고 합리적인 생각을 하게 한다. 이 생각은 인구집단에 대하여 생각하고, 각 개인을 분모에 또는 분자에 놓고 고려하며, 평균과 분포에 대하여 이해하고, 시간과 공간에 따른 질병의 발생을 고민하게 한다. 또한 마지막으로 병을 경험한 각각의 개개인과 분리하여 질병을 명확한 독립체로 여기며 이에 따라 질병에 걸린 사람들을 수치화할 수 있는 환례로 여기기도 한다.

미리 말하자면 〈그림 1-1〉부터 〈그림 1-7〉까지는 누군가를 시켜 자료를 수집하고 그 자료를 표시한 결과라고 볼 수도 있다. 또한 눈여겨봐야 할 점은 누가 그리고 무엇이 제외되었는가이지, 누가 그리고 무엇이 포함되었는지가 아니다. 예를 들면 자료가 사회적 범주인 사회계급, 젠더, 인종/민족, 성정체성(Sexuality)이나 질병의 세부 분류에 따라 서술되기도 또는 서술되지 않기도 했기 때문이다.

Ⓐ 국제 비교

이 그림은 2000년 얼마나 많은 사람들이 지역에 따라 다른 소득을 가지는지 보여준다.

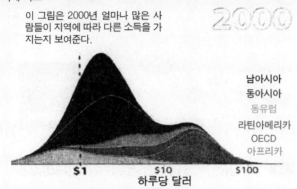

남아시아
동아시아
동유럽
라틴아메리카
OECD
아프리카

\$1   \$10   \$100

하루당 달러

Ⓑ 2003년 방글라데시와 인도 내에서

아동 생존율 (%)

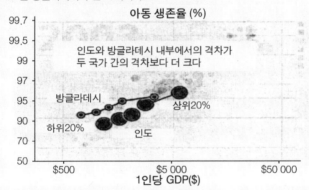

인도와 방글라데시 내부에서의 격차가
두 국가 간의 격차보다 더 크다

방글라데시

하위20%

상위20%

인도

1인당 GDP($)

Ⓒ 2003년 페루와 과테말라 내에서

아동 생존율 (%)

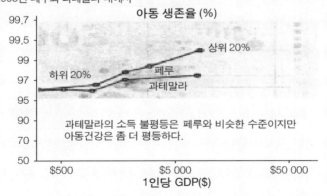

상위 20%

하위 20%

페루

과테말라

과테말라의 소득 불평등은 페루와 비슷한 수준이지만
아동건강은 좀 더 평등하다.

1인당 GDP($)

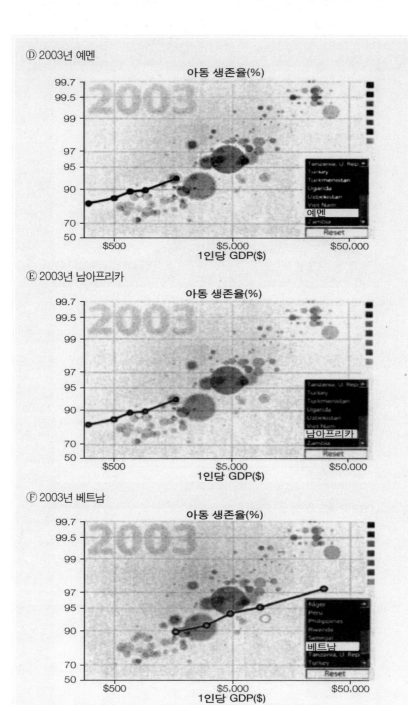

Ⓓ 2003년 예멘

아동 생존율(%)

Ⓔ 2003년 남아프리카

아동 생존율(%)

Ⓕ 2003년 베트남

아동 생존율(%)

다시 말하자면 자료는 단순히 관찰된 것이 아니다. 자료 수집 활동의 이면에 적극적인 사고(active thinking)가 있다. 이 적극적인 사고가 자료 분석, 제시, 해석을 이끄는 것은 굳이 말할 필요도 없다.

그리고 이 적극적 사고가 이론의 본질이다.

자료는 어원과는 반대로 '주어진 것'이 아니다.[3] 자료가 이야기를 하는 것이 아니라 사람이 하는 것이다. 하지만 과학자인 사람들은 단순하게 말하지 않고, 또 단순한 '이야기들'을 말하지도 않는다. 과학자는 명확하게 정의한 개념과 방법을 이용하여 아이디어와 설명에 대한 공공적 검증을 전제하고 이론에 기초하여 투명하게 이야기한다.

2. 과학적 이론이란 무엇인가?

과학과 과학이론이 무엇인지 아는 것은 역학이론이 무엇인가를 아는 데 큰 도움이 된다. 이에 관한 문헌은 정말 다양하고 논쟁적이며 복잡하다(Mendelsohn et al., 1997; Archer et al., 1998; Ziman, 2000; Collins, 2001; Gould, 2002; Grene & Depew, 2004; Daston & Gallison, 2007; Sober, 2008). 하지만 이 이론들을 종합해 보면 현 시대의 과학과 과학 이론을 포괄할 수 있는 어떤 공통 기준이 있다(〈글상자 1-1〉과 〈글상자 1-2〉 참조).

우선 많은 현 시대 학자들은 과학 이론을 다음과 같은 당대의 용어로 정의하는 데 동의할 것이다.

과학자들이 원인 - 결과가 존재하는, 공통적으로 공유하는 생물·물리적 실재(biophysical reality)로 묘사, 설명, 예측할 수 있는 논리 정연하며 검증 가능성을

---

3 '자료(data의 단수형 datum)'라는 단어는 라틴어 동사인 '주다'라는 의미인 'dare'의 과거분사이다(OED, 2008; Krieger, 1992).

과학(Science)

- 『옥스퍼드 영어 사전(Oxford English Dictionary)』(OED, 2008)
  - 어원: "(형용사: 프랑스어 science, 프로방스어 Sciensa, 스페인어 cinch, 포르투갈어 science, 이탈리아어 scienza. 라틴어 scientia(지식/knowledge)에서 채용. "~을 알기 위해(to know)"의 현재 분사 scire에서 기원, scient-em의 형태로 형성)"
  - 정의:
  4a. 좀 더 엄격한 뜻: 입증된 사실의 일관된 내용 혹은 체계적으로 분류된 관찰 사실과 다소간 일반 법칙들에서 기인한 존재들과 결부된 것에 대한 학문의 한 분파로 그 자신의 영역에서 새로운 진실을 발견하기 위한 신뢰할 만한 방법론을 포함.
  5. 주로 쓰는 것: 다른 배움의 영역과는 구분되는 것으로서 과학(뜻 4); 과학적 교리 혹은 탐사.
  5b. 현대적 의미로, '자연과학'과 동의어로 여기기 때문에 물질계의 현상과 그 법칙과 관련된 학문의 분파들로 국한되며, 종종 순수 수학을 의도적으로 배제함. 이것이 현재 일반적 용법에서의 가장 널리 쓰이는 뜻임.

- 『옥스퍼드 과학 사전(Oxford Dictionary of Science)』(2005)(Daintith, 2005): 정의 없음(!). 그리고 그것이 뜻하는 바가 자명하다고 간주할 만함.

- 『옥스퍼드 사회학 사전(Oxford Dictionary of Sociology)』(2005)(Scott & Marshall, 2005): 정의 없음(!) – 상동.

- 『핵심어(Keywords)』(1983)(Williams, 1983)(*이탤릭*과 강조는 원문)
  - 277쪽: "과학은 fw *science*, F., *Scientia*, L-knowledge로부터 14세기에 영어로 들어왔다. 이 단어의 초기 사용은 매우 일반적인 것이었다.(⋯) 종종 예술(art)과 바꿔 쓸 수 있는 것이었고, 지식(knowledge)이나 기술(skill)의 특정한 부분을 묘사하였다."
  - 278쪽: "중요한 차이는 과학에 있는 것이 아니라 18세기에 이루어진 *경험*(experience)과 *실험*(experiment) 사이의 결정적인 구분에 있다. 이것은 실용적 지식과 이론적 지식의 구분을 지지했고, 17, 18세기에 그러한 구분은 *예술*(art)과 과학(science)으로 구분되어 표현되었다. (⋯) 이런 구분은 19세기 초기와 중기에 걸쳐 강화되었다 우리는 1867년에 상당히 확신하지만 상당히 의식하지 않은 표현을 찾을 수 있다: '우리는 (⋯) '과학'이라는 단어를 영국인들이 흔히 그에 부여하는 뜻으로 쓴다. 자연과학과 실험과학을 말하며, 이론적인 것과 형이상학적인 것을 배제한다.'"

- 『새로운 핵심어(New Keywords)』(2005)(Shapin, 2005)(*이탤릭*과 강조는 원문)
  - 314쪽: "근대 초기에, L scientia는 단지 일련의 연구로 얻어진, 주로 체계적으로 조직된 형태를 가진 지식을 뜻했다. (…) 19세기와 20세기를 거치며, '과학'은 압도적으로 관찰과 실험을 통해 이뤄지는 실천들을 선택하게 되었고, 역사와 철학을 버리고 일반적인 문화나 '참된' 과학자 사이에서는 제한된 신뢰만을 받는 사회 과학이라는 예의상의 호칭만을 남겨두었다."
  - 315쪽: "언어학적으로 '과학'의 이런 제한된 의미는 최근 수 세기 동안 영어 사용이 발전시키고 변화시켜온 것의 산물이다. (…) 19세기에 '과학'은 문명에 반하는 것으로서 자연에 속한 것, 현상, 능력들을 '자연적'인 것으로 자리매김하기 위해서 조직된 방법론의 연구를 보통 필요로 하지 않았다. 어떻게 이런 변화가 일어났는지는 여전히 잘 알려져 있지 않다."
  - 317쪽: "'과학적 방법'에 대한 이야기는 몇 가지 형태의 과학의 '통일'에 기반을 두고 있다. (…) 분열 이론가들은 문명의 비과학적인 면에서 발견되지 *않는* 무척추동물학, 지질학, 미생물유전학, 그리고 입자물리학의 변종들에 공통적으로 사용할 수 있는 어떤 방법론이 존재한다는 사실을 의심한다. 자연 과학 그 자신이 그런 개념상의, 방법론상의 이질성을 보인다면 어떻게 인간의 과학이 '자연과학모델'을 일관되게 긍정하거나 거부할 수 있겠는가?"

이론(Theory)

- 『옥스퍼드 영어 사전』(OED, 2008)
  - 어원: "(후기 라틴어 theoria에서 발췌(Jerome in Ezech XII. xl. 4 참조). 형용사 그리스어 "Θεωρία": 무언가를 쳐다보다, 보다, 응시하다, 사색하다, 이론. 또한 경치, 장관, 추상적인/명사의 형태로 : 관중, 구경꾼/구경하다, 방관하다, 바라보다의 어원을 가지고 활용. 현대의 사용은 아마도 아리스토텔레스에 의한 중세 라틴어의 번역을 통해 확립(이탈리아어 teoria, Floria 1598 theoria, 프랑스어 theorie 15세기 고데프아 전집(Godef. Comple.))"
  - 정의:
  3. 일어난 일 혹은 그것을 하는 방법에 대한 관념 혹은 마음속의 계획; 따라오는 원리나 규칙에 대한 체계적 명제.
  4a. 일련의 사실이나 현상에 대한 설명으로서 주어지는 계획 혹은 생각이나 명제의 체계; 관찰이나 실험에 의해 확립되거나 증명되었으며, 알려진 사실을 설명함으로써 받아들여지거나 제기될 수 있는 가설; 일반적인 법칙, 이론, 알려지거나 관찰된 것의 원인으로서 제기된 진술.
  4b. 그것이 기반을 두고 있는 사실 혹은 원리나 방법에 대한 지식이나 명제로 이루

어진 인문학이나 기술적인 주제의 백화점으로 그것의 실천과는 구분됨.

- 『옥스퍼드 과학 사전』(2005)(Daintith, 2005)
  - 64쪽: "한 가지 이상의 법칙을 아우르지만 아직 반박이 불가능한 법칙으로서 지위를 얻지 못한 자연에 대한 설명을 종종 이론이라고 부른다."

- 『옥스퍼드 사회학 사전』(2005)(Scott & Marshall, 2005)
  - 662쪽: "이론은 우리가 보고 측정할 수 있는 것을 넘어서는 세계에 대한 설명이다. 그것은 우리가 경험하는 세계에 대한 관념과 이해를 체계적인 방식으로 조직하는 일련의 연관된 정의들과 관계를 포함하며, 일반적으로 말해서 사회학에는 이론에 대한 세 가지 다른 개념이 있다. 혹자는 이론을 사회적 세계에 대한 일반화와 분류로 본다. 일반화의 범위는 특정 범위의 현상을 이론화하는 것에서 사회와 역사 전체에 대한 더 추상적이고 일반적인 이론까지 다양하다. 다른 이들은 이론적 진술은 경험적이고, 측정 가능하거나 관측 가능한 명제, 그리고 체계적인 시험을 거쳐야 한다고 생각한다. (…) 마지막으로 아직도 혹자들은 이론이 현상을 설명하여 직접 관찰할 수는 없지만 그것의 효과는 볼 수 있는 원인 메커니즘을 밝혀야 한다고 말한다."

- 『핵심어』(1983)(Williams, 1983)(*이탤릭*과 강조는 원문)
  - 316쪽: "이론은 흥미로운 발달과 의미의 범위를 포함하며, 특히 (후에는 반대의 뜻) 실천(practice)과 구분된다.
    초기 영어에서는 *theorique*(14세기)였다가 이어 *theory*(16세기)였고, fw *theoria*, IL, *theoria*, Gk–contemplation, spectacle, mental conception(from *theores*, Gk –spectator, rw *thea*, Gk–sight; cf *theatre*)으로부터 (…) 이론과 *실천*의 구분은 베이컨(Bacon, 1626)에서처럼 17세기부터 광범위하게 이루어졌다."
  - 317쪽: "그러나 이런 중요한 뜻에서의 이론은 언제나 실천과 적극적으로 연관되어 있다: 일어난 것, 관찰된 것, 그리고 이것들의 (체계적인) 설명 사이의 상호작용. 이것은 이론과 실천을 구분하는 것을 용인하지만, 그것의 대립을 필요로 하지는 않는다."

- 『새로운 핵심어』(2005)(Shapin, 2005)(*이탤릭*과 강조는 원문)
  - 347쪽: "현대적 의미에서 이론이라는 단어는 아리스토텔레스의 중세 번역에서 영어로 들어왔을 것이다. 어원을 봤을 때 이 단어는 *theatre*(*theoros*, 관중, from rw *thea*, 시야)와 같은 어원을 갖고 있다. 그리스어 *theorie*는 구경거리를 보는 것이고 보는 것의 문자 그대로의 뜻은 숙고하거나 추측하는 것으로 변화했다. (…) 좀 더 일반적인 철학과 과학의 맥락에서, 이론: 일련의 사실이나 현상에 대한 설명으로서 주어지는 계획 혹은 생각이나 명제의 체계; 관찰이나 실험에 의해 확립되거나 증명되었으며, 알려진 사실을 설명함으로써 받아들여지거나 제기될

수 있는 가설; 일반적인 법칙, 이론, 알려지거나 관찰된 것의 원인으로서 제기된 진술. 설명 모델의 요소 사이의 체계적 연관의 개념과 가설의 더 잠정적인 관념에서 이론을 차별화하는 것이 이 정의의 핵심이다."

- 348쪽: "루돌프 카르나프(Rudolf Carnap), 칼 포퍼(Karl Popper) 등의 논리실증주의가 지배한 20세기에 과학적 이론화에 대한 설명은 관찰 명제와 이론적 메타언어(meta-language) 사이에 엄격한 대응 규칙을 요구함으로써 이론화의 추측하는 영역을 줄이려고 시도했다. 그러나 이론에 대한 사회과학에서의 더 분명한 관점은 자연과학에서의 관찰 명제는 언제나 특정한 이론에 준거하고 있으며, 특정 이론 체계와의 관계 속에서만 의미를 갖는다는 점을 강조했다. (…) 사회과학과 인문학에서의 현대적 사용을 살펴봤을 때 '이론'은 인문학적이고 사회학적인 연구에서 체계적 사고의 특정한 모음보다는 추상적인 설명 모델의 사용에 대한 정치적으로 경합하는 입장을 뜻한다."

가설(Hypothesis)

- 『옥스퍼드 영어 사전』(OED, 2008)
  - 어원: (a. Gr. ὑπόθεσκ, 기반(foundation), 기초(base); 그러므로 주장(argument), 추측(supposition) 또는 주장과 연관된 (subject-matter) 기초. ὑπό (아래/under) + θεσκ (위치하는/placing)의 형태로 형성)
  - 정의:
    2. 추론이나 주장의 근거, 혹은 결론을 이끌어내기 위한 전제로서 (사실과 관련된 어떤 근거도 없이) 단지 제시되거나 주장된 명제나 원리; 추정.
    3. 알려진 사실을 설명하기 위해 제시된 추정이나 추측; 특히 과학에서, 알려진 사실과 일치할 수 있는 결론을 이끌어내거나, 증명 혹은 반증하고 참된 이론이 도달할 수도 있는 추가적인 조사를 위한 시작점으로 기능하는 임시적인 추정.

- 『옥스퍼드 과학 사전』(2005)(Daintith, 2005)
  - 464쪽: "가설은 일반적으로 사실이 아닐 수 있는 주장을 담고 있는 이론이나 법칙이다."

- 『옥스퍼드 사회학 사전』(2005)(Scott & Marshall, 2005)
  - 285쪽: "가설은 주어진 이론 안에 존재하는 개념들(concepts) 사이의 관계(주로 상관관계나 인과관계)에 대한 검증되지 않은 명제이다."

- 『핵심어』(1983)(Williams, 1983): 수록되어 있지 않음.

- 『새로운 핵심어』(2005)(Bennett et al., 2005): 수록되어 있지 않음.

가정한 내적으로 연관된 아이디어의 집합(Mendelsohn et al., 1997; Ziman, 2000; Krieger, 2001a).

과학은 공통적으로 공유한 실재의 특징에 대한 설명과 예측을 묘사하고 검증하기 위한 사람들의 활동과 사고를 전제하기 때문에 인간의 활동인 동시에 지식이기도 하다. 따라서 과학 연구의 특정 분야는 이해하고자 하는 영역(domain), 사용하는 실질적·설명적 개념(substantive and explanatory concept), 인과적 설명(causal explanation)에 사용하는 비유(metaphor)와 기전(mechanism)을 통해 구분된다(Martin & Harrt, 1982; Ziman, 2000; Krieger, 2001a)(〈글상자 1-2〉 참조).

추가적으로 (열역학 법칙과 같이 불변의 자연 법칙을 따르는 것은 제외하고) 비결정론적(non-deterministic) 현상을 연구의 영역으로 삼는 과학은 역사적 우연성으로 특징지어질 수 있는데, 이는 맥락에 따라 발생하기 때문에 일반적으로 불변하지 않음을 의미한다. 이와 같은 과학은 재귀적(reflexive) 과학의 부분집합으로 사회적 특징과 같은 인간의 활동에 영향을 받는 현상에 집중한다. 제시된 설명을 통해 설명하고자 한 대상의 변화를 야기할 수도 있다(Lieberson, 1992; Archer, 1998; Gannett, 1999; Ziman, 2000; Gadenne, 2002; Krieger, 2001a).

과학을 이론화하고 시행하는 핵심은 일련의 가정들(a host of assumptions)에 있다(Lieberson, 1992; Mendelsohn et al., 1997; Archer et al., 1998; Ziman, 2000; Collins, 2001; Gould, 2002; Grene & Depew, 2004; Daston & Gallison, 2007; Sober, 2008). 이 가정 중 하나는 우리 모든 인간은 공통의 (사회적인 것을 포함하여) 생물·물리적 세계에 살며, 넓게는 전 우주적으로도 그렇고, 우리가 '실재(reality)'하는 세상이 있다는 것이다. 또 다른 가정은 이것은 기본적으로 인간이 이해할수 있고 과학자들이 연구할 수 있는 다양한 과정, 구조, 사건을 아우르는 생물·물리적 세계라는 점이다. 세 번째는 보편적으로 공유되는 인식 가능한 생물·물리적 세계는 어떤 특정한 인간 개개인으로부터 독립적이며, 그 인간 개개인은 세계를 탐구할 수 있다는 것이다. 마지막으로 독립적 인간은 (개별적 그리고 집단으로) "세계가 어떻게 작동하는가?"에 대한 아이디어를 독립적으로 공식화하고 검증할 수 있으며 집합적으로 아이디어, 방법, 결과를 비교할 수도 있다고 가정한다. 이 네 가지 가정은 과학 이론이 존재하고 평가하기 위한 사전 조건이다. 좀 더 직설적으로 말하자면, 독립적 인간이 공유하거나 접근 가능한 어떤 상정된 준거 현실(referent reality)이 없다면 과학도 존재할 수 없다.

인과적 과정이 존재한다는 가정 또한 똑같이 중요하다. 이 과정이 '결정적(deterministic)'인지 '확률적(probabilistic)'인지에 대한 질문은 전적으로 다른 것이다. 인과성의 의미에 대해 지난 1000년간 격렬한 논쟁이 있었으며 좀 더 근래에는 다양한 과학 분과에서 '우연(chance)'과 '필연(necessity)'의 연결, '무작위(randomness)'가 '진짜(real)'인지 아니면 단순히 다른 결정론적 원인을 무시한 것의 반영인지에 대해 논쟁이 있다는 정도만 간단히 언급하고 넘어가고자 한다(Moyal, 1949; Monod, 1972; Stigler, 1986; Desrosieres, 1988; Hacking, 1990; Daston, 1994; Gannett, 1999; Weber, 2001; Gadenne, 2002; Russo & Williamson, 2007; Machanmer & Wolters, 2007; Groff, 2008). 이런 논쟁에서 취하는 입장이 다른 것을 고려하지 않더라도 인과적 추론이라는 과학적 작업은 약간이나마 기저에 깔린 원인적 관련성이 필연적이거나 우연적 다양성으로 존재한다는 것을 가정한다. 따라서 준거 현실 가정에 따른 하나의 핵심적 귀결은 인과적 과정이 없다면 과학도 없고 과학적 설명도 불가하다는 것이다.

이것은 모두 매우 추상적이다. 과학과 과학 이론은 추상적 사고, 즉 양상에서 의미를 도출하고, 관찰하고 상정된 특이성의 배후에 있는 원인적 과정을 상상하고 포착하는 것이다. 마치 시인 윌리엄 블레이크(William Blake, 1757~1827)가 다음과 같이 보여주었듯이 말이다. "한 알의 모래에서 세상을 보고/ 그리고 한 송이 들꽃에서 하늘을 본다/ 그대의 손바닥에 무한을 쥐고/ 한 순간에 영원을 담으라"(Blake, 1977: 506). (또한) 스탠리 리버슨(Stanley Lieberson, 1933~)이 1991년 미국사회학회(American Sociological Association) 학회장 연설에서 좀 더 무난하게 진술한 것을 예로 들 수도 있다. "이론은 이미 있는 정보를 설명하는 공리를 생성하는 데 관여한다. 그러나 뚜렷하지 않은 다른 방식으로 다양한 다른 현상을 통합하고 설명하기 위해서 관찰 이상으로 뻗어간다." 또한 여기서 더 나아가 "아직 이루어지지 않은 모든 종류의 관찰을 '예측'한다"(Lieberson, 1992: 4).

이런 추상적 주장이 문제가 되는가? 역학 이론을 이해하고 평가하기 위해서는, 과학과 과학 이론이 무엇을 추측하고 무엇을 추측하지 않는지 아는 것이 중요하다.

첫째, 그 정의에 따르면, 과학이론은 개념적이다. 그러나 단지 어떤 아이디어의 집합인 것은 아니다. 그보다는, 공통적으로 공유하고 있는 생물·물리적 세계의 특정한 분야에서 현상을 설명하고자 하는 내적으로 연관된 아이디어의 집합이다. 덧붙여 아이디어와 준거하고자 하는 것 모두 다른 개인에 의해 독립적으로 평가되거나 이용될 수 있다. 따라서 과학 이론의 개념 중 일부는 묘사되고 있거나 설명되고 있는 현상과 관련이 있다. 다른 개념들은 선별된 현상을 설명하기 위해 이론화된 인과적 과정과 관련을 갖는다. 이 두 종류의 개념, 즉 실질적이냐 설명적이냐 하는 것은 과학 이론에서 핵심적이며, 단독으로는 충분하지 않다.

무엇이 설명되고 있고 어떻게 설명하고 있는지는 구성적이며 보완적이고 때로는 경쟁적인 과학 이론의 측면이다. 어떤 주어진 학문 분과 내에서 상이하고 논쟁적인 설명을 제공하는 서로 다른 이론이 동시에 또는 성공적으로 존재할 수 있다. 또한 분과에 따라서 이론은 다를 수 있는데, 왜냐하면 물리학이든 화학이든 생물학이든 나아가 사회학이든, 공유된 준거 현실로 가정된 것에 대한 다른 측면에 관심을 두기 때문이다. 예를 들어 생물학적 진화 이론은 (서로 독립적인 연구자에 의해 연구될 수 있는) 유기체, 환경, 재생산, 유전의 개념뿐만 아니라 진화의 발생을 설명하기 위해 이러한 개념을 함께 묶어내는 (아마 수렴적이고 경쟁적이거나 상호 보완적인) 인과적 아이디어를 필요로 한다(Mayr, 1982; Eldredge, 1999; Gould, 2002; Grene & Depew, 2004; Sober, 2008).

그뿐만 아니라 이 아이디어를 드러나게 하려면 과학 이론은 필연적으로 비유와 기전의 조합을 이용하게 되는데, 비유는 현상과 원인 과정을 묘사하는 개념을 전달하기 위해서, 기전은 원인과 결과의 경로를 설명하기 위해서이다

(Lakoff, 1980; Osherson et al., 1981; Martin & Harre, 1982; MacCormac, 1985; Young, 1985; Holton, 1988; Krieger, 1994; Keller, 1995; Krieger, 2001a; Keller, 2002). 이전에 서술한 바와 같이 과학 이론에서 비유를 이용하는 것은 '모르는 것'을 '아는 것'으로 이해되게 만드는 데 핵심적이고 자유로우면서도 제한적인 생각일 수 있다(Krieger, 1994). 역학에서 가능한 두드러진 예시는 DNA의 비유로서, 현재는 많은 이의가 제기되고 있지만 유기체의 '청사진' 혹은 '종합 프로그램'을 사용한 것이다(Watson, 1968). 생물학자 리처드 르윈틴이 지적한바(Lewontin, 2000: 10~11), 이 비유는 20세기 중반 이후 유전학 연구 주제에 군림해왔다. 이 비유의 광범위한 수용을 입증하는 것은 시드니 브레너(Sydney Brenner, 1927~)와 같은 저명한 과학자의 진술인데(Brenner, 2002), 1968년 그는 "분자생물학은 유기체의 유전자에 있는 지식으로부터 유기체를 만드는 것을 목표로 한다"고 주장했다(Melnechuk, 1968). 또한 월터 길버트(Walter Gilbert, 1932~)는 1992년 인간 유전자의 완전한 시퀀싱은 "우리를 인간으로 만드는 것이 무엇인지" 우리가 알게 할 것이라고 선언했다(Gilbert, 1992: 84). '청사진' 비유의 명확한 설명은 DNA의 이중 나선 구조의 공동 발견자인 제임스 왓슨(James D. Watson, 1928~)이 인간 유전자가 '인간의 완벽한 유전적 청사진'을 구성한다고 천명한 것에서도 드러나며, 그는 "만약 DNA 수준에서 삶을 연구할 수 있다면 삶의 과정에 대한 진짜 설명을 할 수 있다"고 주장했다(Watson, 1992: 164). 2000년 6월 26일 인간 유전자의 최초의 완전 시퀀싱이 이루어진 후 한 신문에서는 "인류의 청사진이나, 인생의 책, 또는 존재를 위한 운영 방식 등, 당신이 그것을 무엇이라고 부르든 간에 인간 DNA 300만 개를 모두 해석한 것은 기념비적 업적이다"라고 하였다(Carrington, 2000). 처음에는 이런 구조적/계산적 프로그래밍 비유를 통해 (DNA가 핵심이라는 생각으로) 유전학 연구가 생산적으로 되었을 수 있지만, DNA와 생물학적 성장은 유전 조절과 발현에 관여하는 무수히 많은 외생적 영향에 달려 있고 의존적임을 무시하고 있다는 점이 점차로 이해되고 있다(Keller, 1992; Keller, 1995; Gilbert, 2000; Lewontin, 2000; Keller, 2002; Van Speybroeck et al., 2002). 핵심은 과학 이론이 사용하는 개념은 현상을

설명하든, 인과적 과정을 설명하든, 단순히 자명한 용어는 아니라는 것이다. 오히려 다른 개념과의 관련이 많으며, 이론은 정의상 반드시 상호 연관된 아이디어를 이용해야 한다. 그리고 이런 이론을 사용하고 개발하는 사람들은 이론을 이해하는 데 관심이 있는 사람들에게 이런 아이디어를 전달할 수 있는 단어와 상징을 사용해야 한다.

두 번째로 공통적으로 공유하는 생물·물리적 세계가 있다는 과학적 가정은 과학의 전제 조건이다. 이 준거 현실이 보통 모든 개인에게 수용되거나 이해되는 것을 가정하지 않더라도 그러하다. 개인은 특정한 특성이나 세계관에 의지하기 때문에 다른 사회와 시기의 안과 밖에서 어떤 주어진 생물·물리적 현상에 대한 지각과 해석이 다양할 수 있다. 매우 사소한 예로, 특정 개인의 색맹은 특정 주파수의 빛 반응이 없어 색깔을 인지할 수 없는 것을 단순히 의미하지는 않는다(Gibson, 1979). 좀 더 심오한 예를 들자면, 지평선 밑으로 해가 지면 어두워진다는 예와 같은 연관성 집합의 존재에 대해 서로 다른 개인이 함께 동의한다 해도, 이러한 연관이 왜 존재하는지에 대해서는 완전히 다른 해석을 가질 수도 있다(Hanson, 1958).[4] 좀 더 역학적 설명을 하자면, 인종/민족과 질병 사이, 이 두 변수 간의 관련성에 대해 서로 공유할 수 있는 관찰이 변수 또는 관련성이 같은 방식으로 이해되는 것을 의미하는 것이 아니다. 어떤 이는 관찰한 연관성을 설명할 수 있는 생물학적 특성으로서 '인종'을 해석하며(Burchard et al., 2003), 다른 사람은 인종주의를 대신해서 사회적으로 구성된 인종/민족 구분과의 연관성에 인과적 타당성이 있다고 주장할 수도 있다(Krieger, 2005). 이 말은 문제에 대한 인과적 아이디어에 대한 논쟁과 연구의 실재적 현상은 그것이 준거하고자 하는 일반적 현실을 가정하지 않는다는 것이다. 그렇지 않다면 불일치의 이유를 설명하려는 노력이나 경쟁적인 가설을 검증하는 것은 불가능할 것이다.

---

4 태양이 지하로 내려갔기 때문일 수도 있고, 태양이 지구 주위를 회전하여 위치를 바꾸었기 때문에 지구에 있는 사람에게 보이지 않는 것일 수도 있다. 또는 지구가 태양을 공전하여 지구에 있는 사람들에게 관측되는 위치가 바뀌었기 때문일 수도 있는 것이다.

세 번째로 과학적 관찰은 수동적 현상이 아니다. 우리가 '아는' 것과 이해하는 것은 우리가 '알기'를 원하거나 원하지 않도록 기대하는 아이디어와 그렇게 할 수 있는 기술적인 역량에 달려 있다(Fleck, 1935[1979]; Hanson, 1958; Daston & Gallison, 2007). 어떤 관점에서 이는 유의미한 관찰은 어떤 수준에서 이론에 기대고 있음을 의미한다. 우리가 '알기'를 원하는 것은 부분적으로 우리가 알기를 기대하는 것과, 자료를 '관찰'하는 데 이용한 방법의 바탕에 깔린 가정이 무엇인가에 대한 우리의 아이디어에 의존하고 있다는 것이다. 우리의 이론적 아이디어가 미생물을 다루고 있지 않다면 우리는 미생물을 알 수 있는 방법을 고안할 수 없으며, 현미경이 있더라도 우리가 무엇을 보고 있는지 알 수 없을 것이다. 유사하게 '출생 코호트 효과(birth cohort effect)'에 대한 아이디어를 가지고 있지 않다면 우리는 인구집단에서 연령특수 질병 발생률에 이것이 미치는 영향을 '알지' 못할 수 있다. 예를 들어 1940년대 말 요하네스 클레멘센(Johannes Clemmesen, 1908~)은 50세 이상 연령의 유방암 발생률 감소를 관찰했는데, 이를 50세보다 젊거나 50대 후반 이상 나이 든 사람에 비해 50세보다 연령이 조금 높은 집단에서 질병 위험요인이 더 적기 때문으로 보았다(Clemmesen, 1948)(〈그림 1-8Ⓐ〉). 그러나 1950년대 후반 브라이언 맥마혼(Brian MacMahon, 1923~2007)은 앞의 사례와 같은 양상을 20세기 중반 이전 50세가 된 여성에서 위험요인의 변화가 있었기 때문으로 보았다(MacMahon, 1957)(〈그림 1-8Ⓑ〉에서 〈그림 1-8Ⓓ〉). 이 이후 다른 연구자들이 유방암의 연간 발생률을 관찰하여 '연령 - 기간 - 코호트 효과(age-period-cohort effects)'를 탐구하게 되었다(Krieger et al., 2003; Chia et al., 2005).

달리 말하자면 유의미한 관찰은 경험을 기반으로 한다. 우리는 사안에 대한 개념만이 아니라, 자료 그 자체를 살펴보거나 그렇게 하기 위한 방법을 다루는 경험에도 익숙해야 한다. 즉 훈련된 판단력이다(Daston & Gallison, 2007). 한편 20세기 초반 루드비히 플렉(Ludwig Fleck, 1896~1961)이 언급한 것처럼 우리는 현미경을 이용하면 세포와 미생물을 볼 수 있을 것이라는 기대를 할 때조차도, 이를 위해서는 (염색과 같은) 적절한 방법으로 표본을 준비해야 하며, 무엇을 관

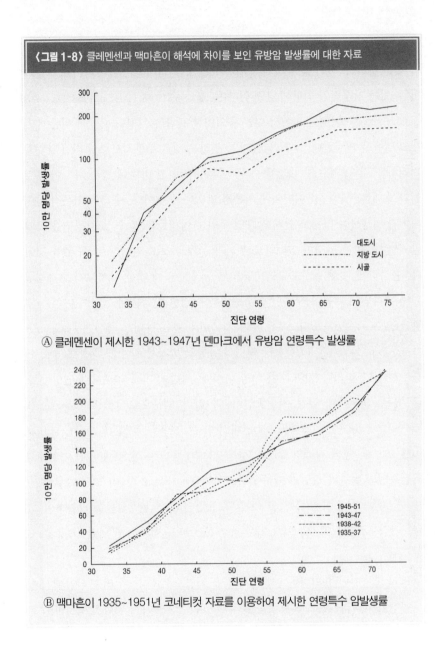

〈그림 1-8〉 클레멘센과 맥마흔이 해석에 차이를 보인 유방암 발생률에 대한 자료

Ⓐ 클레멘센이 제시한 1943~1947년 덴마크에서 유방암 연령특수 발생률

Ⓑ 맥마흔이 1935~1951년 코네티컷 자료를 이용하여 제시한 연령특수 암발생률

찰해야 하는지 이론을 기반으로 하여 '신호(signal)'와 '잡음(noise)'이 무엇인지 판별하여 '보는 것'을 배워야 한다. 이는 역학 자료를 살펴볼 때에도 적용할 수 있다. 이 말은 우리가 과학을 할 때 우리가 선호하는 것만을 알 수 있다는 것을

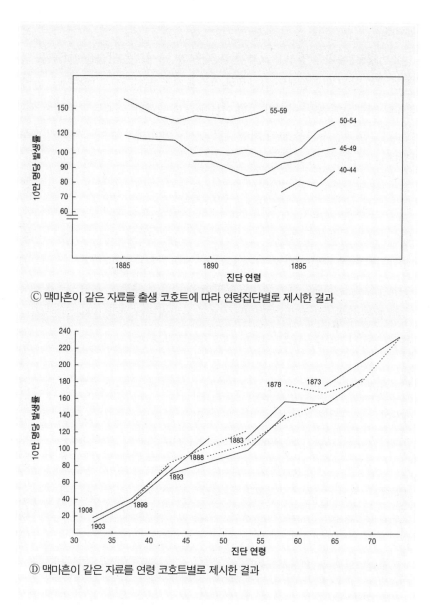

ⓒ 맥마흔이 같은 자료를 출생 코호트에 따라 연령집단별로 제시한 결과

ⓓ 맥마흔이 같은 자료를 연령 코호트별로 제시한 결과

의미하지는 않는다. 과학적 근거로 간주되는 것은 특수한 것이 아니다. 오히려 과학은 공유하고 있는 생물·물리적 세계를 과학자의 반복적·경쟁적·논쟁적 활동과 연결하는 것이며, 이는 공적 영역에서 수행되며, 집단적으로 해석되고 논

의된다.

네 번째로, 과학은 정의상 오류가 있을 수 있다. 새로운 기술을 이용하든 안하든, 과학은 근거나 견해를 검정하여 기존에 관찰한 연관성에 대한 새로운 해석이나 기각을 할 뿐만 아니라 설명 이론에 대한 개량과, 때때로 부분적이거나 아니면 전면적인 교체를 하게 되어 새로운 시각이나 예측에 이르게 되기 때문이다(Fleck, 1935[1979]; Cohen, 1985; Mende1sohn et al., 1997; Ziman, 2000; Sober, 2008). 하지만 과학이 잠정적이며 오류가 있을 수 있다는 사실을 인정하는 것이 모든 과학이 동등한 수준으로 변화 가능하다는 것을 뜻하는 것은 아니다. 몇몇 이론을 기반으로 한 다양한 예측은 반복적인 검증을 거치기도 하고, 어떤 가설은 매우 적은 빈도의 검증에 그치기도 한다. 예를 들면, 생물학적 진화의 인과 과정 문제가 과학적 논쟁으로 활발히 진행 중일 때조차, 과학자들은 진화의 존재(자체)는 사실이라고 동의할 정도로 과학적 증거가 풍부하고 확실하다 (Mayr, 1982; Eldredge, 1999; Gould, 2002; Grene & Depew, 2004; Eldredge, 2005; Sober, 2008).

하지만 수많은 연구에서 인정하는 바와 같이 과학 이론의 검정과 평가는 다면적이고 복잡하며, 내용뿐만 아니라 방법론에 관한 논란도 포함한다(Fleck, 1935[1979]; Lieberson, 1992; Mendelsohn et al., 1997; Ziman, 2000; Gadenne, 2002; Grene & Depew, 2004; Daston & Gallison, 2007; Archer et al., 1998; Sober, 2008). 그렇다면 전체 이론을 부정하는 특정한 관찰이라는 순수가설귀납이론(the pristine hypothetico-deductive logic)의 논리를 따르게 되지는 않을 것이다. 이 입장은 저명한 과학철학자인 칼 포퍼(Karl Popper, 1902~1994)에 의해 성립된 바 있는데(Popper, 1959, 1985) 현대 과학철학에서 심각한 비판에 직면한 문제이기도 하다(Hacking, 2001; Collins, 2001; Mjøset, 2002; Sober, 2008).[5] 일례로 일반상대성이론은 뉴턴(Newton)의 이론이 틀렸음을 의미하기보다는, 뉴턴의 이론이

---

5 역학 분야에서도 비판(Susser, 1986; Pearce & Crawford-Brown, 1989; Krieger, 1994; Greenland, 1998)과 함께 지지하는 입장이 있다(Rothman, 1986; Rothman, 1988; MacClure, 1995).

특정한 시공간 척도에서만 적용이 가능한 일반상대성이론의 일부임을 의미한다. 게다가 특정 연구의 결과가 ① 특정 이론에 부합하는지를 결정하는 것과 ② 이론의 신뢰성을 어느 정도 높이거나 낮추었는지 결정하는 것은 매우 다른 일이다(Lieberson, 1992). 부분적으로 이는 연구의 결과가 정확하고 타당하더라도 주어진 자료가 모든 경쟁 가설을 (조건의 대안적 상황을 가정한 경우) 검증할 정도로 충분한 변인들을 가지고 있을 가능성이 거의 없기 때문이다. 따라서 확률 이론의 사례에서 리버슨(Stanley Lieberson)이 지적한 것처럼, "반대의 근거가 있더라도 이론은 옳을 수 있다"(Lieberson, 1992: 1). 이런 일이 어떻게 일어나는지 이해하기 위해서는 어떤 연관성이 예측되거나 예측되지 않는 조건에 대한 깊은 이해가 필요하다.

그러나 조금 더 깊이 들여다보면 역사가들과 과학 분석가들이 광범위하게 진술하는 것처럼, 과학자들은 그들이 성장하고, 일해온 사회의 일부이고 결과적으로 그 당시의 믿음과 아이디어를 기반으로 하여 생각하거나 또는 도전하기 때문에, 과학에 오류가 있을 수 있다(Fleck, 1935[1979]; Rose & Rose, 1980; Desrosières, 1988; Holton, 1988; Hubbard, 1990; Rosenberg & Golden, 1992; Keller, 1995; Massen et al., 1995; Mendelsohn et al., 1997; Lock & Gordon, 1988; Ziman, 2000; Keller, 2002; Harraway, 2004; Longino, 2006). 18세기부터 19세기 제한된 성서적 관점의 시간 척도에서 '시간의 심연(deep time)'[6]으로 확장한 과학의 변화는 지질학, 우주론, 물리학, 생물학 이론의 근본적인 변화를 낳았을 뿐만 아니라, 당시 지배적이고 뿌리 깊게 남아 있던 종교적 관점과 심각하게 충돌했다. 역학의 발상지는 과학적 인종주의와 우생학에 강력하고 적극적으로 연결되어 있고 그냥 '미치광이' 이론이 아니라 선천적으로 생물학적으로 열등하거나 우월한 '인종'에 대한 관점을 19세기와 20세기 초반의 저명한 과학자들이 수용하

---

6 (옮긴이) 시간의 심연은 (지구의) 지질학적 연대에 대한 개념이다. 스코틀랜드 지질학자 제임스 휴턴(James Hutton, 1726~1797)에 의해 18세기 근대적 철학 개념이 창안되었다. 길고 복잡한 과정을 거쳐 근대 과학자들은 지구의 나이가 45억 년에 이른다고 보고 있다(Wikipedia).

고 발전시켰다(Chase, 1977; Harraway, 1989; Harding, 1993; Kevles, 1995; Gould, 1996; Banton, 1998; Harris & Emst, 1999; Allen, 2001; Proctor, 2003; Lewontin et al., 1984; Jackson & Weidman, 2004; Stern, 2005a). 그리고 역학자나 다른 연구자들이 인종/민족적·사회경제적 불형평을 분석하는 과정에서 이런 시각이 어떻게 끊임없이 영향을 미치고 있는지는 상당히 주목해야 할 점으로 남아 있다(Krieger, 1987; Muntaner et al., 1996; Stern, 2005b; Krieger, 2005; Duster, 2006; Braun et al., 2007).

다섯 번째이자 마지막으로, 과학은 지식의 유일한 결정권자가 아니고, 과학 이론 또한 지혜에 도달하는 유일한 경로가 아니다('과학적으로 알려진' 것이 무수히 변하기 때문만이 아니다). 그렇지 않다고 생각하는 것은 오만일 수 있다. 예술, 인문학, 치유 행위, 종교와 영적 믿음으로부터 획득한 지식과 통찰력은 매우 중요할 수 있고, 과학 지식처럼 엄청나게 파괴적일 수도 있다. 다양한 종류의 지식을 향한 이런 대안적 접근법들이, 독립적 개인이 이론적으로는 공적인 자료, 방법을 이용하여 아이디어를 검정한다는 과학적 접근방법을 전제하지 않더라도 특정한 과학 연구가 부도덕적인지, 비윤리적인지, 인권을 침해하는지, 그래서 수행하지 말아야 하는지에 대한 질문을 던질 수 있다(Chase, 1977; Kevles, 1995; Proctor, 2003; Gould, 2003; Lavery et al., 2007). 여기에 더하여, 과학의 대안적 접근법들은 과학 이론이 "세계가 무엇이고 어떻게 작동하는가"에 전제하고 있는 가정에 대해 도전할 수 있으며, 경험적으로 설명할 수 있는 비판적 질문을 할 수 있다. 일례로 과학적 인종주의를 극복하기 위한 수없이 많은 노력은, 일부 과학적 예를 만들기 위해 과학자와 함께 하는 경우도 있었지만 상당수 과학 분야의 바깥으로부터 왔다. 이 사례를 포함한 여타 많은 사례에서 알 수 있듯이(Longino, 2006), 과학 이론과 근거에 대한 '비과학적' 비판들은 공개적으로 검증 가능한 것인지에 대한 논쟁을 누구나 할 수 있는 영역으로 들어왔다. [창조과학이나 금욕 제일 성교육(abstinence-only sex education)과 같은 영역 내에서] 이루어지고 있는 과학적 근거에 대한 격렬한 논쟁은 가설 검정 방식, 근거와 함의를 논의하는 방식의 차이가 있음을 특히 강조한다. 이는 무시, 왜곡,

조작, 의도된 아이디어의 검정과는 대비되는 것이다(Mooney, 2005; Schulman, 2006; Sober, 2008). 근거가 빈약한 의견으로는 과학의 경험적 증거를 반박하기에는 불충분하며 타당한 반대 근거가 중요하다.

존 지먼(John Ziman, 1925~2005)이 착안한 유용한 비유는 과학 이론이 '하나의 지도(a map)'라는 것이다(Ziman, 2000). (우리는 지도를 이용해서) 실재 그 자체를 절대 도식할 수는 없지만 이 실재의 다른 재연은 만들고 검정할 수 있다. 어떤 주어진 과학 학설의 양상에 대한 정의는 설명을 찾고 있는 현상의 영역, 특정 영역 내에서 현상을 설명하고 예측하기 위해 채택하는 이론, 이 이론에 의해 제기된 경쟁적이고 잠재적으로 반박할 수 있는 가설을 검정하기 위한 방법을 포함한다.

3. 역학이론은 무엇인가?

우리는 이미 과학에 대해 충분히 알고 있다. 그렇다면 과학으로서 역학은 어떠한가? 역학이론의 주요 핵심에 이르게 하도록 하는 (〈글상자 1-2〉에 나열된) 과학 이론과 과학의 본질에 대해서 고려해야 할 것은 무엇인가?

첫째, 역학이론은 존재한다는 것이다. 이는 마치 하나의 명백한 진술인 것처럼 보이지만, 아래 언급한 바와 같이 논쟁적인 부분이기도 하다.

둘째, 여타 다른 과학 이론과 마찬가지로 역학이론의 내용은 설명하고자 하는 영역(domain)을 전제하게 된다. 즉 역학은 시공간적으로 '질병, 장애, 사망, 건강상태, 이들의 결정요인과 억제요인의 인구학적 분포'를 영역으로 한다(Krieger, 2001b)(〈글상자 1-2〉 참조). 질병과 사망원인의 종류, 유병(혹은 발생)률, 분포가 시간에 따라 변화하면, 역학이론이 인구집단 내 건강상태 양상의 변화를 설명하려는 일련의 현상이 뒤따른다.

셋째, 역학이론에는 그 영역에 특화된 내용적(domain-specific substantive) 개념과 건강, 질병, 안녕의 인구집단 분포의 정도, 변화를 기술하고(describing),

과학 이론: 구조의 특징

모든 과학 이론	① 영역: 설명할 현상
	② 목적: 추구하는 인과적 설명의 종류
	③ 내용적 개념: 관심 현상과 원인으로 여겨지는 실제적 실질에 관한 것
	④ 설명적 개념: 관심 현상에 대한 설명을 사실로 상정하기 위한 원인 경로에 대한 것
	⑤ 비유와 기전: '아는' 것을 통해 '모르는 것'을 이해하기 위한 비유를 가지고 사물이 어떻게 생기는지 설명하기 위해 고안한 것
맥락에 의존하는 현상에 초점을 둔 과학 이론에 특이	⑥ 역사적 연속성(contingency): (확률적 또는 결정론적) 원인 경로가 최초 조건에 의하며 비결정론적 사건이 시간적으로 이어지는 현상에 대한 것
인간 활동에 의해 영향을 받을 수 있는 인과적 경로에 초점을 둔 과학 이론	⑦ 성찰(reflexivity): 설명하는 목적은 설명하는 현상을 변화하기 위한 것

질병 분포에 대한 역학이론의 특성

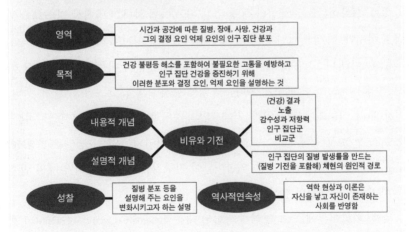

분석할 수 있는(analyzing) 설명적(explanatory) 개념이 반드시 있다(〈글상자 1-2〉참조). 내용적, 설명적 두 개념이 비유에 의해 영향을 받는다면 결국 개념이 제안된 인과적 기전에도 영향을 준다는 것을 생각해볼 수 있다.

넷째, 대다수의 역학이론이 인구집단의 질병, 장애, 사망, 건강의 발생을 설명하는 데 초점을 둔 특수한 영역을 공유하고 있지만, '단일한' 이론은 아니다. 다양한, 그리고 변화하고 있는 인간사회와 과학기술을 감안하면, 서로 다른 시간과 사회의 내부에서 또는 그것을 가로지르는 다른 내용적(substantive)이고 설명적인(explanatory) 개념을 채택한 다양한 역학이론들을 기대할 수 있다.

다섯째, 역학이론을 개발, 검정, 개선하거나 간혹 대체하는 과정에는 이론에 기반을 둔 (관찰) 자료가 필요하며, 이론의 사용과 해석은 경험에 기반을 둔다. 마찬가지로 역학이론은 이론에 기반을 둔 방법들(methods)을 수반할 것이고 그것의 사용과 해석 역시 경험에 기반을 둔다.

여섯째, 역학이론은 역학이론을 형성한 사회의 아이디어와 믿음에 영향을 받을 수 있는데, 심지어 역학이론끼리 상충하는 경우에도 그러하다. 역학이론이 역학 분야 내에서 이론화가 이루어질 뿐만 아니라 건강을 설명하고 분석하게 되는 인구 집단과 사회의 다양한 부문이 역학이론에 반응하고 관련됨을 함의한다.

역학이론의 범위와 소임에 대한 이런 진술에서 얻을 수 있는 한 가지 함의는 본질적으로 역학이론이 내가 '질병 분포의 이론(theories of disease distributions)'이라고 명명한 것임을 명백하게 한다는 것이다. '질병 분포의 이론'이라는 짧은 문구는 인구집단의 질병만이 아니라 장애, 사망, 안녕을 포함한다(Krieger, 2001c). 따라서 역학이론은 반드시 질병 기전을 포함해야 하지만 이에 국한되어서는 안 된다(Krieger, 1994; Krieger, 2000; Krieger, 2001a; Krieger, 2001b). 일례로 흡연 관련 질환을 다루는 역학을 생각해보자. 20세기 초기와 후기에 (담배 첨가물에서 변화는 있겠지만) 흡연이 폐암을 일으키는 기전이 크게 바뀌지는 않았을 것이다(Brandt, 2007: 360, 393; Rabinoff et al., 2007). 그런데 미국과 서유럽 국가에서 흡연의 사회적 양상은 극적으로 변화하여 처음에는 전문가, 부유한 인구집단에서 흡연이 흔하였으나 점차 노동자 계급과 빈곤한 인구집단에 집중되게 되었고 세계의 다른 지역에서도 이러한 양상이 나타나고 있다(Barbeau et al., 2004; Graham, 2007; Davis et al., 2007). 이는 폐암과 다른 흡연 관련 질환의 역학적 변화에 대한 설명에는 특정한 질병의 기전만이 아니라 노출 분포를 변화시키고 다르게 하는 요인을 고려해야 함을 의미한다.

결과적으로 질병 분포의 설명은 질병 기전의 설명과 같은 것이 아니다. 질병 분포에 대한 역학이 질병 인과성에 대한 이론과 같지 않은 것이다. 그럼에도 질병 분포에 대한 역학이론은 상정한 질병 기전이 관찰된 질병 분포의 공간·시간적이고 사회적인 양상과 비슷한 것인지 검정할 것을 요구한다. 다르게 표현하면, 기전에 대한 가설이 시간, 공간, 사회집단에 따른 증가, 감소, 정체를 설명할 수 있는가? 그렇지 않다면 관찰한 질병 분포에 기여하는 다른 기전이 여전히 있기 때문인가? 노출과 건강 결과 간 관련성을 평가하는 데 잘못된 시간 척도를 적용해서인가? 또는 상정한 기전이 단순히 (또는 그렇게 단순하진 않지만) 틀렸기 때문일까? 그럼에도 질병 기전에 대한 가설로 질병 분포 자료를 측량(triangulation)할 수 있게 하는 사고방식은 왜 질병 분포에 대한 역학이론이 핵심적인지에 대한 또 다른 이유가 된다(Smith & Egger, 1996; Krieger, 2001a).

그러나 역학의 소임은 또 다른 하나의 요구사항을 역학이론에 부과하는데, 역학이론은 인간과 다른 살아 있는 인구집단에 무관심한 과학과 반드시 공유되는 것은 아니다. 반세기 전 모리스가 자신의 고전 『역학의 활용』에서 서술한 것처럼 역학이 보증하는 것과 책임은 명백하다. '인구집단의 건강과 질병의 존재, 본질, 분포'에 대한 과학적 지식을 생산하고(Morris, 1957: 96) 궁극적으로 '임상의학을 폐기하는' 것이다(Morris, 1957: 98). 달리 설명하자면 많은 선도적 역학자들이 오래 논쟁해왔고(Morris, 1957; Terris, 1979; Lilienfeld & Lilienfeld, 1982; Susser, 1989) 2000년 미국 역학회(American College of Epidemiology)의 『윤리지침서(Ethics Guideline)』에서 강조되었듯이, 역학의 목적은 인구집단의 건강을 증진하고 건강불형평(health inequities) 포함한 불필요한 고통을 예방하기 위한 지식을 만드는 것이다(Krieger, 1994; Krieger, 2000; Krieger, 2001a; Krieger,

2007a; Krieger, 2007b).

이런 이유로 역학이론의 부가적인 성찰적 특성은 이 이론이 이해하고자 하는 바로 그 현상인 질병 분포를 바꾸는 데 사람들이 이용할 수 있는 타당한 지식을 생산하는 것이다. 많은 사회과학에서도 명백히 지적 도전이며 긴장이 있다(Lieberson, 1992). 모든 역학자가 동의하지는 않겠지만 1998년 건강의 사회적 결정요인 연구에 대한 역학적 토론을 맞아 일군의 저명한 역학자들은 "역학의 도덕적 목적은 인간에게 질병의 건강부담을 없애는 것"이지만 그럼에도 역학자는 "자신의 작업에 실질적인 관련성을 추궁당하는 두려움 없이 역학 자체를 위해서 지식을 추구"할 수 있어야 한다는 주장을 할 책임감을 느꼈다(Rothman et al., 1998). 누군가는 태어나고 누군가는 죽듯이 우리가 영생할 수 없는 존재라는 생물학적 사실은 세상의 모든 질병과 사망을 없애버리는 것이 역학 혹은 다른 과학의 영역이 아님을 의미한다. 물론 어떤 특정 건강 결과의 연령특수 양상에 공간·시간적 그리고/또는 사회적 변이가 있다는 것은 교정 가능한 원인이 있고 제대로 된 활동에 의해 기전을 바꿀 수 있음을 예상할 수 있다.

요약하면 과학 이론의 한 종류로서 〈글상자 1-2〉에 요약한 바와 같이 역학이론의 핵심적 특징은 건강, 질병, 안녕의 인구집단 분포를 기술, 설명하고 궁극적으로 변화시키기 위해서 내용적, 설명적 개념에 더해 상호 관련한 아이디어의 집합을 반드시 포함하여야 한다. 역학이론의 아이디어, 아이디어가 표현되는 비유, 제시되는 기전은 역학이론이 형성, 토의, 강화, 수정, 기각되는 역사적, 사회적 맥락에 영향을 받는다. 따라서 역학이론을 확고하게 분석하기 위해서는 다음에 이어질 장에서 보여주는 것처럼 각각의 핵심적 측면에 대한 주의가 요구된다.

과학과 과학 이론에 대한 비판적 특성 분석에서 역학이론의 예상되는 특징을 도출하여 나열한 목록은 하나의 거대한 '가정(if)'에 의지하고 있다. 만약 역학이 과학이라면, 과학적 이론을 가져야 하며, 고로 역학 이론은 반드시 존재한다는 논리이다. 그러나 이것은 역학이 과학일 경우에만 해당한다. 반대로 역학이 과학이 아니고 다른 어떤 것이라면 어떤 역학이론도 필요하지 않다. 따라서 일반적 가설귀납 접근법에 따라, 만약 역학이론에 대한 근거를 찾을 수 없다면 역학은 과학이 아니다. 이어서 이것이 사리에 맞는 접근방법인지 생각해 보자.

4. 실제에서의 역학이론: '유실물' 또는 다른 어떤 것?

질병 분포에 대한 이론으로 역학이론에 대한 논의를 찾을 수 있는 논리적 장소는 역학 교과서(textbook)일 것이다. 학문 분과의 제도화의 핵심적 징표로서 교과서는(Altbach et al., 1991; Apple & Christian-Smith, 1991; Keith & Ender, 2004; Topham, 2000; Morning, 2008) 한 세대의 학자들이 자신 영역에서 근간이 되는 사안을 다음 세대에게 가르치기 위해 제작된 것으로, 지식, 관련 이론, 중요한 논쟁, 과학의 경우 근거를 생산하고 가설을 검정하는 데 이용하는 다양한 방법을 집적한 것이다(Krieger, 1994). 또한 교과서 내용은 해당 시기의 맥락에 의해 결정되는데, 이는 존재하는 지식의 상태만이 아니라 생명의 기원과 진화, 섹슈얼리티, 인간사회의 구조와 같은 논쟁적 주제를 고려하여, 무엇을 가르쳐야 할 것인가에 대한 사회적 태도도 포함한다(Altbach et al., 1991; Apple & Christian-Smith, 1991; Keith & Ender, 2004; Roughgarden, 2004; Mooney, 2005; Morning, 2008). 건강분야 전문가를 위한 교과서를 사례로 들자면 최근 내용 분석은 성별, 인종/민족, 섹슈얼리티, 장애, 노화에 대해 명시적, 내포적인 가정에 의해 내용이 영향을 받는 방식을 탐구해왔다(Lawrence & Bendixen, 1992; Mendelsohn et al., 1994; Rabow et al., 2000; Byrne, 2001; Tompkins et al., 2006; Macgillivray & Jennings, 2008). 비슷하지만 다른 형태의 연구 질문으로는 교과서는 자신이 속한 분야의 이론을 어떻게 그려내는가가 있다.

나는 역학 교과서에서 역학이론을 다루는 범위에 대한 체계적 평가를 1994년 처음 수행하였다(Krieger, 1994). 내 연구는 역학 교과서로서 첫 세대인 1950

년대 출간된 (모두 영어로 쓰인) 책에서 출발하여 1990년대 초까지 이어졌는데, 내 연구는 영어로 출간된 책에 제한된 것이긴 하지만, 영어는 여전히 역학에서 지배적인 과학 언어이다. 내 전략은 각 교과서가 질병 분포를 설명하는 역학적 개념과 분야에서 아이디어의 역사에 얼마나 분량을 할애하였는지 보는 것이었다. 〈표 1-1〉은 최초의 결과(〈표 1-1a〉)와 이번에 또 다른 교과서를 쓰면서 2007년까지 출간된 책의 결과를 새로 추가한 결과이다(〈표 1-1b〉). 두 결과표의 마지막 열에 각 교과서가 제시하는 역학의 정의를 추가하였다. 〈표 1-1a〉와 〈표 1-1b〉에 나오는 모든 교과서는 모두 영어로 쓰였지만, 몇 권은 여러 언어로 번역되어 역학 강좌의 기초적인 교과서로 세계적으로 활용되고 있다.

홍미로운 양상을 발견할 수 있다. 1950년대 후반부터 1980년에 이르기까지의 역학 교과서는 역학이론에 대한 명시적인 토의를 보이지 않음에도 인구집단의 질병에 대한 역학적 사고의 역사와 역학적 가설을 도출하는 데 필요한 다양한 개념에 대한 절을 포함하는 것이 전형적이다. 1957년 모리스가 쓴 교과서 『역학의 활용』에서 취한 방법이 이와 같은 사례이다(Morris, 1957: 3).

이 책에서는 배우고 질문하고 다음 질문을 하기 위한 대답을 찾는 방식으로 역학을 주로 다루고자 한다. 그것은 방법론(methods)이다.

1980년대부터 1990년대 중 후반에 이르기까지 이런 종류의 토의는 사실상 사라지고 기술적 방법, 연구설계의 이해, 자료분석, 인과성 추론과 같은 다양한 역학 방법론을 강조하게 된다. 그러나 1990년대 후반부터 새로 집필한 역학 교과서는 다시 질병 분포에 대한 역학이론과 밀접한 아이디어를 다루기 시작한다. 그럼에도 지난 반세기의 영향력 있고 주류의 역학 교과서에서 질병 분포에 대한 역학이론이 명시적으로 다루어진 적이 없다는 것은 놀라운 일이다.

역학이론에 대한 심도 있는 관심의 결핍은 역학이 사실 과학이 아니므로 영역에 특화된 한 설명이론이 필요하지 않다는 것을 의미하는 것으로서. 이는 〈표 1-1〉에서 제시한 근거를 바탕으로 해석할 수 있다. 이런 주장이 취하는 가장 흔한 형태는 방법론, 즉 인구집단의 질병에 대한 자료를 획득하고 분석하는 방법론적 접근방법의 '수단(toolkit)'이라는 것으로, 역학적 개념은 역학적 방법론에 대한 개념과 동등하게 간주된다(Rothman, 1988; Mawson, 2002; Morabia, 2004). 과학적 가설과 이론의 기원을 과학적 탐구 영역의 외부에서 찾으려는 (Popper, 1959, 1985) 포퍼주의 방식으로 본다면, 역학적 질문이 발생한 유래를 묻는 것은 역학 내에서 발생한 것이 아니다. 방법론의 적용에 대해 묻게 되는 질문의 원천보다는 방법론의 적용에 초점을 두는 것이다. 역학적 질문의 근원에 대해 특별한 관심을 두지 않게 된, 철학적이지 않은 또 하나의 이유는, 역학적 질문의 다양성이 너무 "명백하기" 때문이다. 역학적 질문은, 반대 주장, 격차, 재현의 필요성을 포함하는, 이미 존재하는 근거 위에 단순히 구축되었을 뿐이라는 것이다.

대안적 해석을 '유실물(lost-and-found)' 접근방법에서 시작할 수 있을지 모른다. 이는 과학적 사고의 전형적 비선형적(less-than-linear) 발전을 인정하는 방법이다(Mayr, 1982; Ziman, 2000; Krieger, 2000; Keller, 2002; Gould, 2002). 역학 분야에서 최초로 교과서가 출간되었을 때 이런 획기적 교과서를 집필한 역학자들은 질병 분포에 대한 이론을 전부는 아니더라도 부분적으로 염두에 두었을 것이다. 뒤를 이은 교과서들은, 1980년대의 경우, 어느 정도 이를 당연하게 여겼거나 이런 이론적 영향을 방기했고, 1990년대 후반에 다시 찾기 시작했다는 것이다.

새로이 출간된 역학 문헌들에게서 보이는 두 개의 서로 다른 갈래에서 이런 해석을 뒷받침하는 근거를 찾을 수 있다. 1970년대 후반과 1980년 초반 역학 교과서가 좀 더 기술적 방법론적 지향으로 바뀌고 있던 무렵, 이전 세대에서 교육받은 선도적 역학자가 저술한 몇몇 논문은 역학이 기술에 점점 치우치고 있음을 경고하였고, 공중보건의 시각을 잃고 있다고 하였다(Terris, 1979; Stallones, 1980; Najman, 1980; Lilienfeld & Lilienfeld, 1982; Susser, 1985; Susser, 1989). 역시 1970년대 후반에 과학으로서 지위를 포함하여 역학의 정의에 대해 논쟁하는 논문과 편지가 짧게 몰아쳤다(Lilienfeld, 1978; Frerichs & Neutra, 1978;

Abramson, 1979; Evans, 1979). 그 뒤 1990년대 중반부터 방법론적 교과서로 대다수가 교육을 받았지만 이에 반발한 새로운 역학자들이 확고한 역학이론의 발전을 촉구하는 논문을 발표하기 시작했고(Krieger, 1994; McMichael, 1995; Link & Phelan, 1995; Susser, 1996, Pearce, 1996; Davey Smith & Egger, 1996; Victoria et al., 1997; Berkman & Kawachi, 2000; Ben-Shlomo & Kuh, 2002; Carpiano & Daley, 2006; Popay, 2006; Dunn, 2006; Vagero, 2006) 그들의 주장은 21세기 초반에 출간된 새로운 교과서에 반영되었다(〈표 1-1b〉 참조).

그러나 이 대안적 '유실물' 해석이 맞다면 해답을 찾은 것보다 더 많은 질문이 생길 수도 있다. 첫째, 과학은 자신의 영역에 특수한 이론을 어떻게 잘못 배치하게 되나? 둘째, 역학자들이 질병의 인구집단 양상을 기술하고 이런 양상에 대한 원인 가설을 검정하기 위한 근거를 생산하는 연구를 전 기간에 걸쳐서 부지런히 그리고 생산적으로 수행했다면 그들의 이론은 어디에서 나온 것인가? 그리고 1950년대 이전 역학자들이 도출한 아이디어와 이론은 어떤 것이었을까?

이 질문을 대답하기 위해, 내가 처음부터 이 아이디어에 대해 포착하기 위해 〈그림 1-7〉을 제시한 것처럼, 역학이론에 대한 보다 함축적인 접근을 취하는 것이 좋을 것이다. 따라서 나는 이어지는 장에서 역학이 '비이론적'이었던 것 같았던 20세기 후반의 기간을 포함하여 건강의 인구집단 양상을 설명하기 위해 다른 장소와 다른 시간에서 사람들이 정교화한 다양한 갈래의 아이디어를 다루고자 한다. 내가 지속적으로 제기할 세 가지 주장은 다음과 같다.

① 질병 분포에 대한 이론은 역학에 필수적이다.
② 이런 이론은 모두 흔히 명시적이기보다는 내포적으로 역학연구에 영향을 끼친다.
③ 질병 분포에 대한 역학이론을 분석하여 역학 분야의 지적 엄격성을 향상할 수 있다.

다시 말하자면 이론은 이해할 수 없는 사치가 아니라 실제적 필수이다 (theory is a practical necessity, not an obscure luxury).

<table>
<tr><td colspan="6">

〈표 1-1〉 영어 역학 교과서 내 역학이론에 대한 내용 분석(1922~2007)</td></tr>
<tr><td colspan="6">Ⓐ 1960년 이후 출간된 미국 역학 교과서와 문집에 대한 처음의 조사: 역학 역사, 이론, '원인 관계망(web of causation)' 도식에 대한 내용을 중심으로</td></tr>
</table>

	총쪽수	역사	이론	원인망	역학의 정의
MacMahon B, Pugh Tf, Ipsen J *Epidemiologic Methods*. Boston: Little, Brown, & Co. 1960.**	302	0.0	11.6	+	p. 3: "Epidemiology is the study of the distribution and determinants of disease prevalence in man."
Fox JP, Hall CE, Elveback. *Epidemiology: Man and Disease*. New York: Macmillan, 1970.	339	3.5	44.8	−	p. 1: "Epidemiology curiosity centers about the causation of disease in human population."
Susser M. *Causal Thinking in the Health sciences: Concepts and Strategies of Epidemiology*. New York: Oxford University Press, 1973.	181	12.2	8.3	−	p. 1: "In a current definition, epidemology is the study of distribution and determinants of populations. This definition has room for most present-day activities are for the purpose of prevention, surveillance, and control of health disorders in populations. This addition emphasizes a determinant of health that weighs heavily in public health and medicine, namely, such conscious intervention in health matters as societies elect to undertake."
Mausner JS, Bahn AK. Epidemiology: An Introductory Text. Phelapdelphia: Saunders, 1974.	377	0.0	4.0	+	p. 3: "Epidemiology may be defined as the **study of the distribution and determinant of diseases and injuries in human populations.**"(bold in original)
Friedman G. *Primer of Epidmiology*. New York: McGraw-Hill, 1974	230	0.0	0.9	+	p. 1: "Epidemiology is the study of disease occurrence in human populations."
White KL, Henderson M (eds). *Epidimiology as a Fundamnetal Science: Its Uses In Gealth Servies*	235	0.9	0.9	−	p. 19: "However defined, epidemiology implies methods and strategies used to identify and study that which determines the level and distribution of health and

Planning, Administration, and Evaluation. New York: Oxford University Press, 1976.				disease in the community."
Lilienfeld A, Lilienfeld D. *Foundations of Epidemiology.* New York: Oxford University Press, 1980.	375	6.1	5.1	— P. 3: "Epidemiology is concerned with the patterns of disease occurrence in human populations and of the factors that influence these patterns."
Klwinbaum DG, Kupper LL, Morgenstern H (eds). *Epidemologic Research: Principles and Quantitative Methods.* Belmont, CA: Lifetime Learning Publications, 1982.	529	0.0	1.1	— p. 2: "As exemplified by John Snow's famous work on cholera, epidemiology was initially concerned with providing a methodological basic for the study and control of population eidemics. Currently, however, epidemology (italics in the original) has a much broader scope-namely, the study of health and illness in human populations."
Schlesselman J. *Case-control studies: Design, Conduct, Analysis.* New York: Oxford University Press, 1982.	354	0.6	0.0	— None provided.
Kahn HA. An Introduction to Epidemologic Methods. New York: Oxford University Press, 1983.	166	0.0	0.0	— None provided.
Miettinen OS. Theoretical Epidemiology: Principles of Occurrence Research in Medicine. New York: Wiley, 1985.	359	0.0	1.4	— p. vii: "This text treats theoretical epidemology as the discipline of how to study the occurrence of phenomena of interest in the health field."(italics in the original)
Feinstein AR. Clinical Epidemiology: The architecture of Clinical	812	1.1	1.2	— p. 1: "Clinical epidemiology is concerned with studying groups of people to achieve the background evidence needed for

Research. Philadelphia: W B Saunders Co., 1985.					clinical decisions in patient care."
Weiss N. Clinical Epidemiology: The Study of the Outcome of Illnesses. New York: Oxford University Press, 1986.	144	0.0	0.0	—	pp. 3~4: "Epidemiology per se is the study of variation in the occurrence of disease, and the reasons for that variation… Clinical epidemiology is defined here in a parallel way: It is the study of variation in the outcome (italics in the original) of illness and of reasons for that variation."
Rothman K. Modern Epidemiology. Boston: Little, Brown, 1986.	358	1.7	0.0	—	p. 23: "The clearest of many definitions of epidemiology that has been proposed has been attributed to Gaylor Anderson. His definition is: 'Epidemiology: the study of the occurrence of illness.' Other sciences ard also directed toward the study of illness, but in epidemiology the focus s on the occurrence (italics in the original) of illness."
Kelsey J, Thompson WD, Eavans AS. Methods in Observational Epidemio- logy. New York: Oxford University Press, 1986.	366	0.0	7.4	—	p. 3: "Epidemiology, the study of the occurrence and distribution of disease and other health-related conditions in popula- tions, is used for many porposes."
Hennekens CH, Buring JE. Epidemiology in Medicine. Boston: Little, Brown, 1987	383	2.6	3.9	—	p. 3: "… a useful and comprehensive definition of epidemiology: 'the study of the distribution and determinants of disease frequency' in human populations."
Abramson JH. Making Sense of Data: A Self-Instruction Manual on the Interpretation of Epidemiologic Data. New York: Oxford University Press, 1988	326	0.0	0.6	—	None provided.
Anthologies					
Winklestein W Jr, French FE, Lane JM (eds.) Basic Readings in	193	13.9	27.8	—	"Epidemiology may be defined as the study of disease distributions and the factors that influence them. Epidemiology shares with

Epidemiology. New York: MSS Educational Pub. Co., 1970.					other disciplines an interest in the natural history of disease and the utilization of the scientific method. Its distinctiveness is more related to the design and execution of studies than to content and conclusions."
Greenland S (ed). Evolution of Epidemiology Ideas: Annotated Readings on Concepts and Methods. Chestnut Hill, MA: Epidemiology Resources, Inc., 1987.	190	7.9	0.0	—	None provided.
Buck C, Liopis A, Najera E, Terris M (eds). The Challenge of Epidemiology: Issues and Selected Readings. Washington, DC: Pan American Health Organization, 1988.	989	14.8	24.9	—	p. x: "Besides its importance and usefulness in disease surveillance and prevention, epidemiology has an even more critical function to carry out-the gathering of knowledge for understanding the health-disease process. It can anticipate needs, identify risk conditions, and orient the definition if priorities and the use of available resources for planning and administering health systems. In shirt, by analyzing and evaluation health problems and health services, and their contexts, epidemiology can go beyond considering just specific health problems: it can help bring us closer to considering society as the source for explaining health problems and their solutions."
Rothman K (ed). Causal Inference. Chestnut Hill, MA: Epidemiology Resources, Inc., 1988.	207	0.0	0.0	—	None provided.

Ⓑ 최초 개관에 포함되지 않은 추가 선택한 초급과 고급 교과서(1922~2007)

총쪽수	역사	이론	원인망	역학의 정의
Vaughan VC. *Epidemiology and Public Health: A Text and Reference Book for Physicians, Medical Students and Health Workers, Vol. I: Respiratory Infections.* St Louis, MO: CV Mosby, 1922. 683	34.0	7.8	—	p. 23: "We may be asked for a definition of epidemiology. It is the science of epidemic diseases, and theses may given community an any given time singly or by the hundreds."
Greenwood M. *Epidemics NS Crowd-Diseases: An Introduction to the Study of Epidemiology.* New York: Macmillan, 1937. 378	32.5	5.0	—	p. 10: "Epidemiology came to mean the study of disease, any disease, as a mass phenomenon… the epidemiologist's unit is not a single human being but an aggregation of human beings, and since it is impossible to hold in mind distinctly a separate mass of the particulars he (sic) forms a general picture, on average of what is happening, and what works upon that."
Taylor I, Knowelden J. *Principles of Epidemiology.* Boston: Little Brown & Co., 1957. 292	1.4	7.9	—	p. 1: "One of the most fundamental tasks of the epidemiologist is to describe the pattern of disease in communities, whether national or some smaller groups… (in relation to 'which diseases,' 'what persons are most affected,' 'when the disease occurs,' and 'where the disease is found')… Armed with answers to these questions, which together describe the pattern of disease in a community, the epidemiologist may postulate theories of the mode of spread of the disease he (sic) finds, and these theories may be put to the test by clinical, field, or laboratory studies… Finally, having made his (sic) epidemiological diagnosis, he (sic) may be able to put forward logical ideas for the control of those diseases he

				(sic) describes" (italics in the original)
Morris JN. *Uses of Epdemiology*. Edinburgh: Churchill Livingston, 1957.	131	6.9	15.3	−	p. 5: "Epidemiology may be further defined as the study of health and disease of population and groups in reltion to their environment and ways of living"(iltalics in the original).
Kark SL. *Epidemiology and Community Medicine*. New York: Appleton-Century Crofts, 1974.	463	2.6	14.3	−	p. 1: "The function of epidemiology is to study health in population groups."
Barker DJP, Rose G. *Epidemiology and Medical Practice*. 2nd ed. Edinburgh: Churchill Livingston, 1979.	148	0.0	4.7	−	p. v : "Epidemiology, the study of the distribution and determinants of disease in human populations, has always been an integral part of medical practice."
Ahlbom A. Norell S. *Introduction to Modern Epidemiology*. Chestnut Hill, MA: Epidemiology Resources, 1990.	100	0.0	2.0	+	p. 1: "Epidemiology is the science of occurrence of diseases in human populations."
Walker AM. *Observation and Inference: An Introduction to the Methods of Epidemiology*. Chestnut Hill, MA: Epidemiology Resources, 1991.	165	0.0	0.0	−	None provided.
Beaglehole R, Bonita R, Kjellstrom T. *Basic Epidemiology*.	153	1.3	4.6	−	p. 3: "Epidemiology has been defined as 'the study of the distribution of health-related states or event in specified populations, and the

Geneva: World health Organization, 1993.				application of this study to the control of health problems'"(citing definition from Last J (ed). A *Dictionary of Epidemiology*. 2nd ed. New York: Oxford, 1988)
Friis RH, Sellers TA. *Epidemiology for Public Health Practice*. Gaithersburg, MD: Aspen Publishers, 1996.	406	2.5	4.2	− p. 4: "Epidemiology is concerned with the distribution and determinants of health and disease, morbidity, injuries, disabilities, and mortality in populations."
Young TK, *Population Health: Concepts and Methods*. New York: Oxford University Press, 1998.	306	3.6	4.7	− p. 7: "The Dictionary of Epidemiology defines epidemiology as 'The study of the distribution and determinants of health-related states or events in specified populations, and the application of this study to control health problems."
Brownson RC, Petittti DB (eds). *Applied Epidemiology: Theory to Practice*. New York: Oxford University Press, 1998.	387	1.0	1.3	− p. ix: "In our view, applied epidemiology synthesizes and applies the results of etiologic studies to set priorities for interventions: it evaluates public health interventions and policies: it measures the quality and outcome of medical care: and it effectively communicates epidemiologic findings to health professionals and the public."
Berkman LF, Kawachi I (eds). *Social Epidemiology*. New York: Oxford University Press, 2000.	382	6.0	16.2	− p. 3: "Epidemiology is the study of the distribution and determinants of states of health in populations."
Bhopal RS. *Concepts of Epidemiology: An Intergrated Introduction to the Ideas, Theories, Principles, and*	296	1.0	16.6	+ p. x x i i : "… in short it (epidemiology) is the science and craft that studies the patterns of disease (and health, though usually indirectly) in populations to help understand both their causes and the burden they impose. This information is applied to prevent, control or

Methods of *Epidemiology*. New York: Oxford University Press, 2002.					manage the problems under study."
Aschengrau, A, Seage GR. *Essentials of Epidemiology in Public Health*. Sudbury, MA: Jones and Dartlett, 2003.	447	5.1	3.1	+	9. 6: "*The study of the distribution and determinants of disease frequency in human populations and the application of this study to control health problems.*" (italics in the original)
Gordis L. *Epidemiology*, 3rd ed. Philadelphia, PA: WB Saunders, 2004	323	1.2	1.5	−	p. 3: "Epidemiology is the study of how disease is distributed in populations and the factors that influence or determine this distribution."
Webb P. *Essential Epidemiology: An Introduction for Students and Health Professionals*. New York: Cambridge University Press, 2005.	323	2.5	1.8	−	pp. 1~2: "Epidemiology··· is about measuring health, identifying the causes of ill-health, and intervening to improve health··· Perhaps epidemiology's most fundamental role is to provide a logic and structure for the analyses of health problems both great and small."
Fletcher RH, Fletcher SW, *Clinical Epidemiology: The Essentials*, 4th ed. Baltimore, MD: Lippincott Williams & Wikins, 2005	243	0.0	1.1	−	p. 3: Epidemiology is the 'study of diseases occurrence in human populations.'"(bold in the original)
Okes JM, Kaufman JS (eds). *Method in Social Epidemiology*. San Francisco, CA: Jossey-Bass, 2006.	460	5.0	20.4	−	p. 3: "Epidemiology is the study of the distribution and determinants of states of health in populations."
Yarnell J (ed). *Epidemiology and*	275	1.1	2.5	−	p. 5: "At the beginning of the twenty-first century, epidemiology is a broad-based

Prevention: A Systems-Based Approach, New York: Oxford University Press, 2007.				population science, drawing on many disciplines from biology and sociology to biostatistics and philosophy of science, which investigates the causes of human disease and methods for their control." (bold in the original)
Szklo M, Nieto FJ. *Epidemiology: Beyond the Basics*. 2nd ed. Sudbury, MA: Jones and Bartlett, 2007.	482	0.6	0.6 —	p. 3: "Epidemiology is tranditinally defined as the study of the distribution and determinants of health-related states or events in specified populations and the application of this study to the control of health problems." (intalics in the original)

* Epidemiology theory: defined as explicit discussion of theories of disease causation and/or epidemiologic concepts (e.g., "time, place, person") (NB: This footnote is per the 1994 text: I would now instead refer to "theories of disease distribution" [rater than "theories of disease causation"], and I would further clarify that the text pertaining to epidemiologic theory is that which provides guidance on theories and concepts required to generate epidemiologic hypotheses, to develop substantive explanations for patterns of disease distribution [as distinct from the methods to test the ideas]).

** In the original 1994 table, I cited the 1970 version of MacMahon et al.: I have changed it to the 1960 version in this table.

2장

균형으로서의 건강
질병 발생 양상에 대한 초기 이론

    역학자만이 질병의 원인과 발생에 호기심을 갖는 것은 아니다. 어떻게 하면 건강하게 살 수 있는지, 어떻게 하면 고통이나 상처, 죽음을 예측하거나 피할 수 있는지는 결국 모든 사람의 관심사이다. 의학과 공중보건의 장구한 역사, 고고학과 인류학의 무수한 연구에 힘입어(Ackerknecht, 1946; Sigerist, 1951; Rosen, 1958[1993]; Hughes, 1963; Peierrnan & Janzen, 1992; Bannerman et al., 1983; Porter, 1997; Porter, 1999; Baer et al., 1997; Green, 1999; Bynum, 2008), 기록이 처음 만들어지던 시기부터 현재에 이르기까지 사람들은 자신의 몸을 가지고 삶의 즐거움과 시련을 경험해오고 있다. 감각(senses), 생각(thoughts), 감정(emotions)과 함께 살아가며 우리를 둘러싼 사람, 세상과 매일 관계를 맺으면서 상호작용하고, 먹고 일하고 자고 사랑을 나누고, 때로는 재생산을 하고 가끔 싸우며, 신체적·정신적 질병이나 손상으로 인해 취약해지기도 하고, 결국 죽음에 직면하면서 그렇게 살아오고 있는 것이다.

    그러나 또한 역사적 기록을 통해 명백해지겠지만, 우리는 건강, 질병, 손상, 죽음을 단순히 경험하거나 목격하는 것에 그치지 않는다. 우리 자신을 위해, 개인적으로, 그리고 우리 주변의 질병과 관계를 맺으면서 우리는 또한 이것을 이해하고자 노력한다. 이에 반복하는 두 가지 주제가 뚜렷이 드러난다. 첫째,

삶이 무의미하다거나 이미 예정되어 있다고 생각하거나, 사람들은 개인적인 사례이든 인구집단의 양상이든 질병의 발생을 설명하고자 노력한다는 것이다. 두 번째는 특정 사회 안에서나 문화나 시간을 넘어서나 원인이 얼마나 다양한지에 상관 없이, 얼마나 오랜 시간과 다른 문화를 관통하건 상관없이, 사람들의 원인에 대한 설명 그리고 이런 생각을 검증하고자 하는 성향과 능력은, 그것이 명료하든 뒤죽박죽이든, 세상의 본질에 대한 현재의 관점, 즉 세상이 어떻게 작동하고 그 속에서 우리를 어떻게 위치 짓는지와 깊게 연관되어 있다는 것이다.

맥락 속에서 원인을 찾는 것은 쉽지 않고 특히 자신의 시간대에 푹 빠져 있는 경우라면 더욱 그러하다. 관점을 갖기 위해, 더 나아가 무언가 새로운 것을 배우기 위해 한 발 물러서서 바라보는 것은 시작 단계에서 유용한 방법이다. 따라서 우선 고대 문헌과 구전 속에 포함되어 있는 질병 분포에 대한 고대와 현재의 이론에 대해 몇 가지 예를 살펴보고자 한다.

1. 균형으로서의 건강: 고대 문헌과 구전에서의 육체, 사회, 자연

1) 고대 그리스의 질병 분포 이론: 체액, 민주주의, 노예제, 건강

역학이란 단어는 그 자체로 고대 그리스를 돌아보게 한다. 우선 많은 초급 역학 강좌에서 언급하듯이 'epidemic'의 어원은 epi('에 관한')과 demos('사람들')에서 유래한다(Oxford English Dictionary[OED], 2008). 'epidemic'이란 용어는 기원전 5세기 고대 그리스에서 사용되었고(Lloyd, 1983a: 87~138) 그리스 의학과 공중보건의 전통적인 문서인 히포크라테스의 문헌에서도 마찬가지로 사용되었다(Lloyd, 1983a; Nutton, 2004; Jouanna, 1999). 이 용어는 집단적 질병 발생, 나아가 인구집단의 질병 발생을 의미하였다. 그러나 고대 그리스에서 'demos'란 평범한 인구집단이 아니었다(Beckfield & Krieger, 2009). 오히려 이 단어는 본질적으로 정치적이었으며 "특히 아테네 같은 민주적인 도시가 사례가 될 수 있는, 고대 그리스 자치지역의 사람이나 서민"을 일컫는 말이었다(OED, 2008). 아테네 민주주의[democracy = demos('사람들')+cracy("정치적으로 지배하는")](OED, 2008)는 그 시대의 기준에 따르자면 딱히 민주적이지 않았고, (전체 인구의 10% 미만인) 남성 자유시민만이 투표할 수 있었으며 여성 자유인이나 외국인 거주자, 노예에게는 선거권이 없었다(Pomeroy, 1975; Austin & Vidal-Naquet, 1977; Murray, 1978[1993]; Powell, 1988; Sealey, 1990; King, 1998; Lloyd & Sivin, 2002: 82~95). 나아가 인구의 75% 이상을 차지했던 외국인 거주자와 노예에 대해 히포크라테스의 논문 『식이에 대하여(On diet)』에서는 "일하도록 되어 있는 인구집단"이며 "그들이 가진 만큼 먹고 마시며" "스스로의 건강을 돌볼 수 없다"고 기술하였다(Sigerist, 1961: 240; Wilkins, 2005: 127). 히포크라테스가 문헌에서 반복적으로 강조하듯이 건강 추구는 여가, 재산, 자유를 필요로 했다(Sigerist, 1961; Lloyd, 1983a; Jouanna, 1999; Nutton, 2004; Wilkins, 2005). 달리 말하면 사회적 지위가 건강에 영향을 미친다는 인식은 고대로 거슬러 올라갈 만큼 오래된 것이다. 하지만 이 관련성을 부당하다고 여기거나 혹은 변해야 하는 것으로 여기는 것은 완전히 다른 문제였다(Beckfield & Krieger, 2009).

(개인이든 집단이든) 건강에 대한 히포크라테스식 분석의 핵심은 '균형(balance)'이라는 개념이다. 개인의 육체적·정신적 건강의 상태로 드러나는 이 '균형'은 몸의 안과 밖의 다양한 요인들의 상호작용을 반영한다. 어떤 사람이 건강하다면 모든 것이 균형 속에 있는 것이며 아프다면 불균형(imbalance) 속에 있다는 것이다. 인구집단의 건강 양상은 불균형의 원천에 대한 단서를 제공한다. 일례로 히포크라테스의 책 『인간의 본성(The Nature of Man)』에는 아래와 같은 주장이 나온다(Lloyd, 1983a: 260~271; 266 인용).

어떤 질병은 생활 방식(the manner of life)에 따라 생기며, 나머지는 우리가 호흡하는, 생기를 불어넣는 공기에 의해 생긴다. 이런 두 유형이 있다는 것은 다음과 같이 설명할 수 있을 것이다. 많은 수의 사람이 모두 동시에 같은 질환에 걸린다면 이 원인은 모두에게 일반적인 어떤 것, 즉 사람들이 모두 호흡한 것으로 설명되어야 한다. 그런 질병에서 개인의 육체적 습관은 책임이 없는 것이 명백하다. 왜냐하면 이 질병은 젊었든 늙었든, 남성이든 여성이든, 포도주를 마시는 사람이건 물만 마시는 사람이건, 빵을 먹고 사는 사람이나 보리떡을 먹는 사람이나, 운동을 많이 하는 사람이나 적게 하는 사람이나 한 사람에 이어 또 다른 사람에게 발생하기 때문이다. 따라서 매우 다른 삶을 살고 있는 사람들이 같은 질병에 걸릴 때는 개인의 생활습관은 원인이 될 수 없다. 그러나 서로 다른 질병이 동시에 나타난다면 개별 사례는 양생법이나 습관에 의할 것이다.

이 인용문에서 주장하는 것처럼 어떤 집단적 노출은 개인의 육체적 유형, 습관, 연령, 성별과 상관없이 동시에 모든 사람에게 발생할 수 있는 집단적 질병으로 이어지게 되는 어떤 불균형의 원인일 것이며, 가장 가능성 높은 원인은 모든 사람이 호흡하는 공기일 것이다. 반면 물은 개인의 우물에서 나올 수 있어서 반드시 공통의 원인은 아닐 수 있다(Austin & Vidal-Naquet, 1977; Murray, 1978). 반대로 모든 사람이 표면상으로 공통된 환경에 동일하게 노출되었다고 가정한다면, 특정한 시간의 특정한 장소의 개인 내에서 불건강의 다양한 발현에 대한 설명은 개인의 체질이나 생활방식의 차이가 될 것이다.

그렇다면 건강하거나 아프게 하는 몸의 안과 밖의 요인에는 무엇이 있을까? 히포크라테스 문헌의 다양한 저자에 따르면 단일한 정답은 없다. 히포크라테스 문헌이란 저명한 코스 섬 출신 히포크라테스(Hippocrates of Cos, 기원전 460~?)와 그와 관련이 있는 자연주의 유파에서 영향을 받거나 일부는 이들이 쓴 약 60개의 의학문헌집이다(Sigerist, 1961; Lloyd, 1983a: 6~90; Nutton, 1992; Jouanna, 1999; Nutton, 2004; King, 2005; van der Eijk, 2005). 하지만 다음과 같은 네 가지 유형의 구성 요인은 서로 다른 문헌에서 반복적으로 등장한다(Sigerist, 1961; Lloyd, 1983a; Longrigg, 1993; Edelstein, 1967a; Jouanna, 1999; Nutton, 2004; van der Eijk, 2005).

① 타고난 체질(constitution): 몸 안팎의 요인에 어떻게 반응하는지에 영향을 미친다.

② 몸의 체액(humors): 일례로 출혈이나 기침, 재채기, 구토, 소변이나 배변을 할 때 관찰할 수 있는 실재의 물질(actual substances)로서 혈액, 담, 노란 담즙, 흑색 담즙 등을 말한다.[1]

③ 사람들이 따르는 습관(the regimen): 먹고 운동하고 쉬고 자고 성교를 하는 등의 방식으로 체액을 보충하거나 만드는 데 영향을 미친다고 생각하였다.

④ 물리적 환경(the physical environs): 특히 공기, 물, 온도, 고도, 토양, 초목.

네 가지 요인 간의 상호관계는 차례로 나머지 세 가지와 깊이 연관되어 있었고 이는 당시 그리스의 과학과 철학에서는 광범위하게 토론과 논쟁이 이루어졌다. 네 원소(불, 공기, 물, 땅), 네 가지 기질(뜨거움, 습함, 차가움, 건조함), 그리고 이들의 융합에 의한 사계절(여름, 봄, 겨울, 가을)이 그것이다(Sigerist, 1961; Edelstein, 1967b; Lloyd, 1983a; Lloyd, 1987; Nutton, 1992; Longrigg, 1993; Nutton, 2004; King, 2005; van der Eijk, 2005). 인간의 질병과 건강에 관여하는 구성 요소의 숫자와 종류가 다른, 경합하는 다른 이론이 있었지만(Jouanna, 1999; Nutton, 2004; van der Eijk, 2005) 그럼에도 모든 자연주의 이론은 (신의 간섭이라는 예측 불가능성과 대비되는) 인간이 영향을 미칠 수 없는 우주의 힘을 전제로, 인간 육체의 균형이라는 개념에 의지했다. 〈그림 2-1〉은 오랜 기간 지속된 도식을 표현

---

1 (옮긴이) 사체액설(四體液說, Humor theory)은 고대 그리스와 로마시대 의사들과 철학자들이 주장하던 인체의 구성 원리로 이를 주장한 대표적인 인물이 히포크라테스이다. 기본적으로 인간의 몸이 네 가지의 체액으로 차 있으며, 체액들 사이의 균형이 이루어질 때를 건강한 상태로 여겼다. 네 가지 체액 ① 혈액(血液, blood), ② 점액(粘液, phlegm), ③ 황담즙(黃膽汁, yellow bile), ④ 흑담즙(黑膽汁, black bile)이고 이것은 각각 각각 사계절과 네 가지 원소(공기, 물, 불, 흙)에 대응하고 네 가지 체질을 만들어낸다. ① 다혈질(多血質, sanguine temperament), ② 점액질(粘液質, phlegmatic temperament), ③ 담즙질(膽汁質, choleric temperament), ④ 우울질(憂鬱質, melancholic temperament).

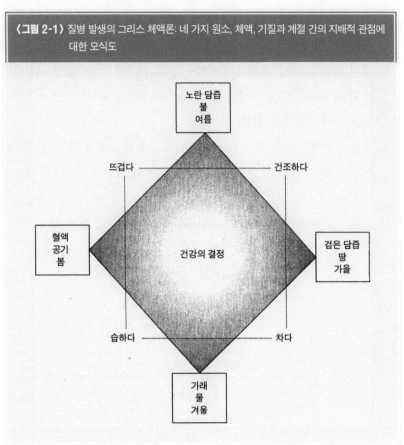

〈그림 2-1〉 질병 발생의 그리스 체액론: 네 가지 원소, 체액, 기질과 계절 간의 지배적 관점에 대한 모식도

노란 담즙
불
여름

뜨겁다

건조하다

혈액
공기
봄

건강의 결정

검은 담즙
땅
가을

습하다

차다

가래
물
겨울

자료: Sigerist(1961: 323).

하는데, 이러한 생각이 장기간 지속될 수 있었던 것은 수 세기를 풍미한 의학 서적을 집필한 로마의 영향력 있고 대표적인 의사 갈렌(Galen)이 이를 채택했기 때문이기도 하다(Sigerist, 1961; Edelstein, 1967b; Lloyd, 1983a; Lloyd, 1979; Lloyd, 1987; Nutton, 1992; Longrigg, 1993; Nutton, 2004; King, 2005). 이 그림은 체액, 원소, 기질, 계절 사이의 조화와 불균형이 개인과 인구집단의 건강과 질병의 발현에 근간이 됨을 보여준다.

따라서 『인간의 본성』에서 다룬 바와 같이(Lloyd, 1983a: 260~271), 체액이 "강도와 양에서 적절한 분율로 존재하고 잘 섞여 있을 때"(Lloyd, 1983a: 262) 건강을 경험할 수 있고 반면 고통과 질병은 "이 물질 중 하나가 부족하거나 넘칠 때, 또는 몸 안에서 분리되어 다른 것과 섞이지 않은"(Lloyd, 1983a: 262) 결과이다. 이 논리를 좀 더 확장하면 열의 주요한 네 가지 종류, '지속열, 매일열, 삼일열, 사일열'(Lloyd, 1983a: 270)은 지속기간, 주기성[임계일(critical days)][2]과 강도에 따라 구분되는데, 담즙이 과한 정도가 다르기 때문에 생긴다고 볼 수 있다. 유사하게 『공기, 물, 장소(Airs, Waters, and Places)』(Lloyd, 1983a: 148~169)는 날씨, 계절, 체액, 체질, 나이와 조합을 이루어 다양한 질병이 발생하는 데 기여한다.

만약 여름에 남풍이 불고 비가 오고, 가을도 비슷하다면, 겨울에는 반드시 건강을 해칠 것이다. 점액질 체질(phlegmatic constitution)을 가진 사람, 마흔이 넘은 사람들은 열병(causus, a febrile malady)에 시달릴 것이고 담즙이 찬 사람들은 흉막염이나 폐렴으로 고생할 것이다. 만약 가을에 비가 오지 않고 북풍이 분다면 이런 날씨는 자연적으로 점액질이나 물의 체질(watery constitution)인 사람 또는 여성에게 딱 적합하다. 그러나 담즙 기질(bilious disposition)의 사람에게는 해로운데, 왜냐하면 쉽게 건조하기 때문이다. 이로 인해 건조안구염(dry ophthalmia)이나 오래가는 열병, 그리고 어떤 경우는 '흑담즙'이나 우울감이 생길 수 있다. 왜냐하면 담즙의 좀 더 진하고 쓴 부분은 남아 있지만 액체인 부분이 마르기 때문이다. 혈액도 마찬가지이다. 그러나 이러한 변화는 점액질형 습관(phlegmatic habit)을 가진 사람에게는 이로울 수 있는데, 이런 사람은 건조해져 겨울에 대비할 수 있기 때문이다.

이런 관점에서 질병은 질병이 일어나는 육체에서 따로 떨어져서 이해할 수

---

2 (옮긴이) 삼일열의 경우 삼일마다 열이 나는 것으로, 첫째 날과 둘째 날에는 열이 없다가 3일째 열이 나는 것이다. 열이 나는 날을 증상이 있는 날(critical days)로 볼 수 있으며 이러한 증상이 있는 날이 규칙성을 갖게 된다면 주기성으로 볼 수 있다. 여기서는 주기성을 강조하기 위해 정상에서 발열로 상태가 바뀌는 것을 임계일로 번역하였다.

있는 분리된 개념이 아니다. 오히려 질병은 맥락적으로 체액의 불균형이 체현하여 표현되는 것이었다.

히포크라테스 문헌에서 나타난 당시 과학적 환경을 이해할 필요가 있다. 우선, 그때는 기술의 단위가 인간이던 시절이었다. 인체의 내부나 물질의 미세한 양을 측정할 수 있는 도구가 전혀 없었다(Jouanna, 1999; Nutton, 2004). 히포크라테스의 책 『과학의 전통(Tradition in Medicine)』에 나오듯이(Lloyd, 1983a: 70~86; 75 인용) "무엇이 올바른 식이(diet)인지 어떤 기준을 찾고 싶더라도 정확히 이것을 결정하는 숫자나 무게는 발견하지 못할 것이며, 몸의 느낌 이상의 다른 기준도 찾지 못할 것이다". 따라서 우리가 논의한 균형이란 추론한 것이지 측정한 균형이 아니다. 바깥 세계와 계절, 순환, 기질, 원소를 관찰한 현상과 양상으로부터 육체적 과정이 내적 세계로 이어지는 통찰력을 비유적으로 이끌어낸 것이다. 문헌이 스스로의 인과론을 뒷받침하는 근거를 호소하고 있지만 이론에 가까운 자료를 제공할 수 있는 실제 측정은 제한적이었다(Lloyd, 1979; Lloyd, 1983a; Lloyd, 1987).

하지만 경험적 근거가 빈약했음에도, 학술 공간에서 토론을 즐기고 (환자를 만지는 것을 포함하여) 육체 노동을 저열한 것으로 보았던 (전체 인구의 아주 일부를 차지하는) 학식 있는 그리스 시민에게는 관념적 추론에 의존하는 것이 수용할 만한 것이었다(Edelstein, 1967c; Lloyd, 1983a; Lloyd, 1990; Nutton, 1992; Jouanna, 1999; Lloyd & Sivin, 2002; Nutton, 2004). 고대 그리스 과학과 의학에 대한 탁월한 역사가인 로이드(Geoffrey Ernest Richard Lloyd, 1933~)에 따르면 "기술을 써서 돈을 버는 사람은 토지나 부를 물려받아 여가가 보장된 사람에 비해 사회적으로 낮게 취급되도록 되어 있었다"(Lloyd, 1983a: 18). 따라서 (대다수는 자유시민이 아니라 거주 외국인의 등급이었던) 실제 진료를 보는 의사가 쓴 것으로 보이는 『유행 1권(Epidemics, Book Ⅰ)』과 『유행 2권(Epidemics, Book Ⅱ)』과 같은 히포크라테스 문헌에서 나타나는 실제 관찰한 사례 보고와 달리, 주로 철학적이고 추측에 근거한 히포크라테스 서적은 그것이 전제하게 된 진실보다 그들 주장의 논리적 타당성에 더 관심을 가졌다(Edelstein, 1967b; Lloyd, 1990;

Longrigg, 1993; Lloyd & Sivin, 2002; Nutton, 2004). 머코 그르멕(Mirko Grmek)의 저서 『고대 그리스 세계의 질병(Disease in the Ancient Greek World)』(Grmek, 1983[1989]: 1~2)에서 기술하였듯이 이러한 문헌은 어떤 것을 입증하기 위해 쓰인 것은 아니었다.

> (…) 체액론은 이오니아 철학(Ionian philosophy)의 논리적인 귀결이자 지중해 사람들이 실제 겪은 질병의 병리적·임상적 특징을 충실하게 반영한 것이었다. 자연을 설명하는 데 숫자를 도입하려는 욕망의 결과로서 히포크라테스식 임계일 원리(doctrine of critical days)가 합리적으로 해석될 수 있다면, 이러한 개념은 환자의 대다수가 말라리아나 폐렴인 지역에서도 잘 뒷받침될 것이라고 할 수 있다. (…) 스칸디나비아반도에 사는 의사는 급성 열성질환에 관해 히포크라테스식 이론만 한 것을 절대 고안할 수 없었을 것이다.

다른 말로 하면 사람은, 예측하거나 상상할 수 있는 것뿐만 아니라 당연히 자기가 당면한 현상을 설명할 수 있는 이론을 개발한다.

이런 관점에서 (다양하게 변주되는) 그리스의 체액론은 소우주(microcosm)와 대우주(macrocosm)를 강력하게 연계하면서, 바탕이 되는 원칙들과 환경적 노출과 연관을 가지는 개인의 질병 발생과 인구집단에서 관찰할 수 있는 건강 수준의 변이를 설명하기 위한 우아하고 야심 찬 시도로 볼 수 있다(Sigerist, 1961; Edelstein, 1967b; Lloyd, 1983a: 9~60; Nutton, 1992; Longrigg, 1993; Jouanna, 1999; Nutton, 2004; van der Eijk, 2005). 그리스 인구의 대다수가 으레 크고 작은 신에게 질병을 막거나 낫게 해달라고 기원하던 당시의 자연주의 이론을 생각해본다면(Edelstein, 1967d; Lloyd, 1983a: 9~60; Lloyd, 1979; Nutton, 1992; Jouanna, 1999; Nutton, 2003; King, 2005) 히포크라테스의 문헌, 특히 『공기, 물, 장소』에서의 전통적인 역학적 발상이 더 나아가 공중보건의 효시로 추앙받는 것은 놀라운 일이 아니다(Greenwood, 1932; Buck et al., 1988; Schneider et al., 2008; Susser & Stein, 2009).[3]

자연과 철학의 수준에서 토론을 그친다면 그리스 정치와 같은 그리스의 체액론이 미쳤던 다른 중요한 영향을 놓칠 수 있다. 히포크라테스의 문헌이 처음으로 쓰였던 기원전 5세기의 후반기 동안(Sigerist, 1961; Lloyd, 1983a: 9~60; Jouanna, 1999; Nutton, 2004; van der Eijk, 2005) 번창한 해안 도시인 아테네는 그리스의 지성과 문화의 중심이었다(Sigerist, 1961; Webster, 1973; Austin & Vidal-Naquet, 1977; Murray, 1978[1993]; Powell, 1988; Lloyd & Sivin, 2002). 기존의 군주제 전통이 무너졌으며, 군사 도시였던 스파르타와 비교하여 아테네의 정치적 활동에서 한 가지 구별되는 특징은 아테네 의회의 참여적 성격이었다. 이 아테네 의회는 남성 시민이 법률과 정책을 토론하고 제정하는 곳이었다. 또 다른 특징은 이러한 민주적 통치 형태가 광범위한 노예 노동에 대한 의존과 함께 존재했다는 것이다(Webster, 1973; Pomeroy, 1975; Austin & Vidal- Naquet, 1977; Murray, 1978[1993], Powell, 1988; Sealey, 1990; Lloyd & Sivin, 2002). 고대 그리스 역사가인 오스틴(M. M. Austin)과 비달 - 나켓(P. Vidal- Naquet)은 이러한 명백한 역설에 대해 "그리스의 관점은 달랐다. 누군가의 자유는 다른 노예가 없이는 있을 수 없고, 두 극단은 모순이 아니라 보완적이고 상호의존적인 것으로 생각했다"라는 의견을 달았다(Austin & Vidal-Naquet, 1977: 19).

고대 그리스가 옹호한 특이한 형태의 민주주의가 질병 분포 이론에 미친 영향은 두 가지였는데, 한쪽(남성 시민의 건강 — (옮긴이))은 고려하고 나머지[노예, 여성 등의 건강 — (옮긴이)]는 무시하는 것이었다. 자연뿐 아니라 정치도 그리스 체액론의 '균형(balance)'의 개념화에 영향을 주었다(Murray, 1978[1993]: 279; Lloyd, 1979: 240~248; Lloyd, 1983a: 9~60; Powell, 1988: 83; Longrigg, 1993: 52; Jouanna, 1999: 347; Nutton, 2004: 47~48; King in King, 2005: 151~152). 기원전 5세기 그리스의 영향력 있는 의사이자 철학가인 알크마에온(Alcmaeon)은 공개적으로 아

---

3 〈글상자 2-1〉을 볼 것. 하지만 그럼에도 서구과학에서 히포크라테스 사상의 순환적 역사는 고대 그리스에서 로마제국을 거쳐 아라비아 국가로 이어지며, 여기에서 이슬람 의학을 경유해 유럽 르네상스의 일부로 유럽 사상계에 다시 소개된다(Gremk, 1998; Porter, 1997; Saliba, 2007; Poormann & Savage-Smith, 2007; Bynum, 2008).

래와 같이 천명하기도 하였다(Sigerist, 1961: 103).

건강은 평등(isonomia)에 의해 유지된다. 이 평등은 권리의 평등, 습기, 건조함, 차가움, 뜨거움, 쓴 것, 단 것, 기타 등등의 속성의 평등을 말한다. 그러나 독재(monarchia), 즉 여러 사람 중 한 사람만이 통치하는 것은 질병을 야기한다. 이것은 반대파에 의한 독재의 경우도 마찬가지이다.

마찬가지로 정치적 규칙, 특성과 환경의 형태 간의 관련성은 『공기, 물, 장소』의 마지막 부분에서 핵심적으로 다루어졌다(Lloyd, 1983a: 148~169). "기후의 다양성이 크다면 성격에서의 다양성도 클 것이다"라는 일반 규칙을 전제로 (Lloyd, 1983a: 161), 이 책은 '아시아 인종의 연약함(feebleness)'(Lloyd, 1983a: 159)으로 주장된 것이 무엇인지 비교하여 설명하였는데, 그리스인이 (아시아인에 비해) 좀 더 '날렵하고' '근육질'이라고 하였고(Lloyd, 1983a: 169), 이러한 차이가 (그리스의 날씨는 '덥고 춥고 극단적'인 데 비해 아시아는 좀 더 '혼합적'이라는) 날씨의 조합과 아시아의 많은 나라가 '군주제 치하'에 있기 때문인 것으로 보았다 (Lloyd, 1983a: 159).

이와 같이 자치(self-rule)의 편익에 대한 인식이 있음에도 히포크라테스 저작은 민주적 시민의 권리를 향유할 수 있는 소수 남성의 삶과 이들을 잉태할 수 있는 여성의 재생산 건강(reproductive health)에 초점을 맞춘 것이었다(Pomeroy, 1975; Lloyd, 1983b; King, 1998; Jouanna, 1999; King in King, 2005). 여가가 있고 건강을 위한 지침을 따를 수단이 있는 사람을 위한 식이, 운동, 휴식을 강조한 반면 이 저작은 체액의 균형에 노동이 미치는 영향에 대해서는 거의 다루고 있지 않다. 식품 생산, 가사 유지, 나아가 보물로 가득했지만 죽음이 도사리고 있는 아테네 은광에서는 노동이 남녀 노예의 업무였으며, 아테네를 부유하게 한 무역도 외국인이 하는 것이었다(Rosen, 1958[1993]; Sigerist, 1961; Nutton, 1992, Nutton, 2004; Wilkins, 2005). 이런 종류의 노동이 안녕에 유해할 수 있음은 당시

기원전 5세기 히포크라테스 사상과 현재의 역학, 의학 사이에 떨어질 수 없는 연결고리가 있다는 전통적인 역학적 생각이 있음에도(Greenwood, 1932; Buck et al., 1988; Schneider et al., 2008) 역사적 기록에 따르면 이 관련은 보다 우회적인 것이었다. 많은 학자가 기록하였듯이 히포크라테스 저술과 '학파'는 고대 그리스의 의학 사상과 술기(skill)에서 유일한 것이 아니었고 여러 가지 접근 방법 중 하나였다(Sigerist, 1961; Lloyd, 1983a; Jouanna, 1999; Nutton, 2004; King, 2005).

이것이 유명해지게 된 하나의 계기는 1세기경 저명하고 많은 저서를 남긴 그리스 출신 로마 의사 갈렌(129~200 CE)이 히포크라테스 사상을 받아들이고 확장하였기 때문이다. 갈렌은 검투사 치료에서 시작하여 두 명의 로마 황제(마르쿠스 아우렐리우스(Marcus Aurelius), 셉티무스 레베루스(Septimus Severus))의 주치의가 되기까지 경력을 쌓은 인물로 로마 궁전에서 살면서 방대한 양의 논문을 집필하였다(Sigerist, 1961; Temkin, 1973; Porter, 1997; Nutton, 2004; King, 2005).

로마 제국의 쇠퇴와 함께 가톨릭 교회 권위의 신장, 지식과 배움의 중심으로서 수도원이 발흥함에 따라 그리스와 로마의 학문은 신뢰성을 잃고 의심의 대상이 되었다. 이렇게 된 이유 중 하나는 이교도적이기 때문이었다. 그 이후 히포크라테스와 갈렌 의학의 보전, 해석, 확장은 (다른 과학적 작업과 함께) 결국 아라비아 세계로 넘어가게 되어 아라비아어로 번역되었고 이슬람 의학의 발전에 영향을 주었다. 이슬람 의학은 이전까지 그리스에서 발견했던 것을 기반으로 하여 더욱 확장하게 된 것이다(Hodgson, 1993; Grmek, 1998; Porter, 1997; Poorman & Savage-Smith, 2007; Bynum, 2008; Masood, 2009).

서기 11세기부터 이슬람 의학 서적과, 아라비아 학자에 의해 보전되고 자세히 기술된 여타 그리스, 로마 과학 서적이 라틴어로 번역되어 서방 유럽에 다시 소개되었다. 이를 통해 갈렌 의학의 권위가 재정립되었을 뿐만 아니라 유럽 르네상스의 촉발에도 기여하였다. 역설적이게도 유럽 르네상스를 통해 갈렌, 히포크라테스 의학의 지적 토대와 근거에 도전했던 파라셀수스(Paracelsus, 1493~1541)나 베살리우스(Andreas Vesalius, 1514~1564)와 같은 다른 의사, 과학자, 학자들이 새로이 부각되기 시작했다(Porter, 1997; Nutton, 2004; Bynum, 2008; Masood, 2009). 따라서 히포크라테스 사상이 고대 그리스에서 현대 역학에 이르는 과정에서 초기 혈통이 분절되지 않고 현재에 이르렀다고 할 수는 없는 셈이다. 고대 그리스 저술이 보전되지 않고 이슬람 의학에 포함되지 않았다면, 교회가 학문적 지혜의 원천으로 여기지 않아 이교도 저술을 핍박하던 유럽에서, 히포크라테스 전통은 단지 제대로 교육받지 못한 '민간 의학(folk medicine)'의 한 종류로 여겨졌을 것이다.

19세기 초반 과학으로서 역학이 태동하던 초창기의 학자들에게 고대 그리스와 근대 유럽 사이에 있었던 사상의 단절에 대한 인식은 분명했다(3장에서 다룬다). 일례로 이 시기 선도적 학자 중 한 명인 윌리엄 파(William Farr, 1807~1883)(Eyler, 1979)는 1835~1836년 란셋(The Lancet)에 기고한 논문에서 후배 역학자들이 히포크라테스 저작과 건강, 위생, 환경 간의 연결에 대해 이해하고 다시 한 번 친숙해져야 함을 주문하였다(Farr, 1835~1836). 20세기 초반까지 이러한 변화가 완성됨에 따라 역학 문헌들은 히포크라테스 저작을 이 분야의 토대로 제시하였다. 이러한 전형적인 사례는 역학의 역사에 중점을 둔 최초의 저작 중 하나로 메이저 그린우드(Major Greenwood, 1880~ 1949)가 1932년 집필한 『역사적이며 실험적인 역학(Epidemiology: Historical and Experimental)』이다. 그린우드는 1929년 런던 위생·열대의학 대학(the London School of Hygiene and Tropical Medicine)에서 역학과 인구동태통계분야에서 최초의 교수가 된 인물이다(Greenwood, 1932). 이후 당연히 미국과 유럽의 역학 교과서는 (비록 오해한 것이라 할지라도) 마치 당연히 직접적 연결고리가 있는 것처럼 현대 역학적 사고의 기원을 히포크라테스 저작 『공기, 물, 장소』에서 찾게 되었다. 하지만 사실 지식 전파의 실제 경로는 매우 우회적이며 다채로웠고, 이는 과학적 지식이 역사적 맥락에 기대고 있음을 보여준다.

에도 명백히 알려져 있었는데, 소크라테스가 "장인들은 도시에서 매도당하고 존중받지 못하고 있는데" 이는 "연습하고 수련하는 사람들이 몸을 망치기 때문이다"라고 한 데서도 이를 엿볼 수 있다(Austin & Vidal-Naquet, 1977: 169). 계절마다 반복해서 나타나는 고열은 많은 관심을 받았지만[4] 이보다 더 보편적인 노예와 육체노동이 있음에도 노동과 곤궁함은 체액 균형에 영향을 미치는 요인으로 받아들여지지 않았다.

이러한 간과는 히포크라테스 저작에 국한되는 것은 아니다. 어떻게 직업이 건강에 영향을 미치는지에 대한 의문이 유럽 의학 저술에서 관심을 모으게 되는 데까지 2000년이 걸렸고 단순한 재생산 건강 이상의 여성 건강에 대한 논의

---

4 고열은 모든 사람, 그러니까 권력이 있는 시민에게도 발생한다.

는 5세기를 더 기다려야 했다(Rosen, 1958[1993]; Porter, 1999; Krieger, 2000). 요점은 히포크라테스 저작의 저자들이 좀 더 "계몽되었어야(enlightened)" 한다는 것이 아니다. 이보다는 그리스 체액론에서 무엇이 다루어지고 무엇이 다루어지지 않았는지를 이해하고자 할 때 누가 썼고 누가 청자이며 언제 어디에서 서술되었는지를 고려해야 한다는 것이다. 이론이나 '균형(balance)'은 진공 속에서 존재하지 않는다.

2) 위계질서(hierarchy), 유동(flux), 빈도(frequency)와 건강:
균형과 질병 분포 이론의 맥락

나는 그리스 체액론을 꽤 길게 다루었는데 이는 『공기, 물, 장소』가 역학 분야의 기원에서 상당한 비중을 차지하기 때문이다(Greenwood, 1932; Buck et al., 1988; Schneider et al., 2008; Susser & Stein, 2009). 그러나 나는 이와 동일한 많은 다른 강렬하고 복잡한 고대의 전통적인 질병 분포에 대한 이론을 쉽게 선택할 수 있었고 이런 모든 이론에 수렴하는 공통적인 특징을 두 가지로 요약할 수 있었는데 이는 현대 역학이론에도 타당한 것이다. 첫째, 이 모든 이론은 인간 육체의 바깥의 가시적 세계(visible world)와 내부의 작동(inner workings) 간을 연계하기 위해 균형(balance), 생태(ecology), 정치(politics)를 포함하는 비유와 작동기전을 차용하고 있다. 둘째, 모든 이론은 ① 많은 사람에게 동시적으로 질병을 야기하는 원인과 ② 특정인에게만 다양한 형태로 영향을 미치거나 드문 질병을 야기하는 원인들 간의 빈도를 인식하고 구별하는 것이다.

그러나 이러한 이론적 특징이 발현하는 방식은 시간, 장소, 사회에 따라 조건적이며 다양하다. 하나의 맥락에서 자명한 것은 다른 데서는 중요하지 않기도 한다. 인과론적, 역학이론화에 스며 있는 이런 종류의 가정에 보다 결정적인 통찰을 제공하기 위해서 다음 부분에서는 질병 분포에 관한 세 가지 매우 다른 이론의 특별한 측면에 대해 간단히 살펴보고자 한다. 텍스트에 기반을 둔 고대 중국 의학, 볼리비아 안데스의 칼라와야족(the Kallawaya), 나이지리아의 오고리족(the Ogori)의 구술전통에 의한 의학이 그것이다. 이 세 사례 모두에서 히포크라테스 문헌을 토론할 때처럼, 다양한 사회에서 과거와 현재의 인과적 아이디어를 분석하기 위해 노력한 다른 학자들의 연구와 번역작업을 활용하여 역학적으로 생각하기에 대해 설명하고자 한다.

• 중국, 위계와 건강

'중국의 전통의학'에 대한 학문적 분석에서는 단일한 하나의 체계는 존재하지 않으며 현재에 이르기까지 수천 년에 걸친 혼합적 결합물(syncretic amalgam) 형태로 구축되었음을 강조한다(Veith, 1966; Porkert, 1974; Pei, 1983; Unschuld, 1985; Zmiewski, 1985; Sivin, 1987; Hoizey & Hoizey, 1993; Kuriyama, 1999; Hsu, 2001; Unschuld, 2003). 이렇게 복잡성이 있음에도 고대 그리스(기원전 500~20년경)와 거의 비슷한 시기에 편찬된 서적들은, 그리스와 유사하게 건강이란 올바른 삶이 감정적, 육체적으로 발현한 것으로 보았다. 즉 자연적이고 사회적인 질서와 일치하는 것이었다(Lloyd, 1990; Unschuld, 2003). 그리스의 방식이 건강을 체액의 동일한 균형이며 질병은 어떤 체액의 영향이 과도해서 발생한다고 보는 것이었다면, 중국은 건강을 위계의 안정으로 파악하고 질병을 질서 정연한 관계가 어긋나서 생기는 것으로 보았다.

중국 의학체계의 핵심은 변화, 성장, 쇠락에 대한 정밀한 조응(correspondence) 체계이다(Porkert, 1974; Sivin, 1987; Hoizey & Hoizey, 1993; Unschuld, 2003). 〈그림 2-2Ⓐ〉와 〈그림 2-2Ⓑ〉에서 볼 수 있듯이 첫 번째 체계는 상호 의존적이며 역동적인 구성물인 '음양이론(the principle of yin and yang)'이다. 각각은 서로의 일부를 포함하고 있으며 항상 변화한다. 이 용어는 애초에 언덕의 양지와 음지를 뜻하는 말이었고, 낮이 밤이 되고 다시 낮이 되는 끊임없는 순환을 상징한다. 두 번째 체계는 '오행(五行, Five phase, wu-hsing)'인데 수(水, 물), 화(火, 불), 금(金, 쇠), 목(木, 나무), 토(土, 흙)의 상징으로서 질서 있고 차별적인 특색을 가지는 성장('상생')과 쇠락('상극')의 단계를 나타내기 위한 것이었다. 한편 기(氣)는 건강할 수 있거나 질병을 일으킬 수 있는 과정이나 물질을 의미하

Ⓐ	음과 양의 속성	음과 양의 흐름과 침투의 시각적 상징

음	양
어두움	밝음
밤	낮
차가움	따뜻함
수축	확장
수동	능동
여성	남성
안	바깥
소진	충만
정지	운동
낮음	높음
오른쪽	왼쪽

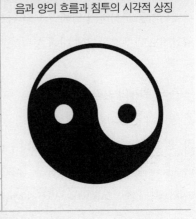

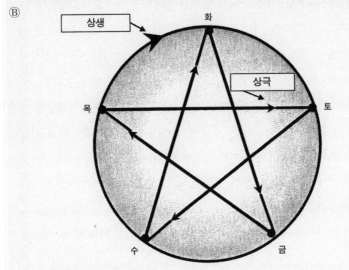

Ⓑ

는 동시에(Unschuld, 1985: 2, 72; Sivin, 1987: 46~53; Hoizey & Hoizey, 1993: 23; Unschuld, 2003: 144~146) 문자 그대로 (온 세상을 형성하고 몸을 순환하는) '최상의 물질'을 의미하는 것으로도 사용되었다(Unschuld, 2005: 23). 앞서 언급한 체계들은 기와 더불어 함께 조응하는 복합적 조합을 통해 체계적으로 연계되었는데 그 내용은 〈표 2-1〉과 같다(Wong & Lien-The, 1932: 11; Veith, 1966; Needham, 1969: 262~263; Sivin, 1987: 77, 208; Unschuld, 2003: 393~488). 지리, 기후, 계절, 행성, 식이, 감각, 감정과 장기 간의 연계와 이러한 조응이 질병 발생과 질병 분포를 설명하는 데 이용되었다. 일례로 기원전 400에서 200년에 최초로 편찬되어 이후 수천 년 동안 주석이 달리게 된(Veith, 1966: 6~9; Unschuld, 1985: 56~58; Hoizey & Hoizey, 1993: 27~28; Unschuld, 2003: 1~7, 22~75) 고전 『황제내경(黃帝內經, Yellow Emperor's Classic of Internal Medicine)』에서는 "지혜로운 사람은 봄과 여름에는 양의 기운으로 스스로를 키울 수 있고, 가을과 겨울에는 음의 기운을 이용한다"고 했다(Unschuld, 1985: 283). 이는 이 충고를 흘려 들은 사람들이 아플 수 있다는 뜻인데, 왜냐하면 계절적·지리적·천문학적 영향이 같은데도 어떤 사람들은 건강하고 다른 사람들은 아프기 때문이다.

고려한 조응의 유형이 다르기는 하지만 중국의 접근방식은 그리스에서는 포함하지 않았던 육체적 부분과 은유를 또한 포함하고 있었다(Lloyd, 1990; Kuriyama, 1999; Unschuld, 2003: 332~339). 예를 들자면, 중국의 도식상 기(氣)를 순환하기 위해서 육체에는 '전달 관(conduit vessel)'[5]이 있어서 인간 장기의 음양의 망을 연결하여 적절히 흐르면 건강하게 되고 막히면 질병을 일으키는 것으로 생각했다(Veith, 1966; Porkert, 1974; Gwei-Djen & Needham, 1980; Unschuld, 1985; Sivin, 1987; Hoizey & Hoizey, 1993; Unschuld, 2003). 또한 그리스와 다르게 중국의 이론에서 건강은 위계가 잘 수립된 왕국으로 비유되었고 불건강은 모반(rebellion)과 같았다(Sivin, 1987: 57~59; Unschuld, 1985: 79~83, 99~100, 106~108; Machle, 1993: 81). 언어학적으로 이 은유를 확장하자면, '치(治, zhi)'는 '바로잡힌 정부'만을 의미하는 것이 아니라 '치료/치유(healing)'를 의미하며, '란(亂, luan)'은 사회적 '혼돈(chaos)'이나 '난동(disorder)'뿐만 아니라 '아픔(sickness)'을 의미할 수 있다(Machle, 1993: 81). 이런 주제를 함께 묶어 모은 것이 『황제내경』이며 잘 알려진 (아래의) 구절을 사례로 살펴보자(Unschuld, 1985: 100).

---

5 농업 관개 경로를 일컫기도 하는 단어로 정(精), ching-mo(Unschuld, 1985: 74~78).

Ⓐ 음양, 오행과 다른 현상*

현상	오행				
	木(나무)	火(불)	土(흙)	金(쇠)	水(물)
음양	미성숙한 양	성숙한 양	조화	미성숙한 음	성숙한 음
행성	목성	화성	토성	금성	수성
계절	봄	여름	6월	가을	겨울
기후	바람이 붐	더움	습함	건조함	추움
색깔	초록	빨강	노랑	흰색	검정
방향	동	남	중앙	서	북
왕조	하조(夏朝)	주조(周朝)	한조(漢朝)	상조(商朝)	북제(北齊)
정부 유형	느긋한	개화한	주의 깊은	열정적인	조용한
발전 단계	태동	성장	전환	수확	저장
숫자	8	7	5	9	6
맛	신	쓴	단	매우	짠
냄새	기름이 상한	탄 내	향기로운	매우 익은	부패한
감정	화	즐거움	열망	슬픔	무서움
장기	간	심장	비장	폐	신장
감각기관	눈	혀	입	코	귀
장	쓸개	소장	위	대장	방광
조직	근육	혈액	살	피부와 체모	뼈
동물	비늘 (생선)	깃털 (새)	헐벗은	털 (포유류)	껍질 (무척추동물)

* Wong & Lien-The(1932: 11); Veith(1966: 262~263); Sivin(1987: 77, 208).

Ⓑ 황제내경 소문(素問) 2: '사계절에 따른 정신의 조절에 대한 종합적 논문'

봄의 세 달은 넘치고(effusion) 퍼지는(speading) 때이다. 하늘과 땅의 모든 것이 살아난다. 모든 존재가 살아난다. 밤에 늦게 쉬고 일찍 일어나라. 보폭이 크게 마당을 거닐어라. 머리카락을 흩뜨리고 외양을 느슨하게 하면 마음이 살아난다. 생산을 하고 살생을 금하라. 상을 주고 벌하지 말라. 이는 봄의 기와 조응하는 것이며 삶을 윤택하게 하는 방법이다. 이에 따르지 않으면 간이 상한다. 그러면 이것이 여름에는 차게 만들어 성장을 돕는 것을 어렵게 한다.

여름의 세 달은 풍요롭고(opulence) 개화하는(blossoming) 시기이다. 천지의 기가 작용하여 만물이 꽃과 열매를 맺는다. 밤에 늦게 쉬고 일찍 일어나라. 태양을 너무 쬐지 말라. 마음에 화가 없게 하라. 아름다움을 가꾸어 우아하도록 하라. 사랑하는 것이 외부에 있는 듯이 기가 흘러가도록 하라. 이는 여름의 기와 조응하는 것이며 삶을 윤택하게 하는 방법이다. 이에 반하면 심장을 상하게 된다. 그러면 이것이 가을에는 학질(jie and malaria)을 야기하고 모으는 것을 어렵게 한다. 동지(winter solstice)에 다양한 질병이 생긴다.

가을의 세 달은 수확(harvest)과 균형(balance)의 시기이다. 하늘의 기가 긴장한다. 땅의 기는 맑아진다. 일찍 쉬고, 일찍 일어나라. 닭이 울면 일어나라. 가을에는 마음을 평화롭고 평온하게 하여 처벌을 하는 것을 누그러뜨리라. 기를 모아서 가을의 기가 균형을 이루도록 하라. 마음을 바깥으로 향하지 않으면 폐의 기가 깨끗해진다. 이는 가을의 기와 조응하는 것이며 삶을 윤택하게 하는 방법이다. 그렇지 않으면 폐가 상한다. 그러면 이것이 겨울에 음식을 (소화가 안 되어) 토하게 하고 저장을 어렵게 한다.

겨울의 세 달은 단속하고(securing) 저장하는(storage) 때이다. 물이 얼고 땅이 갈라진다. 양기를 흩뜨리지 말라! 일찍 쉬고 늦게 일어나라. 다시 태양이 빛날 때까지 기다려야 한다. 마음이 감춰진 것처럼, 닫힌 것처럼, 비밀스러운 저의가 있는 것처럼, 이미 결과를 얻는 것같이 마음을 먹어라. 추위를 피하고 온기를 찾고 피부 밖으로 땀을 흘리는 것을 피하라. 기가 빨리 소진되기 때문이다. 이에 따르는 것이 겨울의 기와 조응하는 것이며 삶을 윤택하게 하는 방법이다. 그렇지 않으면 신장이 상한다. 그러면 봄에 기가 약해져 유약해지고 생산이 어렵게 된다.

** Unschuld(2005: 101~102).

    심장이 통치자(ruler)이다. 정신과 깨우침이 여기에서 기원한다. 폐는 각료(minister)이다. 삶의 리듬이 여기서 기원한다. 간은 장군(general)이다. 계획과 신중함이 여기서 나온다. 쓸개는 공무원(official)으로 (최상의) 수단과 목적을 견지하는 것이 임무이다. 결정과 판단의 기원이다. 심장을 둘러싼 네트워크는 사절(emissary)로서 행운과 행복이 여기서 나온다. 비장과 위장은 물자를 저장하는 책임을 진다. 식량 배분의 기원이다. 신장은 고용과 노동력을 담당한다. 기술과 전문지식의 기원이 여기이다. 삼초(三膲, the triple burner)[6]는 운송을 담당한다.

---

6 (옮긴이) 상초(上焦), 중초(中焦), 하초(下焦)를 말하며, 인체의 수분 대사를 관장하는 기관이다.

물길이 여기서 기원한다. 방광은 지방 재판관(provincial magistrate)이며 체액을 보관한다. 체액이 변화하여 영향을 소진하면 방광에서 배출될 것이다. 통치자가 깨달음을 얻으면 평화롭다. 삶에서 이 이론을 실천하게 되면 장수하게 되고 위험에 처하지 않을 것이다. 이 이론에 따라서 왕국을 통치하면 황금기가 오게 된다. 그러나 통치자가 깨우치지 못하고 12가신이 위태로우면 도로는 닫히고 교통이 마비된다. 몸의 상태가 큰 위험에 고생하게 된다. 이렇게 살게 되면 불행하게 된다. 이렇게 국가를 다스리면 종족을 위험하게 할 것이다.

질병 치료는 "(사회, 정치적) 불안/불만이 터져 나온 후 위계질서를 회복하려는 시도"와 유사하기 때문에 이 책은 "현명한 사람은 이미 아픈 사람이 아니라 아직 아프지 않은 사람을 치료한다"고 충고한다. 왜냐하면 "저항이 일어나는 중에는 나라의 질서를 유지하지 못하지만 모반이 일어나기 전이라면 가능"하기 때문이다(Unschuld, 1985: 282).

고대 그리스와 중국의 의학 체계에 내포된 생태적·정치적 비유의 차이는 그리 놀라운 일이 아니다. 히포크라테스 문헌은 아테네 형 민주주의를 채택한 상대적으로 작은 규모의 도시국가 출신 의사와 엘리트 시민이 썼다. 이런 도시국가는 고대 그리스의 해안과 산악이 조밀한 지형에 위치하여 곡식을 재배하기 위한 대규모 관개시설을 발상하기 어렵다. 반면 중국 의학의 주요 저작은, 물론 학식이 있는 소수가 썼지만, 넓게 뻗어나가던 주(周) 왕조(기원전 1122~1256) 시대에 제작되었는데, 이때는 분쟁 중인 봉건 영주가 많던 시절이었다. 봉건 영주는 단지 농노를 다스리기만 하는 것이 아니라[7] 재량에 따라서 자신의 성 안에서 다양한 학자를 지원하였다. 이런 (황제, 황궁, 봉건영주, 농노, 학자 등) 모든 계층은 관개, 운송, 무역을 황하강에 의존하고 있었다(Wilbur, 1943; Needham, 1954; Unschuld, 1985; Lloyd, 1990; Bodde, 1991; Fairbank, 1992; Hoizey & Hoizey, 1993; Lloyd & Sivin, 2002). 관개통로 유지, 홍수 예방, 관개시설의 폐

---

7 농노는 농사짓는 땅에 예속되어 있었다.

색과 수리 미비로 인한 가뭄에 대한 우려는 가장 중요한 것이었고, 봉건제와 관료제의 위계질서 보전 또한 그러하였다. 만약 각각의 체계가 저자와 청중의 사회적·생태적 맥락의 '명백한' 특징과 공명하지 않았다면 그리스나 중국 질병 이론은 각각의 사회에서 그렇게 널리 받아들여질 수 없었을 것이다.

그러나 육체의 밖과 안, 질병의 분포와 원인의 연결을 단지 학식이 있는 학자들과 그 후원자만이 이루었다고 생각하는 것은 옳지 않다. 삶과 죽음의 문제에 이르게 되면 모든 사회의 사람들이 자신의 환경에 대해 세심하게 살피게 된다는 많은 증거가 있다. 농사 계획을 잡거나 길을 찾기 위해 별과 행성에 관심을 두거나 무엇이 해가 되고 무엇이 살기에 좋은 것인지 결정하기 위해 '공기, 물, 장소'와 생물군에 관심을 두는 것처럼 말이다. 또한 사람들은 인간의 존재와 더 넓은 세계, 혹은 우리가 살고 있거나 그것의 한 부분인 우주를 연결하는 다양하고 의미 있는 이야기를 만들어왔다(Ackerknecht, 1946; Sigerist, 1951; Rosen, 1958[1993]; Hughes, 1963; Unschuld, 2003: 319~349). (하나는 안데스, 다른 하나는 아프리카 사하라 이남 지역에서 온) 전통적인 구전 사례 두 가지는 이를 잘 보여주며, 사람들의 건강에 대한 결정요인과 의미의 개념화를 위해 맥락에 기반을 둔 '균형'의 의미를 분명히 하는 데 도움을 줄 것이다.

• 변동하는 균형(oscillatory balance): 안데스의 칼라와야족

안데스의 꼭대기가 눈이 덮인 우뚝 솟은 산으로 둘러싸여 있고, 티티카카 호수의 북쪽에 위치한 볼리비아 알티프라노 고원의 높은 곳에 사는 원주민인 아이마라족 내의 치료사 혈족을 칼라와야라고 하는데(Bastien, 1985; Cusicanqui, 1987; Bastien, 1989; Crandon-Malamud, 1991; van Lindert & Verkoren, 1994; Llanque et al., 1994; Fernandez Juarez, 1998; Loza, 2004) 먼저 그들의 건강에 대한 이해를 살펴보자(Bastien, 1985; Bastien, 1989; Fernandez Juarez, 1998; Loza, 2004). 글보다는 기억과 의식(rituals)에 의해 보전된 이론과 술기는 매일의 삶에서 지속적으로 현저하게 관찰되기 때문에 그들의 구전 전통 속에 살아 있다. 역사적 중요성뿐만 아니라 그들을 현재에 알린 것은 2003년 유네스코(United Nations

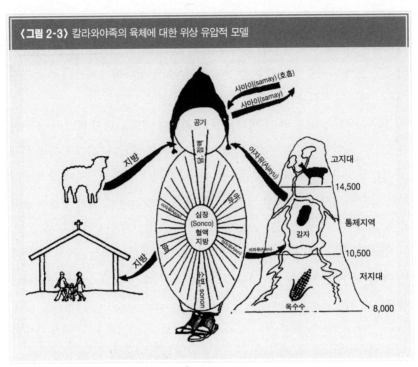

사마이(samay) (호흡)
사마이(samay)
공기
아자유(Aiayu)
지방
고지대
14,500
통제지역
10,500
저지대
8,000
심장
(Sonco)
혈액
지방
젖
감자
옥수수

자료: 바스티안(Bastien, 1989: 46)에서 발췌.

Educational, Scientific, and Cultural Organization, UNESCO)가 '안데스 칼라와야족의 우주관(Andean cosmovision of the Kallawaya)'을 '인간의 구전, 무형 유산의 걸작' 중 하나로 선정하였을 때였다(UNESCO, 2003; Loza, 2004). 이 영예는 2001년부터 2005년까지 세계적으로 90개에만 헌정된 것이다.

인류학자 조지프 바스티안(Joseph W. Bastien)의 기록(Bastien, 1985; 1989; 1992)과 다른 자료(Tichaer, 1973; LLanque et al., 1994; Loza, 2004)에 따르면 칼라와야의 몸, 건강, 질병에 대한 '위상 유압적(topological-hydraulic)' 이해(〈그림 2-3〉)는 그들이 살고 있는 거주지(아이유, ayllu)에 기반을 둔다(Lehman, 1982; Bastien, 1985; van Lindert & Verkoren, 1994). 이런 거주지는 산악 지형이어서 경계가 지리적·사회적·영적으로 형성되어 산의 아래, 중간, 고지대에 퍼져 있으며 무역으로 통합되고 결혼으로 연대한다(Lehman, 1982; Bastien, 1985; Bastien,

1989; Schull & Rothhammer, 1990; Fernandez Juarez, 1998; Klein, 2003). 밤에는 얼 것처럼 춥다가 낮에는 찌는 듯한 기온의 일간 변동은 북아메리카의 겨울과 여름 사이의 차이를 넘는 것이다. 습기를 머금은 무역풍이 지속적으로 산의 꼭대기와 충돌하고 협곡으로 쏟아지는 안개와 박무의 끝없는 연쇄를 만든다. 우기에는 우박과 번개를 내리는 강력한 폭풍이 매일 일어난다. (곡물에 반드시 필요한) 폭우는 정상에 쏟아져 지하수맥으로 사라지고 산 능선의 천연 단구에 고여 연못을 이루며, 하천과 강으로 뻗어가 마침내 아마존강과 대서양에 다다른다. 산은 생명과 죽음을 형성할 뿐만 아니라 그 자신이 성스럽고 살아 있다.

칼라와야족의 안녕에 대한 개념에서 산(mountains), 흐름(flow), 유동(flux)의 특징이 두드러진다(Bastien, 1985; van den Berg & Schiffiers, 1992; Fernandez Juarez, 1998; Loza, 2004). 가장 중요한 것은 산과 몸의 은유이다(Bastien, 1989). 산은 육체로 이해되고, 육체는 산으로 이해된다. 산과 육체 모두 머리, 몸, 다리를 가지고 있고 각각은 다른 기능을 하며 함께 독립적인 유기체 전체를 구성한다. 산에 생명을 주는 물길, 바람이 지나가는 계곡과 같은 내부의 흐름이 있듯이, (유사성과 관찰에 의해) 사람도 몸의 세 가지 기초 매질인 공기(air), 혈액(blood), 지방(fat)을 운송하는 내부의 도관을 가지고 있다(Bastien, 1989; Crandon-Malamud, 1991; Loza, 2004). 양자 모두에게 흐름이 의존하는 주기가 있다는 것이 매우 중요하다. 왜냐하면 길이 막히거나 넘치게 되면 심각한 피해를 입을 수 있기 때문이다. 이는 중국 의학에서 기의 막힘이 건강에 미치는 영향을 우려하는 것과 유사하다. 따라서 육체는 "공기, 지방, 물의 흐름이 원심력과 구심력의 유압 주기 안에서 심장으로부터 나왔다 심장으로 들어가는 도관체계가 수직적으로 겹쳐 있는 축"으로 이해할 수 있고(Bastien, 1989: 47) 날씨처럼 정기적인 '진자의 움직임(pendulum-like swings)'을 보인다(Bastien, 1989: 48). 이 체계에서 지방이 너무 적으면 결핵과 같은 소모성 질환에 걸리게 되고, 반면 너무 지방이 많으면 도관을 막아서 근육에까지 양분이 가지 못한다. 이 지역의 풍토병인 샤가스병(Chagas disease)[8]의 마지막 단계의 특징적인 증상처럼, 물이 정체가 되어 배가 튀어나온다고 하였다(Bastien, 1989; Schull & Rothhammer,

1990; Llanque et al., 1994). 건강의 균형을 진동으로 생각하고, 건강한 교환은 상호적이라고 이해하는 칼라와야족의 개념은 그들의 특별한 생태적·사회적 맥락에서 연유하였으며, 한편으로는 그리스와 중국의 관점과 닮기도 하고 다른 한편으로는 뚜렷이 다르기도 하다.

요약하면 칼라와야족의 체계에서는 산과 사람이 함께 삶, 죽음, 변화의 끊임없는 순환의 한 부분이 되고 이따금 (산사태나 갑작스러운 질병으로) 빨리 붕괴되기도 하며, 때로는 느리게 침식되어 세월의 외피를 드러낸다. 건강을 보전하는 것은 사람에 대한 주목만이 아니라 (의식을 통해) 산에 대한 주목을 요구하며 산에 해를 입히는 것은 건강도 해칠 수 있다. 안데스산맥 봉우리에 위치한 볼리비아의 은과 주석 광산이 식민지 시대와 후식민지 시대에 고갈되면서 건강에 끼친 영향은 사람과 산의 건강 간의 연관에 대한 문자 그대로의 의미를 드러낸다. 수 세기 동안 인접한 원주민은 광산의 독성 폐기물 속에서 살아왔고 수 세기 동안 처음에는 법에 의해서, 그다음에는 빈곤 때문에 이 힘든 광산의 위험한 환경에서 일할 수밖에 없었다. 이에 따른 사회적·문화적·경제적·생태적 피폐는 건강에도 큰 영향을 미쳤다(Galeano, 1973; Taussig, 1980; Cusicanqui, 1987; van Lindert & Verkoren, 1994; Klein, 2003). 다시 말하면 산을 망치는 것은 사람을 망치는 것이다. 칼라와야족의 이론은 바로 이것을 예측한 셈이다.

• 정상은 자연적인 것(normal is natural): 나이지리아의 오고리족

20세기와 21세기 역학과 의학이 질병빈도에 대한 인과적 추론을 이론화한 (Greenwood, 1932; Canguilehlm, 1991) 것이 문자에 기반을 둔 고대의 이론만이 아니라 구전 전통들에 오랜 세월에 걸쳐 뿌리내리고 있음을 강조하기 위해서 나이지리아의 남서쪽에 현재 살고 있는, 유로반(a Yuroban)의 후예인(Akerejola, 1973; Osheidu, 1980; Faolola & Heaon, 2008) 오고리족의 이론에서 뚜렷하게

8　(옮긴이) 남아메리카 지역에 호발하는 기생충에 의한 열대 질병으로 1909년 브라질 의사 카를루스 샤가스(Carlos Chagas)가 발견하여 그 이름을 따 질병명을 정했다. 질병이 진행되면서 심장병, 창자의 기형 등이 나타난다.

나타나는 질병 발생에 대한 생각을 다루고자 한다(Gillies, 1976). 이 사례의 저변에는 질병 원인에 대한 전통적 이론들이 질병의 자연적 설명(natural explanations of illness)을 취하는지 아니면 반대로 마술적인 것을 전적으로 선호하는지에 대한 인류학적 논쟁이 놓여 있다(Ackerknecht, 1946; Loudon, 1976; Iwu, 1986; Ranger, 1988; Vaughan, 1991; Feierman & Janzen, 1992; Vaughan, 1994; Baer et al., 1997; Green, 1999). 후자의 사례로 1937년에 쓰인 고전『아잔데족의 마술, 신탁, 마법(Witchcraft, Oracles, and Magic among the Azandes)』(Evans-Pritchard, 1937; Evans-Pritchard, 1976)'[9]의 저자인 에반스 - 프리처드 경(sir Edwards Evan-Pritchard, 1902~1973)은 영국의 선도적 인류학자로서 "아잔데족은 원인이 무엇이든 병을 마술이나 마법에 의한 것으로 본다"고 주장하였다(1937: 479; Gilles, 1976: 385). 에반스 - 프리처드가 내린 결론의 타당성과 보편성을 검증하기 위해 다른 인류학자 에바 길레스(Eva Gilles)는 오고리족에 대한 연구를 수행하였고(Gilles, 1976) (영국으로부터 독립한 1960년) 독립의 시기와 군부 지배의 시작 시기(1966~1979) 사이의 짧은 기간인 1965년부터 1966년까지 조사를 수행하였다(Akerejola, 1973; Osheidu, 1980; Isichei, 1983; Curtin et al., 1995; Davidson, 1998; Falola & Heaton, 2008).

길레스의 연구는 모든 질병을 마술적으로 간주한다는 사실과 거리가 먼 것이었다. 오고리족은 건강문제 거의 대다수에 자연적 설명을 적용하는데, (노인의 죽음과 같이) 흔하고 예상되는 것과 (감기, 말라리아, 위장병, 기니벌레 감염 등과 같은) 사소하고 흔한 질병을 모두 포함하여 허브 요법 등 자연물질을 통해 치료하였다. 반면 (예를 들어 젊은이의 죽음처럼) 매우 희귀하거나, (나병처럼) 매우 심각하거나, (천연두의 유행처럼) 매우 광범위하지만 산발적인 경우에는 사악한 사람, 영혼, 사령이 개입하고 있다고 설명했다. 따라서 양적으로 측정하지는 않았지만 흔함(common), 드묾(uncommon), 관례적(customary)이라는 감각 아래 질병의 유병률, 중증도, 사망이 인과적 사고에 영향을 미쳤다. 오고리족은

---

9   아프리카 북중부에 거주하는 집단.

흔하거나 예측할 수 있는 질병이나 사망과 같은 상당수의 건강문제를 자연적 원인으로 구분하였으며, 드물고, 예측할 수 없고, 특이한 질병이나 사망에 한해 비자연적인 설명(non-naturalistic explanation)을 하였다.

아프리카 구전 전통의 인과적 설명에서 자연적 접근방법을 왜 에반스 - 프리처드가 간과하였는지를 고려하기 위해, 길레스는 그의 1937년 저작 중 아래 단락에 주목하였다(1976: 386). 에반스 - 프리처드는 아래와 같이 기술했다(Evans-Pritchard, 1937: 481).

병리학, 생리학, 식물학, 화학에 대해 전혀 아는 바가 없었기 때문에 나는 무수한 질병과 약용 식물의 이름을 수집하는 의미 없는 작업에 금방 지치게 되었다. 내가 영어나 의학용어로 바꿀 수 있는 것은 매우 적었기 때문에 상당수가 무용하고 이해할 수 없는 것으로 남게 되었다.

결과적으로 이것은 자연적 원인에 의하거나 자연요법에 의해 치료할 수 있는 무수한 질환을 논의에서 제외하는 결과를 초래하였고, 이러한 누락은 그리스의 체액론이 노동과 건강의 연관을 간과한 것과 유사하다. 질병 분포에 대한 비판적 평가를 위해서는 무엇이 포함되어 있느냐뿐만 아니라 무엇이 누락되었는지 고려해야 한다. 무엇이 '균형'을 구성하는지, 개인의 건강과 사회의 건강 양상의 가능한 결정요인으로 누가, 무엇이 문제가 되는지에 대해 일견 '자명(self-evident)'해 보이는 가정이 분석적·인과적인 추론에 영향을 미칠 수 있다는 것이 문제이다. 고대 문헌에 기반을 둔 것부터 구전 전통 이론에 이르는 분석을 통해 산출한 이러한 문제의식이 보다 친숙한 근대와 당대의 역학이론에서도 유효할 것인지 가늠해보자.

역학의 출현

초기 이론과 질병 분포 결정요인에 대한 논쟁: 독소, 불결, 계급, 인종(1600~1900)

1. 신체의 중요성: 스스로 정의한 과학 이론으로서 역학의 출현

스스로 정의한 과학 이론으로서 역학의 발전은 질병의 유병률, 사망률의 유형화와 그 결정 인자에 대한 경험적 자료를 설명하고자 하는, 질병 분포에 대한 수반되는 이론들과 함께 17세기 유럽에 그 기원을 둔다. 문자 그대로 유행병의 과학, 연구인 '역학(epidemiology)'이라는 용어는 1802년 돈 호아킨 비얄바(Don Joaquin Villalba)가 『스페인 역학 연대기(Epidemiologia Espalñola)』를 출판하면서 명백히 만들어졌다(Villalba, 1803). 1830년대경에 역학은 스스로 정의한 연구 분야(self-designated field of inquiry)로서 출현하였다. 역학의 관심의 초점은 1839년 윌리엄 가이(William Guy)에 의해 광범위하게 열거된 바와 같이 바로 다음과 같은 것들이었다.

사회적 존재로 간주되는 인간[1]은 그 자체가 목적이다; 평균 생존기간, 예상되는 사망 시기; 신체 건강을 보존하거나 파괴하는 혹은 그의 마음의 교양에 영향

---

1 (옮긴이) 원문(Man) 그대로 가져옴.

을 미치는 조건들, 축적한 부, 저지른 죄, 초래한 처벌 등, 이 모든 것들이 측정되고 비교되고 계산된다. 그리고 개인이 속해 있는 사회의 복지, 그 국가의 영광과 안녕에 영향을 미칠 수 있는 것들 중 그 어떤 것도, 그들의 거대하고 포괄적인 측량 대상으로부터 배제되지 않는다.

"살아 있는 존재의 모든 사회 관계에 수학적 방법을 적용하는 것"을 의미하는 새로운 '통계적 과학'을 구축하는 것이 윌리엄 가이의 목적이었다(Guy, 1839: 39).

실제로 사용되는 용어는 사회적 방향성(social orientation)을 반영한다. 어쨌든 통계학(statistic)이라는 용어는 국가(state)라는 용어에서 도출된 것이며, 국가의 자연적·경제적·군사적·인력 측면에서 국가의 권력을 말로 요약하는 체계적인 방법을 지칭하는 국정운영기술의 용어로서 1749년 고트프리트 아헨발(Gottfried Achenwall)이 만들었다(Koren, 1918; Shaw & Miles, 1981; Donnelly, 1998). 1791년 존 싱클레어(John Sinclair)의 21권 분량의 방대한 책 『스코틀랜드의 통계학적 기술(Statistical Account of Scotland)』(Sinclair, 1791~1799)에 영어 용어가 생겼고, 20세기 초가 되어서야 통계학은 확률과 인과적 추론에 관련된 수학의 한 가지로서 의미를 획득하였다(Shaw & Miles, 1981; Desrosièes, 1998). 인구동태통계 전문가이며 미국 인구조사의 고문이며 미국 통계학회(American Statistical Association) 창립자 중 한 명인 에드먼드 자비스(Edmund Jarvis) 박사의 요청으로 소집된 1865년 미국 사회과학회(American Social Science Association)의 창립 선언문에서도 유사한 정도의 고려가 드러난다(Koren, 1918; Haskell, 1977; Ross, 1991; Silverberg, 1998).

다른 모든 과학 분야와 마찬가지로 역학의 출현은 이전의 개념, 기술, 논리 발전을 기반으로 하였다. 역학의 한 가지 핵심적인 전제는 사람과 사회가 자연 과학에서 이용되는 것과 같은 종류의 수학적 방법을 이용하여 의미 있게 연구될 수 있다는 새롭고도 논란 많은 신념을 수용하는 것이었다. 현대 역학에서 상식까지는 아니더라도(Rothman, 1988: 3) 자주 접하게 되는 이런 입장은 개인의 운명을 결정하는 불가해한 신의 의지와 자유로운 선택의 역할에 대하여 그 당시 (혹은 아직까지도) 널리 퍼져 있는 견해를 반박하는 것이기 때문에 직관적이지 않았다. 많은 사람들의 행동양식과 사회적 현상이 '법칙'에 의해 '통치'된다는 것[2]은 많은 사람들이 보기에 이단적이고 터무니없는 것이었다(Hacking, 1975; Hacking, 1981; Stigler, 1986; Daston, 1987; Hacking, 1990; Porter, 1995; Desrosiès, 1998; Burton, 1999). 도덕적 의무는 말할 것도 없고 도대체 자유 의지가 어떻게 율에서의 규칙성, 즉 집단의 특성과 양립할 수 있을까(이것은 여전히 인구학의 관심을 끄는 문제이다).

이처럼 참신하고 전례 없는 질문을 해결하고 인간 연구를 위한 새로운 접근법을 개발하기 위해 새로운 개념적 방향성(conceptual orientation)을 개발할 필요가 있었다. 사회과학(social science)이라는 용어가 창안된 것은 이러한 새로운 관점을 표현한 것인데, 이 용어는 1789년 프랑스 혁명이 한창이던 시기에 영향력 있는 수학자에서 정치철학자로 변신한 마르키 드 콩도르세(Marquis de Condorcet, 1743~1794)가 썼던 혁명 팸플릿에 처음 등장한 후 빠르게 채택이 되었다(Baker, 1969; Baker, 1975; Cohen, 1994a; Walker, 1998). 그 직후, 자연과학과 사회과학 사이의 더 강한 연결이 만들어지면서 혁명 이후 처음 인가된 프랑스 의대는 최초로 '의학물리학과 위생(medical physics and hygiene)' 교실을 개설하여 학과장을 임명하였다. 교실의 교수진은 '개인으로서 (즉 개인 위생적) 그리고 사회 구성원으로서 (즉 공공 위생적) 인간에 대한 지식'을 요구받았고 (Ackerknecht, 1948a; Coleman, 1982: 16~17; La Berge, 1992) 이에 따라 '공중보건 (public health)' 개념이 구축되었다.

곧이어 천문학자에서 통계학자로 그다음 사회학자에서 다시 질병분류학자로 변신한 벨기에의 아돌프 케틀레(Adolphe Quételet, 1796~1874)가 그 뒤를 이었는데, 널리 읽혔던 그의 1835년 작품 중 1835년의 『인간과 그 능력개발에 대

---

2 뉴턴의 중력 법칙과 같은 비인칭의 보편적 법칙이든 해당 시기 수학자들이 발견하고 설명하고 있던 새롭게 떠오른 통계학적 법칙이든.

한 사회물리학적 고찰(Sur l'homme et le développement de ses faculté, ou Essai de physique sociale)』에서 바로 그 제목 자체인 '사회물리학(social physics)'을 주장하였다(Quetelet, 1835). 그 책에서 케틀레는 'l'homme moyenne', 즉 '평균적 인간(the average man)'이라는 개념을 도입하였다. 전체에서 가장 가능성이 큰 천구 좌표를 결정하기 위해 (어느 정도의 오차를 가지는) 천문학에서 사용하는 여러 관측소로부터의 관측 결과를 병합하는 것과 같은 접근법을 적용하여, 케틀레는 키와 같은 인구 특성의 분포가 개인의 불완전한 변이를 표현하는 '오차(error)의 편차(deviation)'에 의해[3] (고유의) 참값에 대한 지침으로 제공한다고 (설령 틀렸을지라도) 재치 있게 주장하였다(Hankins, 1908[1968]; Stigler, 1986; Desrosiées, 1998). 케틀레는 '평균(mean)'을 이렇게 이해함으로써 인구집단의 평균은 의미 있게 비교될 수 있으며 집단 간 중요한 근본적 차이나 유사점을 드러낼 수 있다고 하였다.

일정한 원인의 참값을 반영한다는 관찰된 차이는 진짜일까?(Quetelet, 1835; Cole, 2000) '평균'이라는 것은 그것이 요약해내는 현상으로부터 관심을 전환시키는 환상에 지나지 않는 것인가? 일례로 [평균은] (어떤 인구집단 내에서) 누가 콜레라 또는 범죄에 가장 큰 타격을 받았는지를 모호하게 만드는 것은 아닌가?(Desrosiées, 1998: 76, 85) 그리고 누가 — 그리고 무엇이 — 어떤 그룹이 인구를 구성하는지 혹은 어떤 그룹이 비교에 합당한지를 결정하는가? 집단 간 경계는 문자 그대로 지리적인 요인으로만 결정되는가? 또는 표면적으로 드러나는 타고난 특성(연령, 성별, '인종'[4]과 '국적')에 의해? 또는 (직업과 같은) 후천적 특징에 의해서? 학문적 질문으로서뿐만 아니라, ① 누가 의미 있게 그룹을 구성하는가? ② '평균'과 '중심경향성(central tendency)'은 (질병의 율을 포함하여) 인구집단의 내재적 특성에 대하여 깊은 정보를 전달하는가 아니면 단순히 산술적인

---

3 각각 개인을 각 관측소에 의해 산출된 자료와 유사한 "오차를 가진 관측치"로 간주할 수 있다.

4 당시에는 '국적(nationality)'을 주장하였다.

하나의 수단인가? 같은 질문은 중요한 과학적·정치적·경제적 이해관계를 가지면, 당시에 다양한 논쟁이 있었다(Stigler, 1986; Daston, 1987; Hacking, 1987; Porter, 1995; Desrosièes, 1998; Cole, 2000).

이처럼 인간에 대한 통계적 연구를 이해할 수 있도록 하는 주요 개념의 방향성 재정립에 더하여 역학연구를 수행하는 데 자료와 수학적 도구가 필요하도록 만든 몇 가지 다른 기본적인 전제조건은 다음과 같다.

— 인구, 상업, 천연자원 정보의 행정적 필요성과 함께 17세기 근대국가 (modern state)의 출현(Hobsbawm, 1992; Porter, 1995; Rueschemery & Skocpol, 1996; Heilbron et al., 1998; Cole, 2000).

— 17세기 확률이론 발전과 적분의 탄생(Hacking, 1975; Burton, 1999).

— 18세기 중반 식물, 동물, 질병 용어의 새로운 분류 체계 급증(Mayr, 1988; Martin, 1990; Porter, 1997; Bynum, 2008).

— 16세기 중반에 시작되어 17세기의 (인간을 포함하여)(rate) 동물 생리학에 대한 새로운 연구와 현미경 사용으로 증가한 인간 해부학의 새로운 연구(Wear et al., 1985; French & Wear, 1989; Porter, 1997; Bynum, 2008).

— 특히 18세기에 과학 분야 안과 밖에서 사고의 활발한 교환을 촉진한 과학 학회와 과학 저널의 증가(Cohen, 1985; Cunningham & French, 1990).

아마 가장 큰 또 하나의 추동력은 다음에 서술한 내용일 것이다.

— 유럽인이 마주하게 된 열대 식민지와 신세계(New World)[5]의 낯선 질병과 18세기 후반 영국의 산업혁명으로 야기된 삶과 죽음의 새로운 유형(Crosby, 1986; Hobsbawm, 1996a; Hays, 1998).

동시에, 이런 다양한 요인이 여러 사회의 이환과 사망의 총체적 혹은 특수한 양상을 기술하고 설명하기 위한 새로운 노력을 촉진하게 되었고 이는 '역학'이

---

5 아메리카 대륙을 의미한다.

라는 새로운 분과의 핵심적 내용이다. 과학 분야의 뚜렷한 특징을 명심하고 보면(1장 〈글상자 1-1〉 참조), 2장에서 설명한 고서나 구전을 통해 사람들의 건강을 설명하는 것과 비교하여 이러한 노력이 명확하게 구분되는 이유는 건강, 질병, 사망의 새로운 양상을 이해하기 위해 새 비유와 기전이 제안되며, 정량적(quantatitive)·경험적 접근법일 뿐만 아니라 인구(분모)와 사례(분자)의 집계를 가능하게 만든 새로운 내용적인 개념이라는 점이다.

1) 삶, 죽음, 질병의 양상의 정량화: 생명표와 유행 구성

19세기 초 자기 규정된 역학이 출현하는 데 기여한 17세기 선구적인 두 가지 노력을 거론할 필요가 있는데, 그 이유는 이를 통해 역학근거와 역학이론을 고안하고 검증하기 위해 필요한 요소가 밝혀졌기 때문이다. 그 두 가지는 ① 인구 건강자료를 비교하고 도표화하기 위한 양적 접근법의 개발과, ② 증상과 원인의 특이성을 기준으로 정의된 질병을 별도의 분류학적 독립체로서 개념화하고 치료하는 것에 대한 인식의 증가이다.

첫 번째 노력은 영국의 의사, 해부학자이자 경제학자인 윌리엄 페티(William Petty, 1623~1687)와 영국의 상인이었던 존 그런트(John Graunt, 1620~1674)가 인간의 삶, 건강과 부의 특징과 이들 사이의 연결성을 보여준 개척자적 업적이다 (Greenwood, 1948; Hull, 1963; Roncaglia, 1985; Olson, 1993). 1670년대 페티는 그의 고전 『정치적 연산(Political Arithmetick)』(Petty, 1676, in Hull, 1963: 233~313) 과 『아일랜드의 정치 해부(Political Anatomy of Ireland)』(Petty 1672[1960], in Hull, 1963: 121~231)에서 사회는 다른 모든 유기체와 동일하게 수학적으로 그리고 객관적으로 연구될 수 있다는 새로운 주장을 하였다(페티가 이러한 아이디어들을 당시 사용 가능한 언어와 개념들을 가지고 어떻게 표현했는지에 대해서는 〈글상자 3-1〉 참조).

페티의 이러한 접근법은 당대 중상주의자(mercantilist)가 선호한 신체 비유법에서 특징적으로 널리 사용하던 '자연적 신체(body natural)', '정치적 신체

(body politic)'와 유사한 것이었다(Roncaglia, 1985: 29; Magnusson, 1998). 각 신체는 지도하는 지성의 머리로 왕(= 머리), 손이 머리를 위해 일하듯이 국민은 왕을 섬기는 것 같은 분업(= 손), 음식을 원하는 식욕이 있듯이 자원(= 음식)이 필요하며, 영양분을 장기를 통해 순환시키는 것처럼 거래와 통상항로(= 장기)를 의미하는데, 만약 각 부분 간의 관계가 어떠한 방식으로든 방해를 받는다면 신체는 질병을 나타낸다는 것이다. 또한 1650년대 영국 군대를 대표하여, 점령하였던 영역의 재분배 분쟁을 다시 판결하기 위해 아일랜드에서 광범위 설문조사를 준비하였던 경험은 그의 업적과 그 자신에게 영향을 미쳤다(Hull, 1963; Roncaglia, 1986; Olson, 1993; Poovey, 1998: 120~142). 페티의 저작은 인간에 대한 정량적 연구의 개념적·경험적 기반을 구축하는 데 도움이 되었다. 또한 (그는) 세계 최초 국립과학단체 중 하나인 영국 왕립학술원(the English Royal Society, 1662년 설립)의 최초 창립 구성원 119명 중 한 명이 되었다.[6] '근거'는 편견이 없

는 그 자체라는 페티의 주장을 학술원은 내세웠고 이는 정치적으로 유리한 입장이었을 것이다(Cohen, 1994b). 이러한 중립성의 공언 없이 정부의 지도자가 그 학술원에 인가를 내어주지는 않았을 것이다(Cohen, 1994b; Poovey, 1998).

페티의 접근법에 영감을 받고, 아마도 페티에게 직접적으로 도움을 받아, 그런트는 세계 최초로 문서화한 생명표(life table)를 계산하였다. 이는 1662년 그런트의 소책자이자 페티가 서론을 집필한 『사망통계표를 기반으로 한 자연적·정치적 관찰(Natural and Political Observations Made upon the Bills of Mortality)』(Graunt, 1662)에 처음 게재되었다. 1604~1661년의 런던의 사망통계표에 기반을 둔 그런트의 생명표는 특정 출생 코호트에서 얼마나 많은 구성원이 일련의 연대에서 살아남았는가를 새롭게 보여주었다(Greenwood, 1948: 28~32; Burton, 1999: 402~404).[7] 그런트가 발견한 많은 놀랄 만한 사실 중에는 (〈글상자 3-2〉 참조) 인구의 1/3 이상이 6세 이전 사망하고, 인구 10%만이 46세까지 살아남으며 비감염 질환으로 매년 사망하는 인구수는 상당히 지속적이고, 여성은 평균적으로 남성보다 더 오래 산다는 것이 있다(Graunt, 1662).

그런트의 계산은 곧 정부에게 매우 유용한 것으로 나타났는데, 정부는 그때까지도 사람들이 특정 기간 연금를 보장받기 위해 그들이 살아서 연금을 회수하는 기간보다 더 긴 기간의 연금을 살 것이라는 일종의 도박적 사고에 의존하여 연금을 팔았다. 이는 전형적으로 전쟁을 수행하는 비용을 지불하기 위해 세금을 올리지 않고 돈을 걷기 위해 널리 사용되는 방법이다. 생명표의 사용은 이전에 값비싼 실수를 낳게 했던 관행을 보다 이윤창출적으로 만들었는데, 그 이전 연금 발행 방법은 일반적으로 주어진 연령에서의 각기 다른 사망위험도를 고려하지 않았기 때문이다(Buck, 1982: 30).

그런트의 성공을 기반으로 페티는 1683년『더블린 사망통계표에 대한 관찰(Observation upon the Dublin Bills of Mortality)』과, 이어 1687년에는『더블린 사

---

6   이 중 여성은 없었다.
7   가용한 기록의 제한성, 정태적 인구를 가정, 불완전한 자료에 근거하였을 때.

<글상자 3-2> 존 그런트의 『사망통계표를 기반으로 한 자연적·정치적 관찰』

- "감염병(plague)의 실제 이야기는 다른 질병에 대한 이야기를 하지 않고는 할 수 없다."
- "아홉 명 중 두 명은 급성으로, 229명 중 70명은 만성 질환으로 사망하였고, 229명 중 네 명은 슬퍼서(outward griefs) 사망하였다."
- "구루병(Richets)은 이름과 실체 모두에서 새로운 질병이다."
- "이 시대 런던에는 네 번의 즉 서기 1592, 1603, 1625, 1636년도에 커다란 사망이 있었 는데 그중에 1603년도의 사망규모가 가장 컸다."
- "유병자가 많았던 해일수록 출산율은 더 낮았다."
- "런던 시내와 주변에는 약 2만 4000명의 가임 연령 여성들로 가득했었다."
- "16~56세 연령의 군인(fighting men)이 거의 7만 명이나 있었다."
- "매년 국외에서 6000명의 이방인이 런던에 거주하기 위하여 왔는데. 이는 매년 약 200 개의 무덤을 증가시켰다."
- "감염병 이외의 원인으로 국가 전체에서는 매년 50명 중 한 명이, 런던에서는 30명 중 한 명이 사망을 하였다. 그 원인으로는 인구의 증가 혹은 역청탄의 연소 혹은 두 가지 모두가 의심을 받았다."
- "영국의 대도시 런던은 아마도 몸에 비해 너무 큰 혹은 너무 강한 머리라고 할 수 있을 것이다: 머리가 신체보다 세 배 정도 빨리 성장하고 있고, 성장기 마지막 1/3 기간에 인구가 두 배가 된다."

자료: Graunt(1662[1939]: 4~16).

망통계표에 대한 심화된 관찰(Futher Observations on the Dublin Bills)』을 출판하 였다(Roncaglia, 1985: 14). 1693년에는 그 유명한 핼리 혜성(Halley comet)의 이 름을 낳은 천문학자 에드먼드 핼리(Edmond Halley, 1656~1742)(Halley, 1693)가 프러시아 실레지아(Silesia) 지방의 수도인 브레슬로(Breslaw)의 생명표를 계산 하여 한층 더 발전시켰는데, 핼리가 이 지역을 선택한 이유는 런던, 더블린과 는 달리 이곳의 인구는 정적(stationary)이었기 때문이다. 일례로 사실상 인구의 자연적 연령과 사망률 구조를 바꿀 수 있는 전입과 전출이 거의 없었다. 이 작 업이 산업과 통치에서 유용할 것이라는 것을 알고 있던 핼리는 ("20세 남성이 1 년 내에 죽을 확률은 100 : 1이고 50대 남성의 확률은 38 : 1이다"처럼) 연구 결과를 연 금의 가치 평가와 생명보험의 가격을 조정하는 것뿐만 아니라, 병역에 입대할 자격이 있는 남성인 국방병의 숫자를 결정하는 데에도 적용하였다(Halley, 1693: 483). 천문학자가 행성의 움직임에서 규칙을 찾는 것과 같이 사망의 유형에서 규칙을 찾았던 핼리는 페티, 그런트와 더불어 인간의 경험을 수치 분석의 궤도로 불러들였다(Kerieger, 2000).

한편 역학이 출현하기 위해 중요한 두 번째 노력은 의학에서 이루어졌다. 즉 질병 원인별 이환과 사망률을 [계산하기 위해] '사례(case)'를 셀 수 있게 된 것이다. 다음과 같은 전환이 있었다.

- From: 질병을 독특한 개인의 채액 불균형으로 인식하는 히포크라테스적 개념으로부터(2장 〈글상자 2-1〉 참조)[8]
- To: 질병을 질병 각각의 고유한 원인과 치료법이 있는 구별되는 병리적 실재로(Guerrini, 1989; Martin, 1990; Porter, 1997; Bynum, 2008).

이러한 개념의 변화에는 페티, 그런트와 동시대 의사인 토머스 시드넘 (Thomas Sydenham, 1624~1689)의 업적이 매우 중요했는데, 의사는 교과서에 근거한 교리만 의존하지 말고 환자를 직접적으로 꼼꼼하게 관찰해야 한다는 그의 주장 때문에, 히포크라테스적 병인론의 근간에 근본적으로 도전했으면서도, 시드넘은 동시대인들로부터 '영국의 히포크라테스'로 불렸다(Sydenham, 1922; Dewhurst, 1966; Cunningham, 1989; Porter, 1997; Bynum, 2008).

1660년대, 1670년 대 시드넘의 관점이 소위 "식물학에서 식물학자가 보여주는 것과 동일한 신중함으로 (…) 모든 질병은 확실하고 분명한 종으로 구분될 수 있다"(Dewhurst, 1966: 60)는 견해로 옮겨간 것은 세 가지 경험에 의한 것이다. 첫 번째는 1661~1675년 14년 동안의 런던 감염병 유행 자료로 수행한 준정량적(semi-quantatitive) 분석이다(〈글상자 3-3〉 참조). 열이 구별되는 뚜렷한 실재일 때만 이해가 되는 현상인, 서로 다른 발열성 질병이 여러 다른 해 동안 함께 군집하여 나타나는 것을 관찰하면서, 시드넘은 '유행 구성(epidemic constitution)'

---

8 지난 반세기 동안의 유럽 의학 교과서에서 찾아볼 수 있다.

이라는 용어를 만들고 왜 다른 발열이 같은 시간적 양상을 나타내거나 또는 나타내지 않는지 이해하려고 하였다(Sydenham, 1922; Dewhurst, 1966: 60~61). 그의 새로운 질병 특이적 관점을 공고히 하는 두 번째 경험은 (quinine의 원료인) 기나나무 껍질이 (말라리아를 의미하는) 학질(ague)을 유일하게 성공적으로 치료할 수 있다는 것을 설득력 있게 증명한 것이었다(Dewhurst, 1966; Cunningham, 1989; Bynum, 2008). 이러한 발견은 질병 특이적 치료는 질병 특이적인 원인을 암시하는 것이기 때문에 어떤 발열이 다른 유형으로 단순히 변형될 수 있다는 생각을 반박하는 것이었다.

하지만 시드넘의 관찰 분야에 영향을 미쳤던 세 번째 경험은 결정적으로 사회적인 성질이었는데, 1660년대 그가 부유한 이들을 치료하다가 (정치적인 몰락으로 인해) 어쩔 수 없이 가난한 환자를 치료하게 된 것이다. 이 변화의 촉발은 올리버 크롬웰(Oliver Cromwell, 1599~1658) 연방이 종식되고 찰스 II세(Charles II, 1630~1685)가 왕좌를 회복하자, 시드넘은 런던의 특권층 사회에서 단절될 수밖에 없었다. 시드넘과 가족은 1640년대에 찰스 I세(Charles I, 1600~1658)에 반대하였고, 결국 찰스 I세를 처형시킨 시민전쟁을 이끌었던 크롬웰의 지지자였기 때문이다. 국회를 해산시키고 영국을 영 연방으로 선언하면서 크롬웰은 1658년 사망할 때까지 호민관(Lord Protector)으로서 직무를 수행하였고 그 이후 왕정주의자 반대 측이 승리를 하여 1660년에 군주국가를 성공적으로 재건하였다(Hill, 1972; Gaunt, 1996; Sherwood, 1997; Wilson, 1999). 정치적 운명의 이러한 변화로 인해 시드넘은 권력이 있는 자들을 위한 의사가 더는 아니었으며, 그 대신 가난한 환자들을 치료하면서 이들 사이에 널리 퍼져 있는 다양한 질병들과 열병을 관찰하는 데 몰두하게 되었다(Sydenham, 1922; Dewhurst, 1966; Cunningham, 1989). 질병을 인간에 한정된 체액 이상으로가 아니라 특이적인 것으로 고려하는 것에 대한 그의 개방성과 함께 풍부한 관찰을 할 수 있었던 그의 역량은, 그의 질병 특이성에 대한 새로운 질병분류학적 지향성을 강화하였다. 질병 특이적 질병분류는 역학자가 사례를 [정의하여] 셀 수 있도록 하는 근본적인 개념의 변화였다.

Ⓐ 17세기 말 시드넘이 질병 발생을 양적으로 기술하고자 했던 노력(Farr, 1885[1975]: 214)
"가장 정확한 의학작가 중의 한 명인 시드넘은 천연두(small pox)에 대해 다음과 같이
썼다.

1661년: "그것은 약간 유행하였다가 다시 사라졌다."

1677~1679년: "천연두는 내가 기억하는 것보다 처음 2년 동안 도시에서 더욱 만연하였다."

1670~1672년: "천연두가 발생하고 이질(dysentery)에 자리를 내주었다가 다시 되돌아
왔다." 기타 등등.

이 기술을 서로 엄격하게 비교하는 것은 불가능한데, 왜냐하면 어느 해에 천연두가 가
장 치명적이었다고 말하기가 어렵고, 이와 같이 표현된 시드넘의 경험을 다른 장소, 다
른 시대의 다른 작가들의 경험과 비교하는 것이 불가능하기 때문이다. 또한 "약간 유행
하였다", "폭위를 떨치다"와 그와 유사한 서술은 천연두가 인구의 1, 2, 5% 또는 10%를
파괴했다고 하는 그 어떤 숫자도 의미할 수 있기 때문이다. 숫자로 표현하는 것의 우수
한 정확성은 시드넘의 문구를 동일한 연도의 런던의 사망통계표와 비교함으로써 설명
할 수 있다.

런던의 천연두 사망자 수

연도	사망자	연도	사망자	연도	사망자	연도	사망자
1661	1,246	1666	38	1671	1,465	1676	359
1662	768	1667	1,196	1672	696	1677	1,678
1663	411	1668	1,987	1673	1,116	1678	1,798
1664	1,233	1669	951	1674	853	1679	1,967
1665	655	1670	1,465	1675	2,507	1680	689

1668년 천연두로 인한 사망자 1987명과 다음 해 사망자 951명은 천연두의 상대적 강
력함을 명백하게 보여준다. 지역 사무원(parish clerks)이 사용한 방법은 비록 불완전
하게 시행되었지만 최고였다. 시드넘은 현명하게 크기를 측정하였고 그것을 크다 혹
은 작다고 칭했다. 사무원은 그것을 측정하고 그 결과를 숫자로 제시했다. 오늘날 기록
계원은 숫자로 표현한 지속적인 일련의 관찰을 의학에 제공할 것이다."

Ⓑ 집단 현상으로서 질병 연구(Farr, 1837)
"세계처럼 인간은 개인 혹은 집단으로 연구할 수 있다. 생리학자는 신체를 조각으로 해
체하여 모든 뼈, 근육, 신경, 혈관으로 분리하고, 마지막 작은 소구체까지 추적할 수 있
으며, [신체를] 기본 원리(principles)로 해체할 수 있다. 그리고 분석의 모든 단계에서

흥미로운 사실을 발견할 수 있다. 혹은 여러 국가에서 여러 세대에 걸친 일련의 사람들, 조직의 위대한 결과, 발전을 규제하는 일반 법, 지구, 환경, 문명화로 가해진 수정 등을 연구할 수 있다. 이처럼 개인과 집단, 두 가지 조사 모두 필수적이지만 현재는 후자가 특별한 관심을 불러일으키고 있다. 땅으로 떨어지는 돌과 공전하고 있는 행성은 동일한 법칙을 따른다. 그러나 이러한 법칙은 더 큰 집단에서 처음으로 증명되었다. 그래서 이와 유사하게 인간의 역사에 대한 개별적·집합적 연구들은 서로에게 이해를 돕는 해결의 실마리를 던져줄 것이다. 하지만 활력에 대한 법칙도 전체 국가를 아우르는 관찰에 의해 처음으로 발견될 것이다."

그럼에도 질병의 병인 이해와 질병분류를 위한 시드넘의 견해, 즉 사망과 질병의 특정 원인에 대한 '보편적' 명명법이 제시되기까지의 변화에는 꼬박 두 세기가 소요되었다. 이와 같이 1700년대 후반 다양한 국가가 노력한 바 있지만, 케틀레에 의해 조직된 첫 국제통계학회(International Statistics Congress)가 '모든 국가에 적용 가능한 사망원인에 대한 일관된 명명법'을 구축하려는 첫 시도를 이루어낸 것은 1853년이 되어서였다. 이러한 성과는 새롭게 만들어진 세계보건기구가 '국제질병분류(International Classification of Disease)'를 1948년 공식적으로 천명한 것의 직접적 전신이 되었다(WHO; Rosen, 1958[1993]; Eyler, 1979; Desrosières, 1998; Eknoyan, 2008; WHO, 2009).

2) 삶, 죽음, 질병의 변화 양상: 인구집단 건강의 혁명적 변화

삶과 죽음의 방식이 크게 변화함에 따라 서구 유럽과 북아메리카의 인구집단 건강의 양상과 원인에 대한 관심이 커졌다. 당대 새로운 정량적 건강연구에 대한 한 가지 원동력은 치명적인 새로운 유행성 질병, 즉 이전에 유럽 혹은 미국에서 절대 볼 수 없었던 황열(黃熱, yellow fever)이나 콜레라의 증가였다. 무섭고 급속도로 치명적인 질병은, 빠르게 성장하고 점점 더 혼잡해져 가는 도시로, 가정에서 상업적 항구, 그리고 이미 1820년대부터 소위 '산업혁명' 이후 새로운 공장에 고용된 다수의 노동자를 가까스로 수용했던 지저분한 지역사회에까지 번져나갔다(Smillie, 1952; Rosen, 1958[1993]; Lilienfeld & Lilienfeld, 1977; Lilienfeld, 1980; Lilienfeld & Lilienfeld, 1982; Delaporte, 1986; Terris, 1987; Hobsbawm, 1996a; Steckel & Floud, 1997; Porter, 1999). 확실히 산업화 시대 훨씬 이전부터 갖가지 유행성 질병의 발생은 많은 고통과 사망을 야기하였고, 시골의 가난한 사람들은 오랫동안 고난과 불건강을 견뎌왔다(Rosen, 1958[1993]; Porter, 1999). 그럼에도 끔찍하고 매우 치명적인 새로운 질병이 출현하고 전례 없이 인구와 사망이 도시에 집중되면서, 사회의 불안이 증가되고 두려움, 우려, 행동의 수준을 한층 더 높였다.

(하나는 18세기 말, 다른 하나는 19세기 중반에 쓰인) 두 편의 고전은 새로운 도시를 배경으로 발생한 질병이 야기한 생생한 공포감을 전달해준다. 이 중 첫 번째는 1793년 당시 미국에서 가장 큰 도시였고 수도가 위치해 있었던 필라델피아에서 발생한 미국의 첫 큰 황열 발생을 연대기로 정리한 것이다(Powell, 1993).[9] 미국의 저명한 의사이면서 독립선언문의 서명인인 벤저민 러시(Benjamin Rush, 1745~1813)가 자세히 설명한 바와 같이(Runes, 1947; Winslow, 1952; Brock, 1990), 필라델피아의 전염병은 격렬하고 무서웠다(Runes, 1947: 404, 406, 409).

질병은 격렬하고 지속기간은 짧다. 많은 사람들이 도시에서 탈출했다. 당신은 한 명의 환자를 잃는 것이 얼마나 나에게 영향을 미치곤 했는지 기억할 수 있을 것이다. 매일 아침 서너 명씩 사망했다는 소식을 들으면서 내가 어떻게 느꼈을지 생각해보라. 워터 거리(Water street)에서 11개 가정의 사람들 38명이 9일 만에 사망하였고 도시의 다른 부분에서는 더 많은 사람들이 죽었다. 우리 도시는 감염원(contagion)이었다.

---

9 미국의 수도는 1800년이 되어서야 필라델피아에서 워싱턴(Washington, D.C)으로 옮겼다.

특히 전염병이 창궐한 과정에서 러시는 자매를 잃었을 뿐 아니라, 그 자신도 감염이 되었다가 가까스로 회복하였다.

반세기 이후, 플로라 트리스탄(Flora Tristan, 1803~1844)이 1840년에 출간하여 많은 판매를 기록한 『1830년대 런던의 생활(Promenades dans Londres, London Journal: A Survey of London Life in the 1830s)』은 전례 없던 폭로 글이었는데(Beik & Beik, 1993) 새로운 세대의 공장노동자와 도시 거주자의 건강 상태, 가정, 직장, 지역사회를 다루었다. 트리스탄은 그들이 견뎌야 했던 고된 일, 낮은 보수, 부적절한 식이에 대해 설명하고 그들이 거주하던 냄새 나는 빈민가에 대하여 자세히 설명하면서 "가엾은 사람들은 모두 병약하고, 구루병에 걸렸고 쇠약해 있다. 그들은 마르고 굽었으며, 사지는 유약하고 안색은 창백하며 눈에는 생기가 없다"고 전했다(Tristan, 1840[1986]: 62~63). 게다가 폭발적으로 성장하는 도시의 착취적 성매매 덫에 걸렸다고 추정되는 런던 여성 약 10만 명 중에서 수치스러운 질병 혹은 폐렴으로 병원에서, 혹은 입원할 수조차 없는 다른 사람들은 음식, 의약품, 치료 등이 결핍된 끔찍한 축사 같은 집에서 죽는 인원이 매년 2만 명에 육박한다고 기록하였다(Tristan, 1840[1986]: 79). 트리스탄은 새로운 기업가들과 그들의 정치적 지지자들의 거대한 힘과 다른 많은 이들이 겪는 곤경을 날카롭게 대조하기도 하는 등 그녀의 느낌들을 요약하면서 다음과 같이 썼다. "1839년 나는 런던 서민들이 겪는 극도의 가난과 마주쳤다. 격정은 높았고 불만족은 널리 퍼져 있었다"(Tristan, 1840[1986], xix).

동시에 1776년 미국 혁명, 1789년 프랑스 혁명, 1791년 아이티 혁명과 같은 시대의 상징적 혁명들은 서구 국가와 식민지의 소유물, 통치자, 종속된 자나 노예가 아닌 이후 시민이 될 거주민에 대한 전환점을 암시하였다(James, 1938[1989]; Hobsbawm, 1996a; Krieger, 2000). 세금을 걷는 것만 보더라도 대표성을 위한 통계수치를 내기 위해서는 모두가 측정되어야 했다. 1790년에 채택된 미국의 헌법은 비록 불평등을 성문화했고, 노예를 자유로운 일반인의 3/5의 가치로 평가했으며, 미국계 인디언을 배제했으나, 10년마다 인구 전체를 대상으로 하는 공적 인구조사(census)를 처음으로 의무화했다. 인구조사 자료는 인구동태자료와 함께 인간, 경제, 군사 측면에서 다양하게 고려되면서, 국가가 그들의 자산과 부족한 부분, 그들의 성장과 변화를 이해하는 기본적인 도구가 되었다(Koren, 1918; Glass, 1973; Rosen, 1974; Shaw & Miles, 1981; Cole, 2000). 인구통계의 산출을 쉽게 하기 위해 정부는 출생과 사망 등록을 통합하고, 분모로써 새로 이용 가능한 인구자료와 연결하여 분석하는 데에 새로운 재원을 쏟았다(Rosen, 1958[1993]; Desrosierès, 1998; Porter, 1999).

다시 말해 신체와 신체 정치(body politic) 사이의 연결에 연구자, 의사, 정치가, 군 장교 등이 보인 두드러진 관심은 학문으로서의 역학의 탄생과 함께 일어났다(Baecque, 1997; Krieger, 2000). 1790년 유럽 보건의료체계의 선구자적 설립자이자 군주들의 보건의료 고문이었던 요한 피터 프랭크(Johann Peter Frank, 1745~1821)가 쓴 유명한 에세이『사람들의 고통: 질병의 어머니(The People's misery: The Mother of Disease)』는 이러한 관련성을 명확하고 분명하게 설명하고 있다(Rosen, 1974; Lesky, 1976). 의대 학위수여식 연설인 프랭크의 연설문은 1789년 프랑스 혁명 1년 이후에 등장했다. 이 에세이에서 프랭크는 시골의 가난한 사람의 질병과 고통을 자세히 기술했을 뿐 아니라(〈글상자 3-4〉참조) 악화되는 상황이 혁명의 열정을 자극하지 않도록 정책을 개선할 필요성이 있음을 통치자들에게 알려주었다. 다시 말해 '자연적 신체(body natural)'에 부적절하게 관심을 가짐으로써 '정치적 신체(body politick)'를 위협할 수 있다.

2. 질병 분포 결정요인에 대한 논쟁: 19세기의 주장

사회와 건강의 연결에 대한 관심이 자동적으로 어떤 단일한 병인론적 관점으로 변환될 수 있는 것은 아니다. 그 대신 이론의 중요성을 강조함으로써 인구집단 건강 양상에 대한 기전이든 결정요인(determinants)이든, 질병 분포에 대한 한 가지 사실에 대해 서로 다른 해석을 할 수 있다. 앞으로 간단하게 기술할 중요한 논쟁 세 가지는 서로 유사하면서도 엉켜 있는 것으로, 보건의료 사학자에게는 잘 알려져 있으나 역학 교과서에서는 단지 전형적으로 첫 번째 논쟁만을 다룰 뿐이다. 인과관계에 대한 이러한 논쟁은 ① 유행병의 원인으로서 접촉감염설(contagion) 대 나쁜 공기설(miasma) 대 빈곤(poverty), 그 해결책으로 검역(quarantine) 대 위생 대 사회개혁(social reform), ② 사회계급, 직업, 경제, 질병 사이의 연결에 대한 자유주의적(liberal) 설명 대 급진주의적(radical) 설명, ③ 인종/민족과 건강 간의 관계에 대한 기후 대 타고난 건강 대 식민주의(colonialism) 대 노예와 관련된 것이었다.

1) 독소 대 오물, 접촉감염설 대 나쁜 공기설 그리고 '소인적' 조건: 장소, 사람, 논쟁, 빈곤, 정치

역학의 초기에 지배적이었던 한 가지 핵심적 인과관계 논쟁이자 오늘날까지도 여전히 분석되고 있는 학문 분야를 정의하는 논쟁(La Berge, 1992; Hamlin, 198; Baldwin, 1999; Aisenberg, 1999; Bynum, 2008)은 '접촉감염설(contagion)'과 '나쁜 공기설(miasma)' 중 어느 것이 질병을 설명할 수 있는가였다. 이 질환에는 그 시대에 새롭게 등장했고 무시무시했던 콜레라, 황열 등(Hirsch, 1886; Allen, 1947; Smillie, 1952; Coleman, 1987; Rosenberg, 1987; Humphreys, 1992)과, 여전히 무서운 대량 학살 질병이었던 발진티푸스, 장티푸스, 성홍열 등이 있다 (Hirsch, 1886; Smillie, 1955; Hays, 1998). 극단적인 예로 19세기 초기에 우세했던 접촉감염설 신봉자(contagioinst)[10]는, 전염병(epidemic)은 무생물이며 재생산이 불가능한 독소인 독성물질을 퍼뜨리는, 사람과 사람의 직접적인 접촉에서 발생한다고 주장하였다(Ackerknecht, 1948b; Pelling, 1978; Bynum, 2008). 이들은 수 세기 동안의 나병, 천연두, 매독과 같은 질병 경험과, 군사·무역로를 따라 발생한 유행의 근거 자료를 활용하여 유행병의 유입을 예방하고자 노력하였

---

10 감염주장학자 congationist: 'touch together'를 의미하는 라틴어 'con'과 'tangere'으로부터 형성된 단어(옥스퍼드 영어 사전).

프랑크는 1790년 그의 연설 〈사람들의 고통: 질병의 어머니(The People's Misery: Mother of Disease)〉에서, 가난과 힘든 노동으로 지친 아프고 만족스럽지 못한 삶을 사는 사람들은 궁극적으로 비생산적이고 불성실하게 되기 쉽기 때문에, 자비로운 지도자는 그들의 국민의 건강을 돌보아야 한다고 주장하였다(Frank, 1790; Sigerist, 1941). 이는 혁명적 요구와는 거리가 멀지만, 시골의 가난한 이들이 견뎌야 하는 극도의 박탈감 그리고 일상생활에서의 고통에 대한 깊은 우려와 그러한 궁핍이 지속되도록 하는 지도자와 국가의 운명에 대한 두려움을 드러내면서 즉각 충고를 하는 온정적·후견주의적 언설이 되었다.

"모든 사회계급은 다른 생활양식에 의해 결정되는 자신 고유의 질병을 가지게 된다"(Frank, 1790: 93)는 것과 부의 불평등이 필연적이라는 것을 받아들인다 하더라도, 프랑크는 가난한 이가 반드시 그렇게 끔찍하게 고통받아야 한다는 운명론적 시각에 반론을 제기하였다. 가난한 이들의 높은 영아 사망률, 모성 사망률, 조로, 조기 사망의 근본적인 원인은 비참하고 부적절한 식사와 거주 환경과 함께 끊임없이 가혹한 노동이라는 것이 그의 핵심 주장이다. 프랑크에 따르면 "매일의 노동과 땀이 적절한 양과 종류의 음식으로 보충되지 않는다면 인간이라는 기계는 단기간에 부서질 것이다"(1790: 97). 이 순환은 수태에서부터 시작한다(1790: 93~94).

> 이미 영양소가 다 고갈된 토양에서 파종된 태아는 영양을 제대로 섭취하지 못한 모체에게 부과된 끔찍한 신체적 노동의 결과로 태반이 이미 흔들리고 찢겨 그 뿌리로부터 첫 영양액을 거의 빨아들이지 못한다. 가족을 부양해야 하는 끔찍한 궁핍으로 인해 임신한 여성이 노동 강도를 훨씬 초과하는 일을 얼마나 자주 강요당하는지! 그들은 땅을 향해 구부린 채로 가차없이 땅을 파고 도랑을 만들고 남부의 뜨거운 햇살 아래서 곡식을 거두며 그들의 팔과 머리로 나르는 거대한 무게에 짓눌린다. 하물며 말이나 소도 새끼를 배면 조산을 해서 주인에게 손해를 입히지 않도록 힘든 노동에서 완전히 격리되는데, 시민이 될 태아를 밴 여성은 무시무시한 기아로 죽거나 신체에 멍에를 지우기도 하고, 종종 매우 춥거나 가축이 있는 한가운데에서 혹은 개방된 장소에서 출산을 하기도 한다.

신생아가 살아남는다고 해도 이후 엄마는 더 부유한 여자의 유모로 고용되고, 그로 인해 그들 자신의 아이는 너무 빨리 이유를 시켜 조잡한 미음만 먹는 희생을 치러야 하는 가난으로 인해 건강이 위태롭게 된다. 살아남은 아이라 하더라도 "그들은 곧 그들 부모의 가난 때문에 굉장히 고된 노동을 준비하도록 강요를 받아"(1790: 94), 아이와 부모는 모두 의복이 불충분하고, 연료가 부족하며, 고통스러운 추위나 그을리고 불결한 거주환경에서 살며, 몸을 청결하게 하지 못해서 생긴 피부질환을 포함한 여러 가지 질병에 걸리는 경향이 있었다"(1790: 98). 프랭크의 관점에서 볼 때 그들의 고통은 "그들의 위축된 몸이 너무 많은 고통의 무게 밑에서 부서질 때"가 되어서야 끝났다(1790: 99).

'사람들의 고통'(1790: 91)의 건강과 사회적 함의에 놀란 프랭크는 프랑스 혁명 이후의 그의 글에서 다음과 같이 경고하였다. 궁핍이 너무 커지게 되면 "사람들이 사악한 행동을 하게 되고, 부모가 아이에 대해, 아이가 부모에 대해 가지는 상호적 사랑을 소멸시킨다. 그리고 지도자에 대한, 법에 대한, 심지어는 종교에 대한 존경을 감소시키고 파괴한다"(1790: 92). "질병의 원인을 몰아내기 위하여 — 마치 햇살이 비를 몰아내는 것과 같이(1790: 91) — 통치자는 사리사욕을 계몽하여 행동하면서 그의 국민 중에서 가장 낮은 계층에게도 아버지와 같은 애정을 명백히 보이고 노예제를 폐지해야 하며 중요한 일용품의 가격이 노동과 땀이 지불할 수 있는 수준 이상으로 오르지 않도록 해야 한다"(1790: 99). 프랭크의 결론은 다음과 같다(1790: 90).

> 통치자여, 할 수 있다면, 위협적인 질병의 치명적인 오염을 되도록 국경에서 멀어지게 하십시오! 통치자여, 모든 지방 도처에 의학과 수술에 뛰어난 사람을 배치하십시오! 통치자여, 병원을 짓고 병원을 더욱 순조롭게 운영하도록 하십시오! 약국을 조사할 수 있는 규제를 통과시키고, 시민의 건강을 위한 다른 많은 조치를 적용하도록 하십시오! 하지만 통치자가 단지 한 가지, 즉 질병의 가장 큰 원천인 사람들의 극심한 고통을 없애거나 한층 견딜 만하도록 만들어줄 필요성을 간과한다면 공중보건 제도로부터 얻는 편익은 거의 없을 것입니다.

다. 1차 전략은 (선원과 화물을 포함하여) 선박을 격리하고 감염된 지역사회, 도시, 심지어 군대가 집행하는 방역선(cordons sanitaires)의 경계선까지 봉쇄를 함으로써 접촉을 제한하는 것이었다. 또 다른 극단적인 예로, 나쁜 공기설 신봉자는 지역에서 생성된 부식된 오염물, 즉 배설물, 썩은 음식에서 발생하는 악취성 유기물질이 공기를 오염시켜 유독하게 만든다고 했고,[11] 이러한 건강에 좋지 않은 나쁜 공기는 적절한 대기 조건에서 유행병을 야기한다고 주장했다.

---

11 'miasm'의 그리스 어원은 오염되거나 더러워졌다는 뜻이다(옥스퍼드 영어 사전).

접촉설 반대자(anti-contagioinist)에게 명백한 해결책은 검역이 아니라 오염을 청결히 하는 것이다. 그 중간에는 양측의 주장과 근거로는 확신을 가지지 못한, 조건에 따라 감염 여부가 결정된다고 믿은 '불확정적 접촉설(contingent contagionism)'의 주창자들이 있었는데, 이들은 개인의 감염성은 기후에서부터 개인의 성향에 이르는 다양한 요인에 따라 달라진다고 주장하였다(Ackerknecht, 1948b; Pelling, 1978; Delaporte, 1986; Hamlin, 1998). 또한 '발효이론(zymotic theory)'이라고 부르는 또 한 가지 대안적 설명에서는 일반적인 오염물이 아니라 병자의 호흡과 피부에서 방출되는 특정 공기매개 무생물 독성물질에 의해 전염병이 발생한다고 주장하였다(Pelling, 1978; Eyler, 1979; Porter, 1999).

많은 관찰 사실이 양측의 가설로 설명되지 않음에 따라 각 측의 주장에 대한 논쟁이 심화되었다(Ackerknecht, 1948b; Pelling, 1978; Rosenberg, 1987; Delaporte, 1986; Hamlin, 1995; Hamlin, 1998; Aisenberg, 1999; Baldwin, 1999). 한 사례로서, 한 세기 동안 지속된 황열에 대한 논쟁은 〈글상자 3-5〉를 참조할 수 있다. 접촉감염설은 검역이 황열 혹은 콜레라의 전파를 막는 데 실패한 이유를 설명하지 못하였고, 특정 도시에서 멀리 떨어진 다른 이웃지역들 혹은 아예 다른 지역들에서 동시에 환자가 폭발적으로 발생하는 것도 설명하지 못하였다. 반대로 나쁜 공기설도 왜 질병이 아픈 사람들과 함께 이동하고, 왜 질병의 발생은 전형적으로 항구도시에서 시작하며, 왜 항상 불결한 지역사회가 유행을 단지 산발적으로만 경험하는지에 대한 이유를 설명하지 못하였다. 게다가 유행병의 창궐 동안 모두가 아닌 일부 사람만 병에 걸리는지에 대하여 아무도 그럴듯한 설명을 하지 못하였다. 의견이 일치했던 부분은 개인의 질병에 대한 위험은 (나쁜 공기이든 특정 질병을 양산하는 감염성 독성물질이든) '자극적 원인(exciting causes)'에 대한 노출과, 원인물질에 대하여 차별적으로 더 혹은 덜 감수성 있게 만드는 소인적 조건, 즉 기존의 건강상태와의 상호작용을 반영한다는 사실이었다.

앞에서 언급한 혼란하고 뒤죽박죽인 근거를 설명하기 위해 얼마나 다양한 가설이 있었는지 잘 보여주는 것은 앞서 언급한 윌리엄 가이의 1848년의 독창적 연구이다. 가이는 런던의 노동자 그룹 간 발열의 발생을 비교하였다. 가이

- 1790년대: 1793년 미국 필라델피아의 황열 유행은 지역적 원인 여부에 대한 격렬한 논쟁을 점화시키며 정부의 정치와 정책에 영향을 미쳤다. 즉 다시 말하자면, 윌리엄 큐리(William Currie, 1754~1813)(Currie, 1794)가 주장한 바대로 해외로부터 유입된 것인가 혹은 벤저민 러시(Benjamin Rush, 1746~1813)(Rush, 1809)가 주장한 대로 오물로 인한 것인지에 대한 논쟁이었다. 이러한 논쟁에 대한 대응으로 사전 편찬으로 저명한 지식인 노아 웹스터(Noah Webster, 1758~1843)는 『유행병과 악성 질환에 대한 짧은 역사: 이러한 질병에 선행하거나 혹은 동반하는 물질계의 주요한 현상과 서술한 사실로부터의 추론(A brief history of epidemic and pestilential diseases; with the principal phenomena of the physical world, which precede and accompany them, and observations deduced from the facts stated』(1799)이라는 독창적이고 방대한 두 권짜리 보고서를 의회의 활동으로 연구하고 출판을 하였다(Webster, 1799). 이는 비알바의 『스페인 역학연대기』(Villalba, 1803)보다 4년 앞선 책으로, 유행병에 대한 첫 체계적인 역사적 리뷰를 제시한 것이다(Spector, 1947). 그 책에서 웹스터는 "미국 황열의 기원은 유입된 원천이라는 점을 존중하면서 저속한 일반 사람들 의견의 오류를 확신하였다"고 선언하였다(Webster, 1799: vii-viii).
- 1807년: 볼티모어의 존 크로포드(John Crawford, 1746~1813)와 같은 소수의 임상 의사들은 산발적이고 계절성을 가지는 질병의 분포에 영감을 받아 모기와 같은 곤충들이 어떠한 방식으로든지 질병을 전파할 수 있다고 추측하였다(Mitchell, 1948 [1977]; Allen, 1947).
- 1819년: 저명한 영국 해군 임상의인 길버트 블레인 경(Sir Gilbert Blane, 1749~1834)은 『황열의 접촉감염 특성에 관한 근거의 설명(a statement of the evidence respecting the contagious nature of the yellow-fever)』(Blane, 1819)이라는 중요한 교과서를 출간하였는데, 그 책에서 그는 질병의 발생은 항상 항구도시에서 기원하고 특정 선박의 도착에 기인하며 격리에 의해 저지될 수 있다고 주장하였다.
- 1820년: 뉴욕 시 지정의사 데이비드 호색(David Hosack)은, 오물은 황열의 필요조건도 충분조건도 아니라고 주장하였다. 하지만 그럼에도 오물은 접촉감염의 취약성을 높일 수 있기 때문에 위생적 조치를 권고하였다(Hosack, 1820). 황열이 단지 대량의 소금을 운반하는 깨끗한 선박에서 발생했고 끔찍할 정도로 더러운 배에서는 발생하지 않았다는 사실을 주목하면서, 호색은 분개하여 물었다. "헉스햄, 해이가스, 큐리, 그레고리, 페리어, 퍼시벌, 블레인, 키스홀름, 맥그레거, 핌, 길핀, 라이트 등의 연구와 축적된 경험이 최근 대중에게 반짝 관심을 받고 있는 지식과 연륜에

서 하급인 자의 오만한 주장, 과도한 자만감, 경솔한 발언에 의해 무릎을 꿇어야 하는가?"(Hosack, 1820: 9)

- 1822년: 유럽에서 발생한 심각한 황열의 첫 사례로서 바르셀로나 인구 10만 명 중 5000에서 2만 명가량의 사망자를 발생시킨 황열이 유행되었다(Coleman, 1987: 25~27). 이 유행은 프랑스 정부가 1822년 3월 3일 외부 유입된 감염성 질병으로부터 국가의 경계선을 보호하기 위한 포괄적 검역법을 처음으로 시행하게 하였다. 이 법 위반의 처벌은 사형이었다(Aisenberg, 1999; Delaporte, 1986).
- 1827년: 프랑스의 유명한 임상의사 니콜라스 셰르뱅(Nicholas Chervin, 1783~1843)은 602개의 근거문서를 포함하는 방대한 보고서를 프랑스 의학아카데미(Académie de Médicine)에 제출했는데, 이 보고서에서 그는 나쁜 공기설이 사실에 가장 들어맞는다고 주장하였다(Académie de Médicine, 1828). 그가 제기한 근거 자료들과 잇따른 논쟁(Chervin, 1827; Chervin, 1828) 후 아카데미가 셰르뱅에 동의하여 프랑스 검역법의 폐지를 권장하게 되었다(Académie de Médicine, 1828).
- 1828년: 프랑스 정부는 검역법을 폐지하면서 다른 국가들도 이를 따르도록 길을 닦아주었다: 아카데미는 셰르뱅에게 그의 업적을 기려 그랑프리 의학상(the Grand Prix de Médicine)을 수여하였다(Ackerknecht, 1948b).
- 1851년: 세계적인 첫 국제위생학회(international sanitary conference)는 파리에서 개최되었다. 나쁜 공기설 체제하에서 참가자는 위생의 개혁을 주장하였고, 낡고 무관한 검역법에서 자유로운 새로운 국제적 위생 조항을 개발하였다(Rosen, 1958 [1993], 268~269).
- 1880년대: 쿠바의 의사 카를로스 핀레이(Carlos Finlay, 1833~1915)가 모기에 의한 전파 가설을 옹호하는 경험적이고 실험적인 근거를 내놓았는데, 이는 질병의 기후 친화성과 군데군데 발생하는 양상과 같은 퍼즐을 푼 것이었다(Finlay, 1881, in Buck et al., 1988: 60~66).
- 1890년대: 핀레이의 업적에 기반을 두고 미국 임상의사 월터 리드(Walter Reed, 1851~1902)는 1898년 스페인·미국의 전쟁 기간 동안 쿠바에 주둔했던 미국 군대들의 높은 황열 사망률에 대한 조사를 통해 황열 전파에서 모기의 역할을 결정적으로 증명하였고, 또한 (결국 1920년대 분리에 성공한) 추측되는 미생물적 원인은 사실상 바이러스라는 가설을 세웠다(Porter, 1997: 472~475; Coleman, 1987: 1~24).

의 가설은 유독한 냄새에 가장 많이 노출되는 노동자가 발생 위험이 가장 높다는 것이었다. 하지만 결과는 벽돌을 쌓는 노동자가 거리의 쓰레기를 수집, 정리, 처리하는 노동자보다 네 배 이상, 벽돌을 만드는 노동자는 거의 세 배 이상 발열에 걸릴 가능성이 높았다. 공공 분뇨수거식 화장실에서 분뇨, 즉 분비물을 처리하고 하수구를 청소하는 분뇨처리원보다 더 위험도가 높고, 네 노동자 집단의 발열 발생률은 각각 35.5%, 21.5%, 8%, 4%였다(Guy, 1848). 이러한 자료를 이해하고자 윌리엄 가이는, 벽돌을 쌓는 노동자는 가장 보수가 적었고 영양상태가 제일 나빴으며 직장만이 아니라 오염된 공기에 밤낮으로 노출되는 가장 비참한 마을에 살 가능성이 높았다는 점을 주목하면서 직업 노출뿐만 아니라 각각의 직업을 가지게 되는 사람이 누구인지에 대해서도 서술하였다.

나쁜 공기설과 접촉감염설 간 논쟁의 강도를 더한 것은 [이 가설들의] 사회·정치·경제적 파급효과였으며, 이는 당시에도 논의되고 인정된 것이었다(Ackerknecht, 1948b; Pelling, 1978; Delaporte, 1986; Rosenberg, 1987; Hamlin, 1995; Hamlin, 1998; Aisenberg, 1999; Baldwin, 1999). 침략의 은유를 떠올리게 하는 '접촉감염'은 강한 군대, 규제된 무역, 검역에 대한 필요를 암시한다. 이 중 검역은 상업에 비용을 부과하게 되고 반항적인 노동자 계급 마을에 시행되면 폭동을 불러일으킬 수 있다(McDonald, 1951; Delaporte, 1986; Rosenberg, 1987; Porter, 1999; Aisenberg, 1999). 이와는 대조적으로 '나쁜 공기'는 그 지역의 (문자 그대로는 공기의, 은유적으로는 정치적) 오물과 부패로부터 발생하는 지역의 폐해를 지목하고, 도살장을 도시 밖으로 옮기고 하수시설을 설치하며 물건을 부두에 축적하거나 썩도록 하지 않도록 하고, 주민의 집에 환기를 개선시키며, 개인위생 수준 향상을 요구하였다(Ackerknecht, 1948b; Pelling, 1978; Delaporte, 1986; Rosenberg, 1987; Hamlin, 1995; Hamlin, 1998; Aisenberg, 1999; Baldwin, 1999). 또한 양 진영 내에서 '자극적 원인'을 해결하는 것만으로 충분한가 아니면 신체의 방어 기능과 신체의 통합성을 약화시키는 소인성 조건이 필요한가를 두고 갈등이 있었다. 이와 같이 가난한 사람이 유행병에 더욱 취약한 것이 개인의 부도덕성 때문인지 사회가 정의롭지 못하기 때문인지에 대한 격렬한 논쟁이 벌어졌다(Ackerknecht, 1948b; Delaporte, 1986; Rosenberg, 1987; Hamlin, 1998).

접촉감염 반대론자이자 영국의 임상의였던 찰스 매클린(Charles Maclean, 1788~1824)이 1824년 저술한 대작 『검역법의 해악과 실존하지 않는 역병의 접촉감염; 레반트 지역 흑사병, 스페인 황열, 아시아 콜레라로부터의 추론(Evils of Quarantine Laws, and Non-Existence of Pestilential Contagion; Deduced from the Phaenomena of the Plague of the Levant, the Yellow Fever of Spain, and the Cholera Morbus of Asia)』(Maclean, 1824)은 접촉감염설에 불리한 경제적 사례의 좋은 예가 되었다. 그는 "그들이 제시한 목적에 표면적으로만이라도 효율적이라고 입증된 위생 규제는 단 한 사례도 없다"고 주장하면서, 1815년에서 1823년 동안 매년 평균 700개의 선박을 격리하여 (이에 따라 야기된 선박 소모, 밧줄, 삭구, 선원의 임금과 유지비, 화물의 갈취, 손상, 노후화 등으로 인해) 매년 10만 파운드 이상의 불필요한 손실을 야기한 것에 대하여 영국 정부를 나무랐다. 매클린은 다음과 같은 두리뭉실한 결론을 제시하였다. "위생법은 불필요한 비용과 큰 성가심의 원천이므로 당장 폐지되어야 한다"(Maclean, 1824: 253~259; uppercase in the original). 존 스노(John Snow, 1813~1858)가 콜레라는 감염된 사람의 분변에 있는 기생성 미생물에 의해 전파되는 수인성 질병(Snow, 1853; Frost, 1936; Lillienfeld, 2000)이라는 그 당시는 새로운 이론(1849)을 자세히 설명한 1853년 소논문에서도 경제적 문제가 명확하게 드러난다(Snow, 1853: 173~174).

여러 질병의 접촉감염 문제는 의학이나 다른 과학 연구에서는 흔하지 않은 악감정으로 종종 논의되어왔다. 이 문제에는 중대한 금전적 이익이 얽혀 있는데, 검역과 금전의 관계와 검역으로 위태로워지는 수백만 파운드가 그것이다.

대영 제국의 엄격한 1834년, 「빈민구제법(Poor Law)」[12](Englander, 1998)의 저자인 에드윈 채드윅(Edwin Chadwick, 1800~1890)(Lewis, 1952; Rosen, 1958 [1993]; Porter, 1999)은 접촉감염 반대자의 경제학적 이론을 한 단계 더 발전시켰는데, 매우 영향력이 컸던 1842년에 『대영 제국 노동자의 위생상태에 대한 보

---

12 비참한 빈민구빈원(wretched workhouse)은 찰스 디킨스의 올리버 트위스트에 길이 남겨졌다.

고서(Report on the Sanitary Condition of the Labouring Population of Great Britain)』
(Flinn, 1965)에서 위생적 접근법은 장기적으로 정부의 비용을 감소시킬 수 있
을 것이라고 주장하였다. 채드윅에게 오물 관련 질병으로부터 발생하는 과도
한 질병과 사망은 정부와 기업활동에 놀랄 만한 비용을 전가했다. 기업활동은
그의 주된 관심사였다. 질병이 빈민 구제와 노동자의 생산성에 미치는 영향에
대해 총평하면서 그는 다음과 같이 썼다(Flinn, 1965: 223).

맨체스터에서 노동자 계급으로 태어난 이들 중 57% 이상이 5세가 되기 전에,
다시 말해 공장 노동 혹은 어떤 다른 종류의 노동에 종사할 수 있게 되기도 전에
사망을 한다는 것은 경악할 만한 사실이다.

채드윅의 핵심 전제는 오물은 질병을 낳고, 질병은 실업을 낳으며 실업은 가
난을 낳는다는 것이다. 귀결되는 당연한 두 가지 사실은 다음과 같다. ① 가난
은 질병의 원인이 아니라는 것과 (하지만 대신 질병의 결과도 아니라면 기껏해야 상
관을 가질 뿐이며), ② 적절한 하수 시스템을 통해 오물을 없애는 것은 질병을 감
소시키고, 빈민을 줄이며, 정부가 제공하는 구제와 자선에 대한 의존성을 감소
시킬 것이다. (따라서) 어떤 다른 빈곤퇴치 조치도 필요하지 않았다(Hamlin,
1998). 채드윅은 당대의 다수 의견과 같이 경제적 자유주의[13]를 사회 보수주의
(social conservatism)와 연결하면서, 부도덕이 오물과 가난에 선행한다고 믿었
다. 채드윅이 보고서에 담은 바스 출신 휠트웰 얼윈(Whiltewell Elwin of Bath)
목사의 논평은 이러한 관점을 반영하는데, 이 목사는 "300명 이상을 앗아갔던"
1837년 천연두 유행을 기술하면서 다음과 같은 사실을 관찰하였다.

이러한 많은 사망자 중에 귀족(gentleman) 한 사람이나 상인이 2~3명 이상 있

---

13 경제적 자유주의(economic liberalism)에는 자유시장에 대한 신뢰와 정부규제의 제한 등
이 있다.

을 거라고 생각하지 않는다. 질병은 노동자 계급의 거주지에 매우 유사하게 찾아 왔는데 여기 저기에서 특정 장소를 더 선호했고, 바스 지역을 익히 잘 알고 있는 모든 사람들이 예측했을 바로 그 장소인 아본 거리에서 가장 맹위를 떨쳤다. 모든 불쾌한 것들이 거기에 다 모여 있다. 바스의 모든 더러운 찌꺼기들, 즉 신분이 낮은 창녀, 도둑, 거지(⋯) 이러한 많은 육체적·도덕적 악마들(⋯) 열병, 천연두, 독감 등 그 모든 창궐하는 접촉감염 혹은 유행병의 주요 현장이 바로 이 아본 거리였다.

미국 최초의 포괄적 공중보건보고서(Shattuck, 850[1948])인 리무엘 샤턱 (Lemuel Shattuck, 1793~1859)의 고전『샤턱 보고서: 정부 위생 조사와 관련한 공공과 개인 건강의 증진을 위한 기본 계획 보고서(Report of a General Plan for the Promotion of Public and Personal Health ⋯ Relating to a Sanitary Survey of the State; The Shattuck Report』(1850)도 마찬가지로 부도덕, 오물을 질병과 연관 지었다 (Rosenkrantz, 1972). 채드윅과 마찬가지로 샤턱도 "수명이 짧고, 비계획적이며, 부주의하며, 무절제하고 비도덕적이며 관능적인 만족에 대한 과도한 열망을 가지는 성인에서" 오물과 유행병 발생을 예방하려면 위생과 도덕 교육이 함께 필요하다고 주장하였다(Shattuck, 1850[1948]: 48).

그러나 도덕적 타락이 질병의 위험을 몰고 온다는 관점은 접촉감염 반대론자에게만 특별한 주장은 아니었으며, 접촉감염설 찬성자도 동일한 관점을 공유하였다. 접촉감염설 찬성자인 미국의 임상의사 버나드 번(Bernard Byrne, 1807~1860)은 1833년의 글에서 "무절제한 음주는 콜레라의 또 다른 매우 일반적이고 매우 강력한 자극 원인이다"라고 언급하였다(Byrne, 1833: 129). 그의 견해는 1832년 파리에서 콜레라가 유행하는 동안 빈곤층에서 더 큰 희생자가 발생한 것이 과도한 음주 탓임(Boulay ede La Meurthe, 1832: 78)을 사실로 받아들였던 접촉감염설 반대자인 프랑스 임상의사 앙리 불레이 드 라 뫼르트(Henry Boulay de la Meurthe, 1797~1858)와 입장을 같이하는 것이었다(Delaporte, 1986). 이와 같이 드 라 뫼르트에 따르면 콜레라는 건전한 충고를 받아들일 수 없는 혹은 받아들일 의지가 없는, 나쁜 습관과 생활양식을 지니는 개인을 주로 괴롭혔다(Boulay de la Meurthe, 1832: 116).

반대로 한층 더 사회적으로 자유롭고 급진적인 신념을 가진 다른 연구자, 주로 나쁜 공기설 찬성자와 일부 접촉감염설 찬성자는 오물과 접촉감염도 중요하지만 이는 경제적 착취에서 불건강에 이르는 원인적 경로에서 한 단계일 뿐이라고 주장하였다(Delaporte, 1986; Hamlin, 1995; Hamlin, 1998). 작은 스코틀랜드의 광산 마을에서 가난한 광부를 돌보았던 접촉감염설 반대자이자 임상의사였던 서머빌 스콧 앨리슨(Somerville Scott Alison, 1813~1877)(Alison, 1839; Alison, 1840a; Hamlin, 1995)은 유행 발생 시점에서 경제적 조건이 우선되는 것을 다음의 예로 추론하였다(Alison, 1839: 142).

이 나라 노동자 계급에서 발진티푸스 발생은 매년 겨울에 관찰되지만, 특히 생필품 물자의 가격이 높을 때, 고용이 어려울 때, 임금이 낮을 때 더욱 심하다. 이 사실은 음식 부족이 질병의 강력한 원인이며 [구제] 활동이 넓은 범위로 확장될 수 있는 영역임을 충분히 증명한다.

특히 빈곤의 중요성에 대한 그의 견해는 동시대 접촉감염설 학자 중 한 명인 에딘버러의 임상의사 윌리엄 앨리슨(William Pulteney Alison, 1790~1859)과 동일하였다(Alison, 1844; Stephen & Lee, 1921~1922; Pelling, 1978; Hamlin, 1995). 접촉감염설 찬성자인 앨리슨은 노동자 계급 환자를 돌보았던 경험에 근거하여 환자의 궁핍화는 (채드윅, 샤턱 등이 언급한 부도덕한 행위인) '잘못된 행동'의 결과가 아니라 오히려 (갑자기 문을 닫은 공장과 같은) '불운'의 결과라고 주장하였다. 그리고 그는 마찬가지로 위생 한 가지만으로 감염 질환(혹은 빈곤)을 종식시킬 수 있을 것이라는 채드윅의 견해를 반박하였다. 그 대신 앨리슨은 접촉감염에 대한 감수성과 전파를 촉진시키는 궁핍화를 교정 가능한 요인으로 간주하면서 1840년에 다음과 같이 썼다(Alison, 1840b: 12).

더할 나위 없이 환기가 잘 되고 어떠한 오물도 없는 환경에서도 에딘버러의 최극빈자에게 자주 열병이 빠르게 전파되는 것을 관찰할 기회가 많이 있었다. 예를 들어 시내 중심가 인근 가장 높은 집들 가장 높은 층에서 연속적으로 열병 환자가 수없이 빠른 속도로 발생하는 것을 보았다: 반면 동시에 환기가 더 안 되고 오물 수거지에 더 가깝지만 고용상태가 더 좋고 더 편안한 조건에서 사는 사람이 거주하고 있는 저층에서는 열병이 발생하지도, 전파되지도 않았다.

실제 앨리슨은 빈곤층이 살아야 하는 개탄할 만한 환경에 대해 우려하면서, 확고한 접촉감염설 찬성학자임에도 오물을 제거할 것을 지지하였다. 왜 그러했을까? 그에 대한 대답으로 앨리슨은 다음과 같은 의사 반크로프트(Dr. Bancroft)의 말을 인용하였다.

나는 오물이 접촉감염성 열병을 발생시키지는 않는다고 확신하더라도 그것을 피하거나 제거할 충분한 이유를 항상 우리가 스스로 우리 안에서 찾기를 바란다 (Alison, 1840b: 3).

급진적 접촉감염설 반대자이자 '사회의학(social medicine)'과 세포병리학[14]의 창시자인 루돌프 비르효(Rudolf Virchow, 1821~1902)는 1848년 그 당시 독일에서 극도로 가난하고 폴란드어를 사용하던 상부 실레지아(Upper Silesia) 지방을 황폐화시켰던 티푸스 유행에 대한 고전을 출간하면서 보다 급진적 조치를 요구하였다(Virchow, 1848a). 비르효는 티푸스를 오물에서 발생되는 비접촉 감염병으로 여기면서 질병으로 고통받는 인구집단의 궁핍, 문맹, 정치적인 권리박탈에 대하여 생생하게 기술하였다. 비르효는 상부 실레지아 지역 서민의 궁핍화는, 지역의 소수지만 부유하고 권력이 있는 토지를 소유한 귀족(gentry)에

---

14 인간의 몸은 '세포로 구성된 국가'라는 강력하고 새로운 은유를 불러일으켰다(Ackerknecht, 1953; Rosen, 1974; Waitzkin, 1981; Rather, 1985).

의해 발생함과 동시에 그들을 더 부유하게 만든다고 결론을 내리면서 다음과 같이 격렬한 비판적 질문을 하였다(Ackerknecht, 1953: 126).

집단적 질병은 어디에서나 사회의 결핍을 암시하지 않는가? 어떤 이는 대기의 또는 우주의 조건 또는 다른 유사한 요인을 제시할 것이다. 하지만 그것만으로 절대 유행이 일어나지 않는다. 나쁜 사회적 조건 때문에 사람들이 일정 시간 동안 비정상적인 환경에서 살았던 곳에서만 유행이 일어난다.

비르효는 유행병을 해결하고 미래의 발생을 예방하기 위해서 다름아닌 바로 '완전하고 무제한적인 민주주의(full and unlimited democracy)'를 확립할 것을 요구하였다(Virchow, 1848a: 307).

그럼에도 그로부터 35년 후 저명한 역학자인 어거스트 허슈(August Hirsch, 1817~1894)[15]는 비르효의 분석에 동감을 하면서도 티푸스는 명백하게 접촉감염병이라고 주장하였다(〈글상자 3-6〉 참조). 허슈는 티푸스가 "경작의 실패, 상업적 위기, 전쟁, 그리고 그 외 다른 광범위하게 영향을 미치는 재앙으로 야기되는 결핍상태에 의해 발생된다"는 것에 철저히 동의하면서(Hirsch, 1883: 578), 1847~1848년 상부 실레지아에서 발생하였던 티푸스 유행에 대한 비르효의 분석을 인용함과 동시에 "티푸스는 정교한 접촉감염병 중 하나임에 의문의 여지가 없다"고 선언하였다(Hirsch, 1883: 591). 한편으로 "질병의 특정 독소가 아픈 신체 안에서 재생산을 하며, 완벽한 효력을 가진 상태에서 신체로부터 배출된다"는 사실과(Hirsch, 1883: 591) 또 다른 한편으로는 티푸스가 뿌리를 내리고 영양분을 찾는 것은 언제 어디서나 "가난으로부터 발생하고 무지, 게으름, 무기력함에 의해 악화되는 비참한 삶의 환경, 즉 무엇보다도 청결함의 부족, 그리고

---

15 그의 대표작인 『지리적·역사적 병리학에 대한 백과사전식 편람(encyclopedic Handbook of Geographical and Historical Pathology)』(Hirsch, 1883)은 질병의 발생률이 기후, 토양, 동물과 식물, 정치, 사회적 사안, 음식 공급, 정신 훈련 등의 차이에 의해 영향을 받는 것과 마찬가지로 '시간과 장소'에 의해 달라진다는 사실을 총망라하는 근거를 제시했다.

일반적 개념틀

- 1~2쪽:. "유기적 세계의 생명은 작용하는 모든 영향력들의 총합으로, 살아갈 수 있는 유기체의 안에서, 일으켜지고 지속되는 과정의 발현이다. 따라서 이러한 과정의 형태와 방식(fashion)은 개체의 유형과 환경의 특성에 의해 결정된다. 이 두 요인은 각각 시간과 공간에서 많은 차이를 보여준다. 인간과 관련하여 전자의 요인[개체의 특성]으로는 연도에 의해 분리되는 세대, 전 세계에 흩어져 있는 인종, 국적의 독특한 특성으로 차이가 표현된다. 두 번째, 후자의 요인[환경의 특성]은 기후와 토양, 동물과 식물계의 독특성으로 (이들이 인간과 직접적인 관계에 들어오게 되는 경우에 한해서) 정치·사회적 문제, 식품의 공급, 정신 훈련의 우여곡절로 발현된다.

  이런 생각에서 세균에 대한 과학은 이상적으로 완벽한 형태라면 인류의 의학 역사를 제공해줄 수도 있을 것이다. (…) 그리고 나는 이러한 과학을 지리적 그리고 역사적 병리학이라고 이 시각의 지배적인 관점을 따서 이름을 붙였다."
- 6쪽:. "이 작업에서 다룬 주제를 정리하면서 현재 가장 일반적으로 사용되는 질병의 분류를 따랐다. 따라서 나는 ① 급성 감염병, ② 만성 감염 그리고 체질성 질환, ③ 기관의 질병을 구분하였다."

티푸스에 대한 분석

- 545쪽: "티푸스의 역사는 세계 역사의 어두운 페이지에 쓰였으며, 전쟁, 기아, 모든 종류의 고통으로 인한 인간의 끔찍한 재앙에 대하여 이야기한다."
- 547~574쪽: 자료가 가용한 모든 국가에서 유행병 그리고 풍토병으로서, 16세기에서 19세기까지 티푸스 발생과 빈곤, 전쟁, 기근 간의 관련성 요약.
- 574~578쪽: 기후와 토양과 관련한 티푸스 발생에 관한 자료의 요약. 열대기후 국가 대비 온대 기후 국가에서, 그리고 더운 기간 대비 추운 기간에 더 많이 문서 기록들이 이루어졌지만, 그럼에도 "티푸스는 발생과 유행 확산에 계절이나 날씨와 관련성이 없다"(577쪽). 다음과 같은 경고문구: "티푸스는 페르시아의 질병 유병률과 튀니지, 알제리, 니카라과에서 관찰된 유행으로부터 발생하였는데, 확실한 사실만 언급하자면 야자나무 구역과 20℃ 이상 지역이 티푸스로부터 완전한 면역성을 가진다는 학설은 보편적으로 적용되지 않는다."
- 578~589쪽: 티푸스 유행과 빈곤의 시기(a time of want)(578쪽) 간의 관련성에 대한 요약: "티푸스 발생에 영향을 미치는 사회적 안녕(social well-bing) 상태에 미치는 영향을 조사할 때, 모든 시기의 관찰자가 주목하게 되는 항상 전면에 드러나는 한 가지

사실이 있는데 그것은 티푸스 유행과 경작의 실패, 상업의 위기, 전쟁, 다른 널리 영향을 미치는 재앙들에 의해 야기되는 결핍상태 간의 시기상의 일치이다"(578쪽). 그러나 또한 "비르효가 이미 상부 실레지아의 1847~1848년 티푸스 유행의 역사에서 지적했지만 기근과 티푸스는 원인과 결과로서 필수적인 연관성은 없다"는 점과 그럼에도 "티푸스 독소는 특히 [자신에게] 적절한 토양을 찾아 기근으로 피폐해진 인구집단에서 번식하고 독성을 얻는다. 그러나 이런 손상[기근으로 피폐해진 상태]은 단지 질병의 물질적 소인 요인이며, 동시에 개인이 질병에 저항하는 힘을 감소시키는 요인으로 느껴질 수도 있다"는 점도 지적하였다(580~581쪽).

- 581쪽: "티푸스가 뿌리를 내리고 영양분을 찾는 것은 항상 그리고 어디에나 빈곤, 무지, 게으름, 무기력에 의해 악화되는 비참한 생활 조건이다. 그리고 이는 무엇보다도 환기가 잘 되지 않거나 전혀 되지 않고 모든 종류의 부패한 악취로 얼룩진 주거의 밀집과 청결의 부족이다."
- 591쪽: "티푸스가 정교한 접촉감염병 중 하나임은 의심의 여지가 없다. 다시 말해 질병의 특정 독소가 병약한 신체 내에서 스스로 재생산하여 완벽한 잠재력을 가진 상태에서 배출된다."

환기가 충분히 혹은 전혀 안 되고 갖가지 종류의 부패한 악취로 물들여진 거주지의 인구과잉에 있다"고 주장하였는데, 그에게는 이 두 가지 주장 사이에는 모순이 존재하지 않았다(Hirsch, 1883 : 581)(〈글상자 3-6〉 참조).

다시 말해 〈글상자 3-7〉에서 강조하듯이 접촉감염설이든 나쁜 공기설이든 질병의 어떤 특정 기전을 찬성하는 그 자체가 질병의 분포 혹은 빈곤자의 불균등한 부담을 설명하는 접근 방식을 지시하지는 않는다. 어윈 아커크네트(Erwin H. Ackerknecht)는 의사이자 역사학자로서 1948년에 처음 그러한 사실을 주장하였고, 이후 더욱 확장되어 연구된 바와 같이, 19세기 중반 세균설(germ theory)에 의해 전복되기 전까지 접촉감염설 반대론의 승리는 반론의 여지가 없는 근거에 의해 뒷받침되는 것은 아니었고 검역에 대한 자유민주주의의 경제적이고 정치적 측면의 반대로 인한 영향과 관계가 있다. 그 수가 증가한 빈민가 거주자와 도시 노동자가 더 궁핍해지고 동요의 움직임이 늘어난 것에 대한 개혁적인 움직임과 그 궤를 같이한다. 따라서 이 논쟁은 단지 유행병의 병인론적 기전에 한정되는 것이 아니었다. 무엇보다도 분자미생물학적 발병 원인에 대한 현재의 연구에서 명백하게 보여주듯이(Pier, 2008) 양쪽 진영 모두는, 부분적으로는 옳기도 하지만, 잘못된 근거에 기반을 두고 있다. (불활성 독소와 달리 자가 증식하는 박테리아, 바이러스, 기생충, 프리온 등) 질병을 옮기는 매개에 따라, (공기 흡입, 물이나 음식 섭취, 보균자를 포함하여 증상이 있거나 없는 감염자의 배설물, 타액, 생식기 분비물과 점막 혹은 피부접촉 등) 전파방법에 따라, (모기나 이 같은 곤충 매개체, 동물에 물림, 주사기에 찔림 등) 피부 상처나 찔려서 주입되는 것에 따라서 오물을 청소하는 것이 효과적이기도 하고, 검역이 도움을 주기도 하며, 어떤 방법도 소용이 없을 때도 있었다. 그러나 개인 대 사회적 결함의 역할이라는 질병 분포에 대한 논쟁의 핵심적 논의는, 유행병뿐만 아니라 모든 질환으로 확대되었다.

2) 광범위한 건강불평등을 설명하기: 사회계급, 직업, 경제수준과 질병 사이의 관계에 대한 자유주의 대 급진주의의 설명

비슷한 예로, 비슷한 시기에 이루어진 공장 시스템의 새로운 정치경제와 그로 인한 노동 환경이 건강을 위협했는지, 그리고 만약 그렇다면 이 새로운 위협 요인이 자유방임주의 시장경제 내에서 방지될 수 있는지 아니면 자유방임주의 시장경제 바깥에서만 극복될 수 있는지에 대한 그 당시의 논쟁을 생각해보자. 여기서 쟁점은 부상, 폭력을 비롯한 비감염성 질병의 원인과 분포였다. 이러한 비감염성 질병은 이환과 죽음에 압도적인 비중을 차지하고 있었다. 그리고 근로빈곤층과 실업빈곤층 모두가 과도한 부담을 지고 있었다(Rosen, 1958[1993]; Porter, 1999). 앞서와 마찬가지로 질병 분포의 여러 이론은 자료에 접근하고 이해하는 데 서로 다른 접근 방식을 취했다. 자연의 은유에서 사회적 은유로, 자연적 산물로서 질병 발생을 설명하는 기전에서 사회적 산물 기전으로 옮겨가면서, 연구자는 노동·빈곤·인간에 의해 만들어진 환경이 어떻게 건강에 영향을 미치는지를 이해하려고 노력해왔다(Krieger & Bim, 1998). 공장에

〈글상자 3-7〉 질병 분포에 대한 사회적 평가가 사전 가설로 설정한 질병기전과 정확하게 일치하지 않는 하나의 사례: 접촉감염설과 나쁜 공기설 찬성 입장의 이질적·정치적 친밀성, 그리고 우세했던 상식

사회적 집단	나쁜 공기설	접촉감염설
건강전문가	이용 가능한 최선의 증거를 바탕으로 하는 깨우친 연구자라고 스스로를 평가한 자유주의 역학자는 개인의 자유를 불필요하게 제한하는 것들과 구식의 관념들을 버리려는 태도를 기꺼이 취했다.	증거를 통해 유행병이 직접 사람 사이의 접촉에 의해 전파되며 무역 경로와 전쟁을 따라 이동한다고 믿은 노련한 시민과 군의관들.
경제, 정치 엘리트	산업 자본주의에서 새로 나타난 계급으로서 규제 없는 자유로운 무역과 상업의 기지하에 검역의 폐지를 요구.	검역을 제도화하고 상거래를 규제하며 개인의 자유를 제한하는 정부의 권위를 지지한 정치적 보수주의자.
빈곤층, 노동자 계급 옹호자	빈곤층의 옹호자는 의사, 연구자, 개혁가, 새롭게 형성된 도시 노동 계급으로 구성되어 있다. 이들은 위생 불결, 박봉, 높은 집값, 정부 무능, 환경정화활동 등 비참한 근로 환경과 더럽고 처참한 생활환경에 대한 개선을 요구했다.	공장 소유자나 지주의 탐욕이 결합함에 따라, 과밀화된 최악의 숙소에 살면서 나빠진 주민의 삶과 궁핍 그리고 굶주림이 유행병을 빠르게 확산시켰을 뿐만 아니라, 이에 굴복할 수밖에 없었다고 주장하는 소수의 빈곤계층 옹호자들. 이들의 주장은 나쁜 공기설의 자유주의, 급진주의자의 그것과 유사하였다.
사회 보수주의자	부도덕을 불결과 빈곤의 주된 원인으로 본 사회 보수주의자. 오물을 유행병의 원인으로 여겼고 빈곤은 비인과적 상관관계로 파악.	선천적인 부도덕이 빈곤층이 빈곤한 이유이며 그들이 지저분한 가정에서 북적대며 사는 것이 병이 직접 감염되는 이유라고 파악한 보수적 도덕주의자들.

서 상품을 만들고 정치가가 정책을 입안하는 것처럼 사회가 건강과 질병을 만드는 것이다. 확대되는 기계화(mechanization)를 통해 질병이 단지 자연적인 것이 아니라 인간이 만든 기전에 의한다는 생각이 도입되었다. 사회 환경과 경제 정책을 (병에 걸리기 쉬운 내적 요인을 가지고 있는 신체 상의 상태) '소인성 요인'에

서 '원인'으로 격상시킨 다수의 새로운 연구자는 사회 그 자체를 질병 인과론의 새로운 핵심 배우로 등장시켰다. 역학의 출현에서 핵심은 현재 사회역학(social epidemiology)이라고 불리는 학문의 등장이다. 사회역학의 다양하고 논쟁적인 학설은 페티(W. Petty)가 150년 전에 어렴풋이 보았던 정치적 산술의 유망한 영역을 다루고 있다.

인구집단 건강과 정치경제를 연결시킨 초기 연구자 중 하나이며 프랑스 의사이자 자유시장경제의 옹호자였던 루이 르네 빌레르메(Louis Rene Villermé, 1782~1863)는 나폴레옹 사후인 1820년에서 1840년 사이에 부, 노동, 건강에 대한 기념비적 연구를 발표했다. 그리고 그는 1829년 세계 최초의 공중보건 잡지(Annales d'hygiene publique et de medicine legale)의 공동 창간인이 되었다(Ackerknecht, 1948b; Coleman, 1982; La Berge, 1992; Weir, 1997; Cole, 2000). 이 분야 관점을 대표하는 그의 수많은 선구자적 연구는 과학과 정책 분야 모두에게 지대한 영향을 끼쳤다(〈글상자 3-8〉 참조). 특히 지역사회, 부, 사망에 관한 1826년의 연구(Villermé, 1826)와 공장 노동자의 건강에 관한 1840년의 최초이면서 기념비적인 연구『방직업에 종사하는 노동자의 육체적·도덕적 상태에 대한 기술(A description of the physical and moral state of workers employed in cotton, wool, and silk mills)』(Villermé, 1840)은 역학이론의 관점에서 주목할 만한 연구이다.

1826년 빌레르메의 연구는 1817년부터 1821년까지의 파리의 사망률과 인구 센서스 자료를 묶어 지역사회의 사망률 변화 양상을 관찰하였다. 이는 최초의 시도였다. 이 연구에서 지역사회의 연간 사망률의 변화는 히포크라테스적 신조인 '자연 환경'에 따른 양상을 보이지 않고 부와 빈곤에 따르고 있음을 보여주는 놀랍고도 새로운 결과가 제시되었다(Villermé, 1826; Coleman, 1982: 149~163). 그는 집세를 가장 적게 내는(비과세 집세 가구비율이 높은) 가난한 거주지역에서 사망률이 가장 높았으며 일관되는 사회경제적 격차를 발견하였다. 이는 170년 후에 대대적으로 다시 회자되었다(Krieger, 2001a) 3년 후 빌레르메는 상대적 다리 길이를 포함한 작은 키, 질병, 기형을 이용한 연구를 통해서도

연도	연구내용
1826	지역사회의 사망률이 히포크라테스적 가설이 예측한 '공기, 물, 장소'에 의한 것이 아니라 부와 빈곤 수준에 따라 다름을 증명하기 위한, 새로 축적한 파리의 인구 센서스와 사망률을 연결시킨 빌레르메의 선구적인 연구(〈표 3-1〉). 햇빛에 대한 노출 여부, 센(Seine)강에 인접한 정도, 바람이 부는 양상, 나무와 공원의 존재 유무 등은 지역사회의 사망률 아무런 연관성이 없다(Villermé, 1826; Coleman, 1982: 149~163). 빌레르메는 사망률에 영향을 미치는 관찰된 사회경제적 차이가 삶의 질, 노동 유형, 무절제한 행동에 의한 것인지, 이 세 가지 모두가 관련되어 있는지는 더 많은 연구가 필요하다고 지적하였다.
1828	빌레르메는 프랑스에서 새로 설립한 왕립의학원이 펴낸 잡지의 창간호에서 논문 (*Mémoires de l'Académie royale de medicine*)을 발표하였다. 세계 최초로 경제적으로 낙후한 행정구역과 부유한 지역을 비교하는 기대수명표를 작성하였다 (Villermé, 1828). 이 연구에서 빈곤층의 수명이 짧음을 보여주었으며, 생활필수품의 부족을 단명의 한 원인으로 지목하였다. 빈곤층이 박탈로 인해서 수명이 짧은지, 부유층이 방탕으로 인해 짧은지에 대한 당시의 논쟁을 해결하기 위해 이 연구를 수행하였다.
1829	빌레르메가 창간을 도운(Coleman, 1982: 20) 잡지(Annales d'hygiène publique et de médicine légale)의 창간호에서 작은 키와 경제적 궁핍 사이의 연관을 보여주는 논문을 발표했다. 그는 경험적 연구에서는 최초로 군대의 자료를 이용하였다(Villermé, 1829). 이 자료를 바탕으로 어린 시절 경제적 궁핍과 부적절한 영양 공급은 성인이 되었을 때 작은 키와 불량한 건강상태를 야기한다고 추론했다.
1833	건강의 사회경제적 불평등 문제를 다룬 최초의 논문 중 하나에서, 빌레르메는 취합 가능한 유행병의 빈도와 사망률, 유행이 돌지 않는 때의 사망률 자료를 모아 요약했다. 그리고 국가 간, 국가 내 비교를 통해 가장 건강상태가 좋은 사람은 가장 높은 삶의 질을 누리는 사람이라는 결론을 내렸다(Villermé, 1833). 현재도 영향력 있는 계몽주의 철학자 장 자크 루소(Jean Jacques Rousseau, 1712~1778)의 '문명화(civilization)'가 건강에 해를 끼쳤다는 주장을 반박하기 위하여 이러한 결과를 활용하였다(Rousseau, 1755; Rosenberg, 1998). 빌레르메는 연구 결과를 바탕으로 건강이 '문명 상태'에서 나오며, 질병은 '야만'과 결핍에서 비롯된다고 보았다(Villermé, 1833: 55).
1840	빌레르메는 공장 노동자에 대한 종합적인 연구를 최초로 출판하였다. 『방직업에 종사하는 노동자의 육체적·도덕적 상태에 대한 기술(A description of the physical and moral state of workers employed in cotton, wool, and silk mills)』 (Villermé, 1840; Coleman, 1982: 205~238)에서 노동자의 불량한 건강 상태는 노동

그 자체에 기인한다기보다는 낮은 임금과 "앞날을 생각하지 않는(improvident)" 습관 때문이라고 보았다: 따라서 그는 규제받지 않는 자유 시장이 만들어내는 경제 성장이야말로 노동자의 건강을 향상시킬 수 있는 최선의 수단이라는 결론에 도달하였다.

유사한 결과를 발견하였다(〈표 3-1〉 참조). 그는 신체의 크기, 신체 비율, 수명은 고정되거나 자연 환경에 의해서만 주조되는 것이 아니라 경제적 조건이 깊숙히 각인되어 있기 때문에 정부 정책에 의해서도 영향을 받을 수 있다고 보았다(Coleman, 1982; Krieger & Davey Smith, 2004). 이제 더는 질병의 원인 또는 분포가 천부적 조건에 의해서만 설명될 수 없으며 사회적 부분이 밀접하게 관련되어 있음을 보여주었다.

1840년에 빌레르메가 발표한 850쪽이 넘는 두 권의 책, 『방직업에 종사하는 노동자의 육체적·도덕적 상태에 대한 기술(A description of the physical and moral state of workers employed in cotton, wool, and silk mills』(Villermé, 1840) 연구는 공장 노동자의 나쁜 건강상태가 노동환경 그 자체에 의한 것인지, 낮은 삶의 질에 의한 것인지 격렬한 논쟁을 야기하였다. 기계화에 경도되어(Villermé, 1840, Tome II: 209), 빌레르메는 먼지, 소음, 온도, 노동 유형과 같은 작업장의 위험성에 면죄부를 주는 대신, 노동자의 나쁜 건강을 강제노동, 휴식 부족, 부주의, 질 낮은 음식, 절약하지 않는 습관, 음주, 방탕함 탓으로 돌렸다. 한마디로 표현하면 삶의 필요를 충족하지 못하는 적은 월급 때문이었다(Villermé, 1840, Tome II: 209; Coleman, 1982: 230). 빌레르메는 (채굴, 하수구 청소, 토끼의 가죽을 벗기기 등과 같이) 건강에 위해한 직업이나 공장 체계가 본질적으로 '불결(insalubrious)'하다고 생각하지 않았다. 실제로 빌레르메는 프랭크(J. P. Frank)(〈글상자 3-4〉 참조)와 다른 이들이 생생하게 묘사하고 있는 암울한 시골 노동자의 상황에 비하면 공장 노동자의 상황은 상당한 개선이 이루어진 것이라고 보았다(Villermé, 1840, Tome 1: 1~33, Tome II: 342~354). 빌레르메의 자유주

행정구역 (지역사회)	1817년 인구	비과세 집세 분율 %	연평균 사망률: 전체 인구		평균 신장(m): 18~21세 징집병
			분율	10만 명당*	
2(가장 부유)	65,623	7	1/62	1612.9	1.688
3	44,932	11	1/60	1666.7	1.690
1	52,421	11	1/60	1666.7	1.690
4	46,624	15	1/58	1724.1	1.680
11	51,766	19	1/51	1960.8	1.678
6	72,682	21	1/54	1851.8	1.678
5	56,871	22	1/53	1785.7	1.681
7	56,245	22	1/52	1923.1	1.683
10	81,133	23	1/50	2000.0	1.689
9	42,932	31	1/44	2272.7	1.680
8	62,758	32	1/43	2325.6	1.681
12(가장 빈곤)	80,079	38	1/43	2325.6	1.679

주: 지역사회 부의 지표는 부유층을 대상으로 한 집세 대비 비과세 집세의 분율.
 * 원본 표에서는 분율만 표기됨.
자료: Villermé(1826); Villermé(1829); Krieger & Davey Smith(2004).

의적 신념에 의하면 정부의 간섭으로부터 벗어난 사적 영역이 확장하면서 경제가 성장하고, 그 결과로써 얻게 되는 높은 임금과 도덕의 고양이야말로 공장 노동자의 나쁜 건강상태를 개선할 수 있는 해결책이라고 보았다(Villermé, 1840, Tome II: 355~373). 이러한 신념이 있음에도 빌레르메은 한 가지 문제에 대해서는 자유방임주의 관점을 배제하였는데, 아동 노동만큼은 정부의 규제와 간섭을 강력하게 지지하였다. 학업은 도덕적, 신체적 성장을 도움으로써 신체적·정신적으로 훨씬 건강한 노동자가 될 수 있다고 본 것이다. 더욱이 정부 규제 없는 비용절감 경쟁은 아동의 근로 조건을 증진시키려는 자애로운 고용주를 파산에 이르게 할 수 있다고 생각했다(Coleman, 1982; Weissbach, 1989; Nardinelli, 1990). 다른 개혁가와 더불어 빌레르메의 연구는 프랑스에서 1841년 포괄적 아동노동 규제 법령을 이끌어냈다. 이 법안은 8세 미만 아동의 고용을 금지하고, 8세에서 16세 아동의 노동시간과 노동환경을 규제하며, 12세 미만 노동 아동은 학교 등록을 의무화하여 증빙하도록 하였다(Coleman, 1982; Weissbach, 1989).

오늘날 급진적 또는 프롤레타리안(OED; Williams, 1985)이라고 표현되는 대안적 시각은 경제적 자유주의자인 빌레르메와 채드윅이 그들의 저서에서 분석했던 자료를 재해석하고 보완하였다. 정적이고 도덕주의 분석에서 벗어난 그들은 도시와 지역 빈곤계층의 가장 나쁜 건강수준은 당시에 새롭고 빠르게 확산되었던 이른바 '산업 자본주의(industrial capitalism)'가 불공평한 계급관계를 양산했고(Williams, 1985; Hobsbawm, 1996b), 이는 다수의 건강을 파괴하고 저해하는 대가로 극소수의 거대한 부를 만들어냈다. 20세기 후반에 이루어진 연구는 이러한 사실을 뒷받침하는데, 1840년대 산업 노동자 첫 세대는 키의 감소, 사망률의 침체 등으로 삶의 질 저하를 경험했다(Steckel & Floud, 1997; Szreter, 1997).

1844년 프리드리히 엥겔스(Friedrich Engels, 1820~1895)가 쓴 『영국 노동자 계급의 상태(The Condition of the Working Class in England)』는 이러한 급진주의적 관점을 잘 드러낸 고전 연구 중 하나이다. 이 책은 1년 뒤 독일에서 먼저 출판되고, 그 후에 영국에서 출판되었다(Engels, 1845[1958]; Marcus, 1974; Wheen, 1999). "산업화(industrialization)가 노동자들의 신체, 지능, 도덕적 상태에 어떠한 영향을 끼쳤는지"(Engels, 1845[1958]: 108)에 대해 초점을 둔 엥겔스는 정부의 공식 보건 문건과 과학적 연구뿐만 아니라, 노동자 임금, 지출, 산업자본가들의 이익, '(노동자와 빈곤층에 대한 경멸을 포함한) 부르주아의 태도', 그가 영국에 있는 동안 "프롤레타리아 계급이 어떻게 사는지 직접 보면서" 보충한 '노동계급 운동'에 관한 정보를 모두 참조하였다. 이 책의 절반 이상은 노동자와 가족의 건강에 지면을 할애하였다.

이 책은 첫 장부터 역사적 관점을 견지하면서 '영국 노동자 계급'의 기원으로부터 18세기 중반 '산업혁명(Industrial Revolution)'의 발생까지의 과정을 추적하

132 역학 이론과 맥락

관찰

- **아동기 박탈 경험의 지속적인 영향:** "아동기의 고통이 성인이 되어서도 지워지지 않는 낙인으로 남아 있는 것을 쉽게 관찰할 수 있다. 노동자의 자녀는 대부분 방치되고 있다: 이것은 절대 완전히 제거할 수 없는 흔적으로 남으며, 전 노동자 세대를 약화시킨다"(115쪽).
- **조로(premature aging):** 맨체스터에서는 "노동자계급의 조로 현상이 일반적이어서, 실제로 40대 직공은 10~15세는 더 나이가 들어 보였다"(180쪽).
- **사망률:** 노동자계급의 위생 상태에 관한 채드윅의 보고서에서 근거를 인용했는데, 이 보고서에 따르면 "1840년 리버풀 지역의 상류층, 전문직 종사자의 평균 수명은 35세, 상인과 그 가족은 22세, 노동자와 기계노동자, 하인은 15세에 지나지 않았다. 높은 사망률의 주된 이유는 영유아의 높은 사망률이었다. 양부모가 모두 일터에 나가거나 부모 한 명이 사망한 경우, 아이는 방치되기 때문에 건강 상태가 악화되었다. 예를 들어 맨체스터 지역에서 노동자의 자녀 중 다섯 살 생일을 맞이하기도 전에 죽는 경우가 54%나 된다는 사실을 보고서를 통해 알게 된 것은 전혀 놀라운 일이 아니다. 반면 중상층의 자녀 중 다섯 살 전에 사망하는 경우는 20%였다"(121쪽).
- **방직 노동자:** "면과 아마(flax) 방직 기계에는 보풀과 먼지로 가득한 공간이 많이 있다. 이는 특히 빗질 공정에서 일하는 노동자에게 기관지와 호흡기 질환을 야기한다. 공장의 먼지를 마시게 되면서 발생하는 결과는 각혈, 거칠고 가쁜 숨, 흉부통증, 기침과 불면증 등을 언급할 수 있다. 간단히 말해 천식의 모든 증상이 나타나며, 최악의 경우 폐결핵이 되기도 한다"(184쪽). (…) "이 공장의 기계를 다루는 것은 가장 건강에 좋지 않은 직종이다. 복잡한 방식으로 움직이는 바늘에 의해 뽑힌 딱 하나의 실 가닥을 주시하면서 추적하는 일을 하게 된다. 이 작업은 시력에 큰 치명상을 주게 되는데, 특히 14시간에서 16시간의 연속 근무시간이 일상이 될 때 그러하다"(217쪽).
- **도공과 납 중독:** "노동자의 건강을 악화시키는 방식으로 가장 분개하게 되는 경우는 도공이 비소와 납을 함유한 유약에 그릇을 담가야 할 때이다. 실제로 몇몇 노동자는 그 액체에 손을 넣어야 한다. 성인 남성과 소년이 이 일을 하게 되는데, 그들의 손과 옷은 언제나 젖어 있다. (…) 이 노동자들은 크나큰 고통과 심각한 복통, 장 질환, 중증의 변비, 배앓이, 결핵으로 힘겨워한다. (…) 일반적으로 손 근육 운동의 국소적 손실, 배앓이, 사지 마비로 고통받는다"(234쪽).
- **광부의 질병:** "광부에게 대체로 나타나는 질병은 '검은 침'이다. 폐가 미세한 석탄 입

자로 채워지고, 이로 인하여 전신 쇠약과 두통, 흉부 협착, 검은 점액의 객담이 생성되면서 나타나는 증상이다"(281쪽).

- 임신과 출산: "만약 어떤 임신한 노동자가 너무 일찍 휴직한다면 해고를 두려워할 것이고, 복직하고자 할 때 그 노동자의 자리를 다른 사람이 차지한 것을 발견하게 될까 두려워했을 것이다. 더불어 결근을 하면 수입이 사라지게 된다. 따라서 저녁에 일하고 다음 날 아침에 출산을 하는 것은 꽤 흔한 일이었으며, 기계로 가득한 공장에서 출산을 하는 일 또한 비일비재하였다"(182쪽).

- 수면 부족, 야간 노동자에 관한 견해: "이 노동자는 밤에 잠을 잘 수 없다. 낮에 자는 잠이 이를 대체할 수 있는 것이 아니다. 이로 인하여 신경계 질환과 일상적인 무기력, 육체적 쇠약이 불가피하게 나타난다"(170쪽).

- 견딜 수 없을 만큼의 지루함이 건강 악화에 미치는 영향: "기계를 손질하고 끊어진 실을 묶는 일은 노동자의 고도의 집중을 요구하는 활동이다. 하지만 동시에 다른 어느 것에도 마음 쓰는 일을 허락하지 않는다. 이는 일이라기보다는 차라리 극도의 지루함이 되어버린다. 이보다 더 지루하고 싫증나는 것을 상상하는 것은 불가능하다. 공장 노동자는 체력과 정신력의 위축을 선고받는 것이다. (…) 그리고 그들에게 압력을 가하는 사람에게 분개의 감정을 느끼지 않는 노동자의 경우, 술이나 다른 종류의 타락과 부도덕을 탐닉하게 된다"(200쪽).

- 거리, 시장, 주거 환경: "일반적으로 거리는 비포장이고 움푹 파인 곳들로 가득하였다. 또한 동물과 채소 쓰레기는 흩뿌려져 있어 오물로 가득 차 있다. 배수구와 도랑이 없기 때문에 쓰레기는 물웅덩이에 고여 악취를 낸다. 썩어서 거의 먹을 수 없는 채소와 과일 상자가 쌓여 있는 길거리 시장 때문에 도로는 더욱 좁았다. 이곳과 푸줏간에서 나는 냄새는 지독하다. 지하실부터 다락까지 집이 가득 들어차 있는데 내부는 바깥 못지 않게 더럽다. 이와 같은 소굴에서 거주하려는 사람은 아무도 없을 것이다"(33~34쪽).

지역사회의 맥락 효과(contextual effects)

1844년 영국 맨체스터 교외 콜튼 온 메드록에서 거리와 주거 수준에 따른 사망률 자료(120~121쪽)

사망률*			
거리 수준	주거 수준	분율	10만 명당 사망률
1st	1st	1/51	1,960.8
	2nd	1/45	2,222.2
	3rd	1/36	2,777.8
2nd	1st	1/55	1,818.2
	2nd	1/38	2,631.6

	3rd	1/35	2,857.1
3rd	1st	-	-
	2nd	1/35	2,857.1
	3rd	1/25	4,000.0

*원본 표는 분율만 제시함.

나쁜 주거, 노동 조건의 총괄 효과

"이러한 모든 부정적 요소는 노동자의 건강 약화와 결부된다. 공업 도시의 실내에서 작업하는 튼튼하고 건강한 매우 소수의 사람을 발견할 수 있기도 하다. 우리가 여기에서 관심을 두는 것은 공장 노동자이다. 그들 대부분은 연약하고 여위고 창백하다. 그들의 뼈 구조는 두드러지지만, 그것이 강하다는 증거는 전혀 없었다. 노동환경 때문에 비정상적으로 발달한 일부를 제외하면 근육은 축 늘어져 있으며 대부분은 소화 문제로 고통받고 있었다. 결과적으로 지속되는 정신적 우울과 일상적 과민성 때문에 삶의 모습은 매우 음울한 것이었다. 약화된 몸은 질병에 저항할 수 있는 상태의 것이 아니었고, 감염병이 확산될 때마다 그들은 희생당해야 했다. 결과적으로 그들은 일찍 늙고 일찍 죽었다. 이것은 사망률 통계에서 입증된 것이었다"(118~119쪽).

결론: 사회적 살인(social murder)

"잘 먹어야 회복이 쉬우므로, 영양 상태가 좋지 못한 환자는 어려움이 많다. 영국 노동자는 이를 '사회적 살인'이라고 부르며 이러한 범행을 용인하는 사회를 비난했다. 그들의 항의는 정당하지 않은가?"(32쪽)

"만약 한 개인이 다른 사람에게 신체 상해를 가했는데 공격당한 사람이 다른 이유로 사망하게 된다면, 우리는 그것을 '고의성 없는 살해'라고 부른다. 반면 치명적이라는 것을 공격하는 사람이 미리 알았다면 우리는 그것을 '살인'이라고 부른다. 만약 사회가 조로(早老)와 부자연스러운 죽음을 야기하는 위치에 수많은 노동자를 두었다면 이것도 살인이다. 흉기에 찔리거나 총에 맞았다면 죽음은 폭력적인 것이다. 죽음이 놓아줄 때까지 저러한 상황에서 살게 하도록 법이라는 강한 무기에 의해 노동자가 위협받는다면 살인이 이루어진 것이다. 이러한 상황이 지속되는 한 노동자가 희생되는 것을 피할 수 없다는 것을 완벽하게 알고 있다면 살인이 이루어진 것이다. 처음에는 사망의 책임을 어떤 개인의 폭행으로 탓할 수 없기 때문에 전혀 살인이 아닌 것 같았다. (…) 하지만 그럼에도 이것은 살인이다. 정부 공식 문서, 의회 문서와 같은 의심할 여지가 없는 출처에서 찾아낸 노동자의 죽음과 관계된 증거는 결론적으로 정부 정책이 고의성 없는 살해가 아니라 고의적 살인을 이끌어낸다는 것을 알고 있음을 입증하기 때문이다"(108~109쪽).

였다(Engels, 1845[1958]: 9~26). 엥겔스는 이러한 추적을 통해 "어린 시절의 고통은 어른이 되어서도 결코 지워지지 않는 낙인으로 남는다"고 서술하였다(Engels, 1845[1958]: 115). 박탈만이 아니라 계급 이동성(dynamic)도 문젯거리였다. 예를 들면 엥겔스는 노동자의 비참하고 부적절한 영양 상태에 더하여, 식품 구매의 실상을 조사하면서 아래와 같이 기술하였다(Engels, 1845[1958]: 80).

노동자는 대부분 토요일 오후 4시나 5시, 심지어 7시에 겨우 시장에 갈 수 있는데, 그때쯤이면 가장 좋은 식품은 아침에 장을 보는 중산층 때문에 동이 난 상태이다. 시장이 문을 열 때에는 양질의 식품이 많지만, 노동자가 도착할 때는 다 사라져버린다. 설령 있다 하더라도 노동자는 그것을 살 여력이 없을 것이다. 노동자가 사는 토마토는 대체로 질이 좋지 않으며, 채소도 시들하며, 치즈는 악취가 나고 질이 낮다. 베이컨은 썩은 냄새가 나고, 고기는 말라 비틀어졌고 오래되었으며, 질기고 부분적으로 더럽기까지 하다.

맨체스터에서 "노동자 계급의 빠른 노화 현상이 너무나도 보편화되어 40대 노동자가 10~15세 정도 더 나이 들어 보이는 현상"(Engels, 1845[1958]: 180)을 관찰한 엥겔스는 신체에 영향을 미칠 수 있는 위험 노출과 정책에 대한 근거를 체계적으로 정리하였다.

일터의 위험성을 간과하거나 무시했던 채드윅과 빌레르메의 연구와 달리 엥겔스는 위험한 노동 환경으로 인해 발생하는 수많은 질환과 조기 사망에 대해 생생히 묘사하였다(〈글상자 3-9〉 참조). 노동자가 해고와 굶주림에 대한 두려움으로 인하여 낮은 임금을 받는 일자리로 지속적으로 내몰리게 되는 상황(Engels, 1845[1958]: 88~103)임을 인지한 엥겔스는 방직 노동자, 도공, 광부, 금속 제련업자 등 다양한 노동자에게 영향을 미치는 위험 요소를 상세하게 기술하였다(Engels, 1848[1958]: 184~185, 223~234, 275~284). 또한 아동과 임산부에 악영향을 미치는 위험요인들(Engels, 1845[1958]: 169, 182~183, 237~238), 교대 근무제로 인하여 발생하는 일반적인 위험요인(Engels, 1845[1958]: 170), 하루 종일 서서 일해야 하는 현장(Engels, 1845[1958]: 174, 181~182), 기계 작동 중에 발생하는 소음이 동반된 지루함과 싸우는 모습(Engels, 1845[1958]: 199~200)을 자세히 묘사하였다. 저임금으로 인해 살 수밖에 없는 빈민가나 일터에서 감내해야 하는 의기소침하고, 혐오스러운 상황에 대한 반응으로 술이나 다른 자극제에 의지해야 하는 노동자의 모습이 엥겔스에게는 전혀 놀라운 것이 아니었다(Engels, 1845[1958]: 115~119, 200). 그들의 거주지역에 대하여 엥겔스는 이렇게 말했다 (Engels, 1845[1958]: 188).

간단히 말해 부르주아 계급의 지갑을 두둑이 채워주기 위해 여성은 아이를 낳기에 부적절한 환경으로 내몰리고 있다. 아동은 불구가 되었고, 그 결과 성인 남성은 성장이 저하되고 신체장애자가 되었다. 노동자 전 세대의 건강은 악화되고 있으며, 질환과 병약 상태에 시달리고 있다.

'중산층의 역겨운 탐욕'(Engels, 1845[1958]: 188)과 그 주체인 지주, 정치인, 기업가에게 비난의 초점을 맞춘 엥겔스는 도발적으로 그가 노동자들로부터 배웠다고 말하는 어휘 '사회적 살인'을 통해 영국 사회에 책임을 물었다(Engels, 1845[1958]: 32). 엥겔스에게 "영국 산업 프롤레타리아의 상태를 고려할 때 영구적 또는 일시적 고통, 질환, 사기저하는 그들이 직면하고 있는 생활 환경 또는 작업 특성에서 기인한 것(Engels, 1845[1958]: 240)"임이 분명하였다. 즉 질병과 그 분포는 사회적인 것이며 자연 현상으로만 생각되어서는 안 된다.

비르효는 4년 후 1848년 『공중보건 서비스(Public Health Service)』 에세이에서 "고작 수백 명의 부유한 사람이 살기 위해 수천 명의 사람이 비참하게 죽어나가야"(Virchow, 1848c: 24) 하는 체계를 비난했다. 급진주의 입장에서 1840년대 중반 격변하는 정치상황 속에서 그럴듯해 보이는 단편적인 개선(Hobsbawm, 1996a)보다는 사회 전체를 바꿀 만한 전면적인 개혁을 통한 진정한 해결책이 필요했다. 특히 당시 20대 중반에 지나지 않았던 두 저자에게는 그러했을 것이다. 1848년 혁명이 빠르게 진압되면서 급진적인 관점을 피력하기 어려웠지만

이 개념은 20세기에 유사한 분석을 시도하는 데 밑거름이 되었다(Waitzkin, 1981; Krieger, 2000; Krieger, 2001b)(6장 참조).

자유주의 관점과 프롤레타리아 관점은 정치, 경제 분석, 노동과정 위험 평가에서 매우 다르다. 그러나 빈곤과 정치적·경제적·사회적 상태가 질병과 그 분포에 단순히 상관관계를 악화시키는 것이 아니라 이를 발생시킨다는 점에서 의견이 일치한다. 자연환경 그 자체가 아니라 사회 또는 노동 환경이 인과적 요인이 되었다. 파(W. Farr)는 이런 아이디어를 뒷받침하는 근거와 개념의 실효성을 입증하기 위한 작업을 수행하였다. 이전에 언급했다시피 빅토리아 시대의 저명한 공중보건 관리였던 파는 퇴직이 얼마 남지 않았던 1866년 논란의 여지가 있는 언급을 배제하고 자명한 사실을 관찰하여 다음과 같이 서술하였다.

유럽 국가 사이에 건강 격차가 없다는 것은 우연의 결과일 뿐이다. [격차는] 각 국가의 물리적·정치적 조건에 따른 직접적 결과이다(Eyler, 1979: 199).

3) 질병 분포의 인종/민족적 차이에 대한 이론화: 식민주의, 노예제, 기후 대 고유 체질(innate constitution)

질병과 질병 분포의 원인에 대한 논쟁에서 선천적 특성에 대한 관심이 사라진 것은 아니었다. 오히려 그 반대였다. 점차 기계화되고 자연에서 멀어지는 시대임에도 역학의 새로운 분야에서는 질병과 사망의 인종/민족적 양상의 원인이 사회적인지 선천적인지에 대한 논쟁에 크게 연루되었다(Krieger, 1987). 17세기 아프리카 노예 무역과 상업 무역이 증가하고 유럽 국가의 식민지가 확장되면서 다른 대륙 출신 사람 간 접촉이 늘어남에 따라, 새로운 건강 관련 자료와 사회적 갈등이 혼재하여 피부색, 출생지, 건강의 관련성에 대한 새로운 논쟁이 시작되었다(Amold, 1988; Harrison, 1996; Saakwa-Mante, 1999). 미국에서는 아메리카 인디언, 아프리카 노예,[16] 백인의 신체 외형과 질병 비교에 연구의 중점을 두었다. 유럽에서 연구된 논문은 유럽 정복자와 '원주민(native)'을 비교하면서, 전 지구적 '인류(mankind)'의 다양성을 주장하였다. 건강의 계급 불평등 문제와 마찬가지로 유럽, 북아메리카 의사와 과학자는 다른 사회 분야와 마찬가지로 양쪽으로 나뉘어 입장을 표명했다. 이러한 논쟁의 핵심은 하나 혹은 여러 인종(race)으로 구성된 사람이 정신적·도덕적·육체적 능력과 권력을 선천적으로 동등하게 지니고 있느냐의 여부였다(Haller, 1971; Takaki, 1993; Harding, 1993; Augstein, 1996; Gould, 1996; Banton, 1998; Ernst & Harris, 1999; Desmond & Moore, 2009). 이 논쟁은 건강에 다음과 같이 적용된다. 인종과 민족(ethnic)에 따라 다른 건강 수준의 원인은 기후(climate), 선천적 체질(innate constitution), 사회 중 무엇 때문인가(Krieger, 1987; Ernst & Harris, 1999; Harrison, 2002).

인종 간 체격과 건강의 차이에 대한 초기의 설명 방식은 17세기 유럽 철학자와 의사의 방식과 비슷하였다. 히포크라테스적 환경 교리와 기독교 신학이 결합하여 이러한 해석에 영감을 부여하였는데, 인종 간 관찰되는 차이의 원인은 하나의 신에 의해 창조된 하나의 인종에 가변적인 기후 효과가 반영되었기 때문이라는 것이다. 인간의 다양성을 이해하려는 '환경' 접근 방법에 대한 예를 들어보자. 18세기 후반 인간의 '다양성(varieties)'을 분류하려는 일을 유형화하기 위한 과학적 노력의 하나로서, 1775년에 출간된 『인간의 본질적 다양성에 대하여(On the Natural variety of Mankind)』(Blumenbach, 1865: 65~145)라는 책을 들 수 있다. 요한 프리드리히 블루멘바흐(Johann Friedrich Blumenbach, 1752~1840)는 독일의 해부학자로 인류학(anthropology)의 새로운 이론을 개척하기 위하여 일생을 바쳤다(Floures, 1865; Stanton, 1960; Haller, 1971; Stepan, 1982; Gould, 1996; Baer et al., 1997; Augstein, 1999; Baker, 1998). 블루멘바흐가 고안한 다섯 유형의 인간 분류는 코카시안(Caucasian), 몽골리안(Mongolian), 에티오피안(Ethiopian), 아메리칸(American), 말레이인(the Malay)으로 빠르게 널리 활용되기 시작하였다. 그에 따르면 이 다섯 가지 인간 유형은 동등하게 한 종에 속한다고 보았다. 그럼에도 그는 직접 작명한 코카시안을 원형으로 정하고, 다른

---

16 (옮긴이) 과거 연구들의 인용과정에서 불가피하게 부적절한 단어를 그대로 사용하였다.

블루멘바흐의 『인간의 본질적 다양성에 대하여(On the Natural variety of Mankind)』(Blumenbach, 1865)

- 핵심 질문: "인간은 그리고 모든 시대의 모든 인종은 모두 다 같은 하나의 인종인가 아니면 다른 하나 이상의 인종으로 구분될 수 있는가?"(97~98쪽)
- 답: "인간은 다섯 가지의 다른 다양성을 가지고 있지만, 하나의 인종이다"(264쪽).
  ① "셀 수조차 없이 많은 인간의 인종은 서서히 서로 마주한다"(264쪽). 그리고
  ② "제멋대로인 분류에서도, 다른 것에 비해 더 선호되는 것이 있다고 말한다. 오랜 기간 관심을 쏟은 후 자연의 진리로서 우리에게 알려진 것처럼, 모든 인간은 다음의 다섯 가지 유형으로 구분되는 것이 가장 적합한 것처럼 보인다. 코카시안, 몽골리안, 에티오피안, 아메리칸, 말레이인으로 각각을 구별하였다"(264쪽).
  ⓒ "코카시안은 '원시' 다양성으로 이들은 몽골리안으로 퇴행하였다."[17]
- 왜 코카시안인가?
  ① 블루멘바흐의 말에 따르면(269쪽) "나는 코카서스 언덕에서 이 인종의 이름을 차용했다. 이 지역 특히 남부 언덕에서 가장 아름다운 인종인 조지아인이 살기도 했지만, 모든 생리학적 근거가 이 지역으로 수렴되기 때문이다. 이 지역이 어쨌든 인류의 원주민이 있었을 가능성이 가장 큰 것 같다. (…) 한편 그들의 피부는 흰색이었고, 이것이 인간의 원시 피부색이었다고 추정했는데, 위에서 보여준 바와 같이(s.45), 탄소질의 색조의 분비나 침전(s.45)이 일단 깊이 이루어질 때 갈색으로 퇴화하는 것은 매우 쉬웠으나, 검정 피부가 흰색이 되는 것은 매우 어렵다."
  그의 선택을 정당화하기 위해 그가 말한 설명은 다음과 같다(269쪽).
  "무수히 많은 증거가 있지만 차딘(Jo, Chardin T. I. p. m. 171)의 고전 한 구절을 인용하는 것으로 충분하다. "조지아의 피는 동쪽 지방, 아니 아마도 세상에서 가장 좋다. 나는 이 나라에서 성을 떠나 단 한 명도 못생긴 얼굴을 보지 못했고, 오직 천사와 같은 얼굴만 보았다. 다른 곳에서 볼 수 없는 여성의 아름다움이 넘쳐났으며, 그들을 사랑하지 않고서 그들을 쳐다보는 것은 불가능에 가깝다는 것을 알게 되었다. 조지아인보다 더 아름다운 용모로 치장하거나, 나은 용모를 가진다는 것은 불가능할 것이다.'" 이런 근거에서 코카시안은 과학적 용어가 되었다(Scheibinger, 1993: 115~142; Augstein 1999; Krieger, 2005, Painter 2010).
  ② 하지만 다른 연구자가 지적한 것처럼 블루멘바흐가 코카시안을 선택한 것은 인종

---

17 Degenerated, 이는 블루멘바흐가 사용한 어휘이다.

적, 성적으로 영향받은 '(유럽 백인 남성에 의해 구체화된) 심미안'일 뿐만 아니라, 국가 정책과 종교적 믿음을 반영하고 있다(Schiebinger, 1993: 115~142; Augstein, 1999; Krieger, 2005, Painter 2010). 흑해와 카스피해의 사이에 위치한 코카서스 산맥은 유럽, 아시아, 중동의 경계가 있는 지역으로, 대홍수에 살아남기 위한 노아의 방주가 설치된 아라랏산을 포함하고 있어 성경의 유명한 지역이면서 그리스 신화의 전설이기도 하다(Augstein, 1999). 산의 정상과 해안의 중간은 아마존 여전사의 고향이었다. 제우스가 유로파를 유혹한 곳이며, 이아손이 황금 양털을 얻는 곳이다. 또한 인간에게 불을 제공한 죄로 프로메테우스가 이 산 정상에 묶였다(Hamilton, 1942; D'Aulaire & D'Aularie, 1962). 러시아의 지배를 받았던 18세기 후반, 코카서스는 상대적으로 서부 유럽인에게는 잘 알려지지 않은 여전히 신비로운 지역으로 남아 있었다; 신화적 특징을 가진 그곳의 이름은 결과적으로 '국적(nationality)'의 낙인에서 자유로웠다. '신화적 네버랜드'(Augstein, 1999: 69)로서 코카서스 지역은 독립주의자들의 정책에 얽히지 않고 유럽의 원형을 안전하게 보존하였다. '과학 용어'로서 받아들여진 코카시안은 인간이 코카서스에 기원을 둔다는 가정에 근본적 결함이 있음에도 과학 연구에서도 견고한 지위를 유지하고 있다. 다만 현대 연구에서 입증된 것처럼 아프리카에서만은 이러한 지위가 흔들리고 있다(Cavilli-Sforza et al., 1996; AAA, 1999; MPA, 1999; Cavilli-Sforza, 2000). 과학적 증거는 코카시안이 더는 '백인(white)'을 대체하지 않아야 한다고 제안한다. '인종' 기반 불형평을 동시에 야기하고 정당화하는 '색깔로 줄을 세우는(color line)'의 사회적 실체를 '흰색(white)'이란 말이 좀 더 정확하게 반영하기 때문이다.

블루멘바흐의 『자연사에 대한 기여(Contributions to Natural History)』(1806) (Blumenbach, 1865)

- '다양성'에서 '인종'으로: '일반적 인류 정체성'의 극단은 "부지불식간에 서로 합쳐진다"고 주장한 블루멘바흐지만 '다양성'에서 '인종'에 대한 논의로 전환되었다. 그의 진술에서 드러나듯이 "내가 다음 장에게 논의할 것은 전체 종이 자연적 분할이 되어 다섯개의 핵심 인종으로 나누어진다는 근거이다"(300쪽).
- 그러나 인종 불평등(inequality) 개념에 반대: 동시에 인종의 차이(distinction)를 부적절한 이론으로 인지했던 블루멘바흐는 『특히 니그로에 대하여(Of the Negro in particular)』라는 장을 통해 그들의 능력, 기질 아름다움을 칭송하였다(305~312쪽).

블루멘바흐 연구의 지속적인 영향: '인종'과 '인종 불평등'의 혼합

1865년 영국 인류학회(the British Anthropological Society)가 발간한 특별판 1865년

블루멘바흐 연구전집의 서문을 보자(Bendsyhe 1865: x).

"다섯 인종 중에서 특히 그가 주요 인종으로 고려했던 것은 셋이었다. 그는 그중에서도 코카시안을 가장 우선시 다루었는데, 코카시안은 가장 아름답고 출중할 뿐만 아니라 가장 근본적인 인종으로 간주되었다. 다음으로 몽골리안과 에티오피안을 다루었는데, 이 인종에서 인간 종(種)이 극단적으로 퇴화했다고 보았다. 블루멘바흐는 나머지 인종을 과정(transitional)으로 보았는데, 아메리칸은 코카시안이 몽골리안으로 퇴화하는 과정이며 말레이인은 코카시안이 에티오피안으로 퇴화하는 과정에서 나타난 인종으로 보았다. 블루멘바흐가 과학계에 이 인종을 소개한 이후에도 이 인종은 계속 거주해왔다. 또한 그들은 거주경계와 특성을 일부 수정하면서 계속 살아갈 것이라고 단언할 수 있다."

'블루멘바흐의 다섯 가지 인종'을 '자연적 집단으로 고려'하면서 편집자는 "인종을 동등한 순위로 두고 이들이 동등한 동물학적(zoological) 가치를 갖게 하는 것은 타당한가"라는 질문을 던졌고, 그의 과학적 응답은 단호한 "아니다"였다(Bendsyhe, 1865: x).

나머지 유형이 기후와 외부 환경에 의해 퇴행(degeneration)한 것으로 간주하였다(Blumenbach, 1865: 146~276)(〈글상자 3-10〉 참조). 인종 차이에 대한 '환경적' 이론은 필연적으로 두 가지 역학적 결과를 만들어냈다.

① 새로운 정착지는 질병 위험요인이 될 수 있다. 왜냐하면 새로운 '공기, 물, 장소'와 식이는 다른 질병을 야기할 수 있기 때문이다(Sheridan, 1985; Curtin, 1989; Harrison, 1996).

② 새로 온 이주자는 적합한 식이, 의복, 생활방식을 수용함으로써 새로운 환경에 '적응'할 수 있다. 이 '적응'은 일반적으로 신체가 '계절적 질환'에 적응하는 과정이라고 볼 수 있다. 만약 생존한다면, 이는 앞으로 다가올 지역의 질병에 대한 저항이 생긴 것이다(Curtin, 1989; Harrison, 1996; Harrison, 2002).

이 과정에서 아메리칸 인종이 출현하였다. 다른 경로에서 코카시안은 에티오피안으로 퇴행하였는데, 이 과정에서 말레이인이 출현하였다. 따라서 코카시안을 중심으로 인간적으로 동등한 다섯 인종이 나타난 것이다.

일례로 의학과 군사 서적에서는 유럽인이 열대 기후에 적응하기 위해서는

1773년 벤저민 러시의 『아메리카 니그로 노예에 대한 연설』(Rush, 1773[1969])

• 계절 적응'의 가능성: 아프리카인이 "서인도 제도에서의 뜨거운 열과 과도한 노동"에 잘 적응할 것이라고 인식했던 당시의 만연한 시각을 받아들이지 않았던 러시는 "1~2 년 정도 적응한 유럽인은 일을 두 배 더 할 수 있고 일반 니그로 남성보다 두 배 오래 살았다"고 진술했다. (8쪽)

• '니그로' 특성을 만드는 노예제와 기후의 역할에 관하여: "(…) 우리가 '기후'에 적응하는 기질과 재능의 다양성을 수용한다면, 아프리카에 사는 아프리카인은 지성, 인간성, 부모, 친지, 친구, 국가에 대한 강한 애착의 측면에서 유럽인과 동등하다" (2쪽). 함의는 다음과 같다. 유사한 환경 속에서 그들 역시 유사한 질병 양상을 보일 것이다. 그리고 "미국 남부 식민지, 서인도 제도에 살고 있는 니그로가 가지고 있는 모든 악함, 예를 들어 나태, 배신, 절도와 같은 것들이야 말로 진짜 노예제도의 산물이다"(2쪽).

조지 핀카드가 아베크롬비 장군의 명령으로 서인도 제도를 탐사하면서 작성한 글 (Pinckard, 1806)[18]

• 핀카드(George Pinckard, 1768~1835)는 「계절적응과 황열에 대하여」라는 장에서 왜 "열병은 오랫동안 이곳에 거주하면서 적응해 온 사람들, 크레올, 네그로보다 서인도 제도에 막 정착한 유럽인을 공격하는가"를 설명하기 위하여 수년간 서인도 제도에서의 경험을 적었다(418~419쪽).

"다른 지역 거주자는 모종의 체질 차이를 갖는데, 이를 간단히 정의하기는 어렵다. 다만 이러한 차이는 이주하려는 특정한 지역에 더 잘 적응하게 만드는 정신력이나 체력 차이를 만들어내는 고유한 형태를 따르게 된다. 상당부분 우리는 부모의 본성을 따르게 되지만, 습관은 우리의 유모에게서 생기고 그 유모는 본성을 따를 것이며 인간을 만드는 데 영향을 미치게 된다. 따라서 장기간 거주하면 서로 비슷해지기 마련이고, 또한 특수하고 고유한 구조를 획득할 수 있을지 모른다. 여전히 신체 고유의 차이는 인정된다. 완전한 동화는 발생할 수 없기 때문이다. 서인도 제도의 원주민이나 아프리카에서 온 니그로의 체질은 영국인의 체질과 완전히 일치할 수 없다. 서인도 제도에서 장기 체류한 많은 유럽인은 크레올과 닮을지언정, 그는 결코 선천적인 체질을 가질 수 없다: 외형을 포함한 고유 형태의 몇몇 특질들은 구별되는 상태로 남을 것이다."

더 가벼운 음식을 먹고, 가벼운 옷을 입으며, 한낮의 태양을 피하라고 조언하였다(Curtin, 1989; Harrison, 1996). 또 다른 책에서는 비유럽인의 적응법을 논의하기도 했다. 1764년 스코틀랜드 출신 의사 존 그레인저(John Grainger, 1721?~1766)(Gilmore, 1999)가 출판한 논문은 최초로 서인도 제도에서 "흑인의 계절에 대한 적응법을 문서로 제안"한 것 중 하나였으며, "최소한 열두 달 이상 살기 전까지는 어떠한 흑인도 서인도 제도의 날씨에 완전히 적응하였다고 말할 수 없다"(Grainger, 1764: 11)고 주장하였다. 히포크라테스의 가설이 옳다는 가정하에 식민지 주민, 유입된 노예, '원주민'은 질환과 신체적 특징이 서로 닮아갈 것이라고 추정했다.

하지만 19세기 초에 이르러 단일 피조물과 단일 인종에 대한 의학과 신학의 합의는 산산이 부서지고 말았다. 식민지의 유사한 기후 속에서 장기간 함께 생활하였지만, '원주민'과 노예는 정복자나 주인과 여전히 다르게 생겼고 다른 방식으로 아프다는 것이 주된 이유 중 하나였다(Crosby, 1986; Kunitz, 1994; Augstein, 1996; Harrison, 1996; Curtin, 1998; Hays, 1998; Augstein, 1999; Saakwa-Mante, 1999; Ernst & Harris, 1999; Harrison, 2002). 천연두(small pox)는 끔찍한 사례 중 하나이다. 천연두는 유럽인에게 치명적이고 두려운 대상이었지만, 1518년 유럽인을 통해 아메리카 신대륙에 전달되었을 때 이것은 원주민에게 엄청난 재앙이었다(Hopkins, 1983; Sheridan, 1985; Crosby, 1986; Cook, 1997a; Boyd, 1999; Mann, 2005). 현대의 연구는 천연두가 카리브해, 멕시코, 남아메리카 지역 인디언 중 50% 이상을 죽음에 이르게 했다고 추정한다(Thorton, 1987; Young, 1994; Waldram et al.,1995; Cook, 1997a; Cook, 1997b; Duffy, 1997; Boyd, 1999; Mann, 2005). 북아메리카에 식민지가 들어선 1630년대에 후론(Huron)과 이로쿠오이스(Iroquois)족 연맹의 절반이 사망했는데, 이 재앙은 메사추세츠만 식민지 초대 총독이었던 존 윈스롭(John Winthrop)에게는 축복이었다. 그가 말

---

18 바베이도스섬에 대한 관찰과 기아나 해안에 상륙하여 정착하는 과정, 크리올(서인도 제도에 사는 유럽인과 흑인 혼혈 - 옮긴이)), 서인도 제도 노예, 남아메리카 인디언에 대한 설명. 뜨거운 기후, 황열, 적응과 관련한 일부의 단서를 포함하고 있다.

하길 "신께서 우리가 가지려는 것의 소유권을 없애주시듯이, 원주민은 대부분 천연두로 사망하였다"(Crosby, 1986: 208). 이와 비슷하게 황열에 대해서도 카리 브해, 북아메리카 지역에 거주하여 '적응한' 유럽인과 아프리카인은 비슷한 저 항력을 갖게 된다는 18세기의 신념은 19세기 유럽인은 이 질병에 선천적으로 더 취약하다는 관점으로 바뀌게 된다(Nott, 1856; Fenner, 1858; Curtin, 1998; Harrison, 2002).[19] 동일한 시기에 인도 아대륙(Indian subcontinent)[20]에서 영국 군이 적응 가능할 것이라는 낙관주의 시각이 회의주의로 변화하였다(Harrison, 1996; Harrison, 2002). 후천면역(acquired immunity)에 대한 개념이 없었던 세균 론 이전 시대에서는 환경적 맥락이 아니라 '선천적 체질(innate constitution)'의 차이만이 전염병과 풍토병의 '인종적' 변이를 설명하는 것처럼 보였다(Sheridan, 1985; Crosby, 1986; Coleman, 1987; Young, 1994; Curtin, 1998; Harrison, 2002).

공중보건 사학자 해리슨(M. Harrison)의 표현인, '인종 범주들의 견고화 (hardening of racial categories)를 빌리면(Harrison, 1996; Harrison, 2002) 19세기 초반 인간의 '다양성'에 대한 과학적 담론은 "우월로 순서를 매길 수 있는" '인 종'에 대한 논의로 변질되었다(Stanton, 1960; Augstein, 1996; Gould, 1996; Banton, 1998; Ernst & Harris, 1999; Desmond & Moore, 2009, Painter 2010). 이 체제 하에서 '인종'은, 동어반복적이지만, 유병률과 사망률의 인종 차이로 정의되거 나 동시에 이를 설명하기 위한 것이 되었다. 즉 인구집단 과학으로서 역학 학 문의 출현과 동시에 '인종' 과학은 역학 안으로 진입하였다. 따라서 과학적 사 고에서 '인종'이라는 개념은 19세기 초 중반까지 매우 견고하고 '자연스럽게' 되었고 '인종' 구분을 빼놓고 인구 집단의 건강에 대한 의학적 논의를 하는 것 은 거의 불가능하기에 이르렀다.

프랑스 고생물학자이자 비교해부학자인 조르주 퀴비에(George Cuvier, 1769~

---

19 변하고 상충하는 관점의 사례는 〈글상자 3-11〉 참조.

20 (옮긴이) 인도 아대륙(亞大陸) 또는 인도 반도(半島)는 현재 인도, 파키스탄, 방글라데시 등 의 나라가 위치한 남아시아 지역을 말한다.

1832)는 새로운 인종 분류체계를 제안하였다. (1817년에 수정한) 1812년의 도식은 인간성에 대한 '인종' 차이를 강조했다. 블루멘바흐의 기조를 이어받은 퀴비에는 코카시안을 가장 우월한 인종으로 보았고, 몽골리안과 니그로를 다음으로 두었다. 다시 코카시안을 우성 혈통인 게르만, 그리스인, 인디언과 열성 혈통인 셈족으로 세분하였다(Cuvier, 1863[1969]; Augstein, 1999; Banton, 1998). 새무얼 조지 모턴(Samuel George Morton, 1799~1851)과 세계적으로 존경받던 생물학자 루이스 아가시즈(Louis Agassiz, 1807~1873)와 같이 규모는 작지만 영향력 있는 의사와 과학자 그룹은 더욱 나아가서 블루멘바흐의 주장과 종교적 관습에 반박하는 주장을 펼쳤다. 그들은 신이 인간을 단 한 번이 아닌 여러 번에 걸쳐 창조했다는 다원발생설(polygenesis)을 주장하고, '인류' 안에서 독특하며 선천적으로 불평등한 '인종'을 창조했다고 주장하였다. 각 인종에는 구별되는 해부학적 특성과 질병을 가지고 있다고 보았다. 따라서 '우월한' '인종'은 '열등' '인종'을 다스리고 섬김을 받는 운명이라고 주장하였다(Morton, 1839; Agassiz, 1850; Nott & Glidon, 1854[1969]); Lurie, 1954; Stanton, 1960; Desmond & Moore, 2009). 미국에서 과학 논문은 가내수공업이라고 할 정도에 지나지 않았는데 해부학적 특징, 정신 능력, 질병 감수성에 이르기까지 미국 '니그로'의 '특이함'을 명명하고 이에 대한 발표를 되풀이하였다(Tidyman, 1826; Rossingnol, 1848; Pendelton, 1849; Krieger, 1987; Ernst & Harris, 1999). 일례로 왕성하게 노예제도 옹호론을 펼쳤던 의사 새무얼 카드라이트(Samuel A. Cartwright, 1793~1863)는 '니그로'의 열등성과 질환에 대해 널리 인용된 수많은 글을 썼다(Cartwright, 1850; Cartwright, 1851; Cartwright, 1853a; Cartwright, 1853b; Cartwright, 1855; Cartwright, 1858; Cartwright, 1860[1969]). 1850년 그는 흑인(Blacks)에게만 발생하는 새로운 질병 두 가지를 발견했다고 발표하기에 이르렀는데. 그 질병과 증상은 다음과 같다. 첫 번째는 "배회증(drapetomania)으로 노예가 도망치게 하는 질환"이었으며 두 번째는 "감독관에게 '파렴치(rascality)'로 불리기도 한 감각장애(dysesthesia Ethiopia)로 정신적 둔감, 신체 감각의 둔감함을 보이며 기이하게도 흑인에게만 발생하는 질환"이었다(Cartwright, 1850). 이는 너무나 놀라운 주

장이었기에 《남부의학저널(Southern medical Journals)》에 이를 비판하는 비평이 두 편 실리기도 하였다(Smith, 1851; Anon, 1851~1852).

미국 정치, 인구 자료, 역학 논쟁 영역에서 백인과 흑인 사이 질병 이환율의 차이에 대한 핵심 논쟁은 1843년부터 1850년까지 악명을 드높이며 계속되었다. 미국 남부에 비해 북부 지역에서 흑인의 정신이상자 비율이 더 높은 것으로 나타난 1840년 인구센서스의 결과를 바탕으로 한 논쟁은 결국 의회에서 토론되었다(Deutsch, 1944; Stanton, 1960; Grob, 1976; Cohen, 1982; Anderson, 1988). 이 결과에 대해서 노예제도 옹호론자는 자유가 흑인을 미치게 만들었다는 사실을 의미하는 것이라고 주장하였다. 1839년에 새롭게 설립된 미국 통계학회(American Statistical Association) 회원을 비롯한 통계를 의심한 사람들은 1840년 센서스 자료의 분자와 분모 계산에 영향을 주는 터무니없는 오류 등 매우 심각한 결함이 있음을 증명하였다(〈글상자 3-12〉 참조, 국가적으로 유명하고 엄청난 논란을 일으켰던 논쟁의 연대기를 다룸).

지배적 관점에 반대하여 일부 미국 내 의사와 보건전문가는 백인에 비해 나쁜 흑인의 건강을 우려하였고, 드러나고 있는 불평등이 점차 신뢰를 잃어가는 기후에 의한 인종 간 격차 때문이 아니라 사회적 요인에 의한 현상이라고 풀어내었다(Krieger, 1987). 앞서 살펴본 빈곤과 빈곤층에서 더 큰 질병 부담에 대한 천부적 개인 대 사회 요인 논쟁과 유사하게, 대안적 관점의 지지자는 흑인이 더 불건강한 문제를 선천적 체질이 아닌 사회적 맥락에서 찾고자 하였다.

사회적 조건을 강조한 이들 중 두드러진 집단은 이제 막 의사 자격을 부여받은 흑인 의사 1세대였고 이들은 의대에 입학할 권리를 얻어낸 지도 얼마 되지 않은 상태였다(Bousfield, 1944; Link, 1967; Morais, 1978; Falk, 1980; Levesque, 1980). 그들 중 한 명인 제임스 매쿤 스미스(James McCune Smith, 1811~1865) 박사는 1837년에 아프리카계 미국인으로는 최초로 의사 학위를 받았다. 당시 미국의 의대는 흑인의 입학을 허가하지 않았으므로 스코틀랜드 글래스고 대학에서 학위를 받은 것이다(Bousfield, 1945; Falk, 1980). 존 록(John S. Rock, 1825~1866)(Rock, 1858; Levesque, 1980)은 1852년 미국에서 학위를 받았고, 1861년에

1842년부터 1850년까지 국가 전반의 관심뿐만 아니라 의회 내에서도 논란이 되는 등 그 당시 흑인과 백인의 건강 불평등에 관한 가장 활발했던 논쟁은, 1840년 미국 센서스 자료를 바탕으로 생산된 보고서에서 비롯된 것이었다(Deutsch, 1944; Grob, 1976; Cohen, 1982; Anderson, 1988). 1842년 상당한 지연 후에 공개된 보고서는 북부 지역에서 흑인 정신이상자 비율이 162명당 한 명으로 남부 지역의 비율 1558명당 한 명에 비해 훨씬 높았다는 사실을 보고하였다. 이 결과를 확인한 유력한 노예제 찬성론자이자 존 퀸시 애덤스 대통령과 앤드류 잭슨 대통령 밑에서 두 번 부대통령을 역임한 전임 부통령 존 칼훈(John C. Calhoun, 1782~1829)은 "아프리카인은 자기를 돌볼 능력이 없으며, 자유의 부담으로 정신병 속에 가라앉았다"(Deutsch 1944: 473)고 주장했다. 그 후 1844년 텍사스 주가 노예제 채택을 정당화하는 데 이 주장을 이용하였다.

질병 전문가이자 1843년 미국 통계학회의 공동 설립자인 에드먼드 자비스는 신중하게 수행하고 잘 알려진 초기의 연구를 통해 이미 1943년에는 이 센서스 자료가 오류투성이임을 밝혀냈다(Jarvis, 1842; jarvis, 1844; jarvis, 1852). 특히 숫자 열이 바뀌었기 때문에 많은 북부 지역 마을은 흑인이 거주하지 않음에도, "멍청하고 미친" 흑인이 있는 것으로 기록되었다. 따라서 북부 지역의 흑인 정신이상자는 총체적으로 부풀려졌다(Jarvis, 1844; Cohen, 1982). 정신병원에 입원 중인 흑인을 배제하고, 흑인의 정신이상을 반항으로 간주하여 치료하는, 두 개의 추가적인 문제는 인위적으로 남부 지역의 흑인 정신이상자 유병률을 감소시켰다(Jarvis, 1844; Forry, 1844). 북부 지역의 과다 계측과 남부 지역의 과소 계측으로 인하여 북부 노예해방 주에서 편향된 높은 수치의 정신이상자 유병률이 산출되었다. 자료의 오류를 드러냄으로써 그 당시 잘못된 '인종' 과학에 대한 비판적 도전을 이끌어냈을 뿐만 아니라, 미국의 센서스 조사에 전문성을 갖추고 인구동태통계의 질을 향상시키려는 노력을 만들었다. 즉 흑인과 백인 건강에 대한 논쟁은 미국 센서스, 보건통계 자료, 건강 연구의 타당성, 수행, 내용 전반에 대한 핵심적인 사안과 관계된 것이었다.

는 법학을 공부하여 매사추세추 법정에 입장할 수 있게 되었다. 4년 후 1865년 그는 미국 대법원에서 변론을 맡은 첫 번째 아프리카계 미국인이 되었다. 레베카 리(Rebecca Lee)는 1864년 최초의 여성 아프리카계 미국 의사가 되었다(Crumpler, 1883; Sterling, 1994; National Library of Medicine, 2008). 흑인 미국인들의 생물학, 도덕, 건강을 폄하하는 주류 의견에 맞서 이 의사들은 주장을 정당화하기 위한 증거로 풍자를 활용하였다. 〈글상자 3-13〉은 흑인과 백인의 건강 불평등을 설명하는 방식이 인종적으로 차별되어 있다는 존 록의 반박문 중 하나를 발췌하여 사례를 보여준다.

1859년 매쿤 스미스는 다양한 이론적 관점의 차이를 입증하기 위해 흑인의 건강을 백인 전체와 비교하는 것이 아니라 백인 빈곤층과 비교하는 전례 없는 시도를 하였다. 그의 유명한 논문 『토머스 제퍼슨이 작성한 버지니아에 대한 기록에 대한 열네 가지 질문(On the Fourteenth Query of Thomas Jefferson's Notes on Virginia)』(Smith, 1859)에서 연구의 새 지평을 열었다. 그는 제퍼슨의 유명한 질문인 "흑인과 백인은 다른 신체적 특성을 가진 채 평등하게 살 수 없는가?"를 강조하였다. 구루병으로 인한 뼈의 기형에 초점을 맞춘 매쿤 스미스는 이를 불량한 영양 상태의 결과로 간주하였는데, 노예뿐만 아니라 "아일랜드의 서부 해안 지역 거주자의 일부, 즉 비슷한 영양실조에 시달리던 사람 그리고 아프리카 해안지역 원주민 중 기아를 겪던 사람"에게 구루병이 공통적으로 나타나고 있음을 확인하였다(Smith, 1859: 230). 매쿤 스미스는 "흑인과 백인 사이에 나타나는 뼈 형태의 차이는 백인 사이에서도 마찬가지로 빈번하게 드러난다"(Smith, 1859: 227)고 적시하면서 흑인의 높은 구루병 발생률은 생물학적으로 '흑인'이어서가 아니라, 남부에서는 노예 제도로 인해서이며 북부에서는 저임금 노동을 강요하는 사회에 살고 있어서 가난하기 때문이라고 주장하였다. '인종' 과학을 완전히 뒤엎은 매쿤 스미스는 건강의 인종 불평등이 '인종' 때문이 아니라 인종 차별(racial disparities)의 결과로 재고한 것이다. 이는 '동일한' 자료를 완전히 다른 관점에서 바라봄으로써, 질병 발생률이 차이가 난다고 해서 자동적으로 선천적·생물학적 열등이나 우월의 '증거'가 있는 것이 아니라 오히려 사회 부정의(injustice)의 존재를 진단할 수 있다는 점을 확실히 보여주었다(Krieger, 1987). 이것은 당시까지 흔치 않은 관점이었으며 1859년은 평범하지 않은 해이기도 했다(Krieger, 1987). 이 해에 존 브라운(John Brown)은 노예제도 폐지를 위하여 하퍼 항을 습격하였고, 이는 미국 남북전쟁(Zinn, 2003)의 계기가 되었다.

조사이어 놋(Josiah C. Nott, 1804~1873)의 추론과 기술(Nott, 1843)

심각하게 언급한 내용: "코카시안, 에티오피안, 몽골리안, 말레이인은 아마도 각각 구별할 수 있을 만한 창조물이었을 것이다. 수천 년에 걸쳐 미친 외부적 요인에 의해 같은 종이지만 다른 형태가 된 것일 뿐이다. 하지만 일반적으로 두 인종의 구별이 용인되는 현재 앵글로색슨족, 니그로, 두 인종의 자손은 혼종(hybrid)이라는 것(강조는 원문)을 나는 믿고 있다. 가장 먼저 붉고 하얀 피부와 비단 같은 머릿결, 비너스 몸매, 조각 같은 얼굴을 가진 코카시안 여성을 보라. 다음으로 검고 악취 나는 피부, 양털같이 헝크러진 머리, 동물 같은 외모를 가진 아프리카의 젊은 처자를 보라. 다음으로 그들의 전 해부적 구조를 비교하라. 다음으로 그들이 백조와 거위, 말과 당나귀, 사과나무와 배나무만큼 구분하기 어려운지 말해보라"(30쪽).

추론: 놋에 의하면, 뮬라토(mulato)[21]는 "체력적으로 열세이고, 더 수명이 짧다". 또한 "출산 횟수가 더 적으며", 흑인이나 백인보다 더 정신병자가 될 가능성이 높다.

존 록의 추론과 기술(Levesque, 1980; Rock, 1858)

조롱조의 기술: "나는 많은 백인의 숭고한 특성과 재능을 공경한다는 사실을 부정하지 않는다. 그런데 그들의 신체적 용모가 특별히 만족스럽다고 말할 수는 없다. 오랜 모신(母神)의 자연[본성]이 지속되었다면, 우리에게는 아마도 인종 간 차이가 더 적었으리라. 니그로의 멋있고 거친 근육 그리고 아름답고 풍부한 색, 완전히 시원시원한 이목구비, 기품 있게 곱슬곱슬한 머릿결을 코카시안의 허약한 신체 조직, 창백한 색, 뾰족한 이목구비, 직모와 대조하노라면, 나는 백인이 창조될 때 자연이 상당히 지쳐 있었던 것이 아닌가 하는 생각이 든다. 어쨌든 외모를 계속 만들기로 결심한 자연 본성은 초췌한 상태였지만 주어진 환경 내에서 할 수 있는 최선을 다했다."

추론: 첫째, 노예제에 대항하는 흑인의 저항성은 질병이며 흑인의 굴복은 "백인의 의지가 가진 영적인 힘"에 의한 결과라고 주장한 카트라이트의 확신과는 반대로, 록은 노예의 저항은 건강함이며, 백인과 총의 숫자가 많기 때문에 노예제가 지속된다고 보았다. 둘째, 그는 예측했다. "우리에게 부로 가는 길이 열릴 때 우리는 잘 교육받고 부자가 될 것이다. 그렇게 된다면 당신이 이전까지 보아왔던 가장 거친 외모의 흑인은 오르페우스의 하모니보다 훨씬 더 재미있는 사람이 될 것이며, 검정색은 매우 예쁜 색이 될 것이다."

찰스 다윈(Charles Darwin)은 『종의 기원(On the Origin of Species)』(Darwin, 1859 [2004]; Desmond & Moore, 2009)을 출판하였다. 사회와 생물학에 대한 새로운 개념을 활짝 연 이 획기적인 진전은 19세기 후반 질병 분포에 대한 역학이론에 반향을 일으키고 변화를 야기하게 된다.

21 (옮긴이) 백인과 흑인의 혼혈.

역학의 확장
세균, 유전자, (사회) 환경(1900~1950)

　나쁜 공기설(miasma), 접촉감염설(contagion), 질병의 유행, 유전, 진화, 환경, 적자생존, 인종, 성별, 나이, 감염성 질병, 열대성 질병, 풍토병.

　20세기 초 또는 19세기 후반의 역학자에게 이러한 모든 용어는 잘 알려져 있었을 것이다. 하지만 20세기 초반 즈음에는 위에 나열된 단어 중 두 단어, 나쁜 공기설과 접촉감염설은 전혀 신뢰를 얻지 못했을 것이다. 반면 세균(germ)과 유전자(gene), 이 두 단어는 명백히 빠져 있었다. 이 두 단어가 공통적으로 생물학적 전파를 질병원인의 핵심으로 강조하기 때문에 두 단어는 개념적·어원적으로 연결된다. 세균의 어원[1]은 접촉감염이 내포하는 죽어 있는 독소의 전파가 아닌 살아 있는 미생물의 복제나 확산이 핵심이었다. 유전자의 경우[2] 유기체를 원래의 완전체로 만드는, 한 세대에서 다음 세대로 전달되는 기본적인 정보가 관심의 초점이었다. 이 두 단어 모두 질병의 원인이라는 수수께끼는 사람의 몸 내부와 그 주위를 둘러싸는 극히 미세한 세계를 한층 더 깊게 관찰

1　Germs의 어원은 gign re의 *gen-에서 오는 부계의 후손을 만들다(beget)라는 의미이거나 ger re의 ges-에서 오는 모계의 낳다(bear)라는 의미로 여겨진다.

2　genes의 어원은 인종/후손 이라는 뜻의 γενος에서 파생된 고대 그리스어 γεν-에서 온다.

해야 풀 수 있는 것이었다. 대체로 인간에게 적용된 기초과학은 질병의 인과관계를 이해하거나 또는 질병 발생을 예방하는 데 새로운 희망을 제시하였다.

그러나 20세기 초반의 역학연구에서 드러나듯이 질병의 병인론을 설명하는데 사용되는 실질적 개념에 큰 변화가 있었을 뿐 아니라 질병의 유형과 발생률에서의 큰 변동, 즉 질병 분포에서의 큰 변화도 있었는데(〈표 4-1〉 참조), 이것이바로 질병 분포의 이론이 설명하고자 하는 현상이었다. 20세기 초반 이것은 미국의 공중보건을 이끌었던 전 세계적으로 저명한 찰스 - 에드워드 애모리 윈슬로(Charles-Edward Amory Winslow, 1877~1957)가 1926년 집필한『갈림길에 선 공중보건(Public Health at the Crossroads)』의 다음과 같은 말에서 확인할 수 있다(Winslow 1926; 1077~1078 인용)(American Association of Public Health, 1957; Acheson, 1970; Viseltear, 1982a, 1982b; Terris, 1998; Rosner, 1998; Markowitz, 1998).

(…) 공중보건학의 주요 과제는 최근 50년간 근본적으로 변화하였다. 1875년 가장 현저한 사망원인은 폐결핵, 급성호흡기질환, 영아 설사, 디프테리아, 크루우프(Croup)의 순이었다. 그 후 반세기 동안 감염성, 환경성 질병이 상당히 감소하였기 때문에 미래의 질병은 심장질환, 급성호흡기질환, 암이 될 것이다. 우리는 새로운 상황에 직면했으며, 만약 우리가 이를 성공적으로 대처하고자 한다면 새로운 방법을 선택해야 한다.

20세기 초반 역학의 이론화는 인종/민족, 사회경제학적 지위별 건강상태의 차이를 포함하여 질병 발생 양상의 변화가 (이들이 어떻게 정의되든지) 세균, 유전자, 진화, 환경에 의해서 일어났는지, 이것이 사실이라면 어떻게 야기되었는지에 대한 담론 혹은 논쟁이라고 특징할 수 있다.

〈표 4-1〉 윈슬로가 보고한(1926, 1943) 20세기 초반 미국 사망률의 감소와 주요 사망원인의 변화

Ⓐ 10만 명당 총사망과 일부 특수사망률(Mortality from certain specified causes and from all causes per 100,000 population). *Am J Public Health* 1926; 16: 1075~1085

	1873~1875 맨하탄과 브롱크스	1923~1925 뉴욕 시	백분율 변화
성홍열	80	1	−99
디프테리아와 크룹	235	11	−95
5세 미만 설사	335	22	−93
신경계 질환	252	29	−85
호흡기 결핵	404	84	−79
나열하지 않은 모든 질환	874	316	−64
급성 호흡기 질환	352	164	−53
총사망	2,890	1,220	−42
브라이트병과 신장염	100	69	−31
폭력	120	85	−27
암	41	113	+176
심장 질환	89	255	+187
동맥 질환	8	61	+650

Ⓑ 『유행병의 정복: 사상사에서의 한 장(The Conquest of Epidemic Disease: A Chapter in the History of Ideas)』(프린스턴 대학 출판부, 1943)에 실린 1935년과 1900년 미국 사망률의 비교

사망원인	1935년 연간 사망자	1900년을 기준으로 할 때 1935년 발생한 [기대] 사망수	살린 사람 수	감소 백분율
모든 결핵	51,269	224,384	173,115	77
인플루엔자와 폐렴	110,191	232,187	121,996	53
설사와 장염	17,018	125,448	108,430	86
아동의 감염 질환*	13,182	72,127	58,945	82
티푸스와 파라티푸스	2,386	35,652	33,266	93
기타 모든 질환	1,103,313	1,285,963	272,650	21

* 홍역, 성홍열, 백일해, 디프테리아.
자료: Winslow(1926; 1943).

1. 세균설: 역학적 근거와 의문점

20세기 초반 질병 인과관계에 대한 역학의 이론화는 기초과학, 임상의학, 공중보건 분야에서 세균설을 과학적으로 받아들임으로써 완전히 변화되었다 (Winslow, 1923; Winslow, 1926; Greenwood, 1935; Frost, 1936; Winslow, 1943; Winslow et al., 1952; Rosen, 1958[1993]; Tomes, 1997; Rosenberg, 1987; Porter, 1997; Porter, 1999; Bynum, 2008). 19세기 후반과 20세기 초(〈표 4-2〉 연대기 참조), 주된 실험적 연구뿐 아니라 백신의 임상적 사용, 역학연구, 공중보건중재 (public health intervention) 등을 통하여 1차적으로 검증되고 이해되었던 이 이론은 감염 질환의 원인과 전파를 이해하는 데 근본적으로 새로운 방법을 제시하였다.

감염 질환(infectious disease)에 대해 난무하는 수많은 임상, 역학, 실험의 근거를 새롭게 정리하고 명확하게 하며, 질병 예방의 새로운 근거를 제공할 수 있는 세균설은 그 잠재력으로 19세기 후반 20세기 초의 일반 대중, 과학자, 보건전문가들이 세균설을 혁신적이고 변혁적 이론으로서 환영하며 받아들이게 되었다(Maclagan, 1876; Gradle, 1883; Chapin, 1885; Chapin, 1928; Winslow, 1923; Greenwood, 1935; Frost, 1936; Doull, 1952; Rosen, 1958[1993]; Evans[1980]; Tomes, 1997; Bynum, 2008)(〈표 4-2〉 참조). 이 새로운 이론은 나쁜 공기설과 접촉감염설 모두가 설명하지 못한 감염 질환의 전파에 대한 수많은 풀리지 않는 문제를 해결함으로써 기존의 이론을 대체했을 뿐만 아니라 역학자 등에게 풀어야 할 새로운 질문을 제기하였다.

1) 생식력이 있는 세균: 세균설의 핵심 개념, 기전, 은유

간단히 말해 세균설에 따르면 감염 질환은 접촉감염론자가 상정했던 생명체가 없는 독소와는 전혀 다른 물질인 감염 물질(Contagium Vivum), 즉 살아 있는 미생물인 세균에 의해 발생함을 가정한다(Maclagan, 1876; Gradle, 1883;

〈표 4-2〉	19세기와 20세기 초반 세균설의 발전과 수용의 주요 사건
연도	세균설 관련 주요 사건의 발췌
선행사건	
1546	히에로니무스 프라카토리우스(Hieronymus Fracatorius, 1478~1553)의 『접촉 (De Contagionibus)』 발간. 접촉감염의 '세미나리아(seminaria)'라는 개념을 제안하였는데 이것은 씨앗처럼 증폭되고 전파할 수 있었다.
1796~1801	에드워드 제너(Edward Jenner, 1749~1823)의 천연두 백신의 성공적 시험.
19세기 중반	
1840	야콥 헨레(Jacob Henle, 1809~1885)의 『접촉감염설과 나쁜 공기설에 대하여 (On Miasma and Contagion)』의 발간. 살아 있는 유기체가 접촉성 감염병을 일으킬 수 있다는 이론을 확립하였고 이를 어떻게 검사하는지 제안하였다.
1844	아고스티노 바시(Agostino Bassi, 1773~1856)가 누에경화병과 곰팡이가 연관됨을 보여주었다.
1850	카시미르 다벤(Casimir Davaine, 1812~1882)은 탄저병을 앓고 있는 양의 혈액을 희석하여 양에게 접종하여 탄저를 일으켰다.
1865~1870	루이 파스퇴르(Louis Pasteur, 1822~1895)는 접촉 미생물이 누에병을 일으킬 수 있으며, 격리와 검역을 통해 이 질병을 통제할 수 있음을 보여주었다.
1865	요셉 리스터(Joseph Lister, 1827~1912)는 파스퇴르의 이론을 적용하여 외과에 무균술을 도입함으로써 질병을 관리하고자 하였다. 장 안톤 빌레민(Jean-Antoine Villemin, 1827~1892)는 접종을 통해 결핵이 걸린 동물에서 다른 동물로 전파될 수 있음을 발견하였다.
1873	아무르 한센(G. H. Armauer Hansen, 1841~1912)은 나병에 걸린 사람의 조직에서 나균(癩菌, Mycobacterium leprae)을 발견하였다.
1876~1877	파스퇴르와 로버트 코흐(Robert Koch, 1843~1910)는 각각 독립적으로 탄저균이 탄저를 일으킬 수 있음을 밝혔다.
1880~1884	세균을 희석하여 백신을 만든 파스퇴르의 업적은 닭 콜레라, 탄저병, 광견병에 적용되었다.
1881	카를로스 핀레이(Dr. Carlos Finlay, 1833~1915)는 모기가 황열을 옮긴다고 주장하였다.
1882~1884	코흐가 결핵(1882), 콜레라(1883), 티푸스(1884) 균을 발견하였다.
1884	에드윈 클레브스(Edwin Klebs, 1834~1913)와 프리드리히 뢰플러(Friedrich Loeffler, 1852~1915)는 티푸스 간균을 분리하였고, 뢰플러는 건강한 성인의 목구멍에 치명적인 디프테리아 간균이 존재함을 밝혔다.
1889	테오볼드 스미스(Theobold Smith, 1859~1934)와 킬본(F. L. Kilbourne)은 소에서 텍사스열을 일으키는 원생동물 기생충인 Piroplasma bigeminum과 진드기 매개감염을 밝혔으며 이는 동물 보균체의 중요성을 보여주었다.

1893	코흐는 콜레라 건강보균자의 중요성을 보여주었다.
1894	윌리엄 할록 파크(William Hallock Parke, 1863~1939)와 동료들은 디프테리아 건강보균자의 중요성을 보여주었다. 알렉산드르 예신(Alexandre Yersin, 1863~1943)과 시바사부라 기타사토(Shibasabura Kitasato, 1853~1931)는 각각 독립적으로 페스트 간균을 발견하였다.
1897	로널드 로스(Ronald Ross, 1857~1932)는 모기 위장에서 새 말라리아 기생충을 발견하였고 모기가 물어서 기생충이 전파될 수 있음을 보여주었다.
1898	G. B. 그라시(G. B. Grassi, 1854~1925)와 동료들은 인간 말라리아 기생충을 학질 모기에서 발견하였다.
20세기 초반	
1900	월터 리드(Walter Reed, 1851~1902) 위원회는 황열이 모기로 퍼진다는 것을 인정하였다.
1906	하워드 리켓(Howard Ricketts, 1871~1910)은 록키산반상열이 진드기매개 전파에 의함을 밝혔다.
1909	카를루스 샤가스(Carlos Chagas, 1879~1934)는 현재 샤가스병이라고 불리는 남미 트리파노소마증이 감염된 참노린재에 의해 전파됨을 밝혔다. 밀턴 로스너(Milton Rosenau, 1871~1940)와 동료들은 티푸스의 건강보균자의 존재를 밝혔다.
1910	찰스 채핀(Charles V. Chapin, 1856~1951)은 『감염의 원인과 방법(The Sources and Mode of Infection)』을 출판하였으며, 대규모 위생 캠페인보다 질병 보균자와 개인의 검역을 더 강조하였다.

Chapin, 1885; Winslow, 1923; Frost, 1936; Doull, 1952; Evans, 1980; Tomes, 1997). 그뿐 아니라 이 이론은 특정 질병이 특정 세균에 의해 발생한다는 것도 인정하였는데 이에 대한 두 가지 추론은 아래와 같다. ① 각각의 세균은 각자 자신만의 특별한 전파 방식을 지니며, ② 어떤 세균이 일으킨 감염은 특징적이고 특이적인 증상을 만들어낸다. 또한 토머스 존 맥라간(Thomas John MacLagan, 1838~1903) 박사가 책 전체에 세균설을 다루었던 첫 번째 저서『특정 열병을 중심으로 질병 현상을 설명하기 위한 세균설(The Germ Theory: Applied to the Explanation of the Phenomena of Disease: The Specific Fevers)』(Maclagan, 1876)에도 명확히 언급이 되어 있다.

각각의 감염물질에는 자신만의 명확하고 구체적인 행동이 있다. 그 행동은 그 감염물질이 만들어내는 그 질병이다. 또한 각 감염물질은 증상을 매우 일정한 방식으로 만들어내기 때문에, 의사는 이러한 열병 중 하나를 겪고 있는 환자를 처음으로 보았을 때 과거에 환자가 어떠한 증상을 겪어왔는지를 설명할 수 있을 뿐 아니라 향후 질병의 진행 방향과 지속 기간을 상당히 확신 있게 예측할 수 있다.

맥라간은 "사람과 하등동물이 겪는 질병 중에는 매우 작은 유기체가 시스템에 존재하기 때문에 발생하는 경우가 많다는 생각은 새로운 것은 아니다"라고 명백하게 인정하였다(Maclagan, 1876: 1). 그럼에도 세균설은 점점 구체화되면서 새로운 개념을 형성하기 시작했다. 맥라간은 다음과 같이 말했다. "이러한 개념에 대한 모호한 가설이 있었지만 차츰 구체적인 모양과 형태를 띠게 되었다." 이에 따라 맥라간은 '질병의 세균설'을 "정상적인 체계에서는 어떠한 역할이나 몫도 차지하지 않는 매우 작은 유기체가 시스템에 존재하고 증식함으로써 많은 질병을 발생시키는" 것으로 정의하였다(Maclagan, 1876: 1).

감염 질환의 확산과 분포에 대한 조사와 분석은 이처럼 다양한 각 세균에 특이적인 특징에 대한 경험적 정보 수집을 필요로 한다. 이는 다음과 같은 내용을 포함한다.

① 잠복기: 감염이 된 후 증상이 출현하기까지의 시간.

② 복제된 세균이 분출되는 양식과 시간, 즉 감염기로서, 세균이 예컨대 침, 점액, 구토, 분변, 생식기분비물, 혈액, 다른 신체분비물 등을 통해 신체 밖으로 방출되기까지의 시간.

③ 세균이 신체 밖에서 얼마나 오래 그리고 다른 어떤 조건들하에서 살아남을 수 있는가.

④ 세균이 공기, 물, 피부 간의 접촉, 세균에 오염된 표면과의 접촉, 세균에 오염된 음식이나 오염물의 섭취, 또는 곤충이나 동물 숙주에 의해 감염된 사람으로부터 다른 사람에게 전달되는지 여부.

⑤ 세균에 감염된 후 살아남은 이가 이후 그 특정 세균 감염에 대하여 면역

을 형성하였는지.

⑥ 건강보균자와 같이 환자가 감염되었는데 증상은 없으면서 감염력만 가지고 있을 수 있는지, 또는 추후 어떤 시점에서 악성 질병으로 재활성화할 수 있는 잠재적인 만성감염을 가지고 있을 수 있는지.

⑦ 세균의 병원소(reservoir): 사람 사이에 유행성 질병으로 발현하고 있지 않을 때 균이 머물러 있는 곳.

각 세균 특성에 대한 지식은 개인과 인구집단 내의 질병의 진행과정에 대한 이해를 가능하게 할 것이라는 것이 세균설의 추정이었다.

이러한 새로운 생각을 전달하기 위해 학술적 그리고 대중적 문헌은 쉽게 이해 할 수 있는 두 가지 은유를 이용하였는데, 하나는 농업에, 두 번째는 전쟁에 기반을 둔 것이었다. 첫 번째 은유는 왜 감염병이 유행하는 동안 모든 사람이 아닌 일부 특정 사람들만이 걸리게 되는지를 설명하기 위해 오랫동안 사용된 매우 잘 알려진 '토양과 씨앗'의 비유였다(Tomes, 1997). 이는 씨앗의 결함이나 토양이 적합하지 않기 때문에 모든 씨앗이 필연적으로 싹을 내지는 않는다는 것으로 잘 알려진 내용이었다. 1876년 맥라간은 다음과 같이 주장하였다.

발진성 발열의 상대적인 희귀성은, 매년 생산되는 도토리에 비해 적게 존재하는 참나무의 희귀성이나 촌충의 빈도수와 그것이 생산해내는 충란의 수 사이의 불균형과 비교해볼 때 더 놀라운 일은 아니다.

이론적으로 각각의 참나무가 수백 개의 유사한 참나무를 생기게 하지 말아야 할, 혹은 각각의 촌충이 수천 마리의 동일한 촌충을 낳지 말아야 할 이유는 없다. 각각 필요한 수의 도토리와 충란이 생산된다. 실제적으로 생산된 수천 개의 도토리에서 단 한 개만 참나무로 성장하는 것은 아니며, 100만 마리의 충란 중에서 한 마리만 성장하는 것도 아니다.

이론적으로 각각의 발진성 발열 환자에서 다른 수천명의 발진성 발열 환자가 발생하지 말아야 할 이유는 없다. 필요한 수만큼의 세균은 확실히 생산된다. 실제적으로 발진성 발열이 진행되는 동안에 몸에서 방출되는 단지 몇 개의 세균만이 성장을 하게 되며, 대부분의 세균은 소멸되고, 성숙하지 못하거나 무력해진다. 어떤 종류의 발진성 발열에 의해 공격을 받은 사람의 수는 동시적으로 생산된 세균의 아주 일부이며 공격받은 사람 내의 병소에 궁극적으로 도달한 것임에 틀림없다.

따라서 우리는 발진성 발열의 상대적 희귀성이라는 점이 발진성 발열 발생이 시스템 내에서 유기물의 증식 때문이라는 관점에 반대하는 사실이 아니라 찬성하는 것임을 알 수 있다.

이러한 이유로 세균설은 세균에 대한 노출은 광범위하지만 그렇다고 해서 모든 사람이 다 아픈 것은 아님을 설명할 수 있었다. '토양과 씨앗'의 은유는 또 다른 두 가지 접근방식을 통해 세균설을 수용하도록 촉진하였다. 하나는 질병의 특이성을 강조하는 데 도움을 줬다는 점인데, 왜냐하면 특정 씨앗으로부터는 오로지 특정 식물만 난다는 것은 상식이기 때문이다. 또 다른 하나는 씨앗이 싹을 틔우기 위해서는 시간이 필요하기 때문에, 이러한 은유를 통해 사람이 감염되었으나 아직 질병 증상이 명백히 발현되지 않는 시간을 포함하여 감염 질환의 시간 차원을 이해하는 것에 도움을 주었다는 점이다.

하지만 '토양과 씨앗' 은유가 놓친 부분도 있었는데 이는 세균은 감염된 유기체를 아프게 할 수 있을 뿐 아니라 즉시 죽게 만들 수 있을 정도로, 세균과 유기체 사이에는 잠재적으로 대립 관계의 성격이 있다는 점이다. 어찌되었건 식물은 땅에서 자라면서 토양 그 자체를 파괴하지는 않는다. 한 장소에서 너무 많은 식물이 자라서 추후 식물이 자랄 바탕으로서의 토양을 고갈시킬 때조차도 파괴하지는 않는다. 따라서 세균설에 대한 두 번째 은유는 군대용어에 기반을 두게 되었는데, 과학자, 보건전문가 등은 박테리아를 인간의 몸을 '침략'하는 '인간의 불구대천의 적' 그리고 '공기 중에 보이지 않는 적'으로 보면서 위생과 같은 방어적 방법이나 소독과 같은 공격적인 방법으로 맞서 싸울 필요가 있다고 선언하였다(Gradman, 2000).

하나는 목가적이고 다른 하나는 전투적인 두 은유법은 겉보기에는 차이가 있지만 적자생존으로 단순하게 요약할 수 있는 진화론의 초기 개념으로 서로 연결되어 있다(Tomes, 1977). 맥라간에 따르자면, '토양과 씨앗' 은유를 통해 세균, 도토리, 촌충의 충란 등 각각의 개체가 주어진 다른 배경 속에서 생존 확률이 달라져 집단적 현상에 영향을 미치게 됨을 알 수 있다. 전쟁에 대한 은유는 미국에서 쓰인 세균설에 관한 첫 번째 논문 『질병의 세균설과 박테리아(Bateria and the germ theory of disease)』(Henry Gradle, 1883)의 다음과 같은 선언에서 볼 수 있다(Gradle, 1883: 2).

세균설에 따르면 질병은 유기체와 그 유기체를 침략하려는 기생자 간의 싸움으로 생각할 수 있다. 세균설은 질병의 원인에서 '우연적 발생'을 배제하고 질병을 다윈주의에 따른 자연의 프로그램으로 바라본다.

따라서 역학자가 세균병원설을 수용하는 것은, 세균 노출부터 유행병 혹은 풍토병의 인구집단 양상에 이르기까지의 많은 단계를 추적하는 경험적 근거에 대한 단순한 비판적 평가 이상이었다. 또한 잘 이해되는 '토양과 씨앗'이나 전쟁에 대한 개념과 연계된 강력한 은유를 통해 새로운 현상을 설명하는 것이 중요했다.

보편적으로 적용할 수 있으면서 동시에 각 세균에 특이적인 세균설의 원칙이 일단 정리가 된 이후 역학자 등은 감염 질환의 발생과 전파에 대한 복잡한 인구 자료를 이해하게 되었다(Maclagan, 1876; Gradle, 1883; Chapin, 1885; Winslow, 1923; Greenwood, 1935; Frost, 1936; Winslow, 1943; Doull, 1952; Rosen, 1958[1993]; Evans, 1980; Tomes, 1997; Bynum, 2008). 예를 들어 황열병의 전파를 막는 데 (모기 매개체의 이동은 검역으로 막을 수 없기 때문에) 선박을 검역하는 것이 왜 효과가 없는지, 그리고 (매개체 전파가 아니면서 검역기간이 잠복기나 감염기간보다 긴) 다른 질병에는 검역이 왜 효과가 있는지를 설명할 수 있었다. 또한 거리를 청소하거나 집안을 훈증 소독하여 (분변 - 구강 전파, 특히 오염된 물에 의해 감염되는)

콜레라 질병 전파를 거의 억제할 수 없었던 반면, 하수처리시설과 상수도 공급을 포함한 위생조치가 효과적인 요인인지를 명확하게 설명하였다. 이와는 반대로 다른 질병에서 (세균을 옮기는 설치류와 곤충을 제거하는 것과 같은) '오물'을 제거하는 것이 왜 중요한지를 설명하였다. 곤충의 질병 매개체 역할과 세균의 생존력에 온도의 중요성을 밝힘으로써 말라리아나 다른 감염성 질병의 계절적 특성을 설명할 수 있었다. '건강보균자(healthy carrier)'와 함께 잠복기와 감염기의 길이가 다양하다는 발견은 질병 유행의 기원에 대한 새로운 시야를 제공했다. 왜냐하면 질병은 증상은 없지만 감염성이 있는 사람을 통해 전파될 수 있기 때문이다. (당시에 생물학적 기전은 알려지지 않았지만) 후천 면역에 대한 근거를 통해 특정 시기에 노출된 사람 모두가 감염되지 않는지에 대한 또 하나의 설명을 더하게 되었는데, 이는 질병에 걸리지 않은 사람의 일부는 과거에 감염되었다가 살아남았기 때문이라고 추정할 수 있다. 이와 같은 개념 중 어느 것도 과거의 '나쁜 공기'나 '접촉감염' 이론 속에 존재하지 않았고, 이 두 이론을 통해서는 논리적으로 설명할 수 없었다.

진화론 개념에 근거한 다른 이론과 마찬가지로(Mayr, 1982; Gould, 2002) 세균설은 광범위한 생물학적 원리와 세균 고유의 특징을 동시에 이원적으로 이용하여 세균의 유형, 전파 양식, 잠복기와 감염기간, 인간과 비인간 병원소에 대한 수 많은 새로운 가설을 검증하고 개념화하도록 촉진하였다. 아마도 가장 중요한 것은 세균설이 다음과 같은 세 가지 각기 다른 전략을 통해 질병 예방을 증진시킬 수 있는 새로운 가능성을 제공했다는 점일 것이다(Winslow, 1923; Winslow, 1946). 그 세 가지 중 첫 번째 전략은 어떤 하수 처리시설과 정수 시스템이 정화될 필요가 있는지와 음식물 오염을 예방하는 것은 어떠한 결과를 수반하는지를 명확하게 밝히는 것이었다. 이와 같은 내용은 윈슬로의 책에 잘 정리되어 있다(Winslow, 1923: 37).

세균학이라는 새로운 과학의 첫 번째 성과는 과거에 경험에 근거하여 실행하였던 위생과 격리와 같은 산발적인 방법을 정확하고 뚜렷하게 만든 것이다. 비록 잘못된 생각이었지만 오물발생론(phytogenic)은 상당한 성과를 냈는데, 이는 "오물이 질병의 어머니가 아니라면, 적어도 유모는 되기" 때문이다. 하지만 접촉감염의 실제 요소에 대한 과학적 이해를 통해 지대한 영향을 미치는 종류의 진전이 이루어지게 되었는데, 상수도 공급, 곤충. 직접접촉에 의해 전파되는 세 종류의 질병군에 대한 통제 방법에 미친 영향력을 통해 확인할 수 있다.

질병 예방을 위한 두 번째 전략은 감염력이 있는 개인의 격리가 효과적인 질병의 종류를 밝혀내는 것이었다(이는 기존의 집단 검역과는 정반대다). 세 번째 전략은 백신개발을 장려하는 것이다. 윈슬로는 수술 전후, 수술하는 동안의 소독절차를 포함하여 세균을 죽이거나 억제하는 약물과 더불어 백신의 개발이 "다가오는 세대의 가장 크고 의미 있는 승리 중 하나"를 얻는 것이라고 하였다. 윈슬로는 세균설에 대한 병인론적 이해를 통해 어떻게 쉽게 효과적인 예방적 조치를 낳을 수 있는지를 깊이 이해하여 저술하였다(Winslow, 1923: 64~65):

미국의 감시 지역에서 1900년부터 1920년 사이 장티푸스, 결핵, 디프테리아, 설사성 질환과 같은 단지 네 개 질환에 인한 영아 사망률을 감소시킴으로써 매해 2만 3000명의 생명을 살릴 수 있었다. 만약 우리가 관념적 숫자를 실제 사람으로 바꿀 수 있는 혜안의 능력이 있어서 길거리에서 "저 남자는 장티푸스로 죽었을 사람이야", "저 여자는 결핵으로 죽었었겠지", "저 발그레한 아이는 무덤 속에 있어야 했을 거야"라고 말할 수 있다면, 그제야 보건학의 조용한 승리에 대해 희미하게나마 알게 될 것이다.

2) 하지만 세균설이 유행병을 설명하기에 충분할까?

많은 이가 세균설을 인정했음에도 비판이 없지는 않았다. 지지자와 회의론자의 치열하고 오래된 지적 싸움을 통해 19세기 후반 세균설은 지배적인 질병이론의 틀로 떠오르게 되었다(Winslow, 1923; Winslow, 1943; Doull, 1952;

Richmond, 1954; Rosen, 1958[1993]; Rosenberg, 1987; Porter, 1997; Tomes, 1997; Bynum, 2008). 회의론자 중의 상당수는 질병이 화학적 독소에 의해 생성된다는 나쁜 공기설을 지지하였다. 모든 곳에 항상 세균이 존재하지만 감염병이 일시적으로만 발생하기 때문에, 즉 대규모 감염 질환이 항상 발생하지는 않기 때문에 세균이 원인이라는 것의 신빙성이 떨어진다고 주장하였다. 이와 같이 결코 사소하지 않은 반대 의견을 반박하는 데에는 기초과학, 임상의학, 역학의 종합적인 연구와 함께 수십 년이 걸렸다. 이와 같은 연구의 사례로는 박테리아, 바이러스, 다른 미생물을 구별하는 수고스러운 연구, 무증상 감염의 결과로서의 면역을 발견하도록 이끈 연구, 인구집단의 접촉률, 사망, 감수성자의 증가와 같은 유행병의 역동과 관련한 수학적 모델링 등이 포함되었다(Chapin, 1928; Frost, 1928[1976]; Doull, 1952; Richmond, 1958; Rosen, 1958[1993]; Tomes, 1997). 1장에서 다루었듯이 특히 확률적 현상과 관련된 과학 이론을 쌓아올리거나 무너뜨리는 작업은 결코 쉽지 않은 과정이다. 다양한 질병을 일으키는 무수한 희귀 미생물의 소우주인 살아 있는 세균 개념에 대한 반대 의견을 설득하는 데 수십 년이 걸렸다는 사실은 놀랍지 않다.

건강 연구자들은 다른 종류의 의문을 제기했다. 세균이 질병을 야기한다는 생각을 받아들이고 세균설이 준 새로운 시각과 중재법을 기꺼이 받아들였지만 세균에 초점을 맞추는 것만으로 유행병의 발생과 감염성 질병의 전파를 충분히 설명할 수 있다는 사실에 대해서 회의적이었던 과학자 등이 제기했던 우려는 몇 가지 도전과제로 제시되었다. 이러한 협력적 비판자 중에는 그 시기 설립된 존스홉킨스 대학 위생과 보건대학원에 1921년 미국 최초의 역학 교수로 임명된 웨이드 햄턴 프로스트 교수(Wade Hampton Frost, 1880~1938)나 1928년 런던 위생·열대의학 대학원에 역학·인구동태통계 교수로 최초로 임명된 메이저 그린우드(Major Greenwood, 1880~1949) 교수와 같은 일부 뛰어난 역학자도 포함되어 있었다(Daniel, 2004; Fee, 1987)(ABH & Butler, 1949). 두 역학자 모두 역학근거를 설명하거나 감염 질환에 대한 연구 원리로서 세균설에 의존했지만, 그럼에도 프로스트와 그린우드 모두 유행병과 풍토병의 시공간적 인구 분포와 같은 실질적 역학이 오로지 세균에만 초점을 맞추는 것은 불충분하다는 의견을 지지하였다.

예를 들면 프로스트가 1928년 『일반적 유행 개념(Some conceptions of epidemics in general)』(Frost 1928[1976])에서 주장한 바와 같이 미생물 원인체뿐만 아니라 '숙주(host)'와 '환경'의 특성 또한 중요하였다(〈글상자 4-2〉 참조). 프로스트가 숙주와 환경 요인을 강조할 필요성을 느꼈다는 사실은, 1876년 맥라간과 1883년 헨리 그래들(Henry Gradle, 1855~1911)이 입증한 바와 같이 감염병을 세균과 유기체의 싸움의 결과로 여기는 최초의 세균설의 설명과는 달리 1920년대 초반 연구자들이 얼마나 세균 그 자체에만 오로지 집중했는가를 보여준다(〈글상자 4-1〉 참조).

이 문제가 더욱 두드러지는 것은 찰스 채핀(Charles V. Chapin, 1856~1941)이 숙고 후 제출한 의견이었는데, 1910년 그의 주요 저서 『감염의 원인과 방법(The Sources and modes of Infection)』(1910)은 환경 조건을 개선하기 위한 일반적 접근 방법으로써 공중보건 활동을 "보균자 색출, 최초 질병 발생자의 신속한 격리와 접촉 차단"으로 방향성을 재정립하는 데 큰 역할을 한 것이었다(Winslow, 1923: 45). 그럼에도 1928년 채핀은 이렇게 말할 수밖에 없었다. "세균학이 발달한 이래 많은 사람들은, 두 명이 있어야 싸움이 가능한 것처럼 질병이 발생하려면 두 개의 존재, 즉 세균과 숙주가 있어야 한다는 사실을 잊는 경향이 있다"(Chapin, 1928: 196). 하지만 (〈글상자 4-2〉에 제시된 추가적 발췌문에서 강조되었듯이) 채핀은 그 어떤 환경의 개념도 고려하지 않고 완전히 배제하였다.

그린우드가 관찰한 바처럼 "살아 있는 접촉감염원을 발견하였기 때문에 우리가 보편적 역학 원론을 무시할 논리적인 이유는 없"으며, 이는 허슈의 유명한 표현을 빌리자면 "지리학적 그리고 역사적 병리학"의 문제를 강조하는 것이었다(Hirsch, 1883: 2)(3장 〈글상자 3-6〉 참조). 그럼에도 이는 '세균 발견의 실질적 효과'였다(Greenwood, 1935: 60). 그린우드는 이에 대한 하나의 대안으로 세균에 대한 '토양과 씨앗' 비유를 확장하여 사회적 행위자(social agency)로 불러올 것을 제안하면서 다음과 같이 썼다.

토머스 존 맥라간의 『특정 열병을 중심으로 질병 현상을 설명하기 위한 세균설』
(Maclagan, 1876)

- i 쪽: "타당한 병리학은 모든 합리적 의학의 토대가 된다. 병드는 과정이 어떻게 만들어지는지에 대한 정확한 지식, 이러한 과정을 파악하거나 예방할 수 있는 방법을 알아내는 가장 적절한 지식이 그러한 것이다. 질병 세균설은 어떤 사람이 가장 중요한 질병에 걸리는지 알려주는 병리학과 관련 있기 때문에 이 이론을 정립하거나 반박하는 것은 의학뿐만 아니라 전체 인간에게도 중요한 문제이다. 이 이론을 적용하여 인과 과정을 설명할 수 있는 질병이 너무나 많고 다양하기 때문에 각각 별도로 고려한다면 끝없는 노동이 될 것이다."

- 169쪽: "지금 우리가 관심을 갖는 사실은 아래와 같다. ① 각 동물들은 그들 고유의 기생물을 가지고 있다는 사실, ② 각 기생물은 그들 고유의 특별한 병소를 가지고 있으며, 그것을 벗어나서는 번식하지 않는다는 사실, ③ 각 동물은 그들의 고유의 감염성 있고 특이적인 질병을 가지고 있다는 점, ④ 접촉감염 질병은 대체로 그 고유의 국부 병변을 갖는다는 사실. 이와 같은 사실을 나란히 배치해보면 일반적인 기생물과 접촉병원체 사이의 유사성을 발견하지 않을 수가 없다. 그 당시 우리가 작은 기생성 유기물로 간주하였던 접촉병원체 모두는 유기체처럼 그들의 환경에 특정한 작용을 하였고, 각각의 병원체는 기생물처럼 그 성장을 위해서는 특정 병소를 필요로 하였다."

- 222쪽: "발진성 발열을 한번 겪었던 사람이 다시 감염되었을 때 나타나는 면역력은 악성 질병의 역사에서 가장 중요한 특징 중 하나이며, 이는 '접촉병원체의 작용으로 몸의 체계에는 특이하고 지울 수 없는 흔적이 생성되고, 그 결과로 신체는 그 접촉병원체의 증식에 필수적인 요인을 더는 발현하지 않는다'는 가설을 기반으로만 오로지 설명될 수 있다."

- 257~258쪽: "지금까지 우리는 흔한 특정 열병의 모든 증상을 고려하였고, 이것이 시스템 안에서 유기체의 성장과 전파로 설명할 수 있음을 발견하였다.

  우리가 지지해야 하는 특정 열병의 원인 관계에 관한 이론은 이런저런 현상을, 혹은 이런저런 열병을 설명할 수 있는 우리의 고민거리로 떠오르는 현상들 전체를 가장 잘 설명하는 이론이다.

  우리는 여기에서 제시한 이론이 이러한 조건을 충족하는 유일한 것이라고 주장할 수 있다고 생각한다. 이 이론은 신체 밖에서 접촉병원체에 의해 발현되는 현상, 신체 안으로 들어오면서 발생되는 현상, 신체 내에서 번식하면서 동반되는 혹은 번식의 결과로 나타나는 현상 중 어느 하나도 설명되지 않은 채로 남겨놓지 않는다.

이 이론을 통해 많고 다양한 그리고 때로는 서로 모순되는 현상의 발생을 설명할 수 있다. 따라서 이 설명은 현상의 발생 원인을 작은 기생성 유기체의 체내 성장과 증식의 탓으로 여기는 이론을 지지하는 최고의 주장이 된다."

헨리 그래들, 『박테리아와 질병 세균설: 시카고 의대에서 한 8번의 강의』(1883년 Chicago W. T. Keener에서 출판)

• 2쪽: "과거 의사가 착실하게 수행한 업적을 과소평가하지 않더라도 일부 명백한 예시를 제외하고 질병의 원인은 의사의 관심이 아니었던 것이 명백하다. 인간이 물려받은 많은 질병이 미세한 기생물 혹은 세균이 유기체를 침입하기 때문이라는 것을 보여주는 근거가 축적된 지 겨우 20년도 되지 않았다. 이 질병 세균설을 더욱 실질적으로 입증하는 많은 사실이 거의 매일매일 발견된다."

• 65쪽: "접촉감염병 연구를 통해 질병을 유발하는 세균이 별개의 다른 종이며 그의 병원성은 다양할 수 있다는 추론이 이루어졌다. 천연두, 성홍열, 홍역 환자로부터의 감염은 오로지 본래의 감염만 발생시키고 절대로 다른 종류의 질병을 발생시키지 않는다. 하지만 유행병의 강도는 매년 매우 다양하게 나타난다."

• 211쪽: "인간에게 가장 즉각적인 혜택을 보장하는 연구는 기생체에 대한 조직의 저항성 특성에 대한 연구이다. 이에 대한 이해는 아마도 기생체의 두 번째 침입에 대항하여 조직이 이겨낼 수 있는 면역성에 대한 연구의 실마리를 줄 것이다. 특히 세균은 죽이지만 동물의 조직에는 해가 없는 어떤 치료법을 찾고자 하는 희망이 한 번도 실현되지 못하였기 때문에, 질병을 치료하기 위한 싸움에서 우리가 조직을 도울 수 있는 것은 오로지 이러한 과정을 완벽히 분석하는 것이다. 물론 약독화(弱毒化)된 기생체 접종을 함으로써 면역력을 인위적으로 생성시키는 것이 많은 질병에서 실제적 효과가 있을 것인가 여부를 미리 알 수는 없다."

• 212쪽: "하지만 기생체 검출이 모든 것을 설명해준다고 생각하는 것은 편협한 생각이다. 비록 모호하기는 하나 질병에 대한 소인적 요인(predisposition)에 대한 의문은 무시될 수 없다. 많은 사람이 결핵균의 공격에 저항할 수 있기 때문에, 그 중요성을 무시하고 코웃음 치며 넘기기보다는 왜 결핵균이 그것에 노출되는 모든 생명체를 공격하지 않는지를 조사해보는 것이 더 현명한 것일 것이다. 또한 우리는 기생체가 질병이 아니라 단지 질병의 원인이라는 것을 잊지 말아야 할 것이다. 질병 자체는 어떤 정상적이지 않은 영향력에 대한 반응으로 생리학적 과정이 변화하는 것이다. 물론 조직의 반응은 여러 가지 형태의 자극 물질에 대해서, 살아 있는 기생물질이든 다른 매개체이든 동일하게 나타날 수 있고 실제로도 종종 그렇게 나타난다. 따라서 증상이나 병변은 여러 사례에서 항상 동일한 형태의 기원을 가지지는 않을 수 있다."

- 75~216쪽: '세균설' 범주하에서 논의되었던 질병은 ① 닭 콜레라, ② 외과 감염, ③ 골수염, ④ 농혈증, ⑤ 패혈증, ⑥ 얕은 연조직염, ⑦ 진행성 괴저증, ⑧ 결핵, ⑨ 마비저, ⑩ 장티푸스, ⑪ 재귀열, ⑫ 천연두, ⑬ 우두, ⑭ 양두, ⑮ 홍역, ⑯ 말라리아, ⑰ 디프테리아, ⑱ 나병, ⑲ 매독, ⑳ 젖열, ㉑ 임질, ㉒ 트라코마, ㉓ 크루푸성 폐렴, ㉔ 심내막염, ㉕ 백일해, ㉖ 비경화증, ㉗ 익상편, ㉘ 치아 우식증이다.

채핀, 『현재의 질병 세균설(The Present State of the Germ-Theory of Disease)』
(1885년 Providence, RI: Kellogg Printing co.에서 출판)

- 4쪽: "25년 전에는 현재 일반적으로 박테리아라는 이름으로 알려진 미생물에 거의 관심을 두지 않았었다. 하지만 1861~1862년 파스퇴르의 노력, 얼마 뒤 다배인(Davaine)이 발견한 탄저균을 통해 그 당시로서는 몇 명의 식물학자만 관심을 가졌던 이러한 형태의 생명체에 대해 화학자와 병리학자의 관심을 이끌어냈다. 그러는 사이 리스터(Lister)는 그 자신이 매우 확신을 가지고 있던 이론이 완전히 증명되기를 기다리지 못한 채, 그의 유명한 무균 수술 체계를 개발하여 세상에 소개하였다. 그 이후로 줄곧 '세균설'은 의학계의 큰 관심을 차지해왔다.
  이 이론은 많은 병리학적 상태가 특정 미생물체의 존재에 의해 야기된다는 것을 주장한다."
- 5~43쪽: 질병 세균설이라는 단일화된 렌즈를 통해 논의된 질병은 다음과 같다. 알파벳 순서로 ① 탄저, ② 소 페스트(우역, cattle plague), ③ 닭 콜레라, ④ 콜레라, ⑤ 디프테리아, ⑥ 얕은 연조직염, ⑦ 마비저, ⑧ 임질, ⑨ 광견병, ⑩ 나병, ⑪ 말라리아, ⑫ 홍역, ⑬ 우유병, ⑭ 골수염, ⑮ 늑막 폐렴, ⑯ 폐렴, ⑰ 재귀열, ⑱ 누에병, ⑲ 성홍열, ⑳ 농혈증, ㉑ 패혈증, ㉒ 외과적 병변, ㉓ 돈역, ㉔ 매독, ㉕ 결핵, ㉖ 장티푸스, ㉗ 궤양성 심내막염, ㉘ 송아지의 궤양성 구내염, ㉙ 천연두, ㉚ 백신, ㉛ 웰백(Welback) 지역의 식육 식중독, ㉜ 백일해, ㉝ 황열.

윈슬로, 『현대 공중보건 캠페인의 진화와 의미(The Evolution and Significance of the Modern Public Health Campaign)』(1923년 Yale University Press에서 출판)

- 36~37쪽: "1890년에서 1910년까지 20년은 어떤 의미에서 공중보건의 황금 시대를 이루었다. 세균설은 이제 완전히 확립이 되었고 그 적용이 비약적으로 진전되었다. 그 20년 이전의 어떤 기간에도 위생과학의 적용이 그만큼 진전을 보인 적이 없었고, 미래에도 그와 같은 경이로운 성과를 언제 다시 볼 수 있을지 의문이다."

어쩌면 이렇게 요약할 수 있을 것이다. 활동 결핵의 발생은 다음과 같은 세 가지 요소, 즉 씨앗, 토양, 경작법에 의한다. 이와 같은 세 가지 요소 중 첫 번째 요소만 필수적이다. 충분한 씨앗이 주어진 상황에서는 토양과 농부의 보살핌이 없이도 식물은 자라날 것이다. 비필수적인 나머지 두 요소의 여러 가지 변화가 현실에서 중요한 역할을 한다.

병인만이 아니라 질병 분포에 관심을 가진 그린우드와 역학자에게 감염병의 실질적 역학을 설명하는 것은 세균, (숙주 요인인) 개인, (감수성자 분율, 반대로 집단면역의 수준과 같은)[3] 집단의 특징뿐 아니라, 사람이 살고 있는 사회적·물리적·지리학적 환경을 인간이 어떻게 형성(경작)하는가에 대한 관심도 필요로 하는 일이었다(Mendelsohn, 1998). 다시 말하자면 역학은 세균설 그 이상이었다.

1920년 영국의 역학자 크룩생크(Francis Graham Crookshank, 1873~1933)는 세균설의 전쟁 비유에 대한 반발로 전쟁에서 사용되는 무기들(세균)과 전쟁 원인 그 자체(감염병 유행의 발생요인)에 대해서 구분하지 못하는 것에 대하여 질책하였다. 크룩생크는 고집 센 경찰 의사에 관한 풍자적 우화를 만들어냈는데, 그 이야기 속에서 경찰 의사는 살인의 원인이 되는 단 한 개의 총알과 전쟁의 원인이 되는 여러 개의 총알의 개념에는 인과적 차이가 원인이든 예방이든 차이가 없다고 주장한다(Crookshank, 1919~1920)(〈글상자 4-2〉 참조). 그러나 20세기 초 역학이론의 가장 핵심이 되는 보다 범위가 넓은 역학적 질문과 원리는 점차 관심에서 멀어지게 되었는데, 그 이유는 그린우드가 관찰한바 "세균학파가 정신적으로까지 전능해졌기 때문"이었다(1935: 60).

---

3 (옮긴이) 인구 N에서 어떤 질병에 대해 감수성이 있는 사람이 A라면 N−A에 해당하는 사람은 면역이 있는 사람이다. 감수성자의 분율은 A/N이며, 면역이 있는 사람의 분율은 (N−A)/N이다. 한 사회에서 면역이 있는 사람의 분율은 집단이 가진 면역을 나타내며 이를 집단면역(herd immunity)이라고 한다.

크룩섕크, 『제일 원칙: 그리고 역학(First Principle: and epidemiology)』(1920년
Proceeding of the Royal Soiety of Medicine 게재 논문)

- 178~179쪽: "우화를 짧게 이야기하며 마무리 짓겠다. 몇 년 전 순진한 경찰 소속의
  외과의는 살인사건 하나를 조사하다 심장에서 총알을 하나 발견하였다. 그는 이 총알
  을 이 살인사건에서 현상의 근본적 원인이자 직접적 원인이라고 결정짓고 검시관에
  게도 그렇게 말하였다. 전쟁 때문에 외국으로 간 후에는 전쟁은 단지 대규모의 살인
  이라고 진실로 믿으면서 수많은 시체를 검사했다. 그리고 다시 총알을 발견하면서 총
  알은 살인의 원인이기 때문에 전쟁의 원인이라고 선언을 하였다. 하지만 모든 사망자
  에서 같은 종류의 총알이 발견된 것은 아니었다. 게다가 그는 종종 총알이 발견되지
  않아 당황하였고, 언젠가 살인의 원인으로 가스 중독을 발견했던 적이 있음을 깨닫고
  난 후 여러 전쟁이 함께 존재하며 각각의 전쟁은 독자적이고 각기 다른 근본적 원인
  이 있다고 결론을 지었다. 그래서 그는 총알과 가스를 없애서 전쟁을 종식시킬 것을
  제안했고 어떤 사람은 그의 계획이 타당하다고도 생각했다. 하지만 일부 까다롭고 철
  학적인 사람들은 전쟁이 단순히 살인의 수가 숫자적으로 큰 것이 아니며 총알이나 가
  스의 독성이 높아지거나 총알과 가스에 대한 저항성이 감소되면서 발생하는 것이 아
  니라고 지적했다. 전쟁은 인종, 경제 등과 같은 요인의 고유작용과 상호작용에 의해
  야기되는 것으로 이해하는 현상을 부르는 이름이란 것이다. 정치인이나 역사학자가
  이해하는 바와 같이 다양한 종류의 살인이 전쟁의 요소이기는 하지만, 총을 들고 다니
  거나 유해한 가스를 공공장소에 터트리는 사람들을 피한다고 해서 전쟁을 막을 수 없
  다는 이야기도 이 의사는 듣게 되었다. 하지만 그 외과의사는 납득하지 못했고 미래에
  전쟁을 막을 수 있는 최고의 희망은 (그가 기껏해야 소인적 원인 정도만 될 수 있다고
  생각했던) 인종, 경제, 정치적인 상황에 대한 모호한 논의가 아니라 직접적 원인인 총
  과 가스를 피하는 어떤 방법을 고안하는 데 있고, 전쟁의 원인은 (의심의 여지 없이 다
  양한 종류의) 총알과 (분명히 다양한 독성의) 가스라는 것을 그 어느 때보다 더욱 확신
  하면서 영국으로 돌아왔다."

프로스트, 『일반적 유행 개념(Some conceptions of epidemics in general)』(1928년
하버드 대학 강의에서 발표하였고 *Am J Epidemiol* 1976; 103: 141~151에 다시 실림)

- 143~144쪽: "어떤 특정 환경에서만 살 수 있는 기생체가 지속적으로 생존을 하기 위
  해서는 숙주에서 다른 숙주로 끊이지 않는 이동이 필요하다. 따라서 우리는 숙주와
  기생체 사이의 지속적인 반응에 대한 문제를 연구하고 있으며 이와 같은 지속적인 반

응은 평형상태를 이루려는 경향이 있음에 틀림없다. (…)

이와 같이 평형을 유지하거나 유병률이 특정 수준에서 다른 수준으로 변화하는 데 관련된 요인은 다음과 같다. 질병과 감염을 일으킬 수 있는 특정한 미생물. 이 유기체는 단독으로 존재하는 것이 아니라 다수로 존재하기 때문에 미생물 군집이라고 할 수 있다(인간이 주로 숙주가 되기 때문에). 숙주 인구집단이 감염을 유지하기에 충분한 숫자의 감수성 있는 개체를 포함해야 한다.

특정 미생물이 감염 가능한 숙주와 효과적인 접촉을 할 수 있도록 하는 환경 조건이 필요하다."

- 150~151쪽: "결론적으로 모든 종류의 유행, 풍토병의 주기적으로 재발, 지역적 유행, 역사상 드문 광범위한 유행병의 발병 등을 고려할 때 감염은 원인체의 증식으로 인해 점진적으로 증가하는 경향을 가지고 숙주 인구집단의 면역과 감수성이 있는 숙주의 사망으로 인한 감소에 따라 계속적으로 억제된다는 일반적인 법칙이 어느 정도는 지배하고 있는 것 같다. 하지만 이것이 유일하고 필수적인 주요한 요인이라거나, 모든 질병이 모든 시간과 모든 장소에서 동등하게 중요성을 가진다고 가정할 필요는 없다고 생각한다. 그와는 반대로 노출에 영향을 미치는 습관의 변화, 숙주 감수성의 계절적 혹은 다른 원인으로 인한 변동, 어떤 경우에서는 특정 미생물 특성의 상당히 중요한 변화 등을 가능하고 예상되는 영향력으로 인식해야 한다고 생각한다. (…) 따라서 이와 같은 모든 변수를 고려한 간단하고 일반적인 원칙을 발견할 거라고 기대할 수는 없다."

채핀, 『역학의 원리(The Principles of epidemiology)』(1928)(원저는 『유행병의 과학(The science of epidemic diseases)』라는 제목으로 *The Scientific Monthly* 1928; 26: 481~491에 게재)

- 196쪽: "세균학의 도입 이후 많은 사람은, 둘이 있어야 싸움이 되듯이 질병이 발생되려면 두 존재, 즉 세균과 그것의 숙주가 필요하다는 것을 간과하는 경향이 있었다. 질병을 야기하는 세균과 그 세균이 침투하는 동물과 인간의 신체 간에는 끊임없는 싸움이 있다. 또한 그 둘 사이에는 평형상태가 형성되려고 하는 경향이 있다. 세균은 가장 감수성이 높은 자를 죽이고 저항성이 있는 사람은 면역력을 가진다. 저항성이 있는 일부 개체에서 세균은 정착함으로써 보균자가 만들어지는데, 이들은 더 감수성 있는 생물체를 만날 때까지 바이러스를 계속 가지고 다닌다. 이런 종류의 일군의 실험을 통해 평형을 이루려는 경향과 감염병의 발생과 쇠퇴에서 집단면역과 보균자의 중요성에 대한 큰 관심이 쏟아지게 되었다. 또한 세균 독성의 변화, 세균 양에 따른 효과, 동물의 식이 등도 많은 주목을 받았다."

2. 우생학: 유전 결정론, 타고난 열성과 우성,[4] 질환율

1) 좋은 품종, 좋은 혈통, 좋은 건강

세균만이 건강의 거시적 결정요인 연구의 중요성을 퇴색하게 하는 유일한 미시 물질은 아니었다. (세균만이 아니라) 유전자도 문제가 되었는데, 사실 20세기 역학이론과 방법론에 매우 밀접한 관계가 있는 것은 19세기 말 과학자와 의료전문가 사이에서 태동하기 시작한 우생학적 사고였다. 우생학(Eugenics)은 비슷하면서도 인기 있는 이론인 사회진화론(Social Darwinism)과 함께 19세기 후반과 20세기 초반 과학적 담론에서 가장자리가 아닌 주류를 차지했으며, 20세기 초반의 보건학, 사회과학, 사회정책에 강력한 영향을 미쳤다(Davenport, 1911; Chase, 1977; Kevels, 1985; Gould, 1996; Porter, 1999; Carlson, 2001; Stem, 2005a; Stem, 2005b, Painter 2010).

서로 연관을 갖는 이 두 가지(우생학과 사회진화론)의 중심 원리는 다음과 같다.

① 지능, 행동, 질병 감수성, 수명 등과 같은 인간 특성의 절대 다수는 사회적 배경보다 유전에 의하여 주로 결정된다.

② 사회적 자원 분배와 사회적 위계는 적자 생존, 특히 계급, 인종/민족, 국가 위계질서와 연관된 적자 생존(survival of the fittest)을 반영하고 있다.

③ '사회'는 '적합한' 종의 육성을 지지하고 '부적합한' 종을 억제한다.

〈글상자 4-3〉은 이러한 주장을 자신의 용어로 펼치는 주요 우생학 연구의 발췌문이다.

1883년 프란시스 골턴(Francis Galton, 1822~1911)이 창안한 우생학이라는 용

4　(옮긴이)　'우성', '열성'은 우열을 나누는 부적절한 표현이다. 최근 일본에서는 '우성'은 '현성(顯性, 눈에 띄는 성질)', '열성'은 '잠성(潛性, 숨어 있는 성질)'으로 고쳐 부르기로 결정했다. 번역자들은 이러한 관점에 동의하지만, 역사적 사실을 설명하는 데 기존의 표현이 가지는 장점이 있어 이 책에서는 그대로 '우성', '열성'이란 단어를 사용했다.

어는 문자 그대로 '좋은(eu)' 것을 '생산(gene)'한다는, 즉 태생이 좋은 것을 의미한다(Chase, 1977; Kevels, 1985; Carlson, 2001). 미국 우생학의 선두적 주창자 중하나로 하버드 대학의 진화생물학 교수인 찰스 대번포트(Charles B. Davenport, 1866~1944)가 있다. 대번포트는 1910년 유전자 연구에 특화된 세계 최초의 연구실이자 카네기 재단으로부터 재정지원을 받는 콜드 스프링 하버 연구실의 실장이 되었고 그 자리에 있는 동안 매우 영향력 있는 우생학 기록 보관소를 설립하였다(Chase, 1977; Kevels, 1985; Carlson, 2001). 하버 연구실 웹사이트의 간략한 온라인 역사에서 이는 흥미롭게도 언급되지 않는다(Cold Spring Harbor Laboratory, 2009).

1911년 대번포트는 대표 저서인 『우생학으로 본 유전(Heredity in Relation to Eugenics)』의 첫 페이지에서 이렇게 썼다.

> 우생학은 인간을 조금 더 적합한 품종으로 개량하려는 과학이다. 프란시스 골턴 경의 표현에 따르자면 "인간이 타고나는 질(quality)을 증진시키는 영향력이 있는 모든 요인을 다루는 과학"이다. 우생학적 관점은 경작의 가치를 인정하지만 영구적인 개량은 가장 좋은 혈통을 확보함으로써만 가능하다고 믿는 농부의 관점과 같다고 할 수 있다.

대번포트가 혈통(blood)을 비유적으로 사용한 것은, 20세기 초반 무엇이 유전자를 구성하는지, 무엇이 좋은 혈통을 만드는지에 대한 과학적 이해가 19세기 중반의 나쁜 공기설, 접촉감염설, 세균설이 그랬던 것과 마찬가지로(Tomes, 1997) 얼마나 모호했는지를(Keller, 2000; Gould, 2002) 보여준다. 이와 같은 과학적 정확성의 부족은 다시 한 번 많은 논쟁의 여지를 남겨두기도 했다.

골턴이 우생학적 견해를 처음 명확히 설명한 것은, 그가 1869년 발간한 획기적이고 높이 평가되는 책 『유전적 특성: 그 법칙과 결과에 대한 연구(Hereditary Genius: An Inquiry into its Laws and Consequences)』에서였다(Galton, 1869). 책에서 골턴은 "연속적으로 몇 세대에 걸친 신중하고 분별 있는 결혼을 통해 재능

우생학의 전반적인 이론적 입장과 정책

대번포트, 『우생학으로 본 유전』(1911년 New York: Henry Holt and Company에서 출판)

- 4쪽: "우리는 인간으로서 자연을 통제할 수 있는 것을 자랑스럽게 생각하며 매해 1억 달러가 넘는 비용을 들여 거의 50만에 달하는 정신이상자, 정신박약자, 간질병자, 맹인, 귀머거리, 8만 명의 죄수, 10만 명의 극빈자를 지탱해야 하는 것은 우리 지성에 대한 모독이다. 인구의 4%를 차지하는 이 새로운 해충 떼는 가장 생산적인 연령일 때 단지 무능할 뿐만 아니라 해마다 1억 달러가 넘는 부담을 안겨주고 있는데, 즉각적으로 세상의 관심이 필요하다."

- 164~165쪽: "폐의 질병 중 가장 치명적인 것은 결핵이다. 우리는 이 질병이 세균에 의해 발생하며 세균이 없다면 폐결핵도 발생하지 않을 것이라는 사실을 안다. 현대 위생학자의 1차 관심은 세균을 박멸하는 것이다. 그러나 결핵균은 모든 도시와 교외의 대부분의 가축에서 발견된다는 점에서 이는 매우 어려운 작업이다. 세균은 어디에나 있다. 그렇다면 사람은 어떻게 그것을 피할 수 있는가? 어째서 오직 10%만이 이 기생체의 공격으로 죽는 것인가? (…) 결핵 사망을 선천적 혹은 후천적 무저항성에 감염이 더해진 결과로 보는 것은 더할 나위 없이 명백한 듯하다. 그렇다면 그들의 아이가 이러한 취약함을 물려받지 않게 하려면 매우 저항력이 약한 두 사람이 결혼하는 것은 매우 바람직하지 못한 일인 셈이다."

- 255~256쪽: "우생학에서 실질적인 질문은 우리에게 너무 큰 부담이 되는 바람직하지 못한 신체적/정신적 형질의 빈도를 낮추기 위한 방법이다. 우선 외과 수술법이 있다. 이것은 생식세포를 파괴하거나 가두어서 재생산을 막는 방법이다."

1927년 미국 연방대법원 올리버 홈즈(Oliver Wendell Holmes) 판사의 벅 대 벨 사건 (Buck v. Bell) 판결

"우리는 공공 복지가 최고의 시민에게 희생을 요구할 수도 있음을 보아왔다. 우리가 무능력 상태로 빠지지 않기 위해 국가의 힘을 이미 약화시킨 사람들에게 더 작은 희생을 요청할 수 없다면 그 역시 이상할 것이다. 열등한 후손이 범죄를 저지른 대가로 사형을 기다리거나 우둔함으로 인해 굶어 죽도록 놔두는 대신 이 사회는 명백히 부적합한 이가 대를 잇는 것을 막을 수 있다. 강제 백신 접종을 지지하는 원칙은 나팔관을 자르는 것에도 적용될 만큼 포괄적이다. Jacobson v. Massachusetts, 197. U.S. 11. 우리에게 저능아는 세 세대로 족하다."

인종/민족에 적용된 사례

호프먼, 『미국 흑인의 인종 특성과 성향』(1896년 New York: Macmillan, for the American Economic Association 출판)

- 95쪽: "악의 뿌리는 인종적 특성으로 볼 수 있는 어마어마한 부도덕함에 놓여 있고, 연주창(scrofula), 매독, 심지어는 폐결핵도 이로 인한 필연적인 결과이다. 부도덕함과 매춘이 가장 적을 것으로 기대되는 도시이자 백인 사생아가 2.6%밖에 태어나지 않는 도시인 워싱턴에서 유색 인종의 사생아 비율이 1/4 이상이나 되는 이상 (1894년 26.5%) 왜 백인들보다 [유색 인종이] 연주창과 매독으로 사망하는 비율이 높은 것인지는 그 이유가 명백하다. 또한 우리가 터무니없이 높은 아동의 헛된 사망과 폐결핵으로 인한 과도한 죽음의 근본 원인에 도달했다는 사실도 역시 너무나 자명하다. 우리는 과도한 사망원인을 삶의 환경에서가 아니라 **인종적 특성과 성향** (race trace and tendencies)에서 찾는다(강조는 원문). 이런 경향이 지속되는 한, 그리고 부도덕함과 매춘을 통해 대다수 유색 인종의 약한 기질이 유전되어 사망률은 증가하고, 출생률이 사망률보다 낮아지는 시점까지 인구의 자연적 증가율도 계속 감소하여 점차적으로 멸종에 이르는 결과가 나타날 것이다."
- 148쪽: "흑인은 모든 연령대에서 그렇기는 하지만 특히 어린 연령대에 더 높은 사망률을 보인다는 것이 일반적인 결론이다. (…) 폐결핵에 극도로 취약한 것만으로도 운명이 결정되었다고 하기에 충분하다. 그것만으로도 미국 남부의 불가능한 정도의 수적 우위를 설명하기에 충분할 것이다. 해이크래프트가 쓴 『결핵의 고통』에 따르면 폐결핵 환자는 다른 폐, 기관지 질환에도 잘 걸리는 경향이 있기 때문에 그들은 한 가지 형태의 세균에 대한 취약성 이외에도 삶이라는 전쟁은 물론이고 특히 혈통, 즉 그들 자신이 고통받고 있는 조건을 재생산하기에는 부적당한 것으로 여겨진다."

브루너, 『남부 도시에서 흑인의 건강 문제(The Negro health problem in southern cities)』(1915년 Am J Public Health 1915; 5: 183~190)

- 188~189쪽: "흑인이 백인보다 더 많은 곳에서 사는 사람들은 문명을 이루는 모든 것에 대해 절대적으로 백인에게 모든 것을 의존한다. [흑인이] 머무르는 것이 허가가 된다 하더라도, 그와 같은 존재는 그 자신과 우리에게 위험이 된다. (…) 우리는

흑인을 질병 전파의 유력한 요인으로 인지하지 않으려는 태도로 인해 백인을 보호하는 것을 소홀히 하고 있다는 증거에 직면하고 있다. 만약 흑인이 집 지하실에 무리 지어 거주하고 유색 인종 구역에 모여 사는 것을 계속 용인한다면 우리는 병에 걸리게 될 것이다. 하층민 계급의 흑인은 우리와 가정 내에서 접촉을 하게 되며 가사노동의 80퍼센트를 제공한다."

- 190쪽: "사바나에는 위생 관리자가 관심을 둘 법한 상황이 있다. 그들과 공동으로 소유하고 있는 것, 즉 땅을 제외하고는 모든 면에서 현저히 다른, 두 종류의 인종이 거주하는 도시의 한 구역을 이야기하고자 한다. 좁은 거리 하나가 이 두 인종, 즉 러시아계 유대인과 흑인을 나누고 있다. 러시아계 유대인 지역은 도시에서 사망률이 가장 낮은 반면 흑인 거주지역은 사망률이 이웃 지역의 다섯 배에 달한다. 한쪽은 세계의 도시 거주자 중에서 가장 강인한 인종인 반면에 다른 쪽은 정글에서 온 지 얼마 안 된 인종이다. (…) 남부인은 흑인의 가장 친한 친구지만, 그들은 흑인의 관리를 위해 필요한 일련의 위생과 관련된 노력을 모르고 있다."

앨런, 『흑인 건강 문제(The Negro health problem)』(1915년 *Am J Public Health 1915; 5: 194~203*)

- 194쪽: "흑인의 건강 문제는 '백인들이 짊어져야 할 부담' 중 하나이다. (…) 질병을 일으키는 세균은 '인종, 피부색, 노예 경력'을 가리지 않는다는 점에서 세계에서 가장 민주적인 생물이다. (…) 이 병으로 오염된 구역에 있는 그들의 더러운 집에서부터 흑인은 스쳐 지나치는 백인과 매일매일 긴밀하게 접촉한다. 우리는 우리의 집, 사무실, 상점들, 거리의 차량, 우리가 가는 거의 모든 곳에서 그들을 만난다. (…) 다양한 질병이 이런 식으로 흔히 퍼져나간다."

- 195쪽: "자유가 와서 모든 구속이 사라지자 흑인은 모든 종류의 방탕함을 탐닉하기 시작했다. (…) 설상가상으로 현명하지 못한 그의 친구들은 경솔하게도, 그들이 투표용지를 적절하게 사용할 만큼 충분한 지적인 능력을 갖추기 전에 그들에게 투표권을 주었다. (…) 이 모든 것이 흑인에게 끔찍할 정도로 유해하였고 (…) 질병이 그들을 희생물로 삼기 시작했다. (…) "

- 198쪽: "흑인의 특징 중에서 쉽게 인지할 수 있는 결점은 솔선하는 태도가 결여되어 있다는 것이다. 그는 지시받을 때까지 기다리고… 모든 일에 대해 습관적으로 부주의하다. (…) 특히 흑인은 환자를 돌보는 일에 부주의하다. (…)"

- 201쪽: " 나의 좋은 친구 중 한 명인 의사는 "너는 흑인에게 위생교육을 가르치느니 노새를 가르치는 것이 나을 것"이라고 말한다. 이 의견에 전적으로 동의할 수는 없다. 나는 이 일이 어려운 일이라는 것에 동의한다. 진척이 느릴 수밖에 없을 것이다. 하지만 흑인이 배울 수 없는 것은 아니다. (…) "

이 뛰어난 사람을 만드는 것"은 생각해봄직도 하고 바람직하기도 한 일이라고 주장했다(Galton, 1869: 1). 선천적 우월성에 대한 개념은 인종 간에도, 같은 인종 내에서도 적용되었는데, 골턴은 아테네 사람이 제일 우수하고 영국인은 다소 열등하며 흑인과 호주계 사람, 즉 원주민이 가장 열등하다고 평가했다(Galton, 1869: 336~350). 집단 내에 우수한 구성원도 있고 저능한 구성원도 있는 것처럼 평균 영국인보다 예외적으로 우수한 흑인도 있다고 생각할 수 있지만, 일부 인구집단은 좋은 품종개량 덕택에 최상위층에 집중되어 있고 또 다른 인구집단들은 타고난 열세로 인해 하위층을 이루게 된다고 하였다.

골턴, 대번포트, 다른 우생학자에게 우수한 품종이란 문자 그대로, 후천적인 양육보다는 선천적인 유전형질의 문제임은 과학적으로 자명한 사실이었다. 이와 같은 생각을 입증하기 위하여 (그리고 추측하건대 과학적인 근거를 제시하기 위하여) 골턴은 상관관계와 선형 회귀분석을 시행할 수 있는 새로운 통계 방법을 개발함으로써 선천적 유전이 장수, 지능 등에 얼마나 기여하는지, 집단 간, 집단 내에서 다른 유전형질의 변이가 어떠한지를 정량할 수 있게 되었다(MacKenzie, 1979; MacKenzie, 1981; Porter, 1986; Desrosières, 1998). 이제 막 태동하던 생물통계학에 골턴이 남긴 지적인 업적은 강력했다. 잘 알려져 있듯이 20세기 초반 런던대학교에 골턴이 설립한 우생학 연구실의 초대 주임교수인 칼 피어슨(Karl Pearson, 1837~1936)과 두 번째 주임교수인 피셔(R. A. Fisher, 1890~1962)가 수행했던 상관계수, 분산분석, 회귀분석, 무작위 시험 등의 생물통계학 연구는 명백히 우생학적 의제에 의해 추동된 것이었다(MacKenzie, 1979; MacKenzie, 1981; Porter, 1986; Desrosières, 1998). 유전형질의 상관과 변이라는 가정을 내재한 이 통계적 기법들은 현재까지도 역학연구에 널리 이용되고 있다.

2) 사회와 건강의 위협이 되는 나쁜 혈통과 나쁜 유전자

우생학은 단지 '적합한' 사람의 생식을 장려하는 '긍정적' 과학인 것이 아니라 '적합하지 않은' 사람을 '제거'하려는 명백히 '부정적인 면'도 가지고 있었다

(Chase, 1977; Kevels, 1985; Gould, 1996; Carlson, 2001; Stern, 2005a; Stern, 2005b, Painter 2010). 골턴은 이미 1869년에 "강한 자에게 약한 자가 쫓겨나야 한다는 것은 잔인하게 보일 수도 있다. 하지만 삶의 무대에서 자신의 역할을 하는 데 가장 적합한 인종이 무능력하고, 병들고, 비관적인 사람에 의해 물러나야 한다는 것은 더 잔인한 일"이라고 주장했다(Galton, 1869: 357). 40년 이후인 1919년 골턴이 제기한 질문에 대해 대번포트는 우생학의 해답과 사회적 정당성에 대해 솔직하게 언급했다(Davenport, 1911: 267~268).

국가는 국가의 어떤 개인보다 위대하다. 그렇기에 사회를 구성하는 개인의 삶, 생식, 행태와 특징보다 우위에 있는 사회의 권리는 사회의 올바른 번영과 삶에 연관된 모든 문제에서 제한이 없다. 또한 사회는 결혼을 막기 위해 삶을 앗아가거나 불임시키거나 격리시킬 수도 있고, 수백 가지의 방법으로 자유를 구속할 수 있다.

사회는 권리를 가지고 있을 뿐 아니라 국가의 생명과 발전을 좌우하는 생식 세포질의 특성을 알기 위해 심오한 의무를 권리에 양도하기도 한다. (…) 사회는 정신박약, 간질, 망상증, 우울증, 정신 황폐화, 마약 중독, 자기 조절이나 지각의 결여, 방랑, 절도, 공격, 아동이나 동물에 대한 악의적 학대 성향과 같은 반사회적 특성을 찾아낼 수 있어야 하고 또한 찾아내야 한다. 그리고 결핵, 구루병, 암, 만성 류마티스 관절염, 통풍, 요붕증, 갑상선종, 백혈병, 빈혈, 혈우병, 눈이나 귀의 장애와 같은 특정 질병, 유전적 소인을 지닌 다른 수십 가지 질병에 대한 선천적 경향을 가진 혈통을 찾을 수 있어야 하고 또한 찾아내야 할 것이다. 사회는 그러한 형질이 어디에 존재하는지, 어떻게 번식하는지, 어떻게 제거할 수 있는지를 알아야 한다.

우생학자의 눈에는 건강과 관련된 유전의 과학적 근거를 바탕으로 행동하지 않는 사회는 매우 근시안적이며 비도덕적이었다.

보건학에서 가장 큰 관점에서 19세기 후반과 20세기 초반 타고난 계급과 인종적 열등함이라는 선천적 결함에 대한 우생학적 유전론자의 주장은 계급, 인종/민족, 국가 간 건강 불평등이 '양육'보다 '선천적' 결과라는 역학적 주장을 강화시켰다(Chase, 1977; Kevels, 1985; Gould, 1996; Pemick, 1997; Porter, 1999; Emst & Harris, 1999; Stem, 2005a; Stem, 2005b; Duster, 2006). 한때 세균설과 경쟁, 보완 입장에 있었던 우생학적 입장은 (기존의) 의학이 적합하지 않은 자를 제거하는 행위를 방해한다고 비판하였다. 또한 19세기 후반과 20세기 공중보건과 역학에서의 위생과 세균학의 승리를 자멸적 개입(self-defeating interventions)이라고 비난했다(Davenport, 1911; Weingart, 1995; (1911: iv)(〈글상자 4-3〉 참조). 대번포트는 아래와 같이 썼다.

유전의 위력에 대해 제대로 된 평가가 없는 것은 근대 의학에 원인이 있다. 의학은 너무나 세균과 생활 환경에만 집중하고 있다. 의학은 모든 질병의 경로를 결정할 수 있는 개인적 요소를 무시해왔다. 의학은 완전히 비개인적인 위생 개념을 창안했고, 일반적 위생이 보편적으로 적용 가능하다고 규정되는 한 그 교훈은 틀렸다고 할 수 있다. 의학은 모든 사람이 그들의 원형질의 구성을 토대로 창조되었으며 각자 능력과 책임을 다르게 가지고 태어났다는 근본적인 사실을 잊었다.

우생학자들의 관점에서 인구집단 질병의 분포는 부모에서 자식으로 전달된 부정적·긍정적 특성의 분포를 명확히 반영하고 있었다(Davenport, 1911: 181~182). 타고난 '숙주 요인'은 세균이든 환경이든 외인적 노출 요인을 의심할 여지 없이 이길 수 있었다.

우생학과 세균설은 함께 대중의 안녕에 위협으로 간주되는 집단을 정의하는 데 상호 보완적인 방법을 제시하였고, 이는 공중보건, 정책 담론, 주류 과학적 사고의 주요 주제가 되었다(Chase, 1977; Kevels, 1985; Gould, 1996; Stem, 2005a; Stem, 2005b; Duster, 2006). 나쁜 '유전자'는 위험한 '세균'과 결합하여 문명의 중요한 위협이 되었고, 두 가지 조건을 다 가진 것으로 여겨지는 인구집단에게는 고통의 근원이 되었다.

이 두 이론이 공동으로 주도권을 쥐던 시기 20세기 초반 미국에서 "흑인은 질병의 불운한 희생자라기보다는 공중보건에 해로운 골칫거리로 묘사된다"는 역사학자 버네사 노팅턴 갬블(Vanessa Northington Gamble)의 서술은 전혀 놀라운 일이 아니었다(Gamble, 1989: iii). 1915년 《미국 공중보건학회지(American Journal of the Public Health)》는 이와 같은 경향을 보여주는 '흑인 건강 문제'에 초점을 맞춘 특별호를 발간하였는데(volume 5, no. 3; see Allen, 1915; Brunner, 1915; Fort, 1915; Graves, 1915; Hindman, 1915; Lee, 1915), 이 특별호에서 미국 흑인을 존재 자체가 백인의 안녕에 위협을 가하는 선천적으로 열등하고 세균에 오염된 집단, 즉 "그들 자신 그리고 우리 모두에게 위협적인 존재"로 묘사하였다(Brunner, 1915: 188)(〈글상자 4-3〉 참조). 당대의 가장 유명한 공중보건학회지에 게재된 이와 같은 견해는, 1896년 프레더릭 호프먼(Frederick Hoffman, 1865~1946)이 쓰고 과학자나 보건의료 전문가, 정치인에게 널리 읽히고 인용된『미국 흑인의 인종 특성과 성향(Traits and Tendencies of the American Negro)』이라는 매우 영향력 있는 논문에 제시된 주장을 크게 반영하였다(Wolff, 2006)(〈글상자 4-3〉 참조). 호프먼은 그의 주장이 객관적이고 과학적이며 근거에 기반을 둔다고 여기며 다음과 같이 주장을 하였다.

인종은 중요하지 않고 환경과 삶의 조건 등이 생존 경쟁의 최종 결과에서 가장 중요한 요소라는 밀의 주장과 같이 빈번히 제시되는 주장과는 대조적으로 우리는 인종과 유전이 인간의 향상 또는 쇠퇴의 경로를 결정하는 요인임을 보여주는 많은 근거를 가지고 있다.

통계학 연구분야에서 감정, 편견, 선입견이 개입할 여지가 없다. 간편한 형태로 한 자리에 모인 자료는 스스로가 사실을 말해준다. 공정한 연구자의 관점이라면 의미 해석에 차이가 없는 것이 가능하다. 유색인종 인구 증가율의 감소 원인은 1차적으로 과도한 사망률 때문으로 추정되며 과도한 사망률은 다시 열등한 생존력에 의한 것으로 조사되었다. 아프리카인과 백인종이 섞여서 생활하는 것은 백인의 수명에 심각한 영향을 끼쳤으며, 연주창, 결핵, 매독의 거의 모든 독성을 미래 후손에게 유산으로 남기게 되었다.

더 나아가서 호프먼은 "지구 모든 곳에서 항상 모든 사람에게 관찰되는 사실, 즉 특정 인종이 다른 인종보다 우월하고, 아리아인이 모든 다른 인종보다 우월하다는 사실을 우리는 삶의 환경이 아니라 인종과 유전에서 찾았다"고 밝혔다(Hoffman, 1896: 312). 유사하게 독일 나치 인종 사상이 유대인을 생물학적으로 퇴화된 인종일 뿐 아니라 해충이자 기생충이고 세균이라고 인식했던 것도 마찬가지로 그렇게 놀랍지는 않은데 (Proctor, 1988; Gradman, 2000), 1943년 현미경

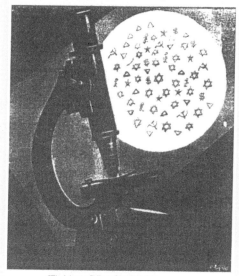

〈그림 4-1〉 현미경을 통해 유대인, 별과 공산주의자, 낫을 마치 치명적 박테리아처럼 묘사한 나치의 삽화 발췌(1943년 Der Sturmer에서 최초 발간)

자료: Gradman(2000: 25).

유대인은 그들의 독소를 가지고
국가가 나약해지도록 천천히 타락시킨다.
그래서 매우 빠르게 내리막을 타는 증후군을 만든다.
그러나 결론은 이것이다.
우리는 순수한 피로 온전하다.

아래서 확대된 치명적인 박테리아로 '유대인의 별'과 '공산주의자들의 낫'을 묘사했던 유명한 만화에서도 이런 연관성이 잘 나타나 있다(Gradman, 2000; 〈그림 4-1〉).

우생학적 신념은 공공 의료 정책의 분야로 옮겨와 주 정부의 통치를 받는 단종법의 토대가 되었는데, 이는 '적합하지 않은' 사람의 숫자를 감소시킴과 동시에 주 정부의 복지 비용을 감소시키려는 목적을 지녔다(Chase, 1977; Kevels, 1985; Pernick, 1997; Ladd- Taylor, 1997; Carlson, 2001; Stern, 2005a; Stern, 2005b). 전세계에서 최초였던 이 법은 1907년 미국 인디애나주에서 처음 제정되었으며 1927년 미국 대법원이 벅 대 벨(Buck v Bell) 재판에서 내린 결정에 의해 지지되었다(〈글상자 4-3〉 참조).

1932년까지 미국의 27개 주가 이 법을 통과시켰고, 1932년 한 해 동안 대부분 가난하거나 유색인종이거나 외국에서 태어난 여성 3900명이 불임 수술을 당하였다(Stern, 2005a; Stern, 2005b; Proctor, 1988; Duster, 2006). 그로부터 1년 뒤 1933년 독일 나치 정권도 우생학적 지식과 미국의 법령에 직접적으로 기초하여 첫 번째 우생학적 단종법을 통과시켰다(Chase, 1977; Kevels, 1985; Proctor, 1988). 1939년에는 미국에서 불임수술이 4만 건 이상 시행되었으며(Proctor, 1988: 97); 20세기 초반 이와 같은 우생학적 불임수술 프로그램을 도입한 다른 나라로는 캐나다, 스웨덴, 스위스, 노르웨이, 아이슬란드, 핀란드 등이 있었다(Wahlsten, 1997; Zylberman, 2004; Hansen et al., 2008). 1869년 골턴의 논거와 1911년 대번포트의 정책 방안과 일치하는 기본 전제는 다음과 같다. ①'적합한' 사람과 '부적합한' 사람 사이에는 명확한 생물학적 차이가 존재한다. ②빈곤, 퇴화, 연관된 질병을 제거하기 위해서, 사회적 배경보다 타고난 특성 때문에 병에 걸리는 사람의 재생산을 막는 것이 필요하다.

3. (사회적) 환경: '세균'과 '유전자'를 넘어서

당연하게, 우생학자의 견해에 반하는 날카로운 반대가 보건학, 의학, 사회과학, 넓은 의미의 시민사회 안에 존재했다(Sydenstricker, 1933; Greenwood, 1935;

Rosen, 1958[1993]; Chase, 1977; Kevels, 1985; Porter, 1999). 역학은 20세기 초반 이론적·경험적 연구를 통해 우생학의 주장뿐만 아니라 앞서 제시한 바와 같이 세균설의 과도하게 협소한 사고의 틀에 대해서도 반대를 하면서, 감염성, 비감염성 질병 분포를 결정하는 데 사회환경적 요인의 원인적 역할에 확실한 관심을 불러일으켰다(Sydenstricker, 1933; Greenwood, 1935). 이와 같은 연구에 동기가 되었던 것은 사회적인 관심뿐만 아니라 앞에서 언급된 바와 같이 감염병으로 비롯된 사망률과 유병률이 감소함과 동시에(〈표 4-1〉) 만성병과 비감염 질환으로 인한 희생자 증가를 해결하기 위해서 새로운 사고와 새로운 노력이 필요하다는 인식의 증가 때문이었다. 다음 논의와 논쟁은 역학의 이론화가 한 가지 방향으로만 제한되어 발전한 것이 아님을 강조한다. 다른 시각의 생각이 가능했던 것은 사실이다.

1) 직업, 계급, 인종/민족의 건강 불평등

유전자와 세균 이외의 요인을 연구하는 새로운 (혹은 재개된) 20세기 역학연구의 방향을 보여주는 한 예로 그 당시 초기 단계였던 직업건강 역학 분야의 연구가 있다(Weindling, 1985). 이 연구의 선구자는 앨리스 해밀턴(Alice Hamilton, 1869~1970)인데 1925년 발간한 『미국의 산업 독극물(Industrial Poisons in the United States)』(Hamilton, 1925)은 이 분야의 첫 번째 교과서가 되었다(1943; Sicherman, 1984; Sellars, 1997). 해밀턴은 1911년 납 중독에 초점을 맞춘 첫 번째 연구를 시작하였으나(Hamilton, 1911), 자료의 부족과 노동자에게 건강의 책임을 지우는 태도로 인해 어려움에 봉착했다. 해밀턴은 이와 같은 내용을 1925년에 발간된 자신의 책 서문에 유감스럽게 서술하였다(Hamilton, 1925: v-vi).

수련의가 노동자에게 고통을 주는 독성 물질을 환자가 마셨던 커피나 흡연한 담배에 기울이는 정도의 관심을 가지고 다룬다면, 또는 독성 물질에 노출된 기간에 대해 홍역에 걸렸던 연령만큼 주의 깊게 물어본다면 산업현장에서 독성 물질에 대한 진실을 연구하는 일이 훨씬 쉬울 것이다.

일부 의사에게는 노동 계급에만 국한되지 않는 질병을 다룰 때와 동일한 객관성과 공정성을 가지고 직업병을 치료한다는 것은 사실상 명백히 불가능하다. 이에 대한 인상적인 예로 독성물질은 아니지만 석공에게 발생하는 질환(trade desease)에 대해 노동통계청이 발간한 회보를 들 수 있을 것이다. 그 근거는 석공 노동조합에서 일하던 의사와 고용주가 고용한 두 명의 의사가 제공하였다. 매우 크게 갈리는 견해가 제시되었는데, 노동조합의 의사는 비판적 감각이 둔해질 정도로 매우 강하게 동감을 보였고, 반면 회사에 의해 고용된 두 명의 의사는 표면적으로 편파적인 근거를 수용했으며 이후 노동자의 특징과 노동조합의 사악함에 대한 도덕적 관찰을 진행하였다.

또한 해밀턴에게 고민거리는, 의사, 연구자, 고용주가 오히려 노동자의 부도덕 또는 부주의한 행동을 탓하면서, 감염병에 대해서 일상적으로 적용되었던 질병 감수성 차이의 원리를 받아들이지 않는 것이었다(Hamilton, 1925: 15~16).

납 중독이 있었던 167명의 용광로 노동자 중에서 18명의 노동자가 채 3주가 안 되는 기간에 납 중독에 걸렸고, 나머지는 납 중독이 걸리기까지 평균 3개월 이상이었다. 의사에게 이와 같은 감수성 차이만큼 다루기 힘든 산업독성의 특징은 없다고 말해도 좋을 것이다. 현실적인 일반 사람은 한 사람에게 위험한 것은 모든 사람에게 위험할 것이라고 믿기 때문에 의사가 고용주에게 [감수성의 차이를] 이해시키는 것은 매우 어려울 것이다. (…) [뜨겁게] 녹은 금속이 분출되면 접촉한 모든 사람에게 화상을 입힐 것이다. 무너지는 비계, 전류의 흐름, 튕겨 나간 플라이휠(fly wheel) 등은 한 사람만 다치게 하고 다른 사람을 다치게 하지 않으며 피해는 노출과 정비례해서 발생한다. 그렇다면 왜 어떤 사람은 용광로 주변에서 일하면서 납에 중독이 되고, 왜 같은 곳에서 일하는 다른 20명의 사람들은 조금이라도 아픈 징후조차 보이지 않을까? 하지만 고용주는 어떤 큰 유행병 발생에서도 대다수의 사람이 아프지 않다는 사실보다는 일상생활의 사실을 더 받아들인다. 대규모 독감 발생이 가장 최고조였을 때조차도 희생자는 항상 매우 소수였다. 만약에 500명이 거주하는 마을의 상수도가 장티푸스균에 오염되었다 할지라도 장티푸스 환자는 500명이 되지 않을 것이고, 어쩌면 아마 50명도 되지 않을 것이다. 만약 환자가 다섯 명이 되지 않는다고 하더라도 장티푸스의 원인은 다섯명 환자의 나쁜 행태가 아니라 오염된 상수도이다. 심지어 동물도 독성 물질에 대한 감수성에서 매우 큰 차이를 보여준다. 고용주에게 매우 안도가 되는 알코올중독이나 파이를 많이 먹어서 생긴 소화불량, 밤늦게 춘 춤, 개인의 위생에 반하는 어떤 다른 나쁜 행태 등으로 원인을 돌릴 수는 없다.

동시에 해밀턴은 직업성 질환의 인종과 민족, 성별에 따른 불평등을 설명하는 데 감수성의 차이라는 개념이 잘못 적용될 수 있고 실제로 잘못 적용되었다는 것을 인지하였고, 그녀의 책에서 (고용 형태를 고려할 때 동일한 노동환경은 한번도 이루어진 적이 없지만) 흑인 노동자와 백인 노동자, 남성과 여성노동자가 동일한 노동환경에서 일한다면, 두 집단은 서로 유사한 직업성 질환의 발생률을 나타낼 수 있다는 예시를 제시하였다(Hamilton, 1925: 6~9). 해밀턴의 직업성 질환 연구에 대한 개념적 접근법은 작업장 노출에 대한 즉각적인 고용주의 책임을 강조하는 것을 포함하여, 이전 세기의 더욱 근본적이며 사회 지향적인 역학이론에 귀를 기울였으며(Hamilton, 1925: 541~542), 이와 동시에 세균설에서 작동하고 있는 노출과 감수성에 대한 새로운 개념도 끌어들임으로써 생물학적·사회학적 개념을 질병 분포의 역학이론으로 통합시킬 수 있는 새로운 가능성을 열었다.

미국의 흑인과 백인 간의 경제적·사회적 측면에서의 불평등을 다시 재구성하는 새로운 역학연구도 마찬가지로 획기적이었다(Gamble, 1989; Krieger & Fee, 1996). 이러한 새로운 업적의 전형적인 예로는, 흑인으로서 하버드대학교에서 최초로 박사 학위를 수여받은 미국의 유명한 학자 듀보이스(W. E. B. Du Bois, 1868~1963)가 작성한 두 개의 글이 있다. 그 첫 번째 글은『필라델피아 흑인(The Philadelphia Negro)』(Du bois, 1899)이라는 책의 10장에 저술한『흑인의

건강(The Health of Negroes)』이라는 새로운 분석이었는데, 이는 도시 거주 아
프리카계 미국인 사회에 대한 심도 깊고 포괄적인 분석인 동시에 사회학과 공
중보건학에도 새로운 길을 연 연구였다(Nelson, 2004; Marable, 2005). 두 번째
글은 듀보이스가 1906년에 편집 발행한 『흑인 미국인의 건강과 신체(Health and
Physique of the Negro American)』였다.

　　듀보이스는 매쿤 스미스가 50년전 흑인 노예와 가난한 백인의 건강 상태를
비교하기 위해 사용하였던 것과 동일한 논리를 따라 백인과 흑인의 건강 불평
등은 불변하는 것이 아니라 사회적·경제적 상황에 따라 달라진다고 주장했다
(3장 참조). 듀보이스는 호프먼의 인종적 열등함에 대한 논문을 노골적으로 비
판하면서 다음과 같이 주장하였다(Du Bois, 1906: 89).

　　어떤 질병에서 특히 결핵, 폐렴, 유아 질환이 백인보다 흑인에서 발생률이 더
　　높다는 것은 부인할 수 없는 사실이다. 여기서 "인종에 따른 것일까?"라는 질문이
　　생기는데 호프먼으로 인해 우리는 이 질문에 "그렇다"고 대답하고 흑인이 백인에
　　비해 신체상 선천적으로 열등하다고 추론하게 되었다. 하지만 필라델피아에서
　　발견한 차이는 이와 같은 질병의 차이가 인종 외의 다른 근거에 의해 설명할 수
　　있다. 필라델피아에서 보이는 흑인의 높은 사망률은 사바나, 찰스턴, 뉴올리언
　　스, 아틀란타에서 백인의 사망률보다 낮다.

　　듀보이스는 그 자신의 의견을 뒷받침하기 위해 (인정컨대) 제한된 경험적 자
료에 의존하여 흑인에 비하여 가난한 백인의 질병률이 더 높을 수 있을 뿐만
아니라 건강의 계층 간 차이가 인종/민족 간에 관찰되는 차이보다 종종 더 크
다는 것을 입증하였다. 하지만 그는 이와 같은 가설을 실제로 검증하기 위해서
는 더 완전한 자료가 필요하다는 것을 깨달았고, 따라서 "인종적 요소가 제거
될 수 있는지, 또는 그렇지 않다면 어떤 역할을 하는지를 알아보기 위하여" 인
종/민족 자료와 사회경제적 자료를 동시에 사용하는 더 많은 연구를 할 것을
요구하였다(Du Bois, 1906: 89).

미국공중위생국의 부의무감 존 윌리엄 트라스크(John William Trask, 1877-?)
가 1916년 미국 공중보건학회지에 게재한 「미국 유색 인종 사망률의 중요성
(The significance of the mortality rates of the colored populations of the United
States)」(Trask, 1916)이라는 논문을 통해 볼 수 있듯이, 다른 연구자들은 즉각적
으로 듀보이스의 연구를 따랐다. 트라스크의 연구는 1915년 동일한 학술 잡지
에서 '흑인 건강 문제'에 대한 특별호를 발간한 지 1년 이후 등장한 것이었는
데, 1915년에 게재된 연구와는 정반대의 분석을 제시했다. 트라스크는 인종/
민족뿐 아니라 '직업적·경제적 지위(status)'와 관련된 사망률에 대한 근거를
종합적으로 고찰하면서, 흑인의 사망률은 상당히 감소하였고 경제적 수준에
따라 다르게 나타날 뿐만 아니라 종종 백인의 사망률보다도 낮다고 보고하였
다. 또한 그는 "유색 인종이 경제적·직업적으로 발전하면 사망률은 점진적으
로 백인 집단의 사망률과 비슷해질 것"으로 예측하였다(Trask, 1916: 259)(〈글상
자 4-4〉 참조).

1933년 뉴욕 시(Holland &Perrott, 1938a)와 1935~1936년 전국 건강조사
(Holland & Perrott, 1938b)에서 행해진 바와 같이 이후 인종/민족과 사회경제적
지위를 동시에 다루는 1930년대의 잇따른 미국의 역학연구는 다음과 같은 사
실을 발견하였다. ① 흑인과 백인 모두에서 발견된 빈곤과 나쁜 건강상태의 상
관성, ② 백인과 흑인의 건강 차이는 대부분 백인과 비교할 때 흑인에서 높게
나타나는 빈곤으로 인한 것이라는 사실. 이는 1935~1936년 전국 건강조사를
담당한 미국 공중위생국의 연구자 클라크 타비츠(Clark Tabbits)가 1937년에 쓴
『흑인 건강 상태의 사회경제적 배경(The Socio-Economic Background of Negro
Health Status)』에 다음과 같이 요약되어 있다. "흑인의 건강 상태를 결정하는
데 환경 조건이 중요한 역할을 한다는 가설은 지나친 것이 아니다"(Tibbitts,
1937: 428). 이와 같은 당대의 분석은 "자료가 사실을 보여준다"고 주장하는 호
프먼의 의견을 사실상 반박하면서(Hoffman, 1896: 310), 그 대신 인구집단 건강
분포의 차이에 대한 가설에서 역학이론의 중요한 역할을 명확히 하였다.

해밀턴, 『미국의 산업 독극물』(1925년 New York: Macmillan 출판)

- v쪽: "미국에서 산업 중독에 대한 지식은 충분하지도 않고 대부분 정확하지도 않다. 노동자 집단에서 발생하는 질병 발생률을 알려주는 모든 유럽의 산업 국가에 있는 질병 보험 체계가 우리나라에는 존재하지 않는다. (…) [미국] 20개의 병원 중 어느 곳도 산업독성학을 공부하는 학생이 원하는 종류의 정보를 담은 기록이 없으며 기록이 정교하지도 못하다."

- 6~7쪽: 인종의 영향(강조는 원문) ― "숙련된 작업장의 감독관과 고용주는 특정 산업 독성물질에서 백인과 유색 인종 간 감수성 차이가 있다고 믿는다. (…) 버지니아의 포탄 적재 공장[에서] 테린데(Te Linde)는 흑인 내에서 티엔티 폭약 질병(TNT sickness) 사례를 찾지 못했다. … 반대로 펜실베이니아 질소화(nitration) 공장에서 일하는 허먼과 퍼트넘은 두 인종 사이의 감수성 차이를 발견하지 못했다. (…) 이 관찰이 포탄 적재 공장에서 관찰된 것보다 더 가치 있는 것이었는데, 질소화 공장에서는 두 인종이 같이 일했던 반면 포탄 적재 공장에서는 흑인과 백인이 같은 부서에서 일하는 사례가 드물었기 때문이다. 이 외에도 버지니아의 포탄 적재 공장에서 흑인은 자신의 숙소에서 살았던 반면 백인들은 회사 구내식당에 딸린 막사에서 살았고, 흑인은 백인보다 더 자주 목욕하고 더 깨끗한 습관을 지녔다. 펜실베이니아 공장에서 두 인종은 같은 환경에서 살고 일했다. 두 인종이 같은 조건에 놓였을 때 명백한 감수성의 차이가 사라지는 현상은 전쟁 중의 군수공장에서 프랑스인에 의해 또 한 번 발견되었다. 처음에는 베트남인[1925년 원문에는 황인(yellow race)/안남인으로 표기]이 분명히 저항력이 가장 높았고 백인은 가장 저항력이 낮았으며 흑인이 그 중간을 차지하는 듯했다. 그러나 나중에 프랑스인은 황인과 백인의 차이가 인종에 따른 감수성의 차이 이외의 다른 근거로 설명될 수 있다고 결론지었다. 백인은 황인에 비해 무절제하고 더 불결한 습관을 가졌고 작업장의 규율을 잘 따르지 않았다. 게다가 가장 전문적인 의료 서비스가 백인에게만 제공되었기 때문에 그들은 더 꼼꼼하게 진찰을 받았고 그 덕분에 초기에 질병을 발견할 수 있었다."

- 8~9쪽: 성별의 영향(강조는 원문) ― "산업 독성물질 중독의 한 원인으로서 성별에 대한 자료를 얻고자 한다면 납 중독에 대한 문헌에 의존해야 할 것이다. 백연 산업, 도자기와 타일의 세공, 마감, 장식 작업에서 납에 노출된 여성을 많이 경험해 봤던 영국인 감독자는 여성이 납 중독에 더 잘 걸릴 뿐만 아니라 그로 인해 더 심한 고통을 받는다고 하였다.
(…) 1912년 뉴저지 트렌턴과 이스트리버풀, 오하이오의 자네스빌 지역의 도자기

제조고에서 납 중독에 대해 내가 한 조사는 남성에 비해 여성의 납 중독률이 더 높다는 사실을 드러냈다. 하지만 더 면밀히 분석을 한 결과 이런 납 중독 발생률 차이에 성별의 역할에 대하여 의문이 제기되었다.

미국의 도자기 산업은 강한 노동조합에 가입되어 있는 소위 백색 도자기 부문과 노조에 가입되어 있지 않은 예술 도자기, 실용적 도자기, 타일 부문 이렇게 두 부문으로 나뉜다. 여성은 양쪽 부문 모두에서 노조에 전혀 가입되어 있지 않다. 백색 도자기 부문에서 두 성별 간의 차이는 현저하다. 남성은 796명중 단지 4.89%인 39명이, 여성은 150명 중 19.3%인 29명이 납 중독이었는데, 여성은 성별에 따른 특이 반응을 제외하더라도 많은 면에서 불리하다. 남성은 높은 임금을 받고 자신들의 일자리에 대하여 확신을 하였으며 편하게 생활을 했던 반면, 여성은 노동조합에 가입되어 있지 않고 급여가 더 적으며 주거와 식이 상태가 나쁘고, 낮은 임금으로 부양가족을 지탱해야 한다는 걱정과 압박을 느꼈다. 하지만 조합에 가입되지 않은 도자기 제조소 현장인, 타일 작업, 예술적, 실용적 도자기 제조소에서는 남성과 여성 모두 같은 경제적 계층에 있으며, 둘 다 모든 낮은 임금을 받고, 납에 대한 감수성과 관련해서 어떤 주목할 만한 차이도 발견되지 않았다. 남성의 경우 304명 중 15.78%인 48명이, 여성의 경우 그보다 조금 낮아서 243명 중 11.52%인 28명이 납 중독을 보였지만 여성은 남성에 비해 평균적으로 근속기간이 더 짧았다."

- 541~542쪽: "위생 기술자는 시의회로부터 깨끗한 물을 공급할 수 없다는 통보를 받아도 그러한 결정을 받아들이는 수밖에 없을지도 모른다. 그러나 만약 그가 시 행정 담당자가 취하는 어중간한 조치들이 지역사회를 장티푸스로부터 보호해줄 것이라고 믿게 내버려 둔다면 크게 잘못하는 것일 것이다. 마찬가지로 산업보건의사가 관리부서가 허락하는 것보다 비용이 더 많이 든다거나 생산 공정의 변화로 인해 생산결과물이 덜 완벽하게 만들어진다는 이유로 그의 담당 직원을 중독으로부터 보호하는 계획을 포기하게 될지도 모른다. 그러나 그런 굴복을 한다손치더라도 그가 스스로의 지적 진실성을 포기하지 않도록, 혹은 공장이 제대로 운영되는 것을 가장 중요하게 여기는 비의료인의 기준을 받아들이지 않도록 주의해야 할 것이다. 그의 업무는 그에게 맡겨진 환자의 (종종 그 환자 자신의 의지와 상관없이도) 건강을 보호하는 것이다."

듀보이스, 『미국 흑인(Negro)의 건강과 신체』(1906년 The Atlanta University Press 출판)

- 89쪽: "만약 사람들이 사회경제적 조건에 따라 나뉜다면, 인종 문제는 거의 완전히 사라질 것이다. 러시아 빈곤층의 사망률은 중산층과 비교했을 때 미국 흑인과 백인이 보이는 차이보다 훨씬 크게 나타났다. 멀홀(Mulhall)에 따르면 영국 빈민층은 사

망률이 부자들에 비해 두 배 정도 높고, 중산층의 사망률은 그 사이에 위치한다. 스웨덴, 독일, 그 외의 국가에서도 마찬가지이다. 시카고의 가축농장이 있는 지역에 사는 백인의 사망률은 그 도시의 흑인보다 높고, 그 도시의 하이드파크 지역 사망률과의 차이는 필라델피아에서 흑인과 백인의 사망률 차이보다 훨씬 크다.

심지어 폐결핵의 경우에도 모든 근거는 그것이 사회적 질병이지 인종적 질병은 아니라는 사실을 보여준다. 뉴욕과 시카고 특정 구역의 백인 유병률은 다른 도시 흑인의 유병률보다 높다. 그러나 폐결핵의 발병에서 인종적 요인이 제외될 수 있는 것인지, 그렇지 않다면 어떤 역할을 하는지 밝히기 위한 면밀한 연구는 아직 이루어지지 않았다."

트라스크(J. W. Trask), 『미국 유색 인종 사망률의 중요성』(1916년 *Am J Public Health* 1916; 6: 254~260)

- 254쪽: "공중보건에 관심 있는 사람에게 백인과 유색 인종의 사망률 차이와 관련하여 떠오를 수 있는 질문은 다음과 같은 것들이 있다. ① 차이가 발생하는 이유, ② 그 이유가 한 인종에게는 선천적이고 다른 인종에는 그렇지 않은 본질적인 것인가, ③ 사망률에 차이를 야기하는 요인이 제거될 수 있는지, 그리고 유색 인종의 사망률이 백인들의 사망률과 비슷해질 때까지 낮아질 수 있는지 여부가 그것이다."

- 257쪽: "도시와 각 주의 중심부와 주변부의 유색 인종 사망률에 대한 연구는 그들의 사망률이 변동을 야기하는 여러 가지 요인에 영향을 받는다는 것과 그 사망률이 고정된 것이 절대로 아니라는 사실을 보여준다."

- 258~259쪽: "사망을 백인과 유색 인종의 사망으로 분리할 때, 유색 인종 사망은 더 낮은 소득을 가진 가구에서 일어나기 때문에, 많은 지역사회의 경우 그런 분류는 결국 고용 상태나 경제 상태에 따라서 시행될 가능성이 있다는 사실을 명심해야 한다. 이런 맥락에서 영아사망률이나 결핵 같은 특정한 질병의 상대적인 유병률에 대해서 살펴보면 보통 영아사망률은 소득 수준에 따라서 달라지고, 결핵의 상대적인 유병률 역시 대체로 같은 요인에 의해 결정되는 것을 알게 될 것이다. 만약 평균적 지역사회에서 사망률이 경제 상태, 즉 가족이나 가구 소득에 따라서 분류될 수 있다면, 그 사망률의 차이는 백인과 유색 인종의 분류에 따른 사망률 결과와 대략 비슷하게 나올 가능성이 있다."

- 259쪽: "결과적으로 지금까지 논의된 사망률의 비교는 다음과 같은 것을 보여준다. ① 미국 대부분 지역사회에서 나타나는 유색 인종의 사망률은 비관적일 정도로 높지는 않다. ② 그들의 사망률은 과거에 비하면 의심할 여지 없이 낮다. ③ 그들의 사망률은 20~30년 전의 백인 수준이고, 사실 일부 백인이 현재 보여주는 수준만큼이나 낮다. ④ 유색 인종의 경제 상태와 고용 상태의 발전으로 그들의 사망률 역시 점진적으로 백인 수준에 가까워지고 있다."

2) 인구집단 질병, 장애, 사망, 건강을 결정하는 사회적, 생물·물리적 환경의 역할 이론화하기

20세기 초반 '세균'과 '유전자'를 모두 포함하면서도 그것에만 한정되지는 않았던 더 폭넓은 역학의 이론적 틀을 명확히 하고 일관되게 정리하기 시작했던 포괄적인 영어 문헌 중 하나는, 당대 중요 보건학 연구자 중 하나였던 에드거 사이든스트리커(Edgar Sydenstricker, 1881~1936)의 대표작 『건강과 환경(Health and Envrionment)』이었다(Wiehl, 1974; Krieger & Fee, 1996; Krieger, 2000). 사이든스트리커는 1912년 미국 공중위생국이 설립된 직후 합류하였고, 그곳에서 경제학 교육 경력을 지닌 첫 통계학자로서 근무를 하면서 경제적인 조건과 건강의 연관성에 대한 연구를 시작하였다. 그의 연구는 1916년 뉴욕 봉제 노동자의 건강에 소득이 끼치는 영향에서 시작해서(Warren & Sydenstricker, 1916) 1920년 펠라그라를 저소득과 연관된 영양결핍 질환으로 확립하는 고전적 연구, 소득과 관련성을 포함하여 질병 유병률을 연구하기 위한 1920년대 미국의 첫 인구 기반 조사의 구축, 미국 대공황이 질병에 미치는 영향을 조사하기 위한 여러 도시 조사의 설계에 이르기까지 광범위하게 펼쳐져 있었다(Goldberger, Wheeler, & Sydenstricker, 1920; Sydenstricker & King, 1920; Terris, 1964; Etheridge, 1972; Sydenstricker, 1934; Perrott & Collins, 1934; Perrott & Sydenstricker, 1935). 그는 1935년 「사회보장법(the Social Security Act of 1935)」의 상당 부분을 쓴 지 얼마 지나지 않아 1936년 사망하였다(Wiehl, 1974; Krieger & Fee, 1996).

사이든스트리커는 1929년 주식 폭락과 대공황에 뒤이어 설립된 '사회 동향에 대한 미국 대통령 연구위원회'를 위한 정보집으로 『건강과 환경』을 준비하였다(Sydenstricker, 1933: v). 이 정보집은 우생학 논쟁과 근거를 직접적으로 파고들었을 뿐만 아니라 책의 목차에 정확하게 한바 '지리', '도시와 시골', '사회', '직업' 환경이, 사회적 자산과 함께 신체적·정신적 질병, 신체적 장애, 사망에 영향을 미치는 무수한 경로에 대해서 설명하였다(Sydenstricker, 1935: 13)(〈글상자 4-5〉 참조).

목차

정선된 발췌문

'환경'의 개념

Ⓐ '환경'의 범위: 물리적＋사회적＋그들의 동적인 상호관계
• 13쪽: "환경은 단지 우리가 살아가는 물리적 세계, 즉 표면의 지형, 기후의 다양성, 물의 종류, 동물군과 식물군이 아니다. 또한 환경은 사람이 물리적 서식지를 자신에게 적응시키고자 이룩한 물리적 변화, 즉 집, 도로, 농경, 생산, 전기의 사용, 라디오

같은 것만을 포함하는 것도 아니다. 그레이엄 왈래스(Graham Wallas)가 말했듯이 우리의 '사회적 유산' 또한 인간 환경의 매우 중요한 부분이다."

ⓑ 물리적 환경과 건강: 고정 요인, 사람이 변화시킨 요인, 변화 과정의 영향
• 14~15쪽: "유전적 과정에 따라 생물학적으로 다양한 개인이 구성되었다는 사실을 인지한 후 이러한 환경의 개념이 시사하는 바를 생각해보자.

첫 번째로, 직간접적으로 건강에 영향을 미치는 수많은 상황과 관계가 있는 물리적 환경이 존재한다. 문명이 더 발전할수록 사람이 물리적 환경에 미치는 변화도 커진다. 예를 들어 기후 그 자체는 인간에 의해 변화되어오지 않았지만 의복, 건물을 짓는 방식, 난방의 공급은 변화해왔으며 더 최근에는 냉방을 통해 기후의 효과를 바꾸고 있다. 토양은 경작, 화학비료의 사용, 관개에 의해 변화된다. 지형은 도로의 건설에 의해 바뀌었고 지리의 한계는 항공의 발달로 매우 쉽게 극복되어 통신에 어떠한 장벽이 되지 않게 되어간다. 동물과 식물은 교배를 통해 변화되었고, 전보, 전화, 라디오, 여행의 속도는 물리적 거리를 극복시켰다. 물리적 재료는 다시 재배치되고 형태가 바뀌어 거의 무한한 종류의 기계와 도구가 존재하게 되었다. 이처럼 물리적 환경이 사람들의 안녕에 영향을 미칠 수 있는 중요한 경로가 세 가지 있는데, 그것은 요컨대 ① 그것의 바뀔 수 없는 구성과 형태를 통해서, ② 그것의 변화된 구성과 형태를 통해서, ③ 그것을 바꾸는 과정을 통해서이다. 우리의 물리적 환경뿐만 아니라 형성된 문명 역시 인구집단 건강에 영향을 미치는 잠재적 요소로 간주되어야 한다."

ⓒ 환경의 일부로서 인구집단:
  사회 구조, 사회 관계, 사회문화적 전통, 사회 변화가 건강에 미치는 영향
• 15쪽: "두 번째로 인구집단 그 자체가 전체 환경의 일부를 구성한다. 우리는 이것을 사회적 환경이라고 부르는데, 이에 대해서 공부하면 할수록 우리는 이것이 사람들의 신체적·정신적 안녕과 개별 구성원의 생존율을 결정하는 요인으로서의 중요성에 놀라게 된다. 인간이 구성하는 모든 집단에는 특정한 사회적 관계와 사회적 행동양식이 존재한다. 지역사회는 지리적 서식지인 동시에 사회적 구조이기도 하다. 지역사회를 구성하는 개인은 가족의 형태로 밀집하고 있고, 상업, 직업, 종교, 오락을 위한 서로 중복되는 집단에 관련되어 있으며, 배타적 계급제도(caste)와 경제적 성공에 의해 구분되는 계급으로 분리되고, 하나의 사회적 행동에서 다른 쪽으로 무리를 지어 휩쓸리기도 하고, 질병을 피하거나 치료하는 새로운 방법의 개발 혹은 발견 같은 새롭게 습득된 지식에 의해 인도받기도 한다. 전통, 미신, 관습; 생활 양식, 유행, 습관; 언론, 영화, 라디오, 학교에 의한 사고와 태도의 표준화; 자세에 대한 미적 사고, 식사나 개인 청결에 대한 종교적 양생법 같은 문화적 요소들, 이 모든 것은 우리의 사회적 환경을 구성하고, 물리적 환경보다 훨씬 더 많이 건강에 영향을 미칠

수 있는 조건을 구성하게 된다. 다시 말하면, 사회적 환경을 고려하는 데에서 시간 적으로 특정 순간에 존재하는 사회적 환경만이 아니라 그것이 변화해가는 과정 역시 고려해야 한다."

Ⓓ 인구집단 건강에 미치는 환경 영향으로서 사회·경제·정치적 신념과 행동
• 16쪽: "세 번째로 흔히 주장하는 인간의 환경 적응, 인간의 필요에 따른 환경의 변화에 대한 생물학적 개념은 인간의 안녕과 관련된 모든 유전적·환경적 요인을 설명하기에 불충분하다. 비록 일부는 다른 이들에 비해 덜 그렇기는 하지만 사람은 본래 지각 있는 존재이고, 의지력을 갖고 있으며, 지각 있게 행동한다. 그러나 인간 개체군, 모든 인간 무리는 신중하게 집단의 입장을 형성하고, 대중적인 목표를 만들며, 집단의 행동을 통해 이러한 목표를 실행하고자 한다. 이것을 부인하는 것은 모든 문명과 문화를 부인하는 것이다.
이 책에서 인간과 환경 관계의 사회학적 측면을 장황하게 논의하는 것은 부적절하지만, 약간의 설명은 적절할 것이다. 예를 들어 건강의 보존이나 훼손과 관련된 경제적 요소는 단지 임금, 노동시간, 사고나 독성 물질, 유해 분진의 위해와 같은 것만은 아니다. 그러한 경제적 요소에는 노동자의 안녕을 유지하는 것에 대비하여 대자본의 이윤이 상대적으로 얼마나 중요한가에 대한 질문과 관련하여 의식적으로 취하는 태도 역시 포함된다. 종교적 교리 혹은 법의 형태로 표현된 집단 의지는 물리적 안녕에 해롭거나 혹은 이로운 행동을 강요할 수 있다. 술 같은 음료를 오용하는 것은 일반적으로 건강에 해로운 것으로 여겨지지만, 모든 술을 금지하는 것 역시 또다른 해로운 상황을 초래한다는 것이 발견되었다."

사회경제적 요소들이 건강에 영향을 미치는 경로

• 109~110쪽: "질환과 사망의 발생이 경제 수준, 직업 수준, 사회계층이 높은 계층보다 낮은 계층에서 더 빈번하다는 사실은 그런 일이 발생하는 이유에 대해서 별로 말해주지 않는다. 그것은 우리가 이 결과를 예측하도록 만드는 사고의 정확성에 대한 경험적 확증이다. 그러나 그것은 설명력도 없고, 빈곤의 만연으로 특징되는 경제 시스템을 반대하는 주장으로서 역할을 제외하면 별다른 실용적 가치도 없다.
우리가 이해할 필요가 있는 것은 다양한 사회경제적 요소가 특정 장애의 유병률, 특정 질병의 발생률, 특정 원인으로 인한 사망률에 영향을 미치는 정확한 경로이다. 환경과 건강의 상호 작용에 대한 이러한 지식을 얻기 위해서는 각 질병의 원인과 그의 유병률에 영향을 미치는 특정한 조건에 대한 면밀한 탐구가 필요하다.
역학은 지금까지 거의 전적으로 몇 가지 감염 질환에만 제한되어 있었고, 손대어지지 않은 분야가 연구되어야 할 부분으로 남아 있다. 이 분야를 공부하는 학생은 질

병의 병인론과 인간 병리학에 대해서만이 아니라 사회과학도 교육받아야 한다. 예를 들어 우리는 이미 장티푸스가 병에 걸린 사람이나 건강한 보균자의 분비물에 있는 특정 세균이 감수성 있는 사람에게 감염되면서 발생한다는 사실을 알고 있다. 면밀히 이루어진 많은 관찰 사실은 질병을 일으키기에 충분한 양의 세균이 물, 우유, 음식을 통하여, 혹은 직접 접촉 혹은 감염된 분비물과 접촉한 곤충을 통한 감염된 사람과의 분비물의 이동을 통해 감수성 있는 사람에게 도달할 수 있다는 것을 입증하였다. 그러나 우리는 아직 어느 정도로 어떤 방식으로 사회경제적 요인이 질병의 전파양식에 영향을 미치거나 결정을 하는지, 그리고 그들이 어떤 방식으로 작동을 하는지 발견할 정도로 충분히 고민하지 않았다."

사이든스트리커에게 '환경'의 개념은 "인간의 삶과 관계를 맺게 되는 모든 물리적·사회적·외부적인 조건들"을 명백하게 포함하였다(Sydenstricker, 1933: 206). 이와 같은 개념에는 아래와 같은 요소의 역동적인 상호관계가 논쟁적으로 자리 잡고 있었다. ① (지리적, 기후적) 변화지 않는 특징, 인간에 의해 변화되는 특징, 변화 과정 자체에 의해 중재되는 물리적인 환경의 건강에 대한 영향, ② 사회적 구조, 사회적 관계, 사회적 그리고 문화적 전통, 사회적 변화에 의해 중재되는 (환경의 일부로 해석되는) 인간의 건강에 대한 영향, ③ 인간의 건강에 영향을 미치는 환경적 요소로서 사회적·경제적·정치적 신념과 행동. 사이든스트리커는 책에 아래와 같이 말했다(Sydenstricker, 1933: 206).

예를 들어 건강의 보존이나 훼손과 관련된 경제적 요소는 단지 임금, 노동시간, 사고나 독성 물질, 유해 분진 위험 같은 것만은 아니다. 그러한 경제적 요소에는 노동자의 안녕을 유지하는 것에 대비하여 대자본의 이윤이 상대적으로 얼마나 중요한지를 묻는 질문과 관련하여 의식적으로 취하는 태도도 역시 포함된다.

사이든스트리커는 환경에 대한 이러한 모든 측면이 단 하나의 연구로 분석할 수 있을 것이라는 환상을 가지지 않았다. 그 대신 사이든스트리커의 목적은 복잡성에 대한 관심을 불러일으키면서, 환경과 건강의 관련성을 연구하는 학생에게 비록 경제, 직업, 혹은 지리 등 환경의 한 수준에 한정될 가능성이 높더라도, 환경이 초점을 두고 있는 특정 조건에만 둘러싸여 있지 않다는 사실을 인지할 필요성과 인구집단을 구성하고 있는 개인은 생물학적 유전에 의해서도 차이를 보인다는 사실을 명심할 것을 촉구하는 것이었다. 결정적인 결점이 있음에도, 그는 더 나아가 다음과 같이 확신을 가지고 설명하였다.

하지만 사실상 개념이 의미하는 것과 같은 완벽한 일련의 사실이 필요한 것은 아니다. 자료는 그들의 개연성에 비례하여 상대적으로 중요할 뿐이다. 어떤 한 명의 학생이 모든 방향의 지식을 동시에 추구할 수는 없다. 가장 현실적으로 확실한 방법은 한 번에 하나의 특정 환경 요인에 대하여 상당히 정확한 이해 수준에 도달하는 것이다. 만약에 어떤 학생이 어떠한 특정 현상의 논리를 전개할 때 적절한 듯 보이는 자료를 수집하는 입장에 있다면, 그가 내린 결론은 다른 연구에 의해 확증이 될 때 과학적인 가치와 궁극적인 사회적 효용성을 지닐 것이다. 과학에서 수고를 아끼지 않았던 연구자 집단의 모든 경험이 이러한 방법의 견고성과 실행 가능성을 입증해주고 있다. 하지만 이는 위험한 방법이기도 한데, 왜냐하면 너무 자만심이 강한 이들이 그 순간 연구의 특정 주제 이외의 다른 중요한 요소를 간과하기 쉽기 때문이다. 이것이 바로 광범위한 개념의 환경을 주장하면서 환경과 건강이 가지는 주제의 복잡성에 대해 너무 편협한 견해를 가지는 위험성을 이 정보집에서 지속적으로 강조한 이유이다.

마지막 두 문장을 통해 확실하게 서술하였듯이 환경을 개념화하는 포괄적인 접근법은, 심지어 표면적으로는 한 가지 요소에만 초점을 둔 듯한 연구에서 조차도 그것을 효과적으로 디자인하고 수행하며 해석하는 데 매우 중요하다. 다시 말해 역학연구는 역학이론을 필요로 한다.

이 역학적 도전은 사이든스트리커에게 두 가지 측면이 있었다. 즉 환경을 다양하게 하는 사람들의 물리적·사회적 관계가 건강에 어떻게 영향을 끼치는가를 명확히 설명하는 것과, "환경을 변화시켜 질병을 예방하고, 건강을 증진시키며, 수명을 연장하려는 의식적인 사회적인 노력"이 가지는 효과를 평가하는 것이었다. 사이든스트리커는 환경의 다양한 측면, 시간에 따른 변이, 이것들이 여러 가지 유형의 결과에 영향을 미칠 수 있는 다른 혹은 공통된 경로를 기술함으로써 과거에 존재했던 것보다 훨씬 광범위하면서 동시에 체계적인 역학이론화에 대한 접근법의 대략적 이해를 제공하였다.

3) 이론을 포함한 역학 영역의 확대

사실 사이든스트리커의 폭넓은 견해와 같이, 1920년대 후반과 1930년대 초반 사이든스트리커의 말처럼 "역학은 지금까지 거의 전적으로 몇몇 감염 질환에만 한정이 되어왔고, 아직 연구해야 할 손대지 않은 영역이 남아 있다"는 것은 당대의 선구적인 역학자에게 명확한 사실이었다(Sydenstricker, 1993: 109). 1927년 프로스트는 "역학의 활용은 역학이 가지고 있는 이 본연의 한계 이상으로 그 의미를 확장시켜서, 단순히 유행병에 대한 학설일 뿐만 아니라, 유행병의 발생, 풍토병과 일상적인 질병의 집단 현상과 관련된 포괄적인 범위의 과학을 의미한다"는 것을 인식하고 있었다(Frost, 1927: 493). 1928년 채핀은 "최근 역학은 범위를 확장하여 암과 당뇨, 펠라그라, 베리베리병과 같은 식이질환 등 다른 질환을 포함하는 경향을 보인다"며 같은 입장을 보였다. (그는) 뒤에 언급한 두 가지 비감염 질환은 질병이 나쁜 요인에 의해서뿐만 아니라 좋은 것의 결핍으로도 생긴다는 새로운 사고를 도입하였다. 채핀에게 당시는 역학의 정의를 단순히 감염 질환 이상을 포함하도록 확장하기 적절한 시기였고 "역학자는 실제로 인간에게 발생하는 (모든) 질병의 연구에 전적으로 충실하다"고 확언했다(chapin, 1928: 481).

그린우드는 영국 왕립 통계학회 회장이 된 지 1년 후에 출간된 1935년의 책 『유행병과 군중 질환: 역학연구의 기초(Epidemics and Crowd Diseases: An Introduction to the Study of Epidemiology)』에서 이러한 새로운 경향을 요약하면서, 역학을 "질병에 대한 연구, 집단 현상으로서 모든 질병에 대한 연구"로 개념화할 것을 요구하였다(Greenwood, 1935: 15). 이는 "군중의 관점에서 모든 질병을 다루는 것"을 의미하였다(Greenwood, 1935: 137). 그린우드는 '군중'의 특징 그 자체가 '집단 현상'으로서 질병의 출현이나 경과에 영향을 미칠 수 있다는 것을 인식하여, 역학자는 단지 본질적인 (특수한) 요인 이상을 연구할 필요가 있다고 주장하였다. 그래서 세균설의 '토양과 씨앗' 비유를 확장하여 위에 언급한 바와 같이 '어떤 종류의 경작'으로 호명하기를 요구하였다(Greenwood, 1935: 359). '세균'과 '유전자'에 관련된 역학이론이 필요하지만 광범위한 질병 분포의 변화와 실재를 설명하기에는 불충분하였다. 이에 더욱 큰 이론 틀이 요구되었다.

현대 주류 역학이론
생의학과 생활습관

    20세기 초반의 역학자는 사용하지 않았던 두 가지 새로운 용어, '생의학 (biomedical)'과 '생활습관(lifestyle)'이란 단어가 20세기 중반 도입되었다. 이 두 단어는 빠르게 수용되어 곧 도처에서 사용되었고 오늘날까지도 그러하다. 이 두 개념은 모두 표면상의 '비이론적(atheoretical)' 입장까지 포함하여 20세기 중반 이래로 역학이론 정립에서 지배적인 접근법이 무엇이었는지를 보여준다. 그 특징으로 다음 세 가지를 꼽을 수 있다. ① 질병의 '진짜(real)' 원인은 생물학 적·물리적 인자, 유전자, '위험요인(risk factors)'으로 구성되며, 대체로 개인적 특성과 행태의 결과로 노출되게 된다. ② 이렇게 개인에게 질병을 야기하는 '진 짜' 원인은 인구집단의 질병 원인이자 유병률을 설명하기에 충분하다. ③ 질병 의 발생에 대한 이론 정립은 생물학적 유기체 내에서 발생하는 기전과 관련된 질병의 인과관계에 대한 이론을 정립하는 것과 동일하다. 함축적으로 말하자 면, 인구수준에서의 이론화와는 완전히는 아니더라도 대체적으로 관련이 없다.

    하지만 1장에서 논의한 바와 같이 역학이론이 현대에는 명시적으로 드러나 지 않기 때문에 잘 정돈되고 뚜렷하며 매우 정교하게 공식화된 주류의 개념적 접근법을 기대하기는 쉽지 않고 실제로도 그렇지 않다.

    그렇다면 질병 분포에 대한 이론을 정립하는 데에 '생의학'과 '생활습관' 접근방법의 의미는 무엇인지, 그리고 왜 이 두 개념이 함께 언급되는지 이해하기 위한 첫 단계는 이러한 용어의 기원과 이러한 용어의 사전 가정을 고민해보는 것이 될 것이다. 그 이유는 두 용어가 역학으로부터 기원하였기 때문도 아니고 역학에만 유일하게 나타나는 것도 아니기 때문이다. 오히려 (이것들은) "[존재 방식 혹은 존재론(ontology)으로서] 세계가 어떻게 작동을 하고" "[습득의 방식 혹은 인식론(epistemology)으로서] 이러한 세계의 작동이 어떻게 가장 최선으로 연구될 수 있는가"에 대한 일련의 사상적 배경 아래 다른 분야로부터 역학적 담화 안으로 들어왔다.

1. 생의학과 '생의학적 모형':
질병 발생의 설명을 개별 유기체 내의 질병 기전으로 축소

'생의학(biomedicine)' 그리고 '생의학적(biomedical)'이라는 단어는 언뜻 보면, 생물학과 의학적 개념과 술기를 결합하는 직관적인 용어로 보인다. 결과적으로 『옥스퍼드 영어 사전(Oxford English Dictionary, OED)』에서 정의하는 바와 같이 생의학은 '생물학과 의학의 총체'를 포괄적으로 의미한다(〈글상자 5-1〉 참조). 당연하게도 이것은 임상 술기와 관련한 지식을 설명하는 데 초점을 둔다. 실제로 1988년 미국 국립연구위원회(U.S. National Research Council)에 의해 명시된 바와 같이 생의학적 모형의 목적은 유전자에서부터 표현형에 이르는 것들의 정상, 비정상 기능을 이해하고 인간의 질병에서 예방적 혹은 치료적 중재에 대한 기반을 제공하는 것이다(National Research Council 1988: 10)(〈글상자 5-1〉 참조). 매우 명확하고 직접적이며 뚜렷한 목적이라고 할 수 있다. 이러한 설명으로부터 우리는 무엇을 더 원할 수 있을까?

그러나 그 이상이 있으며 눈에 보이는 것 이외의, 〈글상자 5-1〉에서 제시한 딱딱한 정의 이상의 무언가가 있다. 늘 그렇듯이 무엇이 포함되었는가뿐만이 아니라 무엇이 빠졌는가도 중요하다. 세균설(germ theory), 유전학적 사고, 우

옥스퍼드 영어 사전

생의학: 생물학과 의학을 집합적 의미. 생의학과학.

• 1923년『돌랜드 의학 사전(Dorland Medical Dictionary)』 12판 172쪽: 생의학이란 생리학과 생화학의 원리에 기반을 한 임상의학.

• 1956년 클롭스테그(P. E. Klopsteg)의『생의학 연구에서의 도구(instrumentation in biomed. Res.)』(미국 국립연구위원회 생물학위원회) 1쪽: 2차적인 문제는 물리학과 공학을 배운 사람들이 생의학으로 전환하는 것이다.

• 1966년《뉴욕과학원잡지 128권(Annals of New York Academy of Science CXXVIII)》 721쪽: 생의학에서 컴퓨터의 응용은 많은 단계를 거치게 될 것이라고 나는 믿는다.

• 1973년《생의학 17권(Biomedicine XVII)》 1호 4쪽:《생의학》저널의 새로운 이름은 그것이 생물학과 임상적 연구의 교차로에 있다는 것을 다시 한 번 강조하는 것이다.

• 1986년《사회과학과 의학 22권(Social Science and Medicine XXII)》 1호 83쪽: 대학에 입학하여 생의학 분야에서 일을 하고자 하는 여성은 약학, 영양학 혹은 치의학에서의 훈련을 선택한다.

생의학적: 생물학과 의학에 관련한 것, 일례로 우주여행의 생물학적 영향에 관련된 것.

• 1955년《Bull Atomic Sci》. 5월호 200: 분류되어 남아 있는 생의학적 자료만으로는 단편적이고 불완전한 형태이다. 따라서 의학 전문가가 이용하기에 적절하지 않다.

• 1962년《nto Orbit》 160호에서 카펜터(S. Carpenter): 미래에 내부통신망을 통해 생의학적 단서가 당신이 틀렸음을 확인해줄 것이다.

• 1963년《Physiol. of Man in Space》 257호 그린(C. D. Green)과 브라운(J. H. U. Brown): 생의학적 캡슐(제목).

웹스터 새 국제사전 3판(Webster's Third New International Dictionary, Unabridged [Webster])과 동일한 메드라인 플러스 의학 사전(Medline Plus Medical Dictionary) (Medline Plus, 2009)

생의학: 자연과학 특히 생물학과 생화학 원리의 적용에 바탕을 둔 의학, 또한 특별히 인간이 비정상적으로 스트레스가 많은 환경에서 생존하고 기능하는 능력과 그러한 환경의 보호적 변형과 관련된 의학의 한 분야.

생의학적: ① 생의학의, 혹은 생의학과 관련된, ② 생물학, 의학, 자연과학의 혹은 이들과 관련된.

워드넷(WordNet, 2009)

생의학: 임상 실무에 생물학적·생리학적 원리를 적용하는 의학의 한 분야. 유기적 조직체들이 (우주여행과 같은) 환경 스트레스를 견뎌내는 능력을 연구하는 의학의 한 분야.
생의학적: 임상의학에 과학의 적용, 활동과 관련된.

미국 국립보건원(U.S. National Institutes of Health)(Harden, 2009b)

생의학적 연구와 발전은 지속적인 과정이다. 새로운 지식은 신약, 신의료기기, 의료행위 등을 양산한다. 이런 결과물이 어떻게 작용을 하는가에 대한 연구는 더욱 많은 지식을 생산한다. 더욱 정교한 지식은 한층 더 좋은 치료의 개발을 가능하게 한다.

영국 생의학과학원(United Kingdom Institute of Biomedical Science, IBMS)

생의학과학이란 질병을 진단하고 환자 치료를 감시하기 위해 생의학자들이 조직과 체액의 샘플을 조사하는 것을 나타내는 용어이다.

온라인 의학 사전(On-Line Medical Dictionary, OLMD)

생의학 모형: 인간의 의학적 질병 혹은 장애를 이해하기 위하여 심리적, 사회적 요인들을 배제하고, 오직 생물학적 요인들만을 포함하는 질병에 대한 개념적 모델.

미국 국립연구위원회(National Research Council, 1998)

생의학 모형은 인간 질병에 대한 동물모델에서부터 동물, 생체 등, 인체 생물학, 질병을 연구하기 위한 모델링 시스템에 이르기까지 많은 유형으로 나타날 수 있다. 생의학 모형은 인간 질병의 예방적 혹은 치료적 중재에 대한 바탕을 제공하고, 유전자에서부터 표현형에 이르기까지 정상 혹은 비정상적 기능을 이해하는 데 사용될 수 있는 인간 자체, 혹은 인간의 생물학적 시스템의 대리물(surrogate)이다(10쪽).

※ 주의: 흥미롭게도 『옥스퍼드 과학 사전(the Oxford Dictionary of Science)』은 생화학, 생물에너지학, 생명공학, 생물 지리학, 생물학, 생물 기계학, 생물물리학을 정의하고 있으나 생의학, 혹은 생의학적이라는 용어는 포함하지 않는다(Daintith & Martin, 2005). 이처럼 생의학 혹은 생의학적이라는 용어가 제외된 이유는 생의학이 하나의 구체적인 과학적 분과가 아니기 때문이기도 하고, 어쩌면 의학은 엄격한 의미에서 '자연'과학보다 더 광범위하기 때문일 수도 있지 않을까?(이 사전은 또한 의학의 정의도 포함하고 있지 않다)

생학의 계승이론인 생의학적 접근법에서 빠진 것은 생물·물리적 노출과 과정 영역 밖에 놓여 있는 질병 발생 원인이다.

1) 생의학(biomedicine)이라는 용어의 기원

국가의 맥락에 따라 용어가 다양하게 실질적으로 사용된 역사를 들여다보는 것은 제한된 시각을 가진 생의학적 접근법에 한층 더 깊은 이해를 제시해준다. 1912년에 설립된 '생의학과학원(Institute for Biomedical Sciences, IBMS)'이라는 명칭에서 알 수 있듯이 이 단어는 영국에서 21세기 초반에야 영어로 처음 표면화되어 나타났다. 이 기구에서 사용된 바와 같이 '생의학'이라는 단어는 특정 유형의 과학, 즉 병원에 기반을 둔 실험실 과학, 예를 들어 의학적 진단과 치료를 지향하는 병리학과 세균학을 구분해내고 (문법적으로 표현해낼 수 있는) 형용사로 기능하였다. 이러한 실험실들의 구체적이고 고유한 임무는 대량으로 (다시 말해 많은 환자를 대상으로) 사용할 수 있는 민감하고 특이적인 일상적 진단 검사(diagnostic test)를 적절하게 고안하고 시행하는 것이다. 이런 응용을 지향함으로써 생의학적 과학은 그들과 유사한 연구와 차별화되었다. 기구는 현재 그들 자신을 '새로운 실험실 기법에 대한 짧은 보고서와 권위 있는 논문을 싣는 과학 저널'로 명시하고 있는 《영국 생의학과학저널(British Journal of Biomedical Sciences)》을 1943년부터 발행하기 시작하였다(IBMS).

그와는 반대로 미국에서는 '생의학'이라는 용어가 '응용'과학뿐만 아니라 '기초'과학을 포함하는 더 넓은 의미를 지녔다. 영국에서와 마찬가지로 이 용어는 어떤 기구(institute)가 생물학과 의학을 연계함으로써 출현하였다. 미국에서는 1930년 당시 미국 국립보건원(National Institute of Health, NIH)라고 불렸던 연방 기관을 통해 이 용어가 나타났는데, 법적 제도화를 통해 국립보건원의 권한이 부여되었으며 '기초 생물학과 의학의 문제점'에 대한 연구, 즉 단지 생물학 혹은 의학에 대한 연구가 아니라 상호 관련된 생물학과 의학에 대한 연구에 재원이 제공되었다(Harden, 2009a). 이러한 연구의 목적은 제1·2차 세계대전 사이의 기간 동안 '과학적 의학(scientific medicine)'이라고 불렸던 것과 그것의 19세기의 효시인 '실험적 의학(experimental medicine)'으로 알려진 것들에 대한 열망에 발맞추어 의학의 과학화를 강화하는 것이었다.

도입 시기부터 미국 국립보건원의 연구 포트폴리오는 (백신 개발을 포함하여) 감염 질환에서부터 암과 심혈관 질환으로 인해 증가하는 사망률에까지 이르렀다(Swain, 1962; Harden, 1986; Strickland, 1972; Harden & Hannaway, 2001). 1993년 『미국 의무감의 공중보건서비스에 대한 연간 보고서(Annual Report of the Surgeon General of the Public Health Services of the United State)』의 암 연구에 대한 부분에서는 기초과학에 대한 국립보건원의 의무를 강조하면서 미국 국립보건원의 목적이 정상과 비정상 세포의 "삶, 성장, 그리고 증식을 조절하는 화학적 상태에 관한 기본적 지식을 얻는 것"이라고 명시하였다[U.S. PHS, 1933: 7, Swain(1962) 재인용]. 제2차 세계대전 동안 미국 국립보건원의 연구 범위와 재정은 상당히 증가하였고, 생의학이라는 용어 사용과 관련하여 전쟁 관련된 새로운 연구 초점은 군대 조종사를 위한 높은 고도 비행(high-altitude flying)의 생리학이었다. 이러한 영역의 연구는 임상의사, 생리학자, 기술자 등의 다학제적 팀과 같은 새로운 유형의 협업을 필요로 하였고 '생의학적 공학(biomedical engineering)'이라는 새로운 명칭을 탄생시켰다.

생의학적 공학이라는 문구는 미국 국립보건원의 용어 목록에서 '생의학적'이라는 용어가 일관되게 사용된 첫 사례이다(Cambrosil & Keating, 2001; OED; Whitaker Foundation, 2008).

하지만 1950년대 초기 즈음, '생의학적'이라는 용어는 처음의 의미를 뛰어넘어 질병 이해, 치료, 예방에 관련한, 생물학을 근간으로 하는 '기초' 혹은 '응용'연구를 지칭하는 방법으로 '건강과학(health science)'에서 흔하게 사용되게 되었다. 1944년 '공공보건의료서비스 법률(The Public Health Service Act)'의 제정은 이러한 용어가 더 널리 사용되도록 하는 촉진제가 되었다. 이 법률을 통해 미국 국립보건원이 단일조직에서 여러 개의 조직으로 전환하게 되었을 뿐아니라,[1] 이렇게 확장된 미국 국립보건원에 기초과학 연구뿐만 아니라 병원환자도 포함하여 임상연구를 수행하도록 새로 권한이 부여되었다.

　미국 국립보건원에 대한 자금 지원은 극적으로 증가하여 책정된 총자금이 1944년 250만 달러에서 1947년 800만 달러, 1958년 2460만 달러로 증가했고 1960년에는 3억 3900만 달러까지 증가했다. 미국 국립보건원의 중요성이 증가함에 따라 '생의학과학'의 인지도뿐 아니라 '생의학적'이라는 용어의 사용도 제고되어, 미국과 전 세계에 영향을 주었다(Strickland, 1972; Harden & Hannaway, 2001).

2) 생의학적 접근법의 원리

　1960년 초반 '생의학적' 그리고 '생의학'이라는 용어는 더이상 단순한 생물학과 의학의 무정형 혼합체를 지칭하는 것이 아닌 건강과 질병에 대한 특별한 하나의 사고 방식으로서 널리 받아들여지는 용어가 되었다(Lock & Gordon, 1988; Lawrence & Weisz, 1998; Cambrosio, 2001). 하지만 '세균설'이 명백하게 용어 속에서 자신의 이론화를 보여주는 것과 달리 생의학적 문헌은 자신의 가설에 대한 명확한 논의가 없는 것이 특징이었다. 따라서 생의학적 접근에 대한 가장 명확한 분석은 추종자들이 아니라 비판자들이 쓰게 되었다(Doyal, 1979; Mishler, 1981; Lewontin et al., 1984; Navarro, 1986; Lock & Gordon, 1988; Tesh,1988; Breilh, 1988; Fee & Krieger, 1993; Krieger, 1994; Conrad & Kern, 1994; Cambrosio & Keating, 2001; Burri & Dumit, 2007; Bynum, 2008)(〈글상자 5-2〉 참조).

　생의학적 관점의 많은 특징들 중 두드러지는 세 가지가 있다(Lock & Gordon, 1988; Fee & Krieger, 1993; Krieger, 1994; Lawrence & Weisz, 1998; Cambrosio & Keating, 2001; Bynum, 2008).

- 첫째, 생의학에만 특이적으로 나타나는 특징인데 질병의 영역과 그 원인들은 오로지 생물학적·화학적·신체적 현상에만 제한된다.

1　National Institute of Health에서 National Institutes of Health로.

**지지입장: 기초과학과 환원주의 접근법에 초점을 두는 것에 대한 생의학적 정
당성에 1차적 초점을 둠**

1960년대: 미국 국립보건원의 『국립보건원을 통해서 본 의생명과학과 그 관리 보고서』
(1965)

• 2쪽: "국립보건원의 활동들과 성과들은 여느 다른 조직들과 마찬가지로 그들의 임무
에 비추어 판단되어야 한다. 크게 보아서 국립보건원 활동에 지원된 공공자금은 미국
국민을 위해 이에 상응하는 질병 경감과 건강 개선을 '구매'하기 위해 투자된 것이다.
이러한 목적을 달성하기 위해 국립보건원은 그들의 주요한 노력을 특정 질환의 직접
적인 치료나 예방을 찾는 것보다는 광범위한 생명과학 연구 프로그램에 쏟는데, 이러
한 접근법을 취하는 이유는 아주 단순하면서도 타당하다. 생명과학은 매우 복잡하고
근본적인 생물학적 과정에 대하여 알려진 것들은 거의 없어서 이에 대하여 정면으로
달려들어 탐구하는 것은 오늘날 질병을 치료하고 예방하는 가장 느리고 비용이 많이
드는 경로가 되는 경우가 많다. 이러한 경우 '먼 길로 우회하여 돌아가는' 방법은 유용
한 결과를 얻는 데 가장 짧은 경로가 될 수 있다."

1970년대: 토머스(L. Thomas)의 논문 『의학에 영향을 미치는 과학과 기술의 미래』
(Thomas, 1974: 24: 99-105)

• 101쪽: "정상 세포와 조직들에 대하여 많은 것을 알게 된다면, 질병의 기전에 대한 무
지가 오래 지속되리라고 생각할 수 없다. 과학을 대규모로 적용하는 시대는 빠르게
다가오고 있고, 그렇게 될 때 의학은 완전히 변화할 것이다. 즉 질병 기전에 대한 진정
한 이해의 결과로서 디프테리아, 백일해 그리고 다른 다양한 바이러스 질병에 대한
면역접종방법과 현대의 항생제 사용, 세균감염에 대한 화학요법으로 가장 잘 대표될
수 있는 의학의 완전한 승리가 올 것이며, 이것이 상용화된다면 보다 저렴해지고 보
다 쉬워지며 보다 접근성이 강화될 것이다."

**1980년대: 국립연구위원회의 생의학연구위원회 보고서 『생의학 연구 모형: 새로운 시
각』** [국립과학학술원(National Academy of Sciences)이 발간한 『생의학 모형과 자원:
현재의 수요와 미래의 기회』(1998)의 부록 C에 포함됨](Committee on Models for
Biomedical Research, 1985)

• 62~63쪽: "현상을 연구하는 연구자들은 기관, 조직, 세포, 그 이하 수준에서 다양한

요소들을 분석하기도 하고, 생물학적 지식의 총체로부터 각기 다른 부분들에 대한 모델을 찾기도 한다. 이는 다양한 다른 유기체들과 시스템들로부터 이끌어낸 특징을 통해 하나의 유기체 혹은 시스템을 연구하는 것을 가능하게 해준다. 생물학적 지식은 일관적이고 상호 관련된 구조를 형성하기 시작하였지만, 물리학과 같은 탄탄한 이론적 공식화는 부족하다. 생화학 분야에서 발드윈(Baldwin)(1938)에 의해 언급된 바와 같이 유기적 진화를 통해 발생하는 무수한 상호관계와 공통적인 특징을 이해함으로써 생물학의 보편성이 파생된다."

• 64쪽: "위원회 워크숍에서는 이론생물학 혹은 버나드(Claude Bernard)가 제안한, '이론 의학'(Bernard, 1865)이 도래하기 시작하였다고 거침없이 결론을 내렸다. 이는 한정된 가설들, 그리고 그러한 가설들로부터 예측을 도출하기 위한 절차와 장치들로 구성된 이론물리학과는 다르다. 하지만 이는 단순한 실험적 관찰사실들의 집합체 훨씬 이상이다. 다양하고 광대한 정보들은 경험적 일반화와 환원주의적 법칙 ─ 이는 위원회가 연구의 출발시점에서 상상했던 것보다 훨씬 더 광범위한 모델의 관점을 허용하는 구조물 ─ 들을 통해서 개념적 매트릭스로 조직화될 때 일관성을 얻는다."

1990년대: 바필드(C. E. Barfield)·스미스(L. B. R. Smith)가 엮은 『생의학 연구의 전망』 중 콘버그(A. Kornberg)의 『기초 생의학 연구 옹호: 과학적 돌파구의 형성』 (Kornberg, 1997: 35~41)

• 35쪽: "금세기의 생의학적 과학의 역사를 되돌아보는 데서 나는 종종 사냥이라는 은유법에 의존한다. 초기 몇십 년 동안 미생물 사냥꾼들은 결핵, 감염병, 콜레라 등과 같은 주요 재앙들의 미생물적 원인들을 발견하였다. 이후 비타민 사냥꾼들이 뒤따랐는데, 이들은 괴혈병, 구루병, 각기병과 같은 또 다른 재앙들이 식이요인, 즉 비타민의 부족에 의해 야기된다는 것을 발견하였다. 1950~1960년대에는 효소 사냥꾼들이 무대를 점령하였는데, 그들은 효소가 세포들을 성장시키고 기능하게 만드는 데에서 어떻게 비타민에 의존을 하는지를 설명하였다. 이제 이들은 유전자 사냥꾼, 즉 유전공학자들에 의해 빛을 잃었는데, 이들은 효소에 대한 청사진인 유전자를 찾아내고 복제하는 데에 재조합 DNA 기술을 이용하고, 농업에서 더 좋은 수확물, 의학에서는 호르몬과 백신의 대량생산을 위한 공장을 만들기 위해 그들을 세균과 식물에 도입하였다."

• 36쪽: "명명되지 못하거나 혹은 뚜렷한 적용방법이 결여되었던 발견은 과학자조차 간과할 수 있지만 좀 더 혁명적일 수 있고 오히려 한층 더 훌륭하고 기대하지 못했던 실제적인 응용을 가져올 것이다. 수많은 기초 생물학과 의학은 단일한 보편적 언어인 화학으로 표현되었기 때문에 하나의 통일된 학문으로 융합할 수 있다.

화학으로 표현된다면 삶의 많은 부분이 이성적으로 이해될 수 있을 것이다. 그것은 국제적이며 방언이 없고, 언제나 사용되는 언어이며, 우리가 어디서 왔는지, 우리가 무엇인지, 물리적 세계에서 우리가 어디로 갈지를 설명하는 언어이다. 화학적 언어는 대단한 미학적 아름다움을 지녔으며 물리학과 생물학을 연결시켜준다."

2000년대: 사젠트(M. G. Sargent)의 『생의학과 인간: 도전, 위험, 보상(Biomedicine and the Human Condition: Challenges, Risks, and Rewards)』

• 11쪽: "우리 인간의 역사는 인간이 생물학적 문제를 견디게끔 만들어준 기술적 해결 책을 특징으로 한다. 이 책의 목적은 20세기 생의학의 렌즈를 통해 이러한 모험들의 일부를 조사하고 각각의 모험들과 관련된 위험들과 보상들을 찾아내는 것이다. 인간 생물학의 찬란한 방법에 대한 깊은 이해는 만성 질환과 노화라는 지금까지는 당황스럽고 해결하기 어려웠던 비밀이 조사될 수 있도록 하는 틀을 제공하였다."

비판적 입장: 생의학의 환원주의적 접근법, 개인에의 초점, 질병의 원인과 분포의 설명에서 사회적 현상을 배제한 점을 비판하는 것에 1차적인 초점을 맞추었음.

1960년대: 카셀(J. Cassel)의 논문 『역학연구에서 가설의 원천으로서 사회과학 이론』 (Sargent, 2005)

• 1484쪽: "우리는 단일병인모델을 "특정 조건에서 질병의 원인이 될 수 있는 요인들이 다른 조건하에서는 아무 성격을 띠지 않거나 혹은 심지어 이로운 작용을 할 수도 있다"는 것을 인정하는 모델로 보다 유용하게 수정할 필요가 있다. 즉 요인의 양상 혹은 배열이 중요한 문제라는 것이다."

• 1486쪽: "치료에 유용한 지식을 제공하는 질병의 원인들을 연구함으로써 그리고 이러한 요인들이 질병의 발병에 책임이 있을 것이라는 것을 예측함으로써, 우리는 '물이 불을 끌 수 있기 때문에 불의 원인은 물의 부족'이라고 말하는 것과 같은 논리적 오류를 범하게 될 수 있다."

1970년대: 엥겔(G. L. Engel)의 논문 『새로운 의학모형의 필요성: 생의학에 대한 도전』 (Engel, 1977; 196: 129~136)

• 130쪽: "오늘날 질병에 대한 지배적인 모형은 분자생물학을 기본적인 과학적 원리로 하는 생의학 모형이다. 이 모형은 측정 가능한 생물학적(신체적) 변수들이 표준에서 벗어나는 것이 질병을 완전히 설명할 수 있다고 가정하는 것이다. 이 모형의 틀 내에는 질병의 사회적·심리적·행태적 차원에 대한 설명의 여지를 남겨놓지 않는다. 생의학 모형은 환원주의, 즉 복잡한 현상은 궁극적으로 하나의 단일 원리로부터 도출되는 것이라는 철학적 관점과 심신이원론(mind-body dualism), 즉 정신을 신체와 분리하

는 교리, 두 가지 모두를 포용한다. 여기서 환원주의 원리는 물리적인 것이다.

다시 말하면 환원주의는 화학과 생물학의 언어가 궁극적으로 생물학적 현상을 설명하는 데 충분할 것이라고 가정하는 것이다. 현대 서구 사회에서 생의학이 질병의 과학적 연구에 대한 기반을 제시하였을 뿐만 아니라 질병에 대한 우리만의 문화적으로 특이적인 시각, 즉 우리만의 민간 모델(folk model)이 되었다는 사실은 우리가 피할 수 없는 역사적 사실이다. 실제로 오늘날 생의학 모형은 서구 사회에서 질병에 대한 지배적인 민간모델이다. 이처럼 생의학 모형은 문화적으로 만연하여 제한점은 쉽게 간과될 수 있다. 결국 생의학 모형은 하나의 교리로서의 지위를 획득한 것이다. 과학에서는 모형이 모든 자료를 적절하게 설명하지 못할 때에는 수정되거나 폐기된다. 한편 교리에서는 모순된 자료를 모델에 억지로 맞추거나 배제한다."

• 131쪽: "질병에 대한 생의학적 접근법은 기대 이상으로 완전히 성공적이었으나, 생의학적인 측면에만 집중을 한 대가로 심리사회적인 측면을 간과하여 관점을 왜곡시키고 심지어 환자 치료의 방해가 되기도 하였다."

1980년대: 록(M. Lock)과 고든(D. R. Gordon)이 엮은 도서 『생의학의 검증』 중 고든이 저술한 『서구의학의 완고한 가정들』(Gordon, 1998: 19~56)

• 19쪽: "생의학이 성공적으로 자신의 기술적 지식을 생산하고 축적하는 한편 생의학의 지식과 술기는 의학의 경계 너머로 확장하는 암묵적 이해에 근거하고 있었다. 현대의학의 특징으로 꼽히는 생물학적 환원주의는 실제적이기보다는 이론적이다. 생의학은 우리가 우리 자신, 우리의 세상, 인간, 자연, 자신, 사회 간 관련성을 해석하도록 하는 함축적인 방식을 통해서 생의학 자신의 명백한 환원적 기준 이상의 것을 주장한다. 생의학은 우주론(세상을 규칙화하는 방법), 존재론(실재와 존재에 대한 가정), 인식론(지식과 사실에 대한 가정), 개인, 사회, 도덕, 종교(신성한 것과 불경한 것)에 대한 이해에 의지하며 투사한다(강조는 원문). 생의학이 사회를 구성하기도 하고 사회에 의해 구성되는데도 중립성과 보편성을 주장하는 생의학적 이론과 이념에서는 이러한 상호의존성이 부정된다."

검토한 가정의 사례(강조는 원문)

• 24쪽: 1. "'자연(nature)'은 '초자연(supernatural)'과는 구분된다. 물질의 반대는 정신이다. 의학은 유물론의 대표적인 실례이다. '실재' 질병은 물리적인 흔적이 신체에 드러난 정도에 부합한다. (…)"

• 26쪽: "원자론(Atomism): 부분은 전체와 독립적이며 근본적이다. 자연의 그러한 부분들은 자율적인 물(物) 자체로 간주되며 세 가지 주요 결과를 가진다. ① 관계는 파생적이다. 즉 전체가 부분을 결정하기보다는 부분의 합에 의해 전체가 결정된다. ② 부분의 정체성이 스스로 결정된다면 부분은 자신의 정체성을 바꾸지 않고도 맥락에서 제거될 수도 있다. 즉 '탈맥락화(decontextualized)'할 수 있다. ③ 부분은 자신의 뚜

렷한 경계를 넘어 상호작용을 하기 때문에 부분 간의 관계는 내부적이 아니라 외부적인 것이다. (…) 의학에서 많은 이론 중 원자론이 우세하다. 즉 질병은 특유의 숙주와는 구분되는 정체성을 가지고 있다고 간주된다. 질병은 사회의 '원자(atom)', 즉 개인, 부분으로 나누어지는 신체, 자율적 단위로 간주되는 부분에 생기고 치료된다."

- 28쪽: "자연은 사회로부터 독립적이다. 자연의 질서는 또한 사회의 질서와는 구별된다. 분명히, 어떤 사회계층들은 다른 계층들보다 더 아픈데, 이것은 개인의 위생 혹은 '생활습관'에서의 차이에 의해 설명될 수 있다. 질병은 기본적으로 개인의 문제이고 사회적 맥락의 체계적 함축이다."

- 42쪽: "자연주의와 생의학의 비자율성(…) 의학과 자연주의에서 사회적 측면을 단호하게, 비교적 성공적으로 부인해온 것이 오히려 역설적으로 사회의 가정과 실제적 관습의 힘에 대한 정확한 증거가 되는 것은 아닌지 고려해보아야 한다. 태어나는 삶의 첫 순간부터 우리는 사회적 맥락 내에서 존재하는데, 이러한 조건에서도 자율적이며 문화에 영향을 받지 않는 인간이라는 이상이 옹호되어 지속되기 위해서는 매우 큰 문화적·사회적 지지를 필요로 한다. 생의학과 자연주의는 그 상당 부분을 제공한다." (강조는 원문)

1990년대: 피(E. Fee)와 크리거(N. Krieger)의 논문 『AIDS의 이해: 생의학적 개인주의의 한계와 역사적 해석』(Krieger, 1993; 83: 1477~1486)

- 1481쪽: 몇몇 비평가들이 토론한 바와 같이 20세기의 생의학 모형은 전형적인 환원주의이다. 생의학 모형은 좁게 해석된 의학적 치료 범위 내에서 질병의 원인론을 설명하는 것을 최우선으로 하고, 질병의 기전에 초점을 맞추며 질병을 야기하는 사회적 요인을 (관련이 없지는 않다고 판단되면) 2차적인 것으로 본다. 이 모형의 주창자들은 가난 혹은 차별과 같은 사회적 요인을 강조하는 것을 비과학적이며 논란적으로 간주하기도 한다. 다요인설을 말뿐으로나마 인정함에도, 단일 혹은 몇 가지 근접한 원인체의 역할을 강조하는 간결한 생의학적 설명을 추구하며, 생물학적 기전에 근거하여 작용하는 생의학적 치료는 질병을 억제하는 데 충분할 것이라고 일반적으로 가정한다.

  생의학 모형은 또한 개인주의 이데올로기를 전제로 한다. 자유주의 정치·경제이론에서 추상적 개인의 개념을 차용하면서, 개인은 자유롭게 건강 행태를 선택한다고 간주한다. 즉 사람을 상품과 행태 시장에서 자유로운 선택을 하는 소비자로서 간주하고, 개인이 피해야 하는 다양한 위험요인을 주조하는 데 기여하는 산업, 농업 사업, 정부의 역할을 무시한다. 행태가 어떻게 사회적 조건, 사회적 제약과 관련이 되고 지역사회가 개인의 삶을 어떻게 형성하는지에 대한 이해를 할 수 있는 여지가 거의 없다. 이러한 관점에서는 인구집단 그리고 그 인구집단 내의 하위집단은 '위험집단(risk group)'을 포함하여 단순히 문화 혹은 역사 없이 존재하는 개인의 합으로 구성된다.

'위험집단'이 질병의 위험에 놓여 있는 인구집단이 되는 것은 이러한 위험집단이 역사적으로 조건 지어진 정체성을 가진 실재 사회적 집단이기 때문이라는 사실을 인정하지 않는다.

생의학 모형의 문제점은 생물학적 그리고 개인 수준의 요인에만 초점을 맞춘다는 점 이외에도 과학적 객관성과 과학적 지식의 생산이라는 근본적 쟁점과도 관련이 있다. 이 모형이 수용하는 과학적 객관성에 대한 규범은 과학적 연구와 의학적 치료의 대상인 환자의 관점과 경험을 경시하는 경향이 있다. 오로지 과학자와 의사만이 질병을 정의하고 연구문제를 구조화할 수 있는 전문지식을 소유하는 것으로 간주한다. 환자뿐만 아니라 과학자, 보건의료 전문가의 주관성과 문화는 '진실'과는 관련이 없는 것으로 여겨진다. 즉 과학적 지식은 사회적 맥락의 경계 밖에 있다고 믿는다.

2000년대: 부리(R. V. Burri)·더밑(J. Dumit) 이 엮은 『문화로서의 생의학: 도구적 술기, 기술과학 지식 그리고 새로운 생활 양식』 중 록(M. Lock)의 논문 『미래가 현재다: 치매에 대한 생물학적 표지자 찾기』(Lock, 2007: 61~85)

- 61쪽: "21세기 후반 동안 지배적이었고, 최근 인간 게놈의 지도화에서 절정을 이룬 생명의 분자적 비전은 기계적인 생물학에 근거하는 것인데, 이러한 기계적인 생물학의 1차적인 목적은 신체와 마음을 공학적 조작이 가능하게 하는 것이다. 분자화의 이러한 특정 형태는 결정론적이고 단일한 가정으로 드러나는데, 이는 특정 유전자에 대한 지식을 통해 신뢰성 있는 질병 발생을 예측할 수 있다는 것이다. (…)"
- 65쪽: "오늘날 분자유전학에 종사하는 연구자의 대다수는 환경과 사회적 변수가 유기체를 변형하는 데에 중요한 역할을 한다는 것을 인정한다. 그렇더라도 이러한 요인은, 물적 신체 내부의 상호작용을 설명하는 확고한 접근방법에 대한 선호에 고려되고 있지 않다. 따라서 대부분의 모형은 여전히 환원주의적이고 의도적으로 과도한 단순화가 이루어지고 있다. 하지만 이러한 연구를 유전자 결정론의 하나로 특징짓는 것은 이제 더는 적절하지 않다."

- 둘째, 다른 자연과학들과 공통적인 특징으로, 실험실적 연구와 기술(technology)에 대한 강조, 그리고 건강연구라는 단어로 표현될 수 있는 무작위 임상연구나 혹은 그와 유사한 '자연실험(natural experiment)'에 의해서는 탐색할 수 없는 연구문제를 무시한다.
- 세 번째 특징은 '환원주의(reductionism)'의 포용으로, 현상은 부분들의 특성에 의해 가장 잘 설명된다는 것을 지지하는 철학적·방법론적 견해를 취하는

것이다.

세 가지 특성에 대한 근거는 1950년대와 1960년대 초반의 상당한 성장기 이후 처음으로 대규모에 걸쳐 미국 국립보건원을 평가한 1965년 『국립보건원을 통해서 본 의생명과학과 그 관리(Biomedical Science and its administration: a study of the national institutes of health)』라는 미국 대통령에게 보고된 「울리지 위원회(Woolridge Committee) 보고서」(NIH Study committee, 1965)에서 뚜렷하게 나타나 있다(Strickland, 1972: 178~183). 그 보고서의 서론에서는 아래와 같이 설명한다(NIH, 1965: 2).

폭넓은 질병과 고통을 포괄하는 국가 건강프로그램의 목적처럼 목표가 광범위할 때에는, 과거의 과학역사에서 기초 연구에 대한 적절한 명분을 찾아낼 수 있는데 이를 통해 질병의 치료, 완치, 예방의 가능성이 있는 결과에 대한 날카로운 관찰과 적용을 얻어낼 수 있기 때문이다.

다시 말해 생의학적 관점에 따르면 질병을 이해하고, 치료하며 예방하는 지식을 얻는 가장 최고의 경로는 실험적으로 그리고 가급적이면 실험실 내에서 연구할 수 있는 생물·물리적 현상에 초점을 둔, '기초'(연구) 지향('basic' orientation)을 고수하는 것이다. 이것이 즉 환원주의이다.

하지만 생의학이 환원주의적 접근법을 창시한 것은 아니다. 오히려 '생의학'이 출현했던 1950년대 대부분의 자연과학과 사회과학에서 환원주의가 지배적이었을 뿐만 아니라 오늘날까지 여전히 영향력이 막강하다(Lewontin et al., 1984; Poovey, 1998; Ziman, 2000 ; Ross, 2003).

'환원주의' 접근법의 정의에서 핵심 개념은 부분들(parts)은 전체(whole)를 설명한다는 가정이다(Irvine et al., 1979; Rose & Rose, 1980; Mayr, 1982; Lewontin et al., 1984; Sayer, 1984; Gordon, 1988; Lawrence & Weisz, 1998; Poovey, 1998;

Ziman, 2000; Lewontin, 2000; Gould, 2002; Ross, 2003; Grene & Depew, 2004; Turner, 2005). 이러한 전제는 존재론적이면서 동시에 인식론적인데, 이는 이러한 접근법이 세상이 어떻게 작동하고 어떻게 알려질 수 있는가에 대하여 주장하는 것이기 때문이다. 함축적으로 환원주의적 접근법은 높은 수준의 현상은 낮은 수준의 현상으로 축소될 수 있다. 따라서 높은 수준의 현상들은 낮은 수준의 현상만으로도 설명되고 결정될 수 있다는 사실을 지지한다. 이는 ① 원인 경로는 낮은 수준에서 높은 수준으로만 흐른다는 점과 ② 전체의 특성들은 그것을 구성하는 부분들의 특성에 영향을 미칠 수 없다는 두 개의 필연적 귀결에 이른다. 이러한 환원주의를 구체적인 용어로 생의학에 적용하자면 생물학적 유기체와 그로 인한 질병의 특징은(높은 수준) 유전학과 분자생물학(낮은 수준), 궁극적으로 화학과 물리학에 의해 완전히 설명될 수 있다는 것이다(글상자 5-2〉에서 콘베르그의 발췌문(Kornberg, 1997) 참조). 실제적으로 '낮은 수준'에서의 연구는 '높은 수준'의 현상을 설명하는 데 필수적일 뿐만 아니라 '충분'하다는 것을 함의한다.

질병 이해를 위한 생의학적 지향의 함의는 1965년 「울리지위원회 보고서」에 명확하게 상세히 설명이 되어 있다. 이 보고서는 "거의 모든 측면의 국가 건강 개선이라는 국립보건원의 광범위한 임무는 그들의 노력을 대부분 근본적인 연구에 집중할 것을 요구하였다"고 주장하였다(NIH Study Committee, 1965: 2). 이러한 관점을 지지하는 '간단하면서도 타당한 이유'는 "생명 과학은 매우 복잡하고, 근본적인 생물학적 과정에 대하여 알려진 것이 거의 없기 때문에 오늘날(질병을 바로 목표로 하는 — 옮긴이) 정면 공격은 질병의 예방과 치료에 가장 느리고 비용이 많이 드는 경로이다"라는 점이다(NIH Study Committee, 1965: 2). 보고서는 아래와 같은 비유를 통해 주장하였다(NIH Study committee, 1965: 79).

연구란 미지의 모험이며 따라서 위험하다. 어떠한 특정 의학연구도 특정 지역사회에 경제적 혜택이 될 것이라는 보장은 없다. 누군가가 새로운 생의학적 사실을 발견하는 것은, 우리가 신생아를 바라볼 때 아기가 자라서 지역사회의 주축이 될지 혹은 마을의 부랑자가 될지 모르는 것과 같다고 할 수 있다. 발견한 새로운 사실은, 세상에 상당한 흥미를 더해주기는 하지만 대단한 부(富, wealth)에는 기여하지는 않는 일종의 음악가와 같을 가능성이 가장 높다.

이처럼 가장 중요한 것은 기초지식에 있다. 이러한 지식이 유용한지 여부 혹은 '새로운 술기를 완전히 적용하는 것을 극도로 어렵게 하거나 혹은 실현 불가능하게 만드는 사회경제적 요인들'이 있을 수 있는지의 여부는 기껏해야 2차적인 고려사항이다(NIH Study committee, 1965: 156). 그 대신 건강연구는 ('전체'로서) 개인의, ('한층 더 큰, 혹은 더 정확히는 더 높은 수준의 전체'로서) 사회의 질병 경로를 이해하고 바꾸는 데 관련된 ('부분적') 지식을 생산하는 근본적인 생물학적 절차에 초점을 맞추어야 한다.

생의학적 모형에서 기초연구는 건강연구의 함수에서 상수로 남아 있다. 이러한 접근법에 대한 낙관은 1997년 『생의학 연구의 전망(The Future of Biomedical Research)』(Barfield & Smith, 1997)이라는 책에 잘 나타나 있는데, 그 책에서 당시 국립보건원의 원장 해럴드 바머스(Harold E. Varmus)가 쓴 첫 장의 첫 단락은 다음과 같다(Varmus, 1997: 9).

지금 국립보건원은 멋진 때를 맞고 있다. 아마도 생물학 역사에서 가장 신명 나는 때가 아닌가 한다. 생명의 청사진인 인간을 포함한[sic] 많은 유기체의 게놈을 탐구하고 있으며 유전과 행동을 연결하는 신경과학이 연구되고 있고 단백질과 핵산의 3차원적 구조에서부터 인체 외부에서 찍을 수 있는 인간 장기 사진에 이르기까지 생명의 이미지가 정교화하고 있다.

바머스에게 생의학 연구의 혜택은 단순히 인간이 점점 더 건강하게 살 가능성 혹은 질병이나 합병증 예방, 혹은 더 저렴한 치료를 함으로써 비용을 절감하는 것뿐만 아니라 생의학 연구 영역의 결과물들과 세계 주도권으로부터 오는 국가의 자긍심이었다.

본질적으로 생의학 모형은 단순한 모형 이상이다. 생의학 모형은 질병 발생을 설명하는 접근법을 뒷받침할 수 있는 핵심적 상호 연결된 개념들을 품고 있다(〈글상자 5-2〉 참조). 저자가 이전에 언급한 바와 같이(Krieger, 1994), 생의학 모형은 보건의료체계를 통하여 중재가 가능한 질병의 생물학적 결정요인들을 강조하고, 질병의 사회적 결정요인들은 무관하다고 여기거나 기껏해야 2차적인 것으로만 간주하며 집단은 단순하게 개인의 합으로, 인구집단의 질병 양상은 단순히 개인 사례가 반영된 것으로 본다. 이러한 관점에서 인구집단에서 질병은 개인의 질병에 대한 질문으로 국한되며 이는 다시 생물학적 기능이상(malfunctioning)의 문제로 더욱 축소된다. 사회적 맥락과 분절된 이러한 생물학적 기질은 본질적으로 의학적인 치료를 위한 최적의 장소가 된다.

〈표 5-1〉에 기술된 바와 같이 생의학적 관점의 사전 가정을 표현하는 데 '생의학 모형'을 묘사한 핵심 은유는 신체를 기계에 비유하는 것이다. 즉 신체를 구성하는 부분들은 물리학과 화학의 법칙에 의해 지배를 받고, 만약 기능을 제대로 못 한다면 적절한 기술을 사용하여 고칠 수 있다는 것이다. 이러한 접근법의 낙관론은 영향력 있는 물리학자이자 수필가, 그리고 그 당시 가장 선두적인 생의학 연구기관이었던 슬로안 키터링 기념 암센터(Memorial Sloan-Kettering Cancer Center)의 회장이었던 루이스 토머스(Dr. Lewis Thomas)가 1974년에 했던 다음과 같은 선언에서 잘 표현되었다(Thomas 1974: 100).

나의 신조는 다음과 같다. 나는 질병의 불가피성을 믿지는 않지만, 질병 위험의 불가피성은 인정한다. 하지만 나는 우리가 달리 생각해볼 여지가 애초에 금지된 질병 영역은 없다고 생각한다. 자연은 창의적이기는 하지만 끝없이 계속해서 새롭고 이해 불가능한 질병 기전을 발전시킬 만큼 창의적이지는 않다. 우리가 오늘날 질병들에 대한 기전을 완전히 이해하고 통제방법을 충분히 배운 이후에는 어떠한 새로운 질병이 나타날지라도 그것을 자동적으로 다룰 수 있을 만큼 잘 준비가 될 것이라고 믿는다. 또한 우리가 그들이 어떻게 작동을 하는지에 대하여 더 많이 알게 될 때마다 질병에 대처하는 현명한 치료법과 치료의 여지가 있다고

			〈표 5-1〉 질병 분포 분석을 위한 생의학과 생활습관의 접근방법: 비유, 기전, 개인주의와 환원주의에 대한 이론적 가정
개념 틀	비유	기전	개인주의와 환원주의 가정
생의학적 모형	신체 = 기계 = 물리학과 화학의 법칙에 의해 지배되는 분자.	(관련된 생물학적, 화학적 혹은 물리적 기기나 수단을 이용하여) 임상적으로 진단될 수 있는 생물학적 경로에서의 요인들에 초점을 맞추는 분자생물학과 질병의 기전(질병 발생의 내생적 과정), 그리고 질병의 발생은 임상적 치료(예를 들면 백신, 약물, 수술 등)를 통해 예방되고, 중지되며 혹은 치료할 수 있다는 점을 강조.	개인주의: ①타고난 특성에 의해 정의된 개인. ②인구집단 = 개인의 합 (개인적 특성과 연관되어 확립된 인구집단이 구분). ③인구집단 유병률 = 특정 인구집단 내에 개인적 사건들의 결과.
생활습관	행태 = 선택 = 양식.	건강 행태 = 궁극적으로 분자생물학과 내적 병리 과정을 수반하는 경로를 통하여 건강에 유익 혹은 해로운 노출에 이르게 되는 자유롭게 선택되는 '위험요인'(예를 들면 식이, 흡연, 수면, 성생활).	환원주의: ①부분들은 전체의 특성을 결정한다. 따라서 '상향식' 인과관계. ②부분과 그들의 인과관계를 공부하는 것은 전체를 이해하는 데 충분하다.
원인관계망: 생의학+생활습관	'위험요인'을 연결하는 관계망으로 거미가 없는 거미줄.*	생의학과 생활습관의 조합은 탈맥락화된 '위험요인'을 질병 발생의 가장 직접적 요인으로 강조함 (신체 내에서).	

* (옮긴이) '거미'가 없다는 것의 강조는 연관의 주체가 없음을 지적하는 것이다.

믿는다.

생의학은 주장한다. 질병을 이해한다 함은 기전을 수정하거나 막는 것이 가능한 시점까지 생물학적으로 발현될 때 질병의 기전을 이해하는 것이다.

이와 같이 원래 의도된 바대로 생의학과 생의학 연구는 기초생물학, 병리생물학, 임상적 치료에 대한 놀랄 만한 지식을 양산하였다(Thagard, 1999; Cambrosio

& Keating, 2001; Sargent, 2005; Burri & Dumit, 2007; Bynum, 2008). 1972년에 스트릭랜드(Strickland)에 의해 출간된 국립보건원의 첫 주요 역사적 분석서에서는 다음과 같이 요약하였다(Strickland 1972: 240~241).

국가의 의학연구 정책을 통해 질병 정복이라는 핵심 목표가 얼마나 달성되었는가는 일류 생의학적 과학 체계가 형성되었는지를 판단하는 것이다. 하지만 미국 의과대학협회(the Association of American Medical Colleges) 회장인 존 쿠퍼(John A. Cooper) 박사의 "20년이라는 기간 동안 축적되어온 지식은 의학의 진단, 치료, 예방 능력의 범위에 대혁신을 가져왔고 의사들이 많은 질병으로 고통받는 환자들에게 더욱 좋은 예후를 제공하는 것을 가능하게 만들었다"는 발언을 반박한 사람은 현재까지 아무도 없었다.

미국 국립보건원의 웹사이트에서 제공하는 국립보건원의 성공에 대한 21세기 초기 평가는 다음과 같다(Harden, 2009c).

국립보건원이 지원한 연구자들이 발견한 사실들을 모두 열거하는 것은 불가능하다. 국립보건원이 지원한 연구는 노벨상을 80개 이상 수상했고, 이들 중 다섯 개는 국립보건원 자체 프로그램의 연구자들에게 수여되었다. 이처럼 국립보건원 자체에서 발견한 사실 중에는 모든 생명의 과정을 지배하는 유전자 코드를 해독한 것, 화학물질이 신경세포 간 전기신호를 전달하기 위해 어떻게 반응하는지를 증명한 것, 단백질의 화학적 구성과 그들이 생물학적으로 활동적인 구조물로 어떻게 혼합되는가의 관계를 기술한 것 등이 포함된다. 결과적으로 이러한 기초연구 발견을 통해 유전학을 기반으로 하는 질병들을 더 잘 이해하게 되었고, 더 좋은 항우울제, 그리고 특정 질병의 과정에 관여하는 단백질을 표적으로 특별히 고안된 약물을 개발하는 결과를 낳았다. 장기간 수행된 연구를 통해 질병과 치매는 노화과정의 정상적 부분이라는 선입관은 없어졌다. 일부 암은 치료되었고, 심장마비와 뇌졸중으로 인한 사망률은 상당히 낮아졌다. 또한 연구를 통해 균형된 식단, 운동 프로그램, 금연과 같은 예방 전략이 치료적 중재에 대한 수요를 감소시키고 따라서 보건의료에 소요되는 재원을 절감할 수 있다는 것이 밝혀졌다.

명확하게 드러나듯이 편익조차 임상적 단어로 구성된다.

결국 20세기에 착상된 생의학의 환원주의 지향성에 대한 아마도 가장 선명한 확증은, 역설적이게도 21세기에 후성유전학(epigenetics), 진화생물학(evolutionary developmental 'evo-devo' biology: 진화와 발생 과정을 연결하는 생물학), 시스템 생물학과 같은 환원주의의 큰 성공에 의해 제기된 그 전제에 대한 도전이었다(Keller, 2000; Keller, 2002; Kitano, 2002; van Speybroeck et al., 2002; Noble, 2006; Lock, 2007; Systems Biology Institute, 2009; Institute for Systems Biology, 2009). 깊게 검토하는 것은 비록 이 장에서의 논의를 벗어나지만, 이 새로운 연구분야는 DNA에 대한 지식이 질병은 물론 유기체를 이해하는 데 (혹은 계산하는 데) 충분하다는 '핵심 교리(central dogma)'를 반박한다는 점이 공통적이다. 맥락에 따라 게놈을 다룸으로써 이러한 연구는 '주 프로그래머(master programmer)'로서의 DNA의 개념으로부터 유전자 조절과 발현에서 유기체와 환경이 상호작용을 통해 결정적인 역할을 한다는 관점으로 옮겨 오도록 하였다. 그 결과 2002년 《사이언스(Science)》 잡지의 한 종설 논문은 다음과 같이 언급하게 되었다(Kitano, 2002: 1662).

시스템 수준에서 생물학을 이해하기 위해, 우리는 세포 혹은 유기체의 독립된 부분들의 특성보다는 세포와 유기체 기능의 구조와 동역학(dynamics)을 연구해야 한다. 주요 주제로 등장하고 있는 시스템의 특성과 (…) 이러한 특성들의 이해는 의학의 미래에 영향을 미칠 수도 있다.

새로운 시스템 생물학(systems biology)이 실제로 생의학의 환원주의의 종말을 알리는 전조가 되는지 여부와는 별개로 앞선 연구의 환원주의적 견지에 대치하여 스스로의 입장을 명백히 밝히는 것 자체가 20세기 생의학 연구에서 환원주의적 사고의 깊은 영향력을 강조하는 역할을 하는 것이다.

2. '생활습관':
행동과학과 동반한 방법론적 개인주의가 건강행태를 만나다

환원주의를 지향하는 것이 자연과학, 혹은 더욱 구체적으로는 생의학적 과학에서만 나타나는 것이 아니다. 20세기 동안 사회과학, 특히 20세기 중반에 나타났던 행동과학에서는 유사한 관점이 점차 지배적이 되었다. '방법론적 개인주의(methodological individualism)'의 영향 아래 나타났던 이러한 경향은 생의학에서의 개인주의와 유사하게 20세기 중·후반 질병의 분포와 원인에 대한 역학적 사고에 영향을 미쳤는데, 첫째로는 방법론적으로, 둘째로는 '생활습관' 접근의 형성에 영향을 미침으로써 실질적으로 영향을 끼쳤다(아래에 다시 논의하며 〈글상자 5-3〉의 정의를 참조하라).

1) 역사적 맥락으로 살펴본 20세기 방법론적 개인주의의 원리

생물학적 환원주의와 유사한 방법론적 개인주의는 사회현상이 궁극적으로 개인의 행동들로 환원되고, 그것에 의해 설명될 수 있다는 사실을 지지한다(Udehn, 2000; Picavet, 2001; Ross, 2003; Morgan, 2003; Bannister, 2003; Tunner, 2005; Subramanian et al., 2009). 『사회과학과 행동과학의 국제백과사전(International Encylopedia of the Social and Behavioral Sciences)』(Picavet, 2001: 9751)에서는 다음과 같이 언급하고 있다. "사회현상은 개인 행동의 집합적 결과로 보이며 후자, 즉 개인의 행동이 사회의 특성에 대한 최고의 설명력을 가진다"(〈글상자 5-3〉참조). 혹은 『옥스퍼드 사회학 사전(Oxford Dictionary of Sociology)』(Scott & Marshall, 2005: 298)에서는 다음과 같이 요약하고 있다. "사회현상의 설명은 개인의 특성으로 환원되거나 표현되어야 한다"(〈글상자 5-3〉 참조).

결과적으로 방법론적 개인주의를 위한 적절한 분석단위는 개념적으로나 분석적으로나 그리고 경험적으로 볼 때, 개별적 인간이다. 또한 생물학에서와 마찬가지로, 이러한 방법론적 개인주의의 대척점은 ① 개별적 인간(즉 '부분들')의 특성은 부분적으로는 그들이 속한 사회(즉 '총체', '전체')에 의해 형성되고 ② 사회는 개인수준으로 환원될 수 없는, 그리고 일부는 그러한 개인의 특성에 영향을 미칠 수 있는 특성을 가진다는 명제를 사실로 받아들이는 '총체주의적(holistic)' 관점이다(Udehn, 2000; Picavet, 2001; Ross, 2003; Thmer, 2005). 원래 '개별적 인간(individual)'이라는 용어가 그것이 속한 집단으로부터 '불가분(indivisible)'의 관계라는 것을 의미한다는 점은 매우 역설적이다(Williams, 1983: 161~165; 〈글상자 5-3〉의 어원 설명 참조). 따라서 '개체(individuality)'를 인정한다고 해서 반드시 방법론적 개인주의를 뒷받침하는 '개인주의'의 철학적 견지를 포용해야 하는 것은 아니다(Williams, 1983: 161~165; Krieger, 2007; Subramanian et al., 2009).

20세기 중·후반 동안 사회과학 내에서 '개인주의(individualism)'와 '총체주의(holism)'에 대한 논쟁은 자연과학에서의 두 주의(ism)의 논쟁과 유사하기도 하지만, 두 가지 측면에서 다르다. 그 첫 번째는 지지자들보다 비판자들의 이론적 명백함이 더욱 돋보였던 생화학적 담론과는 반대로, 방법론적 개인주의의 주창자들은 반대자들만큼이나 이론적으로 명백하였다. 이는 두 측 모두 사회이론에서 공유하는 이론적 주안점이 있기 때문이었다. 두 번째, 주제의 명백한 사회적 특성을 고려했을 때 사회과학 내에서의 대립들은 자연과학에서보다 더욱 정치적인 성격을 띠었다. 제2차 세계대전 이후에 사회과학에서의 변화하는 사고와 이데올로기에 대한 문헌들에서 잘 설명되었듯이(Ross, 2003; Morgan, 2003; Bannister, 2003), 이러한 학문적 논쟁들은 더 큰 지정학적 대립, 특히 냉전과 깊게 연결되어 있었다(Krieger, 2000; Isaac, 2007; Subramanian et al., 2009). 그 대립이란 정치, 경제의 측면에서 형성된 틀, 그 당시 (미국과 미국의 서방 연방국들에 의해 주도된) '자본주의'와 (소비에트 사회주의 공화국이 기반이 되고 1949년 중

『옥스퍼드 영어 사전(OED)』(2009)

개인주의
① 원칙으로써 자기중심적인 감정 혹은 행위, 개인이 자신의 목적을 추구하거나 자신
의 생각을 따르는 삶의 방식, 자유롭고 독립적인 개인의 행동 혹은 생각, 이기주의
(egoism).
② 공산주의적인 조직화방법과 정부의 간섭과는 반대되는 개념으로, 개인의 자유
롭고 독립적인 행동을 옹호하는 사회이론. 집단주의(collectivism), 사회주의
(socialism)의 반대.
③ 형이상학적 개념. 개인은 스스로 결정하는 전체이며, 어떤 더 큰 전체도 단순한 개인
들의 집합체이며, 만약 그들이 서로에 대하여 작용을 한다고 해도 단지 외부적으로
만 작용을 한다는 원리.

생활습관
① 본래 어린 시절 초기에 확립되어 사람의 반응과 행동양식을 지배하는 개인의 기
본적 성격을 나타내기 위해 알프레드 아들러(Alfred Adler, 1870~1937)가 주창한
용어.
② 통칭, 생활 양식 혹은 방식.
1997년 이후 부가.
③ 한정용법: 생활 양식의 혹은 그와 관련된,
특정용법: 마케팅에서 특정 생활습관의 문맥에서 상품을 묘사함으로서 소비자에게
어필하기 위해 고안된.

『사회행동과학의 국제백과사전(International Encyclopedia of the Social &
Behavioral Sciences)(Smelser & Baltes)』(2001)

방법론적 개인주의(9751쪽; Picavet, 2001)
(···) 설명과 모형에서 (동기를 가진) 개별 인간과 (원인과 이유를 가진) 인간의 행동에
뚜렷한 역할을 부여하는 설명적, 모형화 전략. 사회적 현상을 개인 행동을 병합한 결과
로 본다. 따라서 이처럼 부분으로부터 전체로 설명이 진행된다. 즉 개인의 행동은 사회
의 사실과 특성 그리고 관찰되는 거시적 규칙성을 가장 잘 설명한다고 여겨진다.

생활습관 정의 없음.

『옥스퍼드 사회학 사전(Oxford Dictionary of Sociology)(Scott & Marshall)』(2005)

개인주의(297~298쪽)

광범위하게는 개인과 개인 이익의 중요성을 강조하는 모든 일련의 관념을 의미하며 이 용어는 다양한 생각, 철학, 주의를 특징하는 데에 사용되었다.

방법론적 개인주의(298쪽)

(…) 이 용어는 사회를 연구하는 데에서 사회학자는 (불가피하게) 개인을 연구해야 할 뿐만 아니라 그들이 연구하는 사회현상, 즉 사회의 계급, 권력, 교육 체계 등 그 밖의 것에 대한 설명은 개인의 특성으로 환원되거나 공식화되어야 한다는 것을 주장하는 사람들이 취하는 입장을 의미한다. 이러한 입장은 '방법론적 총체주의'과는 뚜렷하게 대조적인 입장을 취한다. 총체주의는 각각 사회적 독립체(그룹, 제도, 사회)는 뚜렷한 전체성을 가지며, 단순히 개인적인 구조를 연구함으로써 이해될 수 없다는 이론이다[사회적 사실들은 개인과는 독립적으로 설명되고 연구될 수 있다는 에밀 뒤르켐(Emile Durkheim)의 주장이 그 예가 될 수 있을 것이다]. 방법론적 개인주의에 대한 논쟁은 사회와 개인 간의 관계에 대하여 내재하는 긴장을 반영한다. 하지만 현재 이러한 긴장은 '구조(structure)'와 '주체(agency)'의 관점으로 더 흔히 분석되고 그만큼 방법론적 개인주의에 대한 논의는 점점 드물어졌다.

생활습관(365쪽)

대체로 소비 양식과 가치를 통해 드러나는 여러 가지 생활 양식들을 일컫는 개념. 그러한 차이는 막스 베버(Max Weber)에 의해 밝혀진 지위 집단(status group)의 개념과 부응한다. 더욱 일반적으로 그리고 다소 덜 엄밀하게 말하자면, 젊은이, 실업자, 일탈와 같은 사회의 각기 다른 집단 사이에서 발견되는 대조되는 생활 양식을 일컫는다.

『새로운 핵심어(New Keywords)』(Bennet et al., 2005)

개인(individual)(183~184쪽; Parekh, 1005)

개인은 라틴어 individuum에서 유래하였는데 이는 나누어질 수 없는 것 혹은 더는 쪼개어질 수 없는 것을 의미한다. 하지만 17세기부터는 독자적 개념으로 새롭고 더 세분화된 개인의 개념이 출현하였다. 인간에 대한 현대적 개념은 19세기에 두 개의 새로운 용어를 탄생시켰는데, 첫 번째인 '개성(individuality)'은 개인을 구별하고 다른 사람과 다르게 만드는 것을 의미하며, 두 번째 '개인주의(individualism)'는 개인은 단독으로도 궁극적인 사회적 실체이며 사회는 그 구성원과 그들의 관계양식에 지나지 않는다는 관점을 일컫는다.

생활습관 정의 없음.

『옥스퍼드 보건학 사전(Oxford Dictionary of Public Health: ODPH)』(2004)

개인주의, 방법론적 개인주의   정의 없음.

생활습관(Green & Potvin, 2004)

• 1쪽: 우리는 생활습관이라는 용어를 가족, 사회의 역사, 문화, 사회경제학적 조건에
   의해 영향을 받는 삶의 양상을 반영하는 특정 행위와 환경적 조건의 모든 조합들을
   일컫는 데 사용한다.
• 13~14쪽: 생활습관은 뉴욕 매디슨 거리의 광고 회사가 시장의 분화, 즉 일련의 소비
   와 수입, 교육, 직업, 성별, 거주지, 지정학적, 인종적 식별과 관련된 삶의 양상으로 구
   별되는 사람의 집단 혹은 유형이라고 부르는 것을 짧게 기술하기 위한 개념으로 현대
   의 담론에 출현하였다. 이러한 용어의 상업화는 개념의 사회과학적 기원과 완전히 무
   관하지는 않다. 하지만 건강 영역에서 이 용어는 더 다양하게 사용되어왔다. 한 극단
   적인 예로 생활습관은 만성 질환 혹은 건강증진과 관련된, 별도로 협소하게 정의된
   행동양식을 기술하기도 하였는데, 이러한 사용은 개인주의의 요소와 관련이 있다. 또
   다른 극단적인 예로는 생활습관은 개인적 건강 생활습관뿐만 아니라 심리사회 경제
   적 환경을 포함한 전체적인 사회적 환경을 기술하는 데 사용되었다.

『공중보건학, 사회학에 대한 연간 논평 논문집(Annual Review: Sociology, Public Health)』에서 나타난 생활습관의 정의

자브로키(B. D. Zablocki)와 칸터(R. M. Kanter)의 논문『생활습관의 구별(The differenti-ation of the life-styles)』(Zablocki & Kanter, 1976; 2: 269~298)

• 270쪽: 생활습관은 현대의 사회과학적 문헌에서 많이 사용되어왔으나 제대로 정의
   되지 못한 용어로, 하위문화, 사회운동, 지위 집단과 혼동되어왔다. 궁극적인 목적은
   생활습관이라는 용어에 대한 뚜렷하고 분석적으로 유용한 정의를 제공하는 것인데,
   이는 1차적으로는, 나아가 무형의 그리고/혹은 공공재의 평가에도 적용할 수 있는 소
   비 양식에 반영된 공유된 가치 혹은 기호의 관점에 따른 것이다. 생활습관은 가처분
   소득의 분배와 그러한 분배의 근저에 있는 동기에서 구성원이 서로 유사하거나 서로
   다른 정도에 따라 주어진 집단성(collectivity)에 근거하여 정의할 수도 있다.
• 271쪽: 생활습관은 문화와 하위문화와도 구별되어야 하다. 주어진 생활습관은 특정
   사회계층, 지위 집단, 혹은 하위문화의 특징일 수 있다. 하지만 생활습관은 단지 공유
   한 선호도로만 정의되기 때문에, 사회적·문화적 정체성이 부족한 집단성에 대해서도
   종종 정의될 수 있고 종종 이러한 일이 사실로 발생한다. 생활습관이 사회계층과 사
   회적 지위로부터 기원하였을지라도 또한 그 둘과는 구별되어야 한다.

- 280쪽: 직업과 경제활동이 더는 일관된 일련의 가치를 제공하지 못하거나, 생산이 아닌 소비로부터 정체성을 형성하는 사람들 사이에서 반문화(counterculture)와 생활습관의 실험이 생겨났고, 풍요는 재화의 선택으로부터 생활습관의 일괄을 구성할 수 있는 재화의 선택을 가능하게 하였다.

그린(L. W. Green)과 크룰러(M. W. Kreuter)의 논문 『1990년대 공중보건 전략으로서의 건강증진(Health promotion as a public health strategy for 1990s)』(Green & Kreuter, 1990; 11; 319~334)

- 320쪽: 이러한 문구를 둘러싼 논쟁의 중심은 '생활습관'이라는 용어를 동조적으로 이용하는지 아니면 경멸적으로 쓰는 가이다. 건강증진 정책과 프로그램의 목표로서 어떤 사람에게는 생활습관이 건강과 관련이 있을 수 있는 개인의 의식적인 사적인 행동양식을 의미한다. 또 다른 이들은 생활습관을, 개인이 여러 가지 행동양식 중 한 가지를 선택하는 데서 개인이 하는 사적인 결정에 더하여 행동을 조건 짓고 제한하는 사회적·문화적 환경들의 종합적 표현으로 해석한다. 두 가지 정의 모두 생활습관을 행태(behavior) 혹은 행동(action)이라는 용어로서의 의미 이상으로 더 지속적인 (어떤 경우 습관적이라고도 하는) 행태의 양식(pattern of behavior)이라는 점을 인정하고 있다.
- 323쪽: 건강증진을 정책으로 채택한 국가는 대체로 사망의 가장 큰 원인을 설명하는 생활습관 요인의 수정을 통해 1차적 예방을 하는 것에 방향성을 맞추었다. 이러한 요인들은 음식소비 양상, 잠재적으로 해로운 물질들의 오용, 작업과 여가생활에서의 좌식, 타인과의 부주의하고 폭력적인 혹은 학대적인 상호작용을 포함한다. 이러한 생활습관 유형들은 다양한 조합으로 주요 위험요인을 형성하게 된다.

『역학 사전(A dictionary of epidemiology)』(Porta, 2008)

개인주의, 방법론적 개인주의   정의 없음.

생활습관(143쪽)   일생 동안의 사회화 과정에 의해 영향을 받고, 수정되며, 증진되거나 혹은 제한을 받는 일련의 습관과 관습들. 이러한 습관과 관습들은 알코올, 담배, 차, 커피와 같은 물질들의 사용, 식습관, 운동 등을 포함하는데, 이들은 건강에 중요한 함의를 지니며 종종 역학적 탐구의 대상이 된다.

국이 가담한) '공산주의'로 일컬어지는 것들의 지배적인 사고 간의 대립이었다. 이념적 관점에서, 전자는 표면상으로는 개인에게 우선권을 주며 (따라서 정치권, 시민권을 가지게 되는데), 후자는 전체(collectivity)에 우선권을 주는(따라서 사회권, 경제권에 주력하는) 것이다. 이와 같은 두 가지 종류의 중요한 권리들을 사회가 실질적으로 준수하는지의 여부는 별개의 논의사항이다(Wersky, 1988; Ross, 2003; Anderson, 2003; Isaac, 2007).

'서구 사회' 내에서 개인주의적 접근법이 지배적이 된 것은 놀라운 일이 아니다. 개인주의적 접근법이 강력한 이유는 단순히 설득력이 있기 때문만이 아니라 노골적으로 정치적 힘을 발휘하기 때문이다(Fried, 1997; Shrecker, 1998; Isaac, 2007). 예를 들어 미국의 사례에서 보면 1950년은 한국전쟁이 시작된 시점일 뿐만 아니라, 상원의원 조지프 매카시(Joseph M. McCarthy)와 반미활동위원회(House Un-American Activities Committee)[2]가 부상하던 시기를 나타내기도 한다. 지금은 매카시즘의 시대로 알려지게 된 그 시기 동안(Shrecker, 1998; Isaac, 2007), 자유시장 이념과 관련이 되어 있는 개인주의 가정에 진지하게 혹은 공공연하게 의문을 품었던 미국의 학자들은 다양한 형태로 주변부로 밀려나고, 재정지원이 거부되었으며 혹은 경제학(Morgan, 2003: 296~297), 사회학(Ross, 2003: 230~232), 의학 그리고 보건학(Ross, 2003: 230~232) 등을 포함한 다양한 직업군에서 해고되었다(Schrecker, 1998: 404~407; Isaac, 2007).

게다가 미국 과학자로 등록된 5만 명 중 500명 이상은 공산주의 전위와 공개적으로 관련되었으며, 미국 과학진보위원회(the American Association for the Advancement of Science)가 동조자들에게 지배되어왔다는 1950년대의 매카시의 허무맹랑한 주장에 따라(Badash, 2000: 62), 사회과학이나 보건학과 같이 연구 주제가 '의심스러운' 분야의 명백히 바깥 영역, 일례로 물리학이나 화학과 같은 기초영역에서 연구를 하는 과학자들마저도 정치적 전복을 한다는 혐의를 받아 연구지원, 경력, 삶에서 방해를 받았다(Badash, 2000). 또한 1940년대와

2　(옮긴이) 반미활동위원회(House Un-American Activities Committee)는 1930년대 나치에 대한 스파이 활동을 조사하고 감시할 목적으로 설립되었다. 그러나 제2차 세계대전 후에는 소련의 성장과 공산주의에 대한 위협으로 공산주의자 색출을 위한 마녀사냥의 도구로 전락하였다.

1950년대에 제안된 일부 연구문헌들도 그들의 생각의 좌파적이라는 주장으로 인해 출판되지 못하였다(Rose & Rose, 1980; Wersky, 1988). 한 가지 고전적인 사례를 들자면, 영국의 생물학자 와딩턴(C. H. Waddington, 1905~1975)이 유기체의 생물학적·비생물학적 환경이 유전자 발현에 영향을 미침으로써 어떻게 표현형을 생성하는지를 설명하기 위해 1940년대에 시작하였던 스스로 후성유전학적 관점(epigenetic landscape)이라고 불렀던 고전적인 연구 작업이 거절되었던 것을 들 수 있다(Waddington, 1940; Waddington, 1957; Waddington, 1975). 20세기 말에는 이러한 것들이 재발견까지는 아니지만 재주장되어, 와딩턴의 창조적 사고와 '후성유전학(epigenetics)' 같은 맥락의존적 발달 생물학이 현재 21세기 생물학 연구에서 주요한 연구 주제가 되고 있다(Gilbert, 2002; Goldberg et al., 2007).

사회과학에 대한 선두적 역사학자 로스(D. Ross)가 언급한 바와 같이 이러한 이념적 전쟁의 영향력은 미국뿐만 아니라 전 세계적으로 미치게 되었다(Ross, 2003: 230).

파시즘과 공산주의를 모면한 사회와 전쟁이 낳은 가장 강한 힘으로서 미국은 전 세계적으로 그들의 이데올로기와 문화적 산물들을 퍼뜨렸다. 미국 정부기관들, 사립 재단들, 대학, 교육기관은 사회과학의 교직원, 학생, 그리고 책의 광범위한 교환을 지지하였다. 교육과 연구를 연결하는 미국 대학원 교육 모형은 종종 모방되었고, 미국의 사회과학 모형은 소비에트의 영향권 밖의 국가들에 선택적으로 수출되었다.

로스에 따르면 냉전 과학주의와 급성장한 전문가주의의 분위기였던 1950년대 당시 미국에서 매우 지배적이었고 또한 다른 곳으로도 전파가 되었던 이론들은 '개인주의적이고, 자발적인 전제'의 근간을 유지하였고, 이에 따라 당대의 이론들과 유사하게 행동 사회과학은 방법론적으로 개인에게 자율성을 부여하게 되었다. 이 개인은 증가하는 사회의 복잡성 속의 세계에 상당수 포섭되었지만 말이다(Ross, 2003: 231). 이러한 개인주의 지향성의 행동과학은 결과적으로 20세기 중후반의 질병 분포에 대한 지배적 역학이론들을 이해하는 데 필요한 또 하나의 구성체, 즉 '생활습관'을 형성하게 되었다.

2) 생활습관: '제한적 조건'에서의 '선택'이라는 사회학적 개념으로부터 개인주의적 건강행태로 이르게 되는 길고 이상한 여행

21세기 초반부터의 역학의 역사에서 '생활습관'이 역학적 문헌들에 실리지 않거나 명백하지 않은 지식으로 여겨지기는 매우 어려운 것이다. 하지만 생활습관이란 단어는 그 의미가 20세기를 거쳐오면서 상당히 변화하였을 뿐만 아니라, 실제적으로는 1960년대 이전 역학적 문헌에서는 쓰이지 않았다(〈표 5-2〉 참조). 사회과학과 보건학 영역에서 생활습관의 현재 의미는 아래에서 논의하고 있는 바와 같이(〈글상자 5-3〉 참조), 20세기 중반 행동과학의 발흥에 따른 방법론적 개인주의의 지속적인 영향력을 반영하고 있다(Sobel, 1981; Coreil et al., 1985; O'Brien, 1995; Krieger, 2000; Krieger, 2001; Slater, 2005; Hansen & Easthope, 2007).

20세기 초반 생활습관이라는 용어의 사용은, 최초는 아니지만, 종종 저명한 사회학자 막스 베버(Max Weber, 1864~1920)로 거슬러 올라간다(Sobel, 1981; Coreil et al., 1985; Abel & Cockerham, 1993; Bogenhold, 2001). [그가 사망하기 바로 직전인 제1차 세계대전 즈음에 집필하여 사후에 출간된 그의 대표작 『경제와 사회(Economy and Society)』에 포함된] 그의 선구자적인 에세이 『계급, 지위, 정당(Class, Status, and Party)』에서 베버는 'lebensführung'이라는 용어를 이용하였는데, 이 용어는 1944년에 처음으로 영어로 '생활습관'이라고 번역되었지만, 추후 더 정확하게 '삶의 수행(conduct of life)'을 의미하는 것으로 다시 번역되었다(Abel & Cockerham, 1993; Cockerham et al., 1997; Bogenhold, 2001; Swedberg, 2005: 150~151). 베버가 제안한 'lebensfühurng'은 개인과 집단이 베버가 경제적 '계급'(Swedberg, 2005: 150~151)이라고 지칭하는 것 안에서 그들이 (윤리적인

<table>
<tr>
<td colspan="5">〈표 5-2〉 '생활습관'에 초점을 맞춘 문헌의 증가:
1960~2008년 미국 국립의학도서관 검색도구(PubMed)에 색인된 문헌</td>
</tr>
<tr>
<td rowspan="3">연도</td>
<td colspan="4">용어로 색인된 문헌의 숫자,
1960~1969년과 비교한 배율</td>
<td rowspan="3">생활습관 색인 문헌 중
역학도 색인된 분율(%)</td>
</tr>
<tr>
<td colspan="2">생활습관</td>
<td colspan="2">역학과 생활습관</td>
</tr>
<tr>
<td>개수</td>
<td>배율</td>
<td>개수</td>
<td>배율</td>
</tr>
<tr>
<td>1960~1969</td>
<td>25</td>
<td>(1.0)</td>
<td>1</td>
<td>(1.0)</td>
<td>4.0(1/25)</td>
</tr>
<tr>
<td>1970~1979</td>
<td>2,822</td>
<td>113(25/2822)</td>
<td>288</td>
<td>288(288/1)</td>
<td>10.2(288/2822)</td>
</tr>
<tr>
<td>1980~1989</td>
<td>8,497</td>
<td>339</td>
<td>1180</td>
<td>11,180</td>
<td>13.9</td>
</tr>
<tr>
<td>1990~1999</td>
<td>17,077</td>
<td>683</td>
<td>4953</td>
<td>4,953</td>
<td>29.0</td>
</tr>
<tr>
<td>2000~2008</td>
<td>36,432</td>
<td>1457</td>
<td>13260</td>
<td>13,260</td>
<td>36.4</td>
</tr>
</table>

자료: Pubmed 검색(http://llwww.ncbi.nlm.nih.gov/sites/eutrez)(2009년 2월 16일 접근).

것을 포함하여) 어떻게 삶을 수행할지 의식적으로 결정하는 방식을 의미한다. 베버는 조건 조항을 추가하였는데, 그 이유는 그의 관점에서 "지위 특이적 삶의 수행 가능성은 당연히 부분적으로 경제적인 조건에 영향을 받기 때문이다" (Swedberg, 2005: 150~151). 베버의 'lebensfühurng'의 개념화에서 '선택'이 가능한 정도는, 다양한 유형의 직업과 그들의 수입 수준에 의해 가용한 경제적 현실의 선택과 제한 내에서 만들어진 '선택'이다.

하지만 베버가 20세기 초기에 '생활습관'이라는 개념을 사용하였던 유일한 저명한 학자는 아니었다. 1930년대 초기에 시작되어, '생활양식(style of life)'이라고 용어화된 생활습관에 대한 다양한 개념이 심리학자 알프레드 아들러 (Alfred Adler, 1870~1937)에 의해 대중화되었다(Adler, 1931[1962]; Coreil et al., 1985). 아들러는 '생활양식'을 개인이 그들의 성장과정 동안 감정, 가치, 열망, 행태, 그들의 신체에 적응하는 방식의 '총체적인(holistic)' 체계를 어떻게 개발시키는지를 지칭하는 것으로 학문적 견지에서 재정의하였는데, 이는 그의 사회주의적 관점과 일치하는 것으로 그는 이러한 총체적인 체계는 그들의 삶을 살아가는 맥락에서 가족적 맥락뿐만 아니라 (경제적 맥락을 포함한) 더 큰 사회적 맥락에 의해 영향을 받은 것으로 믿었다(Adler, 1931[1962]; Coreil et al., 1985). 아들러는 각자의 생활양식은 '그에 상응하는 감정적, 신체적 습관(habitus)'을 가진다고 주장하면서(Adler, 1931[1962]: 39), 개인의 특별한 행태와 감정을 원자학적, 즉 개별적으로 분해하는 분석을 거부하였다. 그 대신 이는 생활양식이라는 보다 큰 총체에서 일관되게 해석될 필요가 있는데, 생활양식이란 "정신이 삶에 부여한 의미와 몸과 환경으로부터 받은 느낌에 응답하면서 정신이 경험을 해석하는 방식"과 연결된 것이기 때문이다(Adler, 1931[1962]: 40). 이와 같이 아들러도 베버처럼 '전체(말하자면 사회적·경제적 맥락)'가 '생활양식' 혹은 '부분(즉 집단과 개인의 행태)의 생활습관을 (완전히 결정하지는 않을지라도) 형성한다고 주장하였다.

그러나 1950년대에 한편으로는 대중 소비문화와 광고산업(Sobel, 1981)이, 다른 한편으로는 행동과학에서 방법론적 개인주의가 발흥함으로써(Ross, 2003) '생활습관'은 새로운 의미를 띠게 되었다. 생활습관은 이제 인간의 경제적 역할, 즉 물질적으로 생산하는 것으로 정의되는 집단의 특성으로 더는 개념화되지 않고, 그들의 소비 양상을 기반으로 하여 뚜렷한 그룹으로 병합할 수 있는 개인의 특성으로 의미가 변화하였다(Zablocki & Kanter, 1976; Coreil et al., 1985; Sobel, 1981; Tesh, 1988; Abel & Cockerham, 1993; O'Brien, 1995; Cockerham et al., 1997; Slater, 2005; Scott & Marshall, 2005). 이와 같이 생활습관을 구성하는 핵심은 2005년 옥스퍼드 사회학 사전(Oxford Dictionary of Sociology)에 언급된 바와 같이 '소비 방식과 가치(value and mode of consumption)'이다(Scott & Marshall, 2005: 365). [미시 경제학에서 분석된 바와 같이 개인의 '취향(tastes)'과 '선호도(preference)'에 따른] 선택이라는 개념을 전제로 하는 생활습관은 그들의 가치와 '정체감(the sense of identity)'과 관련한 개인의 행태와 소비 양상과 동격화되었고, 그들의 직업과는 독립적인 것으로 보았다(〈글상자 5-3〉 참조). 실제로 〈표 5-1〉에 명백히 설명된 것처럼 생활습관을 분석할 때 지배적인 비유는 '유행(fashion)'이다. 그리고 그 핵심적 작동원리는 (질병의 원인 관계에 대한 것이든 혹은 어떤 다른 결과에 대한 것이든) 다시 한 번 개인주의적 그리고 환원주의적 가정들에 의해 강화된 '소비자 선택(consumer choice)'의 기전이었다.

생활습관이라는 용어가 1972년에 생긴 의학주제별 용어(Medical subject heading, MeSH)로 의학색인(Index Medicus)에 처음 등장하면서(Coreil et al., 1985: 427) 20세기 중·후반 공중보건과 역학의 담론으로 들어왔을 때, 결과적으로 그것은 소비자 지향적인 개인주의적 의미로 고취된 것이었다(Terris, 1980; Coreil et al., 1985; Tesh, 1988; O'Brien, 1995; Hansen & Easthope, 2007). 그리고 일단 등장한 이후로는 역학자들에 의해 빠르게 수용되었는데, 생의학 문헌 인용을 위한 미국 국립보건원 검색도구(the NIH website for citing biomedical literature[PubMed])에서 '역학(epidemiology)'과 '생활습관(lifestyle)'이 함께 색인되는 문헌의 수가 1960~1969년 1편에서 2000~2008년까지 1만 3260편으로 매우 빠르게 증가하는 것으로도 알 수 있다(〈표 5-2〉). 이러한 비례적 증가는 단지 '역학'이라는 용어에 의해서만 색인되는 문헌들이 동일한 시기에 (1960~1969에 4만 2650편에서부터 2000~2008년에 54만 796편으로) 12.7배 증가되었던 것의 1000배 이상에 해당하는 수치이다(〈표 5-2〉). 한층 더 강력하게, 1960년에서 2008년 사이 '역학'과 '생활습관'이 함께 색인된 문헌들이 단지 생활습관만 색인한 문헌에 대비한 분율은 (1960~1969년에 25편으로부터 2000~2008년에 3만 6432편으로) 4%에서 36%으로 빠르게 증가되었다(〈표 5-2〉). 따라서 공중보건과 역학 문헌들에서 사용된 바와 같이 생활습관은 다음과 같은 사실에 가정하여 건강 행태를 기술하기 위하여 주로 사용하는 용어로서 역할을 하였다(Coreil et al., 1985: 428).

개인의 습관은 자유재량이고 독립적으로 수정이 가능하며, 개인은 스스로 그러한 행태를 바꿀 수 있다는 개념으로 (…) 특히 역설적인 것은 이러한 분자적 관점에 대한 대표단어인 '생활습관'이 맥락과 의미에 우선성을 부여하는 학자적 전통으로부터 생성되었다는 점이다. 현재 생활습관과 건강에 대한 논의는 대체로 체계적인 영향력을 무시하고 대신 거의 오로지 개인적 의무에 초점을 맞춘다.

1985년에 코레일(J. Coreil) 등이 쓴 생활습관의 의미에 대한 이러한 평가 이래로, 사회학과 건강증진의 영역 내에서 적극적이고 계속적으로 증가하고 있었던 문헌들은 생활습관 이론의 소비자 지향적 버전을 정교하게 만드는 데 노력하는 동시에 비판을 하기도 하였다(Coreil et al., 1985; Green & Kreuter, 1990; Bunton et al., 1995; Davison & Davey Smith, 1995; Green & Potvin, 2004; Hansen & Easthope, 2007; Slater, 2005)(〈글상자 5-3〉 참조). 예를 들어 2004년 『옥스퍼드 보건학 사전(Oxford Dictionary of Public Health)』은 '교육, 건강증진 그리고 건강과 질병의 사회적/생활습관 결정요인'에 대해 다음을 명시하고 있는데, 이는 여전한 경쟁적인 의미를 용어에 반영하는 것이었다(Green & Potvin, 2004: 13~14).

생활습관은 뉴욕 메디슨 거리의 광고회사가 시장의 분화라고 부르는 것을 간단하게 기술하기 위한 하나의 개념으로 현대의 담론에 등장하였다. 하지만 건강의 영역에서 이 용어는 더 다양하게 사용되어왔다. 한쪽 끝에서는 만성 질환 혹은 건강 증진과 관련된 개별적이고, 협소하게 정의된 행태를 기술하고 있는데, 이러한 사용은 개인주의의 요소와 관련이 있다. 또 다른 한쪽에서는 생활습관은 개인의 건강행태뿐만 아니라 '심리 - 사회 - 경제적 환경'을 포함한 총체적인 사회환경을 기술하는 데 사용되었다.

다시 말하면 생활습관이라는 용어의 역사에서 개념이 충돌했던 것은 아직 해결되지 않았다. 하지만 계속 논쟁이 진행되는데도 2008년 『역학 사전 5판 (5th edition of A Dictionary of Epidemiology)』은 생활습관을 단지 '평생에 걸친 사회화 과정'이 각인된 '일련의 습관과 관습'과 관련된 것으로 정의하였다. 그러한 습관과 관습으로 제시된 예는 명백히 '알코올, 담배, 차, 커피와 같은 물질의 이용; 식습관, 운동 등'을 가리키는데, 이는 건강에 중요한 함의를 가진다 (Porta, 2008: 143)(〈글상자 5-3〉 참조). 이와 같이 21세기에 들어오면서 역학 내에서 생활습관에 대한 지배적인 이해는 '생활습관은 개인의 선택이고 건강행태 관련 위험요인(주로 흡연, 알코올, 불법 약물, 음식, 운동, 성적 행태)에 대한 개인의 노출'이라는 입장을 계속 견지하였다(Green & Potvin, 2004; Aldana, 2005; Hansen & Easthope, 2007; Porta, 2008; Gluckman & Hanson, 2008; Leonard, 2008).

3. 거미는 없는 거미줄[원인 관계망(Web of Causation)]: 생의학과 생활습관의 결합

과거 반세기 동안 건강과학의 생의학적 환원주의와 사회과학의 방법론적 개인주의, 개인주의적 생활습관 분석이 우월적이었음을 고려할 때 20세기 중·후반 질병 분포의 역학이론에서 생의학적 그리고 생활습관 지향이 상승작용을 하며 지배적이었음은 놀라운 일이 아니며, 오히려 그렇지 않았다면 아마도 더 놀라웠을 것이다.

(〈글상자 5-2〉와 같은) 생의학 모형 자체의 논의와 더불어 생의학적·생활습관적 접근법의 전제에 대한 설명은 20세기 역학 교과서와 그러한 교과서들이 지침이 되었던 많은 역학적 연구에서 모두 단 하나도 이루어지지 않은 것도 놀라운 일은 아니다(1장 참조). 그 대신, 생의학 모형 사례에서와 마찬가지로, 생의학적·생활습관적 접근법을 뒷받침하는 가정에 대한 분석은 주로 이러한 이론적 틀에 대한 비평을 통해서 이루어졌다(Crawford, 1977; Schnall, 1977; Navarro, 1977; Terris, 1980; Mishler, 1981; Waitzkin, 1981; Laurell, 1982; Tesh, 1988; Breilh, 1989; Breilh & Granda, 1989; de Almeida-Filho, 1992; Fee & Krieger, 1993; Krieger, 1994; Breilh, 1995; McMichael, 1995; Susser & Susser, 1996; McMichael, 1999; de Almeida-Filho, 2000; Krieger, 2000; Krieger, 2001; Krieger, 2008; Susser & Stein, 2009).

그럼에도 20세기 중반 주류 역학이 생의학과 생활습관 관점을 결합적으로 포용한 것은 '지각이 없는' 것도 아니었고 또한 참신성이 없는 것도 아니었다. 오히려 아래에서 논의할, 계속적으로 증가하는 인구 기반의 연구로부터 도출한 역학근거에 따른 반응이었다.

① 증가하고 있는 비감염 질환에서는 질병 특이적인 '세균(germ)'과 유사한, 매우 명백한 단일한 원인을 가지는 경우가 매우 드물다.

② 감염 질환에서 실질적 역학(dynamics)과 분포는 단순한 '세균'의(세균, 바이러스, 혹은 다른 어떤 것이든지 상관없이) 고유한 속성 이외의 요인에 의해 결정된다.

③ 두 종류의 질병 모두 인구의 특징에 대한 것들은 누가 질병의 위험에 있는가와 관련된다.

따라서 역학자가 생활습관의 분석으로 생의학 접근법을 보완한 것은 역학 이론화의 범주를 넓히려는 시도로 간주할 수 있다.

하지만 이어지는 두 장에서 논의할 질병 분포에 대한 사회역학 이론의 반격으로 드러나게 되는 특정한 경로를 겪게 되는 것은 피할 수 없었다. 개인주의적이고 환원주의적인 생의학·생활습관 관점에 대한 손쉬운 수용과 지배는 20세기 중·후반의 건강과 사회과학에 침투된 사고 방식에 의해서뿐만 아니라, 당대의 선도적 역학자에 의해서 이루어진 것이었다.

우선 1970년대 이전에는 어떠한 국가에서도 (실제 정책에 의해서가 아니라면) 학문적 선호로 역학에서 상위 학위를 취득한 사람은 의사이거나 관련된 생의학 분야에서 교육을 이미 받은 사람들이었다(Buck et al., 1988: 978~985; Greenhouse, 2003). 미국의 사례를 고려해볼 때, 미국 공중보건협회(American Public Health Association)와 미국 보건대학원협회(U.S. Association of Schools of Public Health)에 의해 수집된 자료에 의하면 1962년에서 1963년까지 역학 분야의 미국 대학원생은 90%가 이미 의학학위(MD/DSS/DVM)를 가지고 있었고, 나머지는 '의학 이외의 의학 관련 학위(non-doctoral medical degrees)' 혹은 생물학 배경의 학력, 즉 간호사, 약사, 세균학자, 생물학자인 것으로 나타났다(Magee, 1983: 29). 게다가 의학학위 혹은 생물학의 학문적 배경을 가지고 있는 분율은 1980년에 초반에 들어서도 여전히 역학 분야의 대학원생들의 약 2/3를 차지하였다(Magee, 1983: 30~31). 이러한 현상의 최종 효과는 1990년에 들어서도 이 분야의 선도자들이 이미 생의학적 지향성에 대해 공통적 경험을 가지게 하는 것이었다. 또한 사회과학 교육과 방법론적 개인주의에 대한 토론은 (그리고 논쟁은) 매우 부족했고, 설령 있더라도 매우 적었다. 역학자와 여타의 건강연구자는 생물과학뿐만 아니라 사회과학에서도 교육을 받아야 한다는 사이든스트리커(Sydenstricker)의 1993년 항변은 무시된 채로 남아 있었다(Sydenstricker, 1933: 109~110)(4장 〈글상자 4-5〉 참조).

1) 생의학과 생활습관 연구는 왜 결합하는가?
20세기 중반, 단일 원인론적 사고로부터 역학의 탈피

20세기 중반 역학 사상에서 생의학적 시각과 생활습관 관점의 결합은 '다원인론(multiple causation)'의 복잡성을 이해하기 위해 이 분야에서 우세해진 접근방법을 보여준다(Gordon, 1950; Gordon, 1952; Dubos & Dubos, 1952; Gordon, 1953; Galdston, 1954; Morris, 1957; Dubos, 1959). 1954년 발간된 도서의 제목에서 잘 드러나듯이 이제는 '세균설을 넘어서(Beyond the Germ Theory)' 움직일 때였다(Galdston, 1954).

필요 원인이나 충분 원인도 아니지만 여전히 중요한 구성원인에 대한 생각을 개념적으로 표현하기 위해, 1961년 관상동맥 심장질환에 대한 유명한 프레이밍엄 연구(the Framingham Study)에 참여했던 연구자들은 '위험요인(risk factor)'이라는 용어를 고안했다. 프레이밍엄 연구란 질병의 다양한 원인을 연구하기 위해 명확하게 설계된, 세계에서 첫 번째로 시도된 대규모 인구 기반의 종단적 코호트 연구이다(Dawber et al., 1951; Kamel et al., 1961; Rothstein, 2008; Framingham Heart Study, 2009). 이 용어는 『관상동맥질환 발생의 위험요인: 프레이밍엄 6년 추적조사 결과(Factors of Risk in Development of Coronary Heart Disease-Six-Year Follow-up Experience: Framingham Study)』라는 제목의 논문에서 아래와 같은 문장으로 처음 사용되었다(Kannel et al., 1961: 47).

관상동맥질환의 발생 위험에 대한 기여를 평가하는 데에서 고려하는 세 가지 요인 중 고혈압은 남성보다 여성에 더욱 큰 '위험요인'이었던 반면, 혈청 콜레스테롤 수치는 여성에서는 위험도의 증가가 미미했고 남성에서의 위험도 증가는 매우 유의하게 나타나 반대 양상을 보여주었다. 고려한 세 가지 '위험요인들'의 조합은 관상동맥질환의 추후 발행 위험을 한층 더 서로 증가시키는 것으로 나타났다.

3년 후 이 용어는 과학적 연구의 제목에 다음과 같이 사상 최초로 사용되게 되었다. 『관상동맥질환의 위험 요인: 프레이밍엄 연구를 이용한 관상동맥질환의 예측인자로서 여러 혈청 지질의 평가(Risk Factors in Coronary Heart Disease: an Evaluation of Several Serum Lipids as Predictors of Coronary Heart Disease: the Framingham Study)』이 그것이다(Kannel et al., 1964). 인과 추론을 다루는 당대의 문헌에서 점차 인정되고 있는 바와 같이, 역학이 역학적 결과 자체에 의해 추동되어 '위험요인' 지향으로 전환함으로써 인과성에서 순수한 결정론적 설명과 단호하게 단절하게 되었다(Susser, 1973; Thagard, 1999; Russo & Williamson, 2007; Brandt, 2007: 131~157; Rothstein, 2008).

그러나 '다원인' 지향을 역학자들이 받아들이는데(Morris, 1957; Taylor & Knowelden, 1957) 단순히 [다원인적 인과론의] 개념적인 그럴듯함만이 유일하게 기여를 한 것은 아니었다. 1950년대부터 '다요인적' 가설을 검증하는 것이 기술적으로 더욱 실행 가능해졌기 때문에 추진력을 얻을 수 있게 되었다(Susser, 1985; Krieger, 1994; Susser & Stein, 2009). 이러한 경험적 진전을 가능하게 했던 것은 컴퓨터 시대가 도래하였기 때문인데, 컴퓨터가 대용량의 자료를 저장하고 '다변수(multivariate)' 분석을 수행할 수 있게 되었던 것이다(Susser, 1985; Skeet, 1987). 이러한 새로운 가능성을 대중을 대상으로 처음으로 입증한 것은 1950년의 미국 인구주택총조사와 관련된 것이었는데 이때 1940년 제2차 세계대전에서 미사일탄도를 계산하기 위해 미국 육군성(the U.S. War department)의 요청에 따라 구축했던 에니악(ENIAC) 컴퓨터를 이용하였다(Anderson, 1988). 1954년 컴퓨터 언어 포트란(FORTAN)이 개발되었고, 최초의 초급 프로그래머

지침서가 1957년에 출간되었다(McJones, 2008). 1950년대 말쯤에는 역학적 분석에서 컴퓨터가 가지는 잠재력이 명확히 이해되었다(Susser, 1985; Skeet, 1987; Krieger, 1994).

2) 1960년대: 역학적 '원인 관계망(web of causation)' 이론의 출현

'다원인' 개념은 본질적으로 질병의 원인 관계와 분포를 분석하는 데에서 생의학적·생활습관의 개념에 따르기를 요구하지는 않았음에도 이런 현상이 일어나게 되었는데, 정확하게는 생의학과 방법론적 개인주의의 전반적인 지배적 경향 때문이었다(6장에서는 '다원인론'을 이해하기 위한 다양한 접근법이 1950년대에 발전하였고, 그 이후 명확한 대안을 만드는 것이 가능하게 되었다는 점을 기술하고 있다). 이러한 [현상의] 영향을 설득력 있게 포착한 것은 매우 강력한 비유이자 모형인 '원인 관계망(web of causation)'이었다. 이것은 1960년대 미국에서 (혹은 다른 국가에서도) 출간된, 브라이언 맥마흔(Brian MacMahon), 토머스 푸(Thomas F. Pugh), 요한 입센(Johannes Ipsen)이 저술한 최초로 정형화된, 그리고 매우 영향력이 있는 역학 교과서『역학 방법론(Epidemiologic Methods)』에서 소개되었다(〈그림 5-1Ⓐ〉: MacMahon et al., 1960). 질병의 다원인적 인과론을 다루는 역학적 연구들이 널리 채택한(Stallones, 1980; Susser, 1985; Greenland, 1987; Buck et al., 1988: 149~153; Krieger, 1994) '원인 관계망' 이론은 거의 45년 후 출간된 21세기의 역학 교과서, 예를 들어 2004년 프리드먼(Friedman)의 책에서도 여전히 나타나고 있다(〈그림 5-1Ⓑ〉).

내가 이전에 논의했던 바와 같이(Krieger, 1994), 맥마흔 등은 역학자 사이에 여전히 만연한 하나의 원인이 단순한 인과적 고리를 통해 개별적 질병들을 야기한다는 생각을 반박하기 위한 의도로 '관계망(web)'을 사용하였다. 그들의 은유는 역학자가 원인 관계에 대하여 더 정교한 관점을 포용하도록 권유하면서 섬세한 끈들이 우아하게 연결된 네트워크, 특정 위험요인과 결과를 제시하는 다양한 교차점, 그리고 다양한 원인경로들을 상징화하는 끈으로서 강력한

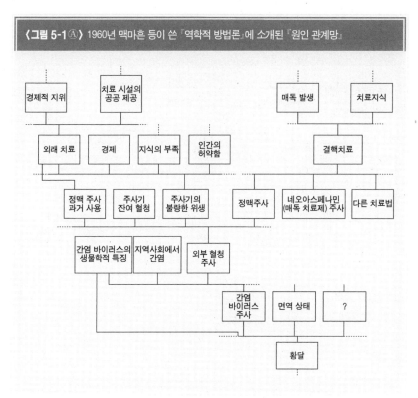

〈**그림 5-1 Ⓐ**〉 1960년 맥마흔 등이 쓴 『역학적 방법론』에 소개된 『원인 관계망』

자료: MacMahon et al. (1960), Lippincott, Williams, & Wilkins의 승인 구득.

거미줄의 이미지를 불러일으켰다.

하지만 바로 그 '관계망'의 구조 속으로 섞여 들어간 것은 생의학·생활습관 관점이었다. 이 [모형은] 의도적으로 만들어진 이른바 '거미는 없는' 거미줄이었다(Krieger, 1994). 의도적으로 [관계망의] 가닥이 어떤 것은 포함하고 어떤 것을 배제하는지에 대한 논의를 피하면서, 맥마흔 등이 제안한 관계망은 인과론적 측면에서는 체내의 병리학적 과정의 시작에 가장 가까운 요인에 대해, 또한 예방의 측면에서는 관계망의 근원들을 찾아 바꾸려는 시도보다는 그 연결 가닥을 끊을 수 있도록 설계된 전략에 대해서 우선순위를 설정하였다. 개인과 인구집단의 삶에서 사회적·역사적 맥락, 그리고 시간과 공간의 특성을 간과하기 때문에 '거미' 없는 관계망은 (주로 질병의 기전과 관련한) 개별 사례의 발생을 결

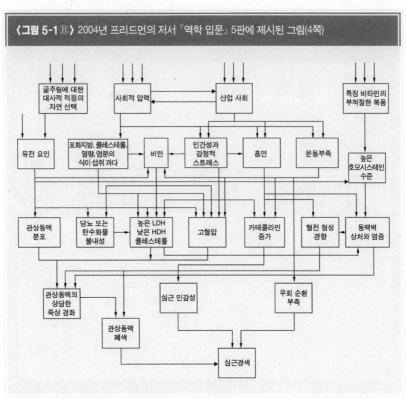

자료: Friedman(2004), McGraw-Hill의 승인 구득.

정하는 요인과 인구집단에서 질병 분포를 결정하는 요인을 구분하기 어렵다. [질병의 개별 사례와 인구집단의 분포에 대한 구분은] 저명한 영국 역학자 제프리 로스(Geoffrey Rose)가 날카롭게 정식화한 것이다(Rose, 1985; Rose, 1992). 위험요인의 배치가 일정한 조건에서 발생률이 (혹은 유병률이) 왜 사회집단마다 다르고 시간에 따라 변화하는지에 대해서는 평가하지 않았다. 그 대신 다른 비평가들에 의해 지적된 바와 같이(Tesh, 1988; Breilh, 1988), 관계망은 주로 정적인 개인 수준의 노출에 관심을 집중시켰고, 개인 수준인 부분이 질병의 발생뿐만 아니라 전체로서의 질병의 분포를 설명하는 데에도 충분한 것으로 취급을 하였다.

맥마흔 등이 도식한 '관계망'은, 병인이 서로 다른 그리고 '원인 고리(causal chains)'에서 전혀 교차할 본질적 이유가 없는 두 가지 질병, 매독과 간염 간의 관련성을 '구성하는 일부 요소'를 제시하고 있다(〈그림 5-1Ⓐ〉). "관계망을 통해 총체적 계보가 좀 더 적절하게 드러날 수 있고, 관계망의 복잡성과 원천은 우리의 이해를 넘어선다"고 주장하면서(MacMahon et al., 1960: 18) 간염 바이러스가 어떻게 매독 환자를 치료하는 데 사용되는 주사기 바늘에 들어가서(일부는 실수로) 황달을 발생시킬 수 있는지에 대하여 자세히 설명을 하면서 동시에 다른 요인, 즉 환자의 경제적 수준, 인간의 허약함, 공공 치료시설 제공, 매독의 발생, 치료에 대한 지식 등이 영향을 미치는 것은 (도표의 가장자리로 사라지는 암시적인 구두점에 보여주듯이) 독자의 상상에 맡기는 그림을 제시하였다.

어떤 단계에서도 맥마흔 등은 관계망에 나타난 구성요인을 왜 선택했고 다른 것은 배제했는지 설명하지 않았고, 다른 이들이 또 다른 '관계망'의 요소를 어떻게 설명할 수 있는지에 대해서도 어떤 구체적인 조언을 제시하지 않았다. 그 대신 역학자는 "원인의 위계적 분류를 위한 의미화 작업"을 버려야 한다고 촉구하면서(MacMahon et al., 1960: 20), 그들은 모든 차이를 단계화하는 일종의 가중치 유형을 본질적으로 도입하였다(Breilh, 1988; Tesh, 1988; Krieger, 1994). 이처럼 그들의 관계망에서는 '외래 진료'와 '경제'는 동등한 수준을 차지하였고, 같은 종류의 '상자'로 '외부 혈청 주사'와 '지역사회의 간염 유행'을 평가하였다(〈그림 5-1〉). 맥마흔 등은 '실용적(practical)' 개입이 적용 가능하고 특정한 [질병] 결과에 (관계망 그림의 배치에서) 가까운 '필요' 원인에 (충분 원인인 경우는 드물지만) 집중할 것을 권고하면서, "연쇄 고리가 깨지게 되면 질병이 예방될 수 있기" 때문에 "어떤 작은 요인에 대한 지식을 통해서도 일정 정도 예방이 가능"하므로 "효과적 예방 수단을 위해서 원인 기전에 대한 모든 것을 이해할 필요는 없다"고 주장하였다(MacMahon et al., 1960: 18).

맥마흔 등의 관계망은 기저에 생의학·생활습관 관점을 견지하면서 연구대상인 '[질병] 결과'에 가장 '근접한(proximate)' 위험요인들에 초점을 맞추었고, 따라서 이[러한 위험요인]는 개인 질병의 '직접적인(direct)' 생물학적 원인, 그리고(혹은) 생활습관, 그리고 이른바 교육이나 의학적 중재를 통해 개인수준에서 해소될 수 있는 다른 위험요인으로 전형적으로 전환되었다(Krieger, 1994). 관계망은 질병 분포에 대한 설명보다는 질병의 기전을 밝히는 것에 더 관심을 가졌기 때문에 건강과 건강 불평등의 인구집단적 분포를 결정하는 보다 광범위한 사회적 요인을 개념화하기 위한 지침은 제시하지 못하였다.

3) 1960년대 이후: 여전히 유효한 관계망 이론

20년 후인 1980년에, 권위 있고 당시에는 새로운 과학잡지였던 《역학 리뷰(Epidemiologic Reviews)》 2권에 실렸던 맥마흔이 공동으로 집필한 환경의 발암성에 대한 종설 논문을 통해 '원인 관계망 모형'과 개인주의적·생의학적·생활습관적 접근법의 여전한 유효성이 잘 드러났다(Maclure & MacMahon, 1980). 이 논문은 '환경'을 '개인이 부모로부터 물려받은 유전 물질 이외의 다른 모든 영향력'이라고 생의학적으로 정의하면서(19쪽) 환경 요인을 두 개의 기본적인 범주, 즉 노출이 의도적인 '사용하는(consumables) [노출]'과 의도하지 않게 노출이 되는 '오염되는(contaminants) [노출]'로 '구분'함으로써(21쪽) 추가적으로 생활습관 관점을 도입하였다. 전자에는 '담배, 알코올 음료, 음식, 약물, 화장품' 등이 포함되고, 후자에는 '직업적 노출, 직장 밖의 공해, 생물학적 오염물, 방사선' 등이 포함된다(21쪽).

이 논문에서의 '환경 요인'에 대한 개념화는 두 가지, 똑같은 생의학적·생활습관적 전제 조건을 내재하고 있다. 이 전제는 ① 오직 개인 수준에서의 결정이 '사용하는 요인'에 대한 노출 가능성에 영향을 미치며 ② '오염 요인'에 대한 노출은 의도치 않는다는 것이다. 이 전제를 모호하게 할 만큼 논란의 여지가 있게 만든 것은 다음과 같은 증거가 당시에 존재하였기 때문이다. ① '사용하는 요인'의 노출이 반드시 '의도적'이거나 혹은 '자유선택'에 의해서는 아니다. 예를 들면 1970년대 초에 이미 과학적·대중적 지지를 받아 간접 흡연에 대한 노출을 금지하는 법을 만들게 되었다(Brandt, 2007: 286~289). ② 때때로 '오염 요인'에 대한 노출은 '계통적'이지 않다. 기업이 환경과 직업 안전을 위한 규제와 표준에 대한 반대하고 의도적 간과하여 발생한 잘 알려진 문제점들을 다루기 위해 1970년 미국의 환경보호국(U.S. Environmental Protection Agency, EPA)
과 산업안전보건원(the Occupational Safety and Health Administration, OSHA)이 설
립되었다(Berman, 1978; Markowitz & Rosner, 2002; Collins, 2006; Robbins &
Landrigan, 2007). 하지만 반대의 근거가 강력함에도, 질병의 위험을 분석하는
데 생의학, 생활습관 접근법이 계속적으로 지속되었던 것은 (이데올로기적 영향
이 아니라면) [위에서 언급한 전제조건의] 개념적 영향력이 지속되었기 때문이다.

2004년 프리드먼(Friedman)의 『역학 입문(Primer of Epidemiology)』의 5판에
등장하는 '심근 경색의 원인 관계망'에서도 마찬가지로 동일한 생의학과 생활
습관을 강조하고 있다(〈그림 5-1Ⓑ〉). 묘사된 관계망에서 23개의 글상자 중에
20개가 개인의 신체 내에서 측정되거나[3] 개인의 건강 행태와 관련된 (운동 부
족, 흡연 같은) 개별적인 요인을 나타내고 있다. 세 개의 예외 중에 한 가지는 (기
아에 대한 대사적 적응의 자연선택이라는) 진화적 과정, 그리고 나머지 두 개는 극
도로 광범위하고 구체적이지 않은 사회적 요인인 (산업사회와 사회적 압력)을 보
여준다. 21세기에도 나타나는 이러한 사례를 통해 볼 수 있듯이 관계망은 지속
되고 있다. 또 [관계망은] 주로 생의학·생활습관적 가설에 의해 발견된 개인수
준의 다양한 위험요인을 배열하는 데에 지속적으로 사용되며, 제시한 요인이
인구집단의 현존하거나 변화하는 질병 분포 양상을 설명하는 데에 충분한가
여부는 고사하고 이러한 노출이 생기고 분포하게 되는 더 큰 사회적·생태적
맥락에 대해 주목하지도 않고 있다.

4) 생의학과 생활습관 접근방법이 역학에 기여한 점: 명확함 혹은 논쟁

20세기 중반부터 21세기 초반까지 줄곧, 생의학·생활습관 관점을 전제로 해
왔던 역학적 연구는, 일반적으로 생의학 연구가 그러하였듯이, 질병의 증가된

---

3   예를 들어 유전적 요인, 비만, 높은 수치의 고밀도지단백콜레스테롤(HDL), 혹은 낮은 수
    치의 저밀도지단백콜레스테롤(HDL), 관상동맥 폐색.

(혹은 감소된) 위험과 관련된 특정 요인에 대한 방대하고 귀중한 지식을 생성하였다(Ward & Warren, 2007). 그렇게 함으로써 이러한 역학연구는 질병 인과관계의 기전과 그러한 기전에 대한 가설 검증을 이해하는 데에 중요하고 독특한 기여를 하였다. 예를 들면 프레이밍엄 연구의 전통을 이어서 역학적 조사는 적절한 비교 그룹을 이용하여 심혈관 질환과 관련된 주요 요인, 특히 혈청 콜레스테롤, 혈압, 흡연, 과체중과 비만, 인슐린 저항성, 유해한 식이습관, 신체의 활동부족(다른 말로 좌식성 생활습관) 등의 중요성을 확인하였다(Labarthe, 1998: 17~26; Marmot & Elliott, 2005; Greenlund et al., 2007). 마찬가지로 특정 '위험요인'에 대한 역학적 연구도 다양한 특정 노출에 의한 건강 위해 결과를 쫓는 도구가 되었다. 일례로 관련 근거가 많고 잘 입증된 예를 두 가지 들자면, 흡연(U.S. Department of Health and Human Services, Surgeon General's Reports on Smoking and Tobacco Use[1964~2006]; Brandt, 2007), 납(Lansdown & Yule, 1986; ATSDR, 2007)이 사례가 될 수 있다.

그럼에도 이 분야 내에서 인지하고 있었듯이, 개별적 위험요인에 대한 생의학·생활습관 관점의 역학연구가 모두 잘 진행된 것은 아니었다. 베타 카로틴과 폐암의 화학적 예방요법이 이러한 부분을 설명하는, 잘 알려진 예라고 할수 있다(Omenn, 1998; Forman et al., 2004; Nestle & Dixon, 2004). 1950년대에 시작된 영양연구의 흐름을 기반으로 하여 흔한 만성 질환의 위험요인으로 특정 영양소를 중시한 연구들(Greenwald et al., 1986; Graham, 1983; Willett, 2000; Forman et al., 2004)[4]은 베타 카로틴 수치가 높으면 암 예방 효과가 있다고 제안하였다(Greenwald et al.,1986; Omen, 1998; Forman et al., 2004).

과일, 야채가 풍부한 식이를 하여 높은 혈중 베타 카로틴 수치를 지닌 사람에게 상피세포암의 위험이 감소하였음을 보여주는 관찰연구뿐만 아니라, 동물연구 그리고 베타 카로틴의 화학적, 약리학적 분석 등이 이러한 가설을 지지하

---

4 각기병, 콰시오커(단백질 영양실조), 펠라그라와 같은 필수 영양소가 병리학적으로 결핍되어 발생하는 질병과는 반대로.

였다(Greenwald et al., 1986; Omenn, 1998; Forman et al., 2004). 역학자 리처드 페토(Richard Peto, 1943~)와 리처드 돌 경(Sir Richard Doll, 1912~2005), 그리고 그 외 몇몇 공저자가 《네이처(Nature)》 잡지에 1981년 기고한 저명한 종설에서 이러한 근거를 바탕으로, 이전에 시행되었던 적이 없었던 영양 보충제에 대한 무작위 임상시험(Randomized clinical trials)의 시행을 촉구하였다(Peto et al., 1981). 그들의 주장은 다음과 같았다. "금지되어야 하는 발암물질보다는 처방할 수 있는 항암 물질을 발견할 가능성이 더 매력적이다. 왜냐하면 더 많은 사람들이 금지보다는 처방을 받아들일 의지가 있기 때문이다"(Peto et al., 1981: 201). 이는 철저하게 생의학적·생활습관 권점의 권고이다.

하지만 임상시험을 통해 고용량의 베타 카로틴을 복용하였던 연구참가자가 암뿐만 아니라 총사망의 위험도 더 높았음이 드러났을 때, 이러한 예상치 않은 결과로 인해 방법론적인 측면뿐만 아니라 내용적(substantive) 측면에 대한 논란이 초래되었다. 관찰연구와 실험연구 각각의 장점과 제한점, 복용 시간과 복용약물의 크기, 혼란변수와 선택편견에 의해 발생한 문제 등 연구설계와 관련한 다양하고 중요한 방법론적 논란들에 더하여(Omenn, 1998; Forman et al., 2004), 초기 가설에서의 근본적인 환원주의적 전제조건들에 대한 더욱 근본적인 질문이 제기되었다. 후자의 비판가들은 쉽게 처방될 수 있는 약품으로써 단일의 영양 보조제에 대한 생의학·생활습관적 주장에 이의를 제기하면서 사회적·문화적 맥락 안에서 사람들의 실제적이고 복잡한 식이에 대해 새로운 관심을 가질 것을 요청하였다(Omenn, 1998; Forman et al., 2004).

이렇게 서로 다른 입장들은 아직도 전혀 해결되지 못하고 영양학 문헌들에서 여전히 활발한 논쟁 중에 있다. 논쟁의 지점은 영양에 대한 역학연구가 단일의 영양소 혹은 보충제에 대해 생의학적 초점을 맞추어 계속되어야 하는가, 아니면 주제를 확장하여 식품의 이질적인 생화학적 조성뿐만 아니라 식품의 생산, 분배, 광고, 가용성, 지불 가능성의 경제학과 정치학까지도 고려해야 하는가이다(Kumanyika, 2000; Nestle & Dixon, 2004; Nestle, 2007; Garrety, 2007; Pollan, 2008).

5) 21세기의 생의학과 생활습관 접근방법의 확장:
유전 – 환경 간 상호작용, 진화의학, 건강과 질병의 발달 기원

예상한 바와 같이 생의학·생활습관 사고의 지배는 21세기 역학에서도 여전히 강력하였다. 그 흔적을 상당히 지니고 있다고 선정한 당대의 세 가지 이론의 갈래는 다음과 같다(〈글상자 5-4〉 참조).

① 후성유전학 역학연구를 포함하여(Jablonka, 2004; Waterland & Michaels, 2007; Sinclair et al., 2007; Foley et al., 2009) 널리 퍼져 있고 매우 영향력 높은 '유전 – 환경 간 상호작용(Gene-Environmental Interaction, GEI) 모형'(Wilson, 2002; Shostak, 2003; Maniolo et al., 2006; Vineis & Kriebel, 2006; Costa & Eaton, 2006; NIH/GEI, 2009)

② 발흥하고 있는 '진화의학(Evolutionary medicine)' 관점(Eaton et al., 1988; Lappé, 1994; Nesse & Williams, 1994; Trevanthan et al., 1999; Stearns, 1999; Trevanthan, 2007; Trevanthan et al., 2007; Gluckman & Hanson, 2008; Stearns & Koella, 2008; Nesse, 2008)

③ 성인기 질병에 대하여 태아 때부터의 프로그래밍의 중요성을 강조하는, 점점 흔하게 볼 수 있는 '건강과 질병의 발달 기원(Developmental Origins of Health and Disease, 이하 DOHaD)' 패러다임(Barker, 1986; Barker et al., 1989; Barker, 2004; Wintour & Owens, 2006; Gluckman & Hanson, 2006; Barker, 2007; Gluckman et al., 2007; Sinclair et al., 2007)

이 세 가지 관점을 심도 깊게 살펴보려는 것은 아니다. 이 각각이 두 가지 근본적 뼈대, 즉 생의학·생활습관 관점의 핵심 가정을 견지하면서 역학에서 생의학·생활습관 관점의 지배를 어떻게 지속적으로 드러내왔는지를 명확히 하기 위함이다.

유전 – 환경 간 상호작용과 DOHaD 연구는 일반적으로 질병 발생의 인과적 경로로서 유전자, 다른 세포 이하 수준의 요인이 관련된 가상적 기전에 대해

유전 - 환경 간 상호작용:
유전자 특이성, 생활습관 강조, 유전자가 아닌 것을 '환경'으로 광범위하고 비분석적으로 정의함

윌슨(S. H. Wilson), 미국 의학원(Institute of Medicine), 미국 의학원과 건강과학 정책위원회(Board on Health Sciences Policy)의 책 『암과 환경: 유전 - 환경 간 상호작용』 중 프라우메니(J. F. Fraumeni Jr.)의 논문 『암 병인론에서 유전자와 환경』 (Fraumeni, 2002: 14~24)

• 14쪽: "한동안 인구집단의 대다수 암은 흡연, 영양, 생식 변수와 같은 생활습관 요인을 포함한 광범위하게 정의되는 환경적 노출과 관련되었다는 역학근거가 제시되었다. 비록 모든 형태의 암 발생과 진행에서 유전적 기전이 바탕이 되지만, 원인적 요인으로서 유전적 감수성의 실제적 역할은 평가하기 매우 어려웠다. 인구집단에서 암의 원인은 네 가지 큰 범주 중의 하나에 해당될 수 있다. ① 유전적 감수성 단독, ② 환경 단독, ③ 유전자와 환경의 상호작용, ④ 확률적으로 무작위적으로 발생할 수 있는 '자연적(spontaneous)' 암이 그것이다."

코렐라(D. Corella)와 오도바스(J. M. Ordovas)의 논문 『환경과 질병의 '체학(omics)' 분석으로의 통합(Integration of environment and disease into "omics" analysis)』 (Corella & Ordovas, 2005; 7: 569~576)

• 570쪽: "유전자 - 환경 상호작용의 국제적 체계화에서 '체학' 연구로 성공적으로 통합되기 위해서 조심스럽게 정의할 필요가 있는 세 개의 관련된 측면이 있는데, 이들은 바로 표현형(phenotype), 유전형(genotype), 그리고 환경이다. (…) 환경은 모든 비(非)유전적 요인들, 즉 감염성, 화학적, 물리적, 영양적, 행태적, 사회적 요인을 모두 포함하는 것으로 광범위하게 정의된다. 과학자가 복잡한 질병의 문제를 풀기 위해 현실 세계(환경)를 체학의 방정식에 추가하게 되면 [이에 따라] 유전체학(genomics), 전사체학(transcriptomics), 단백질 유전정보학(proteomics), 대사체학(metabolomics) 그리고 기타 체학의 결과는 실제적 답을 얻기 위해 필요한 외부 타당성을 획득할 것이다."

• 571쪽: "인간 질병의 환경-유전자 상호작용에 대한 완전히 기계적인 연구는 아직 기술적으로 가능하지 않다. 하지만 지금이 미래의 연구를 위해 질병 특이적 환경 - 유전자 상호작용 모형을 개발할 시점이다. 구체적 모형이 부재한 가운데 1970년에

공중보건 정책을 위해 라프람보이스(Laframboise)가 제안했던 실용적인 일반 유전자 - 환경 상호작용 모형을 떠올리는 것은 유용하다. 라프람보이스에 따르면 건강과 질병에 영향을 미치는 상호작용적 요인, 즉 말하자면 '건강 결정요인'은 다음과 같은 네 개의 주요 범주, 즉 인간 생물학, 생활습관, 환경과 보건의료 시스템으로 정리할 수 있다. 인간 생물학(유전)은 유기적 구성의 결과로서 인체 내에서 발생하는 건강의 모든 측면(신체적·정신적)을 말한다. 생활습관은 '개인이 통제권을 가지는 개인의 결정(예를 들어 흡연, 신체활동, 알코올과 기타 처방전이 필요없는 약물의 소비)의 집합'을 포함하는 개념이다.

환경은 "신체 외부의, 건강과 관련된 모든 문제들을 지칭하며 개인은 그러한 환경에 대하여 통제권을 거의 갖지 못한다". 또한 환경은 물리적 환경(공기오염, 전리방사선, 수질오염, 전자기장, 온도, 미생물 그리고 화학물질)과 사회적 환경을 모두 포함한다. 마지막으로 보건의료 조직은 의료 제공(예를 들면 의료기술, 전문 병실, 진단, 의사 처방 약물을 포함하는 치료)에서 양, 질, 준비, 특성, 그리고 사람과 자원의 관계를 포함하는 개념이다."

진화의학:
유전자, 유전적 선택, 적응의 특이성, 생활습관 강조, 유전자가 아닌 것을 '환경'으로 광범위하고 비분석적으로 정의함

이톤(S. Eaton), 코너(M. Konner), 쇼탁(M. Shotak)의 논문 『추월해온 구석기인: 진화적 관점에서의 만성 퇴행성 질환』(Eaton, Konner & Shotak, 1988; 84: 739~749)

• 739쪽: "유전적 관점에서 볼 때 오늘날 인간 생활은 석기시대의 수렵채집인이 유전체질이 선택된 세상과는 다른 곳으로 시간이 지남에 따라 옮겨온 것이다. 진화적 부적응과는 다른 현재의 부조화는 성공적 자손 생산에는 거의 영향을 미치지 않고, 만성 질환, 특히 동맥경화증, 본태성 고혈압, 많은 종류의 암, 당뇨, 그리고 비만 등을 강력하게 촉진한다. 이러한 질환은 유전적으로 통제된 생화학적 과정과, 영양, 운동, 독성물질 노출 등 무수히 많은 생명문화적 영향, 즉 생활습관 요인 사이의 상호작용의 결과이다. 비록 우리의 유전자들은 거의 변화하지 않았지만, 우리의 문화는 지난 1만 년 동안, 특히 산업혁명 이래로 거의 원형을 찾을 수 없을 정도로 변화해왔다. 그 결과로 초래된 부조화는 서구 국가들에서 총사망의 75%의 원인이 되는 '문명의 질병'을 야기하였다. 하지만 이 문명의 질병은 농경시대 이전 조상의 생활습관과 비슷한 생활을 하는 사람에게는 매우 드물다."

그룩만(P. D. Gluckman)과 한슨(M. Hanson)의 책 『부조화: 생활습관 질병이라는 시한폭탄』(Gluckman & Hanson, 2008)

- 133쪽: "이 책의 첫 부분에서 우리는 안전하게 살기 위해 우리의 생물학적 [측면]을 환경에 조화시키고자 어떻게 진화했는지에 대해 기술하였다. 그러나 우리는 적응할 수 있는 내재적 한계를 가지고 있다. 유전자 목록을 사용하여 개발할 수 있는 표현형의 범위와 환경을 조화시키고자 노력한 것이 우리의 진화 역사이다. 그러나 그러한 환경들은 대부분 1만 년보다 더 오래전에 결정된 것이다. 우리는 또한 진화를 통해서 발달 적응성의 도구 세트를 갖추어왔다. 이로 인해 우리는 환경에 조화될 수 있는 정도를 조정할 수 있었지만 이는 우리의 형태상 한계가 있다. 부조화의 정도가 클수록 비용은 더 커지고 좀 더 깊은 이해를 요구한다."

- 205쪽: "그렇다면 무엇을 해야 하는가? 이 책의 이론적 결론은 인간의 상태를 개선하기 위하여 우리는 인간 구성원의 생물학적 [측면]과 현재 그리고 미래의 환경 간의 조화 수준을 높여야 할 것이라는 것이다. 우리는 지난 15만 년 동안 환경에 대처하기 위해 대사, 그리고 또 다른 측면에서 우리의 생물학이 진화해왔던 역량을 훨씬 넘어선 환경에서 살고 있다. 그러므로 우리는 우리의 생물학과 더 나은 조화를 위하여 다시 한 번 우리의 환경을 바꿀 필요가 있다. 이는 우리가 신석기 시대의 존재로 돌아가야 한다고 말하는 것이 아니다. 하지만 이는 우리가 이미 구축되어 있는 우리의 환경과 집, 그리고 일터를 매일 우리가 하는 운동량을 증가시키기 위해 어떻게 조정할 수 있는가에 초점을 맞추어야 한다는 것을 의미한다.
우리는 일상을 더 강조해야 한다. 우리는 더 많은 사람들이 그들의 생리에 더욱 조화될 수 있는 균형 있는 식사를 가능하게 하는 음식에 대한 접근성과 좋은 영양을 증진하는 것을 더욱 역설해야 한다. 그리고 이러한 생활습관의 변화는 사회에서 부유층들에게 더 용이하기 때문에 우리는 가난의 덫에 걸린 가난한 이들에게 특별한 관심을 주어야 할 것이다. 왜냐하면 대사적인 부조화 문제를 해결하기 위해 그들을 돕는 과제는 훨씬 더 어렵기 때문이다."

스틴(S. C. Stearns)과 코엘라(J. C. Koella)가 편찬한 책 『건강과 질병의 진화』(제2판) 중 레오나드(W. R. Leonard)의 논문 『생활습관, 식이 그리고 질병: 만성적 건강 위험요인에 대한 비교적 시각』(Leonard, 2008: 265~276)

- 265쪽: "우리의 진화 역사에서 대부분, 인간의 생활습관은 신체활동과 에너지 소비 수준이 높고, 식품 가용성이 계절에 따라 변동되며, 에너지 균형이 겨우 맞거나 결핍되는 기간이 길다는 점을 특징으로 한다. 이러한 조건은 인간의 수렵채집 전략의 에너지 효율성 증진을 위해 선택된 것이다. 오늘날 우리는 여러 가지 측면에서 우리 자신의 진화적인 성과의 희생자이다. 산업세계의 인간은 매우 넘치는 에너지 균형,

비만과 만성적 대사질환 유병률을 증가시키는 풍부한 음식 공급과 낮은 에너지 소비의 '비만 유발적(obesonegic)' 환경에 살고 있다."

건강과 질병의 발달기원설(Developmental origins of health and disease, DOHaD): 생리적 과정의 특이성, 생활습관 강조, 유기체가 아닌 것을 '환경'으로 광범위하고 비분석적으로 정의함

바커(D. J. P. Barker)의 논문 『안녕의 발달적 기원』(Barker, 2004; 359: 1359~1366)

• 1359쪽: "만성 질환에 걸린 사람은 태아와 아동기에 다른 사람들과 다르게 성장한다는 최근의 발견은 관상동맥질환, 뇌졸중, 고혈압, 그리고 2형 당뇨(성인형)을 포함한 일련의 질병에 대한 새로운 '발달' 모형으로 이어졌다.

하지만 자궁 내에서나 유아기 동안 성장이 손상되었던 사람은 아동기와 성인기에도 지속적으로 불리한 환경에 노출되었을 가능성이 있기 때문에 자궁 내 영향에 기인하는 효과를 낳는 것은 이러한 후기의 환경에 의한 것이라는 주장이 있어왔다. 이러한 주장이 지탱될 수 있는 강력한 근거는 없다. 저체중 출산과 이후의 질병과의 관련성은, 성인의 생활습관이 생애 초기 효과를 증가시키기는 하지만, 사회경제적 지위, 흡연과 같은 영향력과는 독립적임이 밝혀졌다. 예를 들어 2형 당뇨병은 출생 시에는 저체중이었으나 성인 시절에 비만이 되었던 사람에서 가장 높았다."

그룩만(P. D. Gluckman), 한슨(M. A. Hanson), 비들(A. S. Beedle)의 논문 『생애 초기 사건과 이후 질병에 미치는 영향: 생활사와 진화적 관점(Early life events and their consequences for later disease: a life history and evolutionary perspective)』(Am J Human Biol 2007; 19: 1~19)

• 2쪽: "DOHaD 현상은 발달 적응성의 근본적 과정에 대한 가장 가시적인 표현을 보여주며 [발달 적응성에 의해] 포유류는 초기발달 단계 동안의 환경 신호에 따라서 생활사 전략을 조정한다."

• 7쪽: "이 모형의 중요한 특징은 환경의 신호에 의해 유도된 조절체계의 변화는 처음에는 미묘하고 관찰 불가능할 수도 있다는 것이다. 이런 변화는 성인기의 특정 특성(예, 질병 – (옮긴이))을 야기하는 생리적 반응의 감수성에 영향을 줄 수 있고, 유기체가 출생 이후의 극한 환경에서 질병에 민감하게 만들 수 있다. 인간에게 생활습관 질병은, 예측되고 유도된 생리학적 항상성의 범위를 초과한 환경에서 살 때 발생한다. 이러한 논의에는 포유류에서 적응에 유리하도록 진화한 생리학적 기전이 DOHaD 현상을 밑받침한다는 견해가 내포되어 있다."

- 15~16쪽: "중요 연구 문제는 여전히 풀어야 할 숙제로 남아 있다: 발달기 동안 환경 감수성의 유전형 결정인자, 주요 조절 유전자의 식별, 표현형 적응성과 관련된 기본적인 후생유전적 과정들, 생애과정 전략의 다양한 구성성분을 조정하고 통합하는 기반, 그리고 초기 표현형 선택을 수정하는 영아기 역할을 둘러싼 복잡성 (…) 외부 원인에 의한 질병 패러다임에서, 유기체 체질을 결정하는 진화와 발달과 [유기체가] 존재하는 환경 간의 조화와 부조화의 패러다임으로 전환되었다."

자세하게 관심을 가지며, 특히 DoHaD는 출생 이전의 기간 동안 발생하는 노출의 영향에 특별히 초점을 맞춘다(Campbell, 1996; Wilson, 2002: 2, 14; Shostak, 2003; Barker, 2004; Vineis, 2004; Corella & Ordovas, 2005; Hernandez & Blaser, 2006; Gluckman & Hanson, 2006; Sinclair et al., 2007; Wintour & Owens, 2006; Costa & Eaton, 2006; Barker, 2007; Gluckman et al., 2007)(〈글상자 5-4〉 참조). 게다가 '원인의 관계망'과 마찬가지로 유전-환경 간 상호작용과 DOHaD 둘 다 '환경'의 본질에 대하여 빈약한 이론을 제시하며, '유전자' 혹은 '유기체'가 아닌 어떤 것으로 개념화한다. 관련된다고 여겨지는 환경적 '노출'은 결국 개인의 체내에서 측정될 수 있는 종류이며 이러한 요인이 인간 체내로 유입되는 것은 주로 사람들의 식이와 '생활습관', 그리고 그보다 드문 정도로 다른 외인성 화학물질에 노출된 결과이다. 따라서 2002년 미국 의학원(Institute of Medicine)이 발간한 보고서 『암과 환경: 유전자 - 환경의 상호작용(Cander and the Environment: Gene-Environmental Interaction)』(Wilson, 2002)에서는 '환경적 노출'이 "흡연, 영양, 생식 변수와 같은 생활습관 요인을 포함하는 것으로 광범위하게 정의되었다"(Fraumeni, 2002: 14). 유사하게, 2007년 DOHaD 종설 논문에서는 '환경'을 유기체가 '있게 되는' 곳으로 정의하였고 "인간의 생활습관 질병은 개인이 예상되고 유도된 생리학적 항상성 범위를 넘어서는 환경에서 살 때 발생한다"고 가정하였다(Gluckman et al., 2007). 생의학, 생활습관적 이론화의 각인은 명백하다.

마찬가지로, 진화의학의 주요 주제는 구석기 시대의 '환경' 조건에 적응하기 위해 진화되었다고 주장되는 우리의 생물학적 신체와 현대의 '생활습관' 간에 가정된 '부조화'를 다룬다(Eaton et al., 1988; Nesse & Williams, 1994; Trevanthan, 2007; Trevanthan et al., 2007; Gluckman et al., 2007; Gluckman & Hanson, 2008; Stearns & Koella, 2008; Nesse, 2008). 자연선택, 발달, 적응의 과정에 적합하도록 진화 시간에 대한 심도 있는 감각을 아우르기 위해 시간의 틀을 확장하면서『추월해온 구석기인(Stone Agers in the Fast Lane)』과 같은 1988년 종설 논문(Eaton et al., 1988)이 제기한 1차적 논제는 만성 질환은 '변하기 어려운' 유전자와 '영양, 운동, 유해물질 노출을 포함하는 생활습관 요인' 간의 상호작용에서 발생한다는 것이다. 후자는 이제 '1만 년 전'에 사람들이 노출되든 것과는 동일하지 않다(Eaton et al., 1988: 739). 혹은 2008년의『부조화: 생활습관 질병이라는 시한폭탄(Mismatch: the Lifesyle Diseases Timebomb)』(Gluckman & Hanson, 2008)이라는 강력한 제목의 책에서는 아래와 같이 언급하였다. "우리는 대사적 그리고 다른 측면에서 지난 15만 년 동안 적용하기 위하여 진화했던 생물학적 역량을 훨씬 뛰어넘은 환경에서 살고 있다"(Gluckman & Hanson, 2008: 205). 생활습관과 생의학 관점의 결합은 명백하며, '환경'은 다시 한 번 유기체와 그들의 유전자의 외부적인 것이 된다.

따라서 '원인 관계망' 이론과 마찬가지로 이 추가된 이론 세 가지는 다음을 토대로 한다. ① 질병 인과론의 기전에 우선적으로 중심을 두며 ② (i) 느슨하게 정의된 '환경' 내에서 (ii) 행태적 '선택'과 함께 (iii) (유전자 빈도와 조절 모두에 관여하는) 유적적, 후성유전적 변이의 결과로 질병의 유병률에서의 변이를 환원한다. 세 개의 이론 중 어느 것도 전반적으로든 혹은 그것의 사회적 측면들과 관련해서든 '환경'에 대한 어떠한 체계적인 분석을 제공하지 않는다. 달리 말하면, 생의학·생활습관 관점은 21세기 과학의 맥락에서 살아 있을 뿐만 아니라 실제로 번영하고 있다. 이어서 다루겠지만, 이러한 관점이 생물학, 행태, 인구집단의 질병 분포에 대한 질문에 응답하는 유일한, 혹은 최선의 방법인가 하는 의문은 1950년대 이후 실재하는 지배적이지 않은 대안 이론에 의해 야기된 질문이며 21세기 현재 힘을 얻고 있다.

6장

대안적 사회역학
사회정치 이론과 심리사회 이론

    질병 분포에 대한 생의학과 생활습관 이론의 대안이 되는 역학이론이 아우르고 있는 것은 무엇인가? 20세기 중반부터 21세기 초반까지 다양한 역학 학파가 이 질문에 답하기 위하여 건설적 노력을 해왔고(〈그림 6-1〉 참조), 그 모두는 현재 사회역학(social epidemiology)이라고 부르는 이론에 광범위하게 포함될 수 있다(Berkman & Kawachi, 2000; Krieger, 2000; Krieger, 2001a; Porta, 2008: 231).[1] 사회역학의 영향력이 증가하고 있음을 증명하듯 2009년 세계적 학술지인 《역학 리뷰(Epidemiologic Reviews)》에서는 첫 특별호를 사회역학연구의 핵심 주제인 『건강 불평등에 대한 역학적 접근(Epidemiologic Reviews)』(2009)에 할애하였다.

    현존하는 다양한 사회역학 관점 중에서 각기 수많은 하위 이론을 가지고 있는(〈그림 6-2〉 참조) 세 가지 눈에 띄는 이론적 흐름, 즉 사회정치, 심리사회, 생태사회 이론을 논의하고자 한다. 첫 번째로 사회정치적 관점은 건강의 주요 사회적 결정요인으로 권력, 정치, 경제, 권리에 주로 초점을 맞춘다. 다음으로 심

---

1   1950년 영어로 된 용어의 출현과 함께 시작하는 사회역학에 대한 간략한 역사를 보려면 〈글상자 6-1〉(Krieger, 2001a)을 참조할 것.

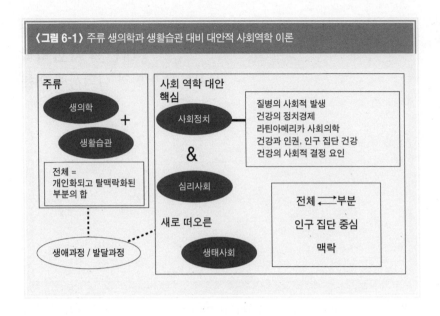

〈그림 6-1〉 주류 생의학과 생활습관 대비 대안적 사회역학 이론

주류

생의학

+

생활습관

전체 =
개인화되고 탈맥락화된
부분의 합

생애과정 / 발달과정

사회 역학 대안
핵심

사회정치

&

심리사회

새로 떠오른

생태사회

질병의 사회적 발생
건강의 정치경제
라틴아메리카 사회의학
건강과 인권, 인구 집단 건강
건강의 사회적 결정 요인

전체 ⟷ 부분
인구 집단 중심
맥락

리사회 관점은 심리적으로 매개되는 인구집단 건강의 사회적 결정요소를 강조한다. 더불어 이러한 관점은 사회역학 이론의 주요 동시대의 최신 표현을 포함하고 있다. 다음 장에서 논의할 세 번째 이론은 이제 갓 등장한 생태사회 이론이라고 불리는 것이다. 생태사회 이론은 질병과 건강의 체현된 인구집단 분포와 역학이론 모두를 사회적·생태적·역사적 맥락과 연관시켜 분석함으로써 앞선 두 가지 이론적 틀에 기반을 두면서 또한 이를 확장시켰다.

이러한 사회역학의 세 가지 대안적·이론적 관점은 모두 명확한 특징을 공유하고 있는데, 공통적 전제는 세 가지는 다음과 같다.

① 인구집단의 건강과 질병 분포는 사회적 맥락과 분리되어 이해할 수 없고 반드시 사회적 맥락 내에서 발생한다는 오래된 명제.

② 건강과 질병이 (확률적이지만) 인과적으로 사회적 과정을 통해 결정된다는 당연한 결과.

③ 사회, 경제, 문화, 기술 등 사회가 변화함에 따라 인구집단의 건강과 질병 분포와 수준도 함께 변할 것이라는 예측.

제1, 2차 세계대전 사이에 발달한 총체주의적 건강 모형(holistic models of health)과 1940년대 구축된 '사회의학(social medicine)'의 체계에 기초하여, 20세기 중반에 사회역학이라는 용어가 등장하였다. 이 용어는 1950년 미국 《사회학리뷰(American Sociological Review)》 학술지에 출판된 알프레드 얀코어(Alfred Yankauer)의 그 당시 만큼이나 지금도 여전히 적절한 주제인 「거주 분리와 태아, 영아 사망률의 관련성: 사회역학연구(The relationship of fetal and infant mortality to residential segregation: and inquiry into social epidemiology)」 논문에서 처음으로 등장하였다. 후에 얀코어는 《미국 공중보건학회지(American Journal of Public Health)》의 편집자가 되었다. 1958년 야코(E. Gartly Jaco)가 행동과학과 의학을 함께 다룬 첫 번째 책 중 하나인 『환자, 의사, 질병: 행동과학과 의학 자료집(Patients, Physicians, and Illness: Sourcebook in Behavioral Science and Medicine)』의 서문에 다시 등장하였고, 1960년에 발간된 다음 책인 『정신질환의 사회역학: 텍사스 정신의학연구(Social Epidemiology of Mental Disorders; A Psychiatric Survey of Texas)』의 제목에도 들어 있었다. 1969년경 레오 리더(Leo G. Reeder)는 미국 사회학회에서 『사회역학 평가』라는 주요 강연을 할 정도로, 사회역학이 학계에 충분히 알려졌다. 그는 사회역학을 "질병 원인으로 사회적 요인의 역할을 연구하는 것"으로 정의하면서 사실상 역학연구와 사회학 이론의 결합을 요구하였다.

곧이어 사회역학이라는 용어는 역학 문헌에서 유행처럼 사용되기 시작하였는데 일례로 1971년 레오나드 사임(Leonard Syme)이 발표한 『의료체계 연구에서 사회역학의 기여(Contributions of Social Epidemiology to the Study of Medical Care Systems)』 혹은 1972년에 색슨 그레이엄(Saxon Graham)과 그 동료들이 발표한 『사회역학과 암 예방(Social Epidemiology and the Prevention of Cancer)』 등의 논문을 들 수 있다. 그리고 20세기 말에 이르러 리사 버크만(Lisa Berkman)과 이치로 가와치(Ichiro Kawachi)가 함께 저술한 『사회역학』이라는 제목의 첫 교재가 발간되었다(Berkman & Kawachi, 2000).

이러한 세 가지 전제는 매우 당연한 것처럼 보인다. 하지만 탈맥락화된 주요 이론적 관점은 이러한 전제를 무시한다. 특히 사회 과정이 한 사회 안에서 그리고 사회 간에 건강과 질병 분포의 사회적 유형을 결정한다는 주장은 질병 분포는 생물학적이건 행동적이건 개인의 내재적 특성에서 비롯된다는 환원주의적·개인주의적인 생의학, 생활양식 가정들과는 정반대의 견해를 갖는 것이다.

게다가, 이러한 개념이 일치되고 중첩됨에도 세 가지 이론적 관점은 중요한 차이점을 지닌다. 이번 장과 7, 8장에서 논의할 내용과 같이, 이러한 차이점은 그들이 제안하고 있는 가설의 유형들이 생성해내는 경험적 연구와 자료들, 건강의 사회적 유형을 변화시키기 위한 노력에 대해 가지는 함의들이란 측면에서 매우 중요하다.

1. 사회정치학적 이론 틀: 거미를 찾아서 — 권력, 정치, 경제, 권리, 건강

질병 분포의 사회정치적 역학이론을 구성하는 생각의 유파는 무엇인가? 이 질문에 대한 답으로, 각 유파에서 지칭한 용어를 이용하여 다음을 열거할 수 있을 것이다. 질병의 사회적 발생, 건강의 정치경제, 건강의 사회적 결정요인, 인구집단 건강, 근본 원인, 정치역학, 라틴아메리카 사회의학, 건강과 인권. 이러한 명칭이 존재한다는 것 자체가 이미 이론적 구분이 중요하다는 한 가지 단서이다. 이러한 사회정치적 이론의 유사점과 차이점을 이해함으로써 사회역학연구에서 제시되고 그 안에서 논의하는 자료와 설명에 대한 통찰력을 가질 수 있다.

상이한 사회정치적 이론 틀을 연결하는 공통점을 간단히 말하자면 질병 분포의 양상을 권력, 정치, 경제, 인권과 연관하여 분석을 하는 데 관심을 둔다는 것이다(〈그림 6-2〉). 비유적으로 표현하자면, 전부는 아니지만, 앞에서 언급한 사회정치적 이론 틀의 대부분은 상위 흐름(upstream)/원위(distal)의 사회 요인이 원인이 되어 인구집단과 개인의 배경, 건강을 형성하는 여러 하위 흐름(downstream)/근위(proximal)의 노출을 결정한다고 주장을 한다(Krieger, 2008a). 근위/원위 구분을 지속적으로 받아들였고(Krieger, 2008a), 생의학과 생활습관 관점도 수용하였으며, 원인 관계망(web of causation)에도 깊이 스며들었다. 하지만 원인 관계의 방향성을 사회적 조건으로부터 질병 발생까지를 가리키는

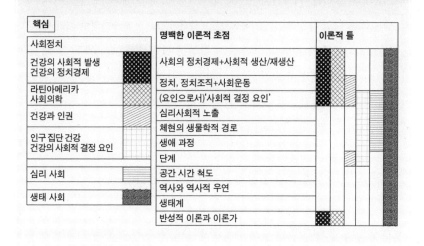

〈그림 6-2〉 사회역학 이론: 공통점과 차이점

핵심	명백한 이론적 초점	이론적 틀
사회정치		
건강의 사회적 발생 건강의 정치경제	사회의 정치경제+사회적 생산/재생산	
라틴아메리카 사회의학	정치, 정치조직+사회운동	
	(요인으로서)'사회적 결정 요인'	
건강과 인권	심리사회적 노출	
	체현의 생물학적 경로	
인구 집단 건강 건강의 사회적 결정 요인	생애 과정	
	단계	
심리 사회	공간 시간 척도	
	역사와 역사적 우연	
생태 사회	생태계	
	반성적 이론과 이론가	

방향으로 바뀌었다.

문자 그대로, 정도의 차이는 있지만 이러한 질병 분포에 대한 사회정치적 이론은 사회의 정치, 경제 제도와 우선순위가 질병과 건강의 사회적 수준과 분포를 결정한다고 가정한다. 타당한 사회적 결정요인은 다음과 같다.

• 한 사회의 거버넌스 유형

• 재산, 소유권, (기술 수준을 포함한) 노동 규칙

• 가족, 생식, 성에 대한 제도와 규제

• (문화적 관습을 포함하여) 특정 집단의 권리 지지 또는 부정

• (의료제도를 포함하여) 경제·사회 정책

• 다른 사회 또는 국가 간, 국제 기구와 정치적·경제적 관계

이 이론이 강조하는 것은 결국 사회적 조건, 사회 과정, 사회 관계이며, 핵심은 다른 수준에 있는 사회 조직의 특징이 어떻게 건강의 사회적 양상에 영향을 주는가 하는 것이다. 궁극적으로 개인의 신체로 명확하게 나타나는 불평등의

체현과 관련한 생물학적 과정은 이론적 관심을 거의 또는 전혀 받지 못했다. 이처럼 대안적 이론이 개인의 힘(the agency of individual)과 개인 사이의 사회적·생물학적 다양성을 인정할 때조차도 (사회적으로 정의된 다양한 집단 내, 집단 간 사람들 사이에서) 이러한 개인 수준의 현상은 관심사가 아니었다. 그 대신 개인이 속한 집단을 형성하고 물질적·사회적 조건의 한계를 정하는 사회 과정이 어떻게 사회적으로 결정된 집단이 건강하고 기품 있는 삶을 살 수 있는 가능성에 대한 기회와 제약을 강력하게 만드는지에 관심을 둔다.

1) 질병의 사회적 발생과 건강의 정치경제학적 관점

1970년대부터 유명해진 질병의 사회적 발생(Doyal, 1979; Conrad & Kern, 1981; Smith, 1981)과 건강의 정치경제 이론(Kelman, 1975; Flaherty et al., 1977; Doyal, 1979)은 사회 내 또는 사회 간 질병, 건강 분포의 정치경제학적 결정요인에 초점을 둔 질병 분포 이론과 관련되며, 일부에서는 양자가 동일하다고 주장한다(Krieger, 2001a; Krieger, 2001b). 건강한 삶의 구조적 장벽을 강조하는 이 이론의 핵심 가정은 (건강의 사회적 불평등을 포함하여) 모든 사회의 건강과 질병의 사회적 양상은 그 사회가 상호작용하는 다른 사회의 정치경제 체계와 결합된 구조, 가치, 우선순위와 식량, 제품 생산, 집 건축, 교통, 정보 교환, 의료서비스 제공을 하기 위한 가용한 기술에 의해 생산된다는 것이다.

2) 개념적 전제

전체적으로 이 두 가지 정치 사회학적 틀의 이론화는, 주로 세계적으로 혹은 국지적으로 사회경제적 특권과 불평등을 생성·이행·지속시키는 과정을 통하여 사람이 생활하고 일하는 사회적·물질적 환경을 만들고, 그에 따라 건강 불평등뿐만 아니라 인구집단의 전반적인 건강과 질병의 형태를 야기하는 정치경제 체계·제도·결정을 중요한 핵심으로 고려해왔다. 또한 사회정의를 가치 있게 여기는 정치경제 체계와 우선순위가 어떻게 건강형평성을 낳을 수 있는지도 다루고 있다. 두 경우 모두 '할 수 있는(to do)' 권력과 '지배하려는(over)' 권력을 포함하여 권력이 다른 그 무엇보다도 중요한 쟁점이다(Giddens and Held, 1982; McFarland, 2004; Clegg, 2004; McLennan, 2005; Krieger, 2008a; Beckfield & Krieger, 2009). 이것이 시사하는 바는, 건강과 질병의 인구집단에 따른 분포 혹은 불평등을 분석하고 바꾸는 것은 기존의 정치경제 체계, 우선순위, 정책, 프로그램과 (맞서는 것이 아니라) 연계할 필요가 있다는 것이다.

생산과 정치경제에 대한 비유적 혹은 직접적 강조는 사회 과정과 우선순위에 대하여 의도적으로 주의를 환기시켰다(Krieger, 2001a; Krieger, 2001b). 인간 사회에서 나타나는 유병률과 질병의 분포는 어느 특정 혹은 변화하는 환경에 대한 '적응'이 반영된 '자연적' 현상이라고 보는 생의학적 관점에 반대하기 위하여 만들어진 정치경제와 연관된 생산의 개념은 누가 어떠한 기술을 가지고 누구를 위해서 왜 생산하는지를 고려할 것을 본질적으로 요구한다. 우선 먼저 '누가'라는 질문에 대한 답은 지역, 국가, 국소 지방 내, 그들 사이에서 작동하는 정치경제 제도와 지배하는 개인이나 제도로 압축적으로 개념화할 수 있다. 역사적으로 존재했던 이러한 정치경제학적 체제로는 자본주의, 제국주의, 공산주의, 사회주의, 봉건제도, 공동체주의의 여러 변형된 형태가 포함될 수 있으며, 이들의 거버넌스 형태에는 공식적인 민주적, 독재적, 군주적, 공산주의적 법칙이 포함될 수 있다.

이러한 체제가 '무엇(what)'을 생산하는가는 (재정과 물품의 형태 같은) 직접적인 경제적 산출물뿐만 아니라 다음에 해당하는 세 가지도 포함한다.

① 고유한 사회구조와 이를 구성하는 사회경제적 집단과 (적대적이든 우호적이든) 상호관계

② 사회 집단이 사회적 위치를 강화하거나 향상하기 위해서거나 (가정 안팎에서의 유급·무급 노동, 가구·가족·자녀양육 구조, 필요로 하는 상품과 서비스의 사용과 접근성 등과 관련된) 일상의 삶에서 살아남고 번식하기 위하여 사용하는 수단과 물질

③ 정치경제학적 우선순위를 정당화하거나 반대하는 규범, 가치, 이념.

결과적으로 이 개념틀은 사회와 그들 간의 관계를 본질적으로 안정적이고 조화로운 '전체'가 아닌 갈등하는 사회집단으로 구성된 역동적인 실체로서 개념화한다. 상호관계 내에서 정의된 사회 집단 간 권력과 부의 관계는 다음을 포함한다. 고용자/자영업자/피고용자, 남성주의자/여성주의자, 백인/유색인종, 이성애자/성소수자(레즈비언, 게이, 양성, 성전환자), 식민지 개척자/식민지 피지배자, 이주 정착민/토착민, 점령자/점령당한 자, 북반구/남반구.

제도와 개인의 행동 능력은 건강을 해치거나 보호하는 것을 포함하여 권력 관계에서 그들의 위치와 그에 수반되는 그들과 다른 이의 이익에 영향을 미칠 수 있는 선택권에 따라 전적으로 달라진다. 질병 분포의 원인 분석을 위해서는 인간이 살고 일하는 조건을 형성하고 건강, 질병, 안녕의 사회적 양상을 만드는 정치경제 구조, 과정, 권력 관계에 대한 관심이 암묵적으로 필요하다. 따라서 탈맥락화된 '생활습관', 소비, 노출 요인에만 오로지 집중하는 것은 불완전하고 부적절하다.

3) 역사적 발전

어떤 의미에서 질병의 사회적 발생과 건강의 정치경제 이론의 학문적 계보는 3장에서 다루었던 루돌프 비르효(Rudolf Virchow, 1821~1902), 루이 르네 빌레르메(Louis René Villermé, 1782~1863), 프리드리히 엥겔스(Friedrich Engels, 1820~1895)의 사상과 연구에 의하여 19세기 중반 출현했던 역학이론으로 거슬러 올라간다. 이 세 학자의 사상 이외의 또 다른 선례로는 4장에서 논의된 『건강과 환경』을 저술한 사이든스트리커(Sydenstricker)와 같은 미국의 사례와 함께 20세기 초 중반 유럽에서 개인, 가족, 지역사회 건강에 미치는 사회적 영향에 주목한 '사회의학'의 개념화가 있다(Ryle, 1944; Rosen, 1947; Ryle, 1948; Greenwood, 1948; Galdston, 1949; Stebbins, 1949; Sand, 1952; Rosen, 1974;

〈글상자 6-2〉 모리스가 「역학의 활용」에서 쓴 일곱 가지 활용방법

① 인구집단 내 질병 발생의 증가와 감소, 지역사회 건강의 역사적 연구에 사용. 미래의 '예측'도 가능할 수 있다.

② 사회와 건강문제의 변화를 고려하면서 인구집단 간 건강과 질병의 존재, 분포, 특성, 유병률, 발생률, 사망률 규모 등 지역사회 진단을 위해 사용.

③ 보건의료 서비스의 기능을 연구하기 위해 사용. 이는 수요와 자원을 결정하는 것으로 시작해서 작동 중인 서비스를 분석하고, 마지막 단계에서는 평가를 시도한다. 이와 같은 연구를 통해 다양한 인구집단 사이를 비교하는 것이 가능하다.

④ 공통의 경험으로부터 질병에 대한 개인의 확률과 위험요인을 예측하기 위해 사용.

⑤ 모든 유형의 사례를 측정하고 임상 질환을 준임상 질환에 연결시키며 해당 국가 혹은 다른 국가에서의 질병 특성의 장기간 변화를 관측함으로써 임상 양상을 완성하기 위해 사용.

⑥ 인구집단 부분에서 나타나는 임상적 현상의 분포로부터 '증후군'을 밝혀내기 위해 사용.

⑦ 높은 혹은 낮은 질병 발생률을 보이는 집단을 발견하는 것을 시작으로 생활 방식의 차이와 관련하여 연구하고 가능하다면 인구집단에서 실제 실행해보면서 이러한 개념을 검증하는 방법을 통하여 건강과 질병의 원인을 밝혀내기 위하여 사용.

자료: Morris(1957: 96).

Eisenberg, 1984; Porter, 1997; Porter, 2006; Stonington & Holmes, 2006).

이러한 20세기 중반 사회정치적 역학이론의 좋은 예로는 20세기 가장 선도적인 역학자 중 한 명인 제리 모리스(Jerry Morris, 1910~2009)가 1955년 《영국의학저널(British Journal of Medicine)》에 발표한 「역학의 활용(Uses of Epidemiology)」과 같은 영향력 있는 논문이 있다(Davey Smith, 2001; Krieger, 2007; Davey Smith, 2010; Oakley, 2010). 2년 뒤 모리스는 논문의 개념을 동일한 제목의 찬사받는 책으로 발전시켰으며 그 책은 오늘날까지 20세기 역학의 고전서 중 하나로 남아 있다.

모리스가 그 책을 쓴 목적 중 하나는 역학을 유용하게 현실에 적용하는 방법(〈글상자 6-2〉)뿐만 아니라 역학을 이론화하는 유용한 방법을 설명하는 것이었

다. 모리스는 "역학이란 배우고, 질문하고, 더 심화된 질문을 얻기 위한 답을 찾는, 즉 이른바 사고하는 방법"이라고 설명하면서(Morris, 1957: 3), "의학의 어떤 질문에 대해 역학은 유일한 방법이며, 다른 여러 질문에 대해서는 하나의 방법이다(많은 것을 물을 수 있는 방법은 절대 아니다)"라고 강조하였다(Morris, 1957: 96). 따라서 역학연구의 수행에서 첫 번째 단계는 질문을 올바로 이해하는 것이었으며, 이후 역학연구를 수행하면서 '실질적 문제'와 '제기되는 여러 난제'에 직면하는 것은 피할 수 없었다(Morris, 1957: 14). 이를 위해서는(〈글상자 6-3〉 참조) 역학을 역사, 인구, 맥락적 학문과 연계시킬 필요가 있었는데 (Krieger, 2007), 이는 임상 또는 실험실 과학을 보완하지만, 절대 그것으로 축소될 수 없는 것이었다.

모리스는 이러한 사상을 "변화하는 질병의 양상을 이해하는 방식, 변화하는 환경의 변화하는 사람과 생활 양식 연구, 이를 통해 발견할 수 있는 질병의 원인"이라는 그의 다채로운 역학의 정의에 통합하였다(Morris, 1957: 120). 모리스에게 역학만이 가지는 독특한 기여점은 "임상적 시각을 버리고 지역사회의 건강"을 증진하려는 목적으로 '질병의 사회적인 측면'과 '인간 생물학'을 동시에 연구한다는 점이었다. 반세기 후 모리스는 2007년 『건강한 삶을 위한 최저 소득 정의』 연구(Morris et al., 2007)에서, "제2차 세계대전 종전과 세계보건기구의 설립 이후, '달성 가능한 수준의 건강'을 공식적으로 인권과 사회의 기본적 목표로 받아들이는 것이 전통이 되었다"고 주장하였다(Morris et al., 2007: 5).

이러한 전제가 있음에도, 1950~1960년대에는 모리스가 제안한 형태의 질병 분포에 대한 사회역학 이론은 상대적으로 실무에서 거의 영향력을 발휘하지 못하였다. 5장에서 논의한 바와 같이 제2차 세계대전 이후 개인주의적 방법론이 강조되었던 점, 냉전으로 인해 (때로는 노골적인 정치적 검열이나 더 흔하게는 자기 검열에 의해) 진보적 사회 분석에 대한 사기가 저하된 점(Porter, 1997; Schrecker, 1998; Badash, 2000; Isaac, 2007; Hobsbawm, 1994; Zinn, 2003), 이미 만연한 개인주의적 관점에 상반되는 개념을 발전시켜서 검증하기 위한 재정적 지원을 얻거나 출판할 수 있는 학술지를 찾는 어려움 등이 그 영향력을 발휘하

역사적 접근

- 1쪽: 이 책은 1850년부터 1950년까지 100여 년간 잉글랜드와 웨일스 지역의 55~65세 남녀 사망률의 추세를 개괄하며 시작하고 있다. 이 내용에 따르면 1900년대 「위생 보고서(sanitary report)」의 영향력으로 남녀 모두 사망률이 떨어지기 시작하여 1920년까지 하락세가 지속되었고 이후 다소 갑작스러운 변화가 있었다.

  여성 사망률은 지속적으로 하락하였으나, 남성 사망률의 하락세는 추세가 완만해지다가 거의 멈추어버렸다. 이러한 현상에 따라 55~64세 남성 사망률은 이미 100년 전 여성 사망률보다 약 10% 정도 높았고 제1차 세계대전 이후에는 약 33%, 지금은 거의 90% 정도에 가깝게 높은 수준이다.

  무슨 일이 있었던 것일까? 가장 중요한 것은 남성, 특히 중년 남성에서 가장 빈번히 발생하였던 세 가지 질병, 즉 십이지장 궤양, 기관지암, 관상동맥 혈전증이 과도하게 흔히 나타났다는 점이다. 모리스는 이러한 추세에 대하여 관찰한 양상에서 "나타난 생물학적 변화의 기저에 있는 사회 변화는 무엇일까?"라는 질문을 제기하였다.

- 19, 22쪽: 『변화하는 사회의 변화하는 사람』이라는 제목의 단락에서 모리스는 다음과 같은 질문을 제기하였다.

  일을 하는 기혼 여성이 점점 더 많아지고 반대로 일을 하는 노인 남성은 점점 감소하는 것이 공중보건에 가지는 함의는 무엇일까? 도시화 혹은 도시권화 때문인가? 신도시의 빠른 성장? (여전히 황은 존재하는) 무연 지역, 새로운 발전소의 건립, 직장에서 신체활동의 감소, 전반적인 신체적 나태의 증가, 빠른 산업의 변화, 여가시대의 가능성, 혹은 대중매체의 성장과 그 이용, 11회 이상의 건강검진, 하루에 1000대 이상의 자동차 증가, 설탕 소비의 증가, 단것에 대한 선호(한 사람당 설탕 섭취량이 다른 인구집단보다 높음), 지방류 제품의 가격 하락, 음식의 질을 하락시키는 다양한 요소들, 많은 물리적·화학적 노출, 알려진 혹은 잠재적인 위험물질, 여성의 흡연율 증가, X-레이와 항생제 때문일까?

  현대사에서는 이러한 질문을 손쉽게 더 많이 찾아볼 수 있을 것이다.

인구/사회적 접근법

- 16쪽: 모리스는 역학을 "인구집단 혹은 하위 집단의 건강과 질병을 환경과 생활 양식과 연관하여 연구하는 것"으로 정의하였다.
- 61쪽: "역학은 질병의 혹은 질병이 없는 원인에 대한 가설을 찾기 위해 질병률이 높은

혹은 낮은 인구 집단, 하위그룹을 찾아내는 데에 주로 사용된다."

- 51쪽: 인구집단 비교를 통해 '질병'이 무엇으로 구성되고 (단지 공통적이거나 평균이 아닌) '건강'과 '정상'이 무엇인지를 알 수 있음에 주목하였다.

한 국가에서 얻은 관습의 양상을 확장시킴으로써 혈중 콜레스테롤 수치가 국가마다 상당히 다를 수 있다는 것이 명확해진다. 서구 사람이 저개발 국가 사람보다 더 높은 수치를 보일 수도 있고 연령에 따라 다른 경향을 보일 수도 있다. 그렇다면 "혈중 콜레스테롤 수치의 정상 범위는 무엇인가? 서구의 대부분이 병적으로 높은 수치를 가지는 것인가?"와 같은 질문을 던져볼 수 있다. 다시 말해 이제는 생리적 기준에 대한 연구를 위해서 무엇이 적절한 인구집단 혹은 '보편'이라고 할 수 있는지를 고민해야 한다는 말이다. 이런 생각을 처음 하게 된 것은 중국의 연구실 기술자가 우리는 골수의 '거대적아구 퇴화(megaloblastic degeneration)'라고 부르는 것을 정상이라고 이야기했을 때였다.

맥락적 접근법

- 120쪽: "치료 연구의 단위로 '환경 내 유기체'"의 역학 접근법은 다음과 같다.
  - 역학은 "질병의 변화하는 현상에 대한 이해 방식이다. 즉 변화하는 환경에서 변화하는 사람, 변화하는 생활 양식, 이들 내에서 발견될 수 있는 질병의 원인"을 연구하는 것이며 다음을 고려한다.
  - 집단은 집단면역, 노동 의욕, 재활 단위 '치료적 지역사회' 등의 속성을 지닌다. 집단에 소속된 미덕을 가진 개인의 특성을 이해해야 한다.
- 16쪽: 집단 간 불평등을 보여주는 것은 역학의 본래 기능이다. 분명히 이 집단 안에서도 개인 간에 크고 작은 차이가 있을 것이다. 하지만 이러한 차이를 해결하고 집단의 경험을 더하는 것은 확실히 유용하다.
- 65쪽: '원인의 양상'이라는 개념은 상대적으로 현대적 수정이라고 할 수 있다. 세균학적 발견의 영광과 더불어 질병의 '세균설'과 그러한 공식화를 강조했던 시기가 있었다. 하지만 오늘날에는 (필요 원인인) 트레포네마 팔리듐(treponema pallidum) 균이 매독의 원인이라는 것에 관심이 있지 않다. 오히려 숙주나 환경에 있는 원인요인을 통해 매독의 발생을 이해하고자 하는 것이다. 근본적으로 인종, 성별, 연령의 영향, 난잡한 성생활의 심리학, 매춘의 경제학, 상인과 선원의 삶, 전쟁의 공포, 계약 이주노동에서 가정생활의 거부와 같은 원인의 여러 가지 조합이 매독을 발생시킬 수 있다.

자료: Morris(1957); Krieger(2007).

는 데 장애가 되었다(Fee, 1994).

사회정치적 역학 관점의 쇠퇴를 막았던 것은 역학의 발전뿐만이 아니라 정치, 관념, 과학 분야에서의 범지구적 변화와도 관련이 있었다. 1960년대 세계 각지에서 분출된 혁명운동과 사회변화로 인한 정치적·사회적·지적 동요로 인해(Hobsbawm, 1994; Zinn, 2003), 개인주의 이데올로기와 방법론이 견고하게 지배하고 있었던 냉전시대의 비판점 혹은 교훈점에 대하여 질문을 던질 수 있는 새로운 가능성이 생겼다. 보다 구체적으로 이 기간 동안 보건학을 포함한 다양한 영역에 있는 수많은 연구자는 아시아, 아프리카, 라틴아메리카 대륙의 민족해방운동과 반독재운동, 그에 상응한 (유럽, 미국 등) 식민지 개척국가 내에서 나타난 반전 운동 그리고 핵 폐기, 환경보호운동, 시민권, 여성권, 남녀 동성애자 권리, 원주민 권리, 노동권 등 건강 문제가 중요한 사안으로 다뤄지는 집단의 권리 운동과 같은 당대의 많은 정치적·사회적 운동의 급진주의적 사고에 의해 영향을 받았다(Rose & Rose, 1976a; Rose & Rose, 1976b; Arditti et al., 1980; Sanders, 1985; Jasanoff, 2004; Lefkowitz, 2007; Werskey, 2007). 이러한 연구자는 주류 학문의 적용뿐 아니라 이론적 기원과 기본적인 가정에도 의문을 품으면서 '인간을 위한 과학'을 요구하였는데, 이는 비인간적이고 파괴적인 과학의 우선순위, 사상, 실천에 대해 지적으로나 경험적으로 반하는 것이었다(Science for the People magazine 1970--1989; Greeley & Taller, 1980). '군수산업복합체(military-industrial complex)'를 지지하거나 지구를 위험에 빠뜨리고, 생물학적 결정론의 가정과 이데올로기에 의해 건강을 포함한 여러 사회 불평등을 자연스러운 것으로 여겨서 정당화시키거나 허용이 되는 것으로 만드는 학문적 활동이 특히 우려가 되는 것이었다.

역학의 사회정치적 관점이 질병의 사회적 발생과 건강의 정치경제학이라는 틀로 명백하게 구체화된 것은 당시 학문에 대한 과감한 비판을 한 진보적 건강 연구자가 그들의 분석을 역학으로 확장하였던 1970년대였다. 따라서 초기의 글은 주류 역학 학술지가 아닌 대안적 관점을 용인하는 비역학 저널이나, 회색 문헌, 의학과 의료체계의 선도적인 마르크스주의 분석가인 빈센트 나바로(Vicente

Navarro)(Navarro, 1971)가 1971년에 창간한 《국제의료서비스저널(International Journal of Health Services)》 등에 처음으로 등장한 것은 놀랍지 않다. 영어 문헌에 처음 등장한 사례는 당대 마르크스주의의 이론적 틀과 변증법적·역사적 유물론(Rose & Rose, 1976a; Rose & Rose, 1976b; Arditti et al., 1980; Levins & Lewontin, 1985; Werskey, 2007)의 철학적 교리의 영향력을 받은 유물론 역학(materialist epidemiology)(Gaynor & Eyer, 1976; Berliner, 1976)과 역사유물론 역학(historical materialist epidemiology)(Schnall, 1977; Schnall & Kern, 1981) 등이었다.

변증법적·역사유물론이라고 불리는 복잡하고 논쟁적인 일련의 개념을 깊게 파고드는 것은 이 장에서 다룰 범위가 아니지만, 1970년대에 등장한 사회정치적 역학이론의 여러 변종이 발생하는 데에 이러한 개념이 중요했다는 사실을 고려할 때 짧은 마무리는 필요하다. 하버드대학교 생물학자인 리처드 레빈스(Richard Levins)와 리처드 르원틴(Richard Lewontin)이 1985년에 발간한 『변증법적 생물학자(The Dialectical Biologist)』는 "오랜 시간 틀렸지만 중요한 순간에 옳았던" 프리드리히 엥겔스에게 헌정되었다. 이 책에 따르면 몇 가지 핵심적 변증법적 원리가 존재하는데, 이는 과학적 법칙이라기보다 다윈의 변이, 유전, 분화 이론처럼 정량과 예측의 기준이 될 수 있는 용어를 창출했다는 점에서 선행 이론에 가까운 것이었다.

변증법적 관점의 첫 번째 원칙은 그 이전에는 부분으로서 독립적 존재는 아니었던 이질적 부분 간의 관계를 곧 전체라고 보는 것이다. 두 번째 원칙은 첫 번째 원칙으로부터 나온 것인데, 일반적으로 부분의 속성은 이전에는 서로 떨어져 있는 존재는 아니었다가, 특정한 전체의 부분이 됨으로써 획득되었다는 것이다. 변증법적 접근에서 '전체'는 본질적으로 균형 잡히거나 조화로운 것이 아니고, 정체성이 고정되어 있는 것도 아니다. 전체는 내부의 대립하는 과정이 발생하는 장소(loci)이고, 대립의 결과에 의하여 단지 일시적으로만 균형상태를 갖는다. 세 번째 변증법적 원칙인 (…) 부분과 전체의 '상호 침투(interpenetration)'는 주체와 객체, 원인과 결과의 호환성 결과라는 점이다. (…) 유기체는 진화의 주체이기도

하면서 동시에 객체이다. 이들은 환경을 만들기도 하고 또한 환경에 의해 만들어
지기도 하며 또한 그들 자신의 진화 역사에서 행위자이다.

레빈스와 르원틴이 인정한 바와 같이 이러한 역사와, 다양한 수준 내 혹은 수
준을 가로지르는 상호작용과 (갈등을 포함한), 변이성에 대한 고민을 요하는 원
칙은 정치적인 이유로 무시되고 억제되어왔다. 이는 기계적이고 빈약한 스탈
린주의 변증법적 유물론을 폭압적으로 적용함으로써, 가장 주요한 지식인들,
심지어 좌파 지식인들까지도 변증법이라는 용어를 부정적인 함의로만 인식하
게 된 것이 적지 않은 이유로 작용하였기 때문이다(Levins & Lewontin, 1985: vii).
1970년대 후반과 1980년대 초반 무렵 변증법적 역사 유물론이라는 상대적
으로 난해한 용어에서 벗어난 새로운 사회역학 이론은 '건강의 정치경제학'과
'질병의 사회적 발생'이라는 좀 더 이해하기 쉬운 개념으로 스스로를 명명하였
다(Doyal, 1979; Conrad & Kem, 1981; Tesh, 1988; Navarro, 1986a; Krieger, 2001a).
1979년 레슬리 도열(Lesley Doyal)은 『건강의 정치경제학(The Political Economy
of Health)』이라는 제목의 첫 영문서적을 출간하였고 '건강과 질병의 사회적 발
생'과 '의료의 사회적 발생'을 자본주의와 제국주의의 일상적 기능에 비추어 분
석하였다(Doyal, 1979)(〈글상자 6-4〉 참조). 비록 이익의 극대화라는 자본주의 정
치경제 체제의 목표가 사람의 건강, 특히 착취당하고 탄압받는 사람의 건강을
어떻게 해치는지에 주로 관심을 두고 있기는 하지만, 이 이론의 원래 의도는
자본주의이든 실제 존재하는 '공산주의 사회'이든 관계없이 집단 착취, 소외,
투쟁을 질병의 근본적 분석의 중심으로 복귀시키려는 것이었다(Stark, 1977;
Doyal, 1979). 다시 말하면 이러한 이론은 자본주의와 제국주의가 인간의 건강
에 미치는 영향을 비판하면서 발전했음에도 그 사회의 정치경제체계가 무엇이
든 상관없이 어떤 사회에도 적용되도록 하였던 것이다. 또한 이 이론은 건강의
인구집단 양상을 이해하기 위해서는 누가 현재 상황이나 구조적 불평등으로부
터 [이득을] 얻거나 잃는지를 분석할 필요가 있다는 더 큰 주장을 하였다. 당연
하게 사회정의 원칙을 전제로 한 활발한 사회변화 운동이 건강 불평등을 개선

하기 위한 핵심적 결론이었다.

역학뿐 아니라 공중보건학, 의학 등 폭넓은 분야에서 인구집단 건강에 대한 사회정치적 분석이 범지구적으로 확장되었음을 입증한 그들은 1978년 세계보건기구의 역사적 '1차보건의료 국제회의(International Conference on Primary Health Care)'에서 채택된 '알마아타 선언(Declaration of Alma-Ata, 1978)'에 이러한 개념을 불어넣었다(Navarro, 1971; Flaherty, 1977; Navarro, 1986a; Navarro, 1986b; Tesh, 1988; Bim et al., 2009). 선언의 5조에 제시된 '사회정의의 정신(in the spirit of social justice)'은 다음과 같다.

- 조항 1에서 "단순히 질병이나 허약이 부재한 상태가 아니라 완전한 수준의 신체적·정신적·사회적 안녕으로 정의되는 건강은 기본적인 인권이며, 가능한 최고 수준의 건강 상태 달성은 보건뿐 아니라 많은 다른 사회 경제 영역의 기능을 요구하는 가장 중요한 전 세계적 사회목표라는 점"을 천명하였다.
- 조항 2에서 "국가 내에서만 아니라 선진국과 개발도상국 간에 존재하는 국민 건강의 거대한 불평등은 정치적·사회적·경제적으로 용인될 수 없는 것이며, 따라서 모든 국가의 공통 관심사"임을 언급하였다.
- 조항 10에서 "현재 군사장비와 군사적 분쟁에 소비되고 있는 세계 자원의 상당부분을 보다 효율적이고 충분하게 사용하여 2000년까지 세계 모든 사람에게 허용될 수 있는 수준의 건강을 달성할 수 있을 것이다(health for all). 독립, 평화, 긴장완화, 군비축소에 대한 진실된 정책은 평화적인 목적, 특히 사회경제적 발전의 가속화에 충분히 투자될 수 있고, 그중 필수 부분으로서 1차 보건의료도 적절한 몫을 할당받을 수 있는 추가적인 재원을 확보할 수 있을 것이며 그래야만 한다"고 결론을 지었다.

국가 내 그리고 국가 간 인구집단의 건강 상태와 정치경제학적 우선순위 사이의 깊은 관계를 명백하게 강조한 알마아타 선언은 우선순위의 변화는 인구집단의 건강을 향상시키고, 건강 불평등을 완화할 수 있는 새로운 기회가 될 수 있다는 희망을 주었다. 하지만 겨우 2년 뒤 1980년대 무차별적 자유 시장

정책을 선호하는 신자유주의적 정치 레짐이 도래함에 따라 사회적·경제적·건강 형평을 증진하려는 국가적 중재의 일환이었던 알마아타 선언의 영향력이 약화되었다(Birn et al., 2009; Stiglitz, 2009).

4) 인과적 가설과 경험적 연구

1970년대 중반 이후 역학자는 다른 질병 분포 이론을 사용했던 것과 같은 방식, 즉 이전에 출간된 자료를 이론화하고, 해석하며, 새로운 가설검증을 하거나 촉진시키며, 건강의 사회적 불평등 감소라는 우선순위가 추가된 대중의 건강 증진과 관련된 근거를 만들어내는 방식으로 건강의 정치경제학과 질병의 사회적 발생 이론을 영어 학술지에서 이용하였다. 연구의 초점은 건강 불평등이며, 건강 불평등은 불공평하고, 부당하며, 명백하게 피할 수 있는 건강의 사회적 불평등으로 정의할 수 있으며(Dahlgren & Whitehead, 1993; Krieger, 2001b; Krieger, 2005; Braveman, 2006) 국가 내와 국가 간 모두 존재할 수 있다(Eyer & Sterling, 1977; Black et al., 1980; Trushen, 1984; Sanders, 1985; Pckard, 1989; Townsend et al., 1990; Krieger et al., 1993; Amick et al., 1995; Krieger, 1999; Leon & Walter, 2001; Navarro, 2002; Davey Smith, 2003; Hofrichter, 2003; Krieger, 2004; Levy & Sidel, 2006; Schulz et al., 2006; Kunit, 2007; Kawachi & Wamala, 2007; Graham, 2007; Birn et al,. 2009).

한 가지 예를 들자면 1977년 조지프 이어(Joseph Eyer)와 피터 스털링(Peter Sterling)이 쓴 건강의 정치경제학에 관한 초기 문헌 중 하나로 손꼽히는 『스트레스로 인한 사망과 사회 조직(Stress Related Mortality and Social Organization)』이 있는데, 이 이론을 사용하여 스트레스 관련 질병의 사회역학 근거와 만성 스트레스의 병태생리학 근거를 개념적으로 연결하고 그에 대한 연구 결과를 소개하였다. 그들에게 인과적 관계는 특정한 '자본주의하에서의 스트레스 원천'과 연관이 있었는데(Eyer & Sterling, 1977: 16), 그 원천을 '강도가 심하고 정신적 갈등이 많은 노동', '협력적이고 지지적 지역사회의 붕괴'로 특징지었다(Eyer

Ⓐ 중요 '건강의 정치경제학' 논문을 집대성한 1977년 출간된 두 권의 책 목차: '마르크스주의 건강 연구 네트워크'인 '건강 마르크스주의 연합(the Health Marxist Organization)'이 제공한 '역사유물론 역학'에 대한 HMO Packets #2(1977년 1월)과 #3(June 1977년 6월)

[도서 1-1] 『건강의 사회적 인과론 I부(The Social Etiology of Disease-Part I)』 (Schnall et al., 1977a)

목차 서론 − Evan stark (i쪽)
1. 역사유물론 역학 입문 − Peter Schnall(1쪽)
2. 역사유물론 역학의 실천을 향하여 − Grace Qiem(10쪽)
3. 불안: 자본주의 사회의 변화로 인한 문제 − Scotty Embree(14쪽)
4. 직업 건강과 안전 연구에 사용된 유물론 역학 − David Gaynor(23쪽)
5. 약물 유물론 역학 − Don Goldmacher(29쪽)
6. 자살 − Kim Hopper and Sally Guttmacher(32쪽)
7. 가정주부의 질병 연구를 위한 기록 − Carol Lopate (57쪽)
8. 암의 경제사회적 원인 − Peter Schnall (61쪽)
9. 역사유물론 역학을 이용한 관상동맥 심장질환의 분석 − Peter Schnall(73쪽)
10. 고혈압 − Hila Sherer(83쪽)
11. 재난: 유물론적 자료분석 − Gel Stevenson(91쪽)
12. 사회, '스트레스', 질병 − Ingrid Waldron(105쪽)
13. 류마티스 관절염의 역사유물론 이해 − Grace Ziem (108쪽)

[도서 1-2] 『건강의 사회적 인과론 2부: 역사유물론의 함의와 응용(The Social Etiology of Disease-Part II: Implications and Applications of HME)』(Schnall et al., 1977b)

목차 서론 − Evan Stark(i쪽)
1. 역사유물론에 대하여: 동부해안토론집단의 기록 − Kim Hopper(1쪽)
2. 당신 건강에 위험한 것은 당신 자신이다:
   피해자 책임전가의 이데올로기와 정치학 − Rob Crawford(5쪽)
3. 역사유물론 역학의 함의와 적용 − John Bradley(17쪽)
4. 여성에 대한 가정폭력: 사적 사건의 사회적 해석(요약)
   − Anne Flitcraft & Evan Stark(30쪽)

5. 노동자의 안전과 건강 — Meredeth Turshen(41쪽)

6. 직업 건강의 첨단 — Evan Stark(52쪽)

7. 건강 보호 전략 — Sandy Kelman(63쪽)

분석 사례

슈날(Schnall), 『역사유물론 역학』 서론

• 2쪽: "부르주아 사회역학과 유물론 역학을 구분하는 것은 사회 내의 질병 양상을 그 사회 기능을 결정하는 요인인 사회경제적 관계와 연관시키려는 시도이다. "

• 5~6쪽: "관상동맥 심장질환은 20세기의 질병 중 하나이다. 이 새로운 질병이 어디 로부터 왔을까? 이는 일련의 기술 발달과 새롭게 출현한 생산 양식의 발달을 둘러싼 새로운 사회 관계가 결집한 것이다. 흡연은 담배의 대량 생산체제의 도래가 이루어 진 1890년대 후반에 시작되었다. 담배는 자본주의의 독특한 산물이다. 이는 더 큰 착취를 가능하게 하는 기술집약적 과정을 수반한다. 습관성이 시장을 지속하도록 했고, 저장법의 발달은 중앙집중화된 생산을 가능케 하였으며, 유통 과정에서 가치 가 손실되는 것을 감소시켰다. 19세기 후반과 20세기 초반의 기술 발달로 식품 산업 이 가능하게 되었는데, 이로 인해 일용품이 슈퍼마켓에서 판매되고, 식이섬유가 부 족한 질 낮은 식품이 더 많이 소비되는 결과로 이어졌다. 더욱 신선한 농작물과 더 높은 품질의 음식을 판매하는 동네의 작은 식료품가게는 자본이 식품 산업으로 확 장하면서 무너졌다. "

게이너(Gaynor), 『직업 건강과 안전 연구에 적용된 유물론적 역학』(Part 1, 23~28쪽)

• 23쪽: "산업 재해와 질병에 대한 통계 수치는 이러한 문제들이 역학적 특성의 하나 임을 보여준다. 미국 8000만 명 노동자 중 매년 1만 4000명 이상이 노동 중 사망을 하고 약 220여만 명이 장애를 입는데, 이는 매우 보수적으로 추정된 수치이다. 실제 수치는 사망은 2만 5000여 명, 노동과 관계된 부상은 2000만~2500만에 이를 것으로 추산된다. "

• 25쪽: "집중적이고 매우 자율적인 자본 축적 과정은 자본주의 사회에만 나타나는 독특한 특징이다. 경쟁과 경쟁의 결과로 발생된 불안정을 바탕으로 구축된 사회에 서는 다음과 같은 노동 조건이 형성된다.

— 노동자가 안전한 노동 환경을 요구할 때마다 고용주는 안전한 노동조건에 소요되 는 비용 때문에 파산할 것이라고 비난한다. 즉 이와 같은 비용이 사업이 지속시킬 수 있는 충분한 자본을 더는 축적하지 못하게 할 정도로 이익을 감소시킬 것이라는 것이다. 이러한 실업의 위험으로 인해 노동자는 점점 침묵을 하게 되고, 특히 요즘 과 같은 경제 위기 시기에는 직업 건강과 안전에 대한 관심은 가장 낮은 우선순위에 머물러 있다.

— 높은 실업률을 수용하고 유지하는 경제 체계하에서는 일을 하기 위해 위험을 감수하려는 사람은 항상 있으며, 다치거나 죽은 노동자를 대체할 사람도 항상 존재한다. 역사적으로 고용주가 안전한 노동 환경을 제공해주는 것보다는 안전하지 않은 노동 환경에 대한 대가를 치르는 것이 훨씬 비용적으로 저렴했다."

- 26쪽: "더욱이 우리는 작업장에서 우리의 일을 손에서 놓지 않는다. 매우 지루하고 반복적인 우리의 작업은 높은 수준의 소외를 만들어낸다."
- 27쪽: "직업의 위험요인을 감수하는 사람이 스스로 노동 조건에 대한 통제력을 행사하게 될 수 있을 때까지는, 진실로 건강한 노동 환경이 실현될 가능성은 결코 없다."

[도서 2] 1977년 《급진적 정치경제 리뷰》 봄호(Flaherty et al., 1977) 건강의 정치경제학 특별호

목차 특별호 편집위원 그룹: Evan Stark Diane FJaherty, Sander KeJman, William
      Lazonick, Lee Price, Len Rodberg
      건강의 정치경제학 특별호. 서론(v쪽) – Joseph Eyer and Peter Sterling
      스트레스로 인한 사망과 사회 조직(1쪽) – Meredeth Turshen
      질병의 정치생태학(45쪽) – Vicente Navarro
      정치적 권력, 정부, 그리고 의학에서 이들이 가지는 함의 (61쪽) – Harry Cleaver
      말라리아, 공중보건의 정치학 그리고 국제적 위기 (81쪽) – Leonard Rodberg
      and GeJvin Stevenson
      선진 자본주의에서 보건의료 산업(104쪽) – Howard S. Berliner
      신흥 의학 이데올로기들(116쪽) – J. Warren SaJmon
      독점자본주의와 보건의료영역의 재조직(125쪽) – Robert C. Hsu
      중국 시골지역 보건의료의 정치경제학(134쪽)

분석 사례

이어와 스털링(Eyer and Sterling) 『스트레스로 인한 사망과 사회 조직』(1~44쪽)
- 2쪽: "(…) 성인의 신체 병리와 죽음의 큰 구성요소로서 신의 행위도, 유전자도 아닌 우리의 현재 사회 경제 체계에 의해 야기되는 불행이 고려되어야 한다."
- 2~6쪽: 신체적·정신적 스트레스에 대한 '투쟁 또는 도피(fight or flight) 반응', 자율신경계와 내분비계에 의해 매개되는 '급성 변화와 회복성 변화' 그리고 만성스트레스가 심혈관 질환, 당뇨병, 궤양, 면역체계 억제, 암에 미치는 영향에 대한 가설을 강조하는 '스트레스의 병태생리학' 분석.
- 6~14쪽: 연구에서 언급된 스트레스의 근원: "가족 해체, 친척의 죽음, 직업 불안정, 이직, 이주(6쪽) 그리고 (미국에서의) 소득과 연령에 따른 분포"

- 14~16쪽: 수렵채집인과 농경사회를 비교하는 '스트레스의 문화적 차이'
- 16~34쪽: 자본주의 스트레스의 근원: '노동력: 외부 통제', '노동력의 내부 통제', '자본주의와 스트레스 사망', '산업화로 인한 스트레스 사망률의 증가', '사망률과 장기 경제인구학적 사이클', '(경제) 불황과 회복의 영향력'
- 34~35쪽: "의학이 이러한 문제에 어떻게 대처할 수 있을까? 이에 대하여 지금까지 단지 피상적인 기술적 해결책만 있을 뿐이었다."
- 35~38쪽: '새로운 방향': 행동조절이나 치료에 의존하는 것은 불충분하며, '명백히 새로운 질실적 문제'가 생겨나고 있다. 이에 전체 사회 내에서 사회적 위계구조를 없애고, 자본 축적 과정을 막는 성공적인 지역사회를 형성하려는 새로운 흐름이 있으며 강도 높은 생산성을 위한 사회주의화를 겨냥한 구성원 분열과 가족 구조가 동반되고 있다.

* HMO는 풍자적 유머로서 의도적으로 선택된 약어인데, 원래 HMO는 그 당시 보편적 보건의료의 대안으로 1970년대 초 미국에서 추진된 민간 의료보장인 'health maintenance organization'을 지칭하는 것이었다.

Ⓑ 레슬리 도열의 『건강의 정치경제학(The Political Economy of Health)』 발췌문(Doyal, 1979)

- 24~25쪽: "'자본주의가 질병을 야기한다'는 표현은 좌파가 흔히 사용하는 진부한 표현이지만, 언제 어디서나 안 좋은 건강에 일관되게 사용되는 이러한 일반적 표현에서 이론적, 정치적 개념을 거의 포함하지 않고 있다. (…) 자본주의 체계가 건강과 이윤 사이에 일종의 모순을 생성해내는 경로를 더 구체적으로 조사하는 것이 중요하다.
  첫 번째로, 상품을 생산하는 물리적 과정 그 자체는 다양한 경로를 통해 건강에 영향을 미칠 것이다. 자본 축적이라는 불가피한 의무는 명백하게 노동과정의 특성을 결정하고 교대근무, 탈숙련화, 초과근무, 위험한 화학용품의 사용에 대한 필요성은 노동자의 건강 혹은 불건강 상태로 나타날 것이다. 노동자들은 산업재해 또는 질병과 같이 직접적으로, 혹은 스트레스로 인한 불건강, 정신신체적 문제와 같이 좀 더 우회적으로 고통받을 수 있다. 그러나 상품 생산은 건강에 더욱 간접적 영향을 미치며, 생산과정에서 나타나는 신체 효과는 작업장을 벗어나서도 확장되어 나타난다. 다양한 종류의 오염과 주변환경 파괴는 종종 산업화된 생산과정의 부산물이다."
- 25~26쪽: "하지만 누구나 질병이 생기는 과정에 의해 동등하게 영향을 받는 것이 아니라는 사실 역시 자본주의 사회의 특성 중 하나이다. 계층 간 유병률이나 사망률의 차이가 매우 명확해지고, 노동자 계급은 중간 계급에 비해 더 많이 아프거나, 빨

리 죽게 된다. (…) 유병률과 사망률에서 계층간 격차가 나타나는 가장 명백한 원인은 특정한 직업에서 건강 위험요인이 차별적으로 많기 때문일 것이다. 자본주의 사회에서 불건강의 분포는 대체로 소득의 분포를 따른다. (…) 자본주의 사회에서 소득이란 개인과 가족이 획득할 수 있는 거주와 식이에 관련된 주거 환경의 수준, 그리고 따뜻하게 유지하고 의복을 잘 갖춰 입을 수 있는 능력을 결정하는 요인이다. 이러한 모든 요인은 건강에 중요하다. 비숙련 노동자의 자녀는 받는 교육의 질이 나쁠 가능성이 높고, 이에 따라 장차 갖게 될 직업도 임금이 낮거나 위험할 가능성이 높다."

- 27쪽: "하지만 극도의 불건강과 높은 조기사망이 발견되는 곳은 저개발국이며, 사망의 주요 원인은 우리가 흔히 짐작하고 있는 풍토성 열대 질병이 아니라 감염병이나 영양부족으로 인한 것이다. 이것은 당연한 현상이 아니라 대부분 제국주의 특유의 특별한 사회 경제 관계로부터 발생하는 것이다. 도시와 시골의 빈곤과 같이, 영양부족은 대도시 국가와 저개발 국가 간 착취 관계의 직접적 결과이자 불균등한 자원 할당과 개발의 결과인 것이다. 따라서 불건강의 원인을 부주의하게 단순히 자본주의의 탓으로만 돌려서는 안 된다. 우리는 건강과 질병이 발생하는 생산양식 맥락을 벗어나서 건강과 질병 양상을 이해할 수도 없다."

- 44쪽: "우리가 보아왔듯이, 건강과 질병의 양상은 상당부분 특정 양식의 사회경제 체계에 의해 결정된다. 자본주의하에서 종종 건강과 이익의 추구가 상충되는 경우가 있다. 대부분의 불건강의 사회적 발생을 통제하기 위한 노력은 용납하기 어려운 수준의 자본 축적 과정에 대한 간섭을 필요로 하기 때문에, 그 결과 선진 자본주의 사회에서는 건강을 지키기 위한 광범위한 예방적 수단보다는 질병 발생 이후의 치료적 의술이 더 강조되어왔다."

- 47쪽: '건강과 질병의 사회적 발생'

  "1장에서 질병과 사망의 물질적 실체와 건강과 질병을 정의하는 방식은 이러한 것이 발생하는 사회경제적 환경에 따라 다를 것이라는 것을 제기하였다. 이는 질병 메커니즘을 지배하는 물리적·화학적 법칙을 버릴 수 있다는 것을 제안하는 것이 아니라, 이러한 법칙이 꾸준히 변화하는 사회경제적 맥락 내에서 작동되고 있음을 직시해야 함을 말하고자 하는 것이다. 이처럼 자본주의 생산 양식의 역사적 발달은 건강에 꽤 지대한 영향을 가져왔다. 한편 전례 없는 규모의 생산력 발달로 선진 자본주의 국가의 생활 수준이 향상되었고, 그에 따른 신체 건강 수준이 개선되었다. 하지만 이와 동일한 과정을 통해 많은 제3국가 국민의 건강은 선진자본주의 국가보다 덜 향상되었으며, 여기에 더하여 선진국가에서 발전의 필수적 부분이었던 대규모 경제·사회·기술적 변화에 의해서 새로운 건강 위험요인이 출현하기 시작하였다."

- 295쪽: "이미 봐왔던 것처럼 부르주아 이데올로기는 불건강의 발생에 두 가지 기초적인 설명을 제시한다. 첫 번째는 질병이란 (질병 발생 이후 치료를 제외하고는) 중재가 거의 불가능한, 혹은 기껏해야 백신과 같은 특정 예방수단 정도만이 효과가 있

는 변하지 않는 일련의 생화학적 절차의 결과로 발생되는 다소 '자연스러운' 것이라
는 설명이다. 두 번째 설명은 생활습관 접근법인데 점차 대중화되고 있다. 아이러니
하게도, 문제라고 일컬어지는 것은 선진국의 소위 만연한 풍요로움이다."

- 296쪽: "(…) 개인이 삶을 통제할 수 없다는 주장은 터무니없을 수 있다. 사람들은
매일매일 모든 종류의 선택을 실제로 하고 있다. 하지만 우리가 명확히 해야 하는
것은, 개인의 선택이 이루어지는 사회경제적 배경의 특성과 개인의 자유에 부과되
는 많은 제한점이다. 자본의 힘이 어떻게 개인의 선택이 이루어지는 배경을 구성하
는지에 대한 상세한 연구가 마르크스주의 역학의 핵심에 놓여 있어야 한다. 이러한
방식을 통해서만 삶과 노동 조건, 사회경제적 관계 유형이 개인 또는 집단의 건강에
미치는 영향을 이해할 수 있고, 동시에 이러한 조건을 바꾸기 위한 집단 행동의 가
능성을 형성할 수 있다."

& Sterling, 1977: 1). 이론적 관점에서 매우 상징성이 큰 이어와 스털링의 이 글
은 건강의 사회적 불평등을 예방하고 동시에 전반적인 인구집단의 건강을 개
선하기 위해서는 단지 개인의 행동의 조절이나 치료가 아니라 자본주의 경제
에 의해 일상적으로 생산되는 물질적·사회적 조건과 불평등을 해결하려는 사
회적 변화가 필요하다고 천명하였다.

단지 질병으로 고통 받는 이를 위한 치료적 노력에만 초점을 두는 것이 아니
라 사회집단 간 관계 변화가 필요하다는 점은 1986년 피터 타운센드(Peter
Townsend)가 쓴 고전 『왜 다수가 가난한가?(Why Are the Many Poor?)』
(Townsend, 1986)에도 유사하게 나타나 있다. 기념비적이고 매우 영향력 있는
『건강 불평등에 관한 블랙 보고서(Black Report on Inequalities in Health: A report
of a Research Working Group)』(Black et al., 1980; Berridge Blume, 2002)를 공동
집필한 지 6년 뒤 발간한 이 타운센드의 논문에서, 진짜 문제는 단지 가난한 사
람이 부유한 사람보다 많은 것이 아니라 부유한 소수 때문에 가난한 다수가 존
재하는 것이라는, 100년 가까이 된 페이비언주의자의 주장을 의도적으로 부활
시켰다. 즉 소유물, 노동, 임금에 대한 권력을 이용하여 소수를 부유하게 하는
정치경제 체제에서는 다수의 사람이 경제적으로 점점 더 비참해지는 것은 불

가피하고 놀랍지도 않은 결과라는 것이다. 따라서 타운센드는 건강의 정치경제학 관점에 근거하여 "건강 불평등을 감소시키기 위한 유일한 장기 치료법은 부자들의 권력과 부를 제한하고, 사회적 특권의 현재 구조를 붕괴시키며, 사회평등과 부의 공정한 분배에 기반을 둔 사회 제도를 구축하는 것"이라고 주장하였다(Townsend, 1986: 1). 2009년 국제보건 교재는 '건강과 발달의 정치경제학', '국제보건과 질병의 역학 개요', '건강의 사회적 결정요인과 사회적 불평등' 등 세 장에 걸친 논의를 통해 이러한 이론을 지속적으로 부각시켰다(Birn et al., 2009).

질병의 사회적 발생과 건강의 정치경제 이론을 기반으로 한 역학연구는 인구집단의 경제와 정치적 조건과 결부된 다양한 범위의 주제와 가설을 경험적으로 다루어왔다. 일례로 증가하는 소득불평등, 국제통화기금(International Monetary Fund, IMF)과 세계은행(World Bank)의 구조조정 프로그램, 복지국가 붕괴를 바라는 신자유주의 경제 정책, 세계무역기구(World Trade Organization, WTO)가 도입한 자유무역협정, 소비에트 연합과 동유럽 국가 붕괴, 일부 라틴아메리카 국가에서의 최근 진보주의적 정부의 출현 등이 건강에 미치는 영향에 대한 연구가 있다(see, e.g., Lurie et al., 1995; Biljmakers et al., 1996; Wise et al., 1999; Leon & Walt, 2001; Franco-Giraldo et al., 2006; Moore et al., 2006; Oliver, 2006; Kunitz, 2007; Kawachi & Wamala, 2007; Navarro, 2007; Krieger et al., 2008a; Blakely et al., 2008; Beckfield & Krieger, 2009; Birn et al., 2009; Briggs & Mantini-Briggs, 2009; Armada et al., 2009).

인종/민족, 성별, 성차와 관련된 사회적 불평등도 사회경제적 지위 내 또는 사이에서, 그리고 다양한 사회 내 또는 사이에서 발생하고 있음에 따라 이들도 질병의 사회적 발생과 건강의 정치경제 이론을 기반으로 한 역학연구에서 다루어졌다(Fee & Krieger, 1994; Doyal, 1995; Ruzek et al., 1997; La Veist, 2002; Hofrichter, 2003; Krieger, 2004; Schulz et al., 2006; Meyer & Northridge, 2007; Birn et al., 2009). 관련 질문으로는 ① 경제적, 비경제적 형태의 인종차별 경험이 건강에 미치는 결과(Krieger, 1990; Krieger et al., 1993; Krieger & Sidney, 1996; Krieger,

1999; Williams, 1999; Williams et al., 2003; Paradies, 2006; Mays et al., 2007; Williams & Mohammed, 2009) ② 여성을 지배하고 학대하는 남성이 건강에 미치는 결과(Stark & Flitcraft, 1995; Garcia-Moreno, 2000; Watts & Zimmerman, 2002; Campbell et al., 2003; Russo & Pirlott, 2006; Ellsberg et al., 2008; Krieger et al., 2008b) ③ 성 소수자에게 직접적으로 가해지는 폭행이나 차별이 건강에 미치는 경로(Meyer, 1995; Krieger & Sidney, 1997; Diaz et al., 2001; Mays & Cochran, 2001; Warner et al., 2004; Huebner et al., 2004; Huebner & Davis, 2007; Chae et al., 2010) ④ 식민화, 강탈, 이주, 그리고 원주민에게 가해지는 문화의 와해로 인한 역사적 트라우마의 건강 결과(Walters & Simoni, 2002; Walters et al., 2002; Whitbeck, 2004; Duran & Walters, 2004; Ferriera&Lang, 2006; Carson et al., 2007; Evans-Cambell, 2008; Kearns et al., 2009; Cunningham, 2009) 등이 그것이다. 최근 부각되고 있는 환경정의 운동은 마찬가지로 독극 폐기물을 가난한 나라로 그리고 부유한 국가 내의 가난한 지역, 특히 유색인종이 거주하는 가난한 지역사회로 전가하는 회사의 결정이나 그에 대한 정부의 공모에 대하여 비판적 관심을 불러일으켰다(Sexton et al., 1993; Committee on Environmental Justice, 1999; Malcoe et al., 2002; London, 2003; Morello-Frosch & Lopez, 2006; Maantay, 2007; Norton et al., 2007; Wing et al., 2008; Birn et al., 2009).

이러한 개념을 전제로 '건강한 공공 정책', 특히 가난과 소득 불평등을 감소시키기 위한 재분배적 정책을 위한 행동의 요구가 개혁 수준에서 있었다. 이러한 정책의 개발을 방해하는 구조적·정치경제학적 장벽을 제거하기 위해서 (도열의 표현을 빌리자면) "지속 가능한 발전, 정치적 자유, 경제와 사회정의를 위한 더 폭넓은 캠페인"이 필요하다(Doyal, 1995: 232).

5) 20세기 후반에서 21세기 초반 질병의 사회적 발생과 건강의 정치경제학 이론의 탈정치화와 재정치화

20세기 후반과 21세기 초반 중요한 역학의 이론과 연구는 질병의 사회적 발생과 건강의 정치경제학 틀 내의 핵심 개념을 이용하였다. 비록 권력과 자원 분포에 대한 심각한 우려를 제기하기는 했으나 현 상태로부터 누가 [이득을] 잃고 누가 얻는가에 대한 분석에서 차이점을 보였다.

이러한 하위의 개념적 접근법 중에 가장 널리 인용되고 있는 두 가지는 다음과 같다.

① 건강의 사회적 결정요인(Wilkinson & Marmot, 1998; Marmot & Wilkinson, 1999; Raphael, 2004; WHO Commission on the Social Determinants of Health [CSDH], 2008): 1970년대 중반에도 사용되긴 하였으나(National Conference on Preventive Medicine, 1976), 1990년대 후반 세계보건기구가 이 문구를 채택하기 전까지는 관점이나 문구로서 대중화되지는 않았다(Wilkinson & Marmot, 1998).

② 인구집단 건강(population health): 전체로서의 건강 결과를 보여주며 "인구집단수준에서 건강 불평등을 최소화하기 위한"(Kindig, 2007: 158) 자원 배분과 정책 개발의 지침을 주기 위해 1989년 캐나다 첨단연구소(Canadian Institute for Advanced Research, CIFAR)(Evans & Stoddart, 1990)가 도입한 관점이자 용어이며, 공중보건과 질병 분포 결정요인의 기존 개념과 무엇이 다르고 같은지에 관하여 일부 논쟁이 발생되었음에도(Labonte, 1995; Frank, 1995), 1990년대 중반까지 상당한 견인력을 얻었다(Evans & Stoddart, 1990; Evans et al., 1994; Labonte, 1995; Frank, 1995; Kindig, 1997a; Kindig, 1997b; Young, 1998; Kawachi et al., 1999; Kindig & Stoddard, 2003; Szreter, 2003; Frolich et al., 2004; Heller, 2005; Labonte 2005; Etches et al., 2006).

이 두 개념과 관련 문구들은 세계보건기구 건강의 사회적 결정요인 위원회 (WHO commission on the Social Determinants of Health, CSDH)에 의해 처음으로 발간된 2008년 대표적 보고서인 『한 세대에 격차를 줄이기: 건강의 사회적 결정요인에 대한 행동을 통한 건강 형평성(Closing the Gap in a Generation: Health Equity Through Action on the Social Determinants of Health)』에 눈에 띄게 언급되

면서 전 세계적으로 부각되었다.

세 번째 관점은 '기반 원인 이론(fundamental causes thesis)'라고 일컬어지는 데 1990년대 중반 미국의 사회역학 문헌에서 소개되었다(Link & Phelan, 1995; Link & Phelan, 1996; Phelan et al., 2004; Phelan & Link, 2005; Ward, 2007; Link et al., 2008). 이 용어는 미국의 사회학자 스탠리 리버슨(Stanley Lieberson)이 1985년에 분명하게 밝혔듯이 (법적으로나 혹은 일상에서나 인종 차별과 같은) 기반적(fundamental) 사회적 과정에서 발생하는 것과 기반 원인으로 인해 발생하는 (인종폭동과 같은) 특별한 사건을 촉진시키는 수많은 구체적인 표면적(superficial) 원인을 구분하기 위하여 유래되었다(Lieberson & Silverman, 1961; Lieberson, 1985). 핵심 주장은 기저에 있는 기반 원인을 해결하지 않고 표면 원인에 집중하게 되면 그대로 남아 있는 기반 원인이 수많은 표면 원인을 지속적으로 생성할 것이기 때문에 조건을 변화시키기 위한 노력을 무력화한다는 것이다(Link & Phelan, 1995; Link & Phelan, 1996; Phelan et al., 2004; Phelan & Link, 2005; Ward, 2007; Link et al., 2008).

질병의 사회적 발생 이론(the social production of disease thesis)과 일치하는 이 세 가지 관점은 건강한 삶을 살 수 있는 능력은 사회경제적 지위, 인종/민족, 성별, 이웃, 학교, 교통 수단, 일터의 물리적·사회적 수준, 지불 가능한 수준의 건강한 식품과 적절한 의료서비스에 대한 접근성이 연계되어 형성된다고 설명한다. 이 세 가지 관점은 또한 '사회적 위계' 내 개인의 사회적 입지와 그에 수반되는 자원이 반영된 사회경제적 지위에 따른 미세한 건강의 차이는 도처에 있음을 강조한다(Link & Phelan, 1995; Wilkinson, 2001; Phelan et al., 2004; Marmot, 2004; Wilkinson, 2005; MacArthur Network, 2007; Adler & Rehkopf, 2008). 이러한 관점 내에서 이루어진 연구는 위계성을 '사다리'로 비유적으로 묘사하면서(〈그림 6-3〉) 인간뿐 아니라 인간이 아닌 영장류에게도 서열화된 위계구조가 일반적으로 존재하고 있음을 강조한다(Wilkinson, 2001; Marmot, 2004; Sapolsky, 2004; Wilkinson, 2005; Wilkinson & Pickett, 2009).

하지만 이러한 세 가지 변형된 이론은 유사하면서도, 서로서로 그리고 질병

Ⓐ 자본주의 체계의 피라미드

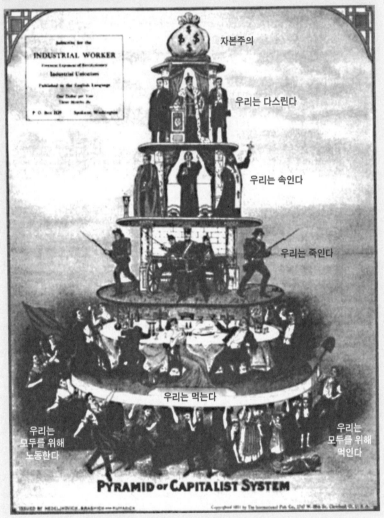

1913년 국제노동자대회에서 Nedeljkovich, Brashick, Kuharich가 제안

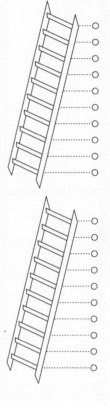

ⓑ 맥아더 주관적 사회지위 측정(The MacArthur Scale of Subjective Social Status)
　에서 나타나는 '사회의 사다리'

1a. 이 사다리를 미국 사회의 모습이라고 생각하라.
- 사다리의 꼭대기는 가장 최상의 사람들인데, 가장 많은
　돈, 가장 높은 교육 수준, 가장 존중받는 직업을 가진다.
- 사다리의 바닥은 가장 열악한 사람으로 가장 작은 돈,
　낮은 학력이나 무학, 직업이 없거나 아무도 하고 싶지
　않은 직업을 가진다.

이제 당신의 가족을 생각하면서 당신은 당신의 가족이 사
다리에 있다고 생각해보라. 당신 가족이 사다리에 위치한
가장 적절한 원을 체크하라.

1b. 이 사다리가 당신이 속한 집단을 보여준다고 생각하라.
- 사다리의 꼭대기는 가장 최상의 사람들인데, 가장 많은
　돈, 가장 높은 교육 수준, 가장 존중받는 직업을 가진다.
- 사다리의 바닥은 가장 열악한 사람으로 가장 작은 돈,
　낮은 학력이나 무학, 직업이 없거나 아무도 하고 싶지
　않은 직업을 가진다.

이 사다리에서 당신의 위치는 어디인가?
당신이 사다리에 위치한 가장 적절한 원을 체크하라.

자료: Goodman et al.(2001).

의 사회적 발생, 건강의 정치경제 이론과는 주목할 만한 차이가 있다. 예를 들
면 앞에서 언급했던 질병과 건강의 발달 기원(Developmental origins of disease
and health: DOHaD) 이론에 기반을 둔 건강의 사회적 결정요인과 인구집단 건
강 관점은 아동기와 성인기 건강에서 초기 삶의 조건의 생물학적 중요성과 이
러한 조건이 결과를 일으키는 생물학적 기전을 강력하게 강조한다. 생물학적
기전에 대한 이러한 관심을 통해 생물학에 대한 지향이 적은 건강의 정치경제

이론은 질병의 사회적 발생 이론과 뚜렷하게 구별된다. 하지만 인간, 주로 모계의 '생활습관'과 관련된 출생 전 환경에 주로 포커스를 둔 질병과 건강의 발달 기원 관점과는 대조적으로 인구집단 건강과 건강의 사회적 결정요인은 아이를 키우고 임신을 하는 더 넓은 사회적 맥락을 강조할 뿐만 아니라, 출생 이후를 포함한 전 생애 주기, 즉 생후 초기 아동기부터 다양한 성인기를 거치는 동안의 일련의 사회적 조건에 대한 관심을 환기시켰다(Evans et al., 1994; Frank, 1995; Young, 1998; Wilkinson & Marmot, 1998; Evans & Stoddardt, 2003; WHO CSDH, 2008; Marmot & Bell, 2009). 따라서 사회적 맥락이 태아기 프로그래밍뿐만 아니라 시간에 따른 사회적 경로에 연관된 건강위험과 노출요인의 차별적 누적에 어떻게 영향을 미치는지에 설명하는, 1990년대 후반 이후 빠르게 성장하고 있는 사회 지향적 '생애과정(life course)' 역학 문헌과 관점이 일치한다(Kuh & Davey Srnith, 1997; Power & Hertzman, 1997; Wadsworth, 1997; Hertzman, 1999; Ben-Shlomo & Kuh, 2002; National Research Council and Institute of Medicine, 2002; Wise, 2003; Kuh et al., 2003; Lynch & Davey Smith, 2005; Furumoto-Dawson et al., 2007; Blane et al., 2007).

이처럼 생물학적 지향성은 사회적 기반 원인 이론과 건강의 사회적 결정요인, 인구집단 건강 관점을 구별짓는 요인이며, 건강의 인구집단 양상을 설명하는 데에서 특정한 질병이나 특정 노출 요인의 중요성을 의도적으로 경시한다(Link & Phelan, 1995; Link & Phelan, 1996; Phelan et al., 2004; Phelan & Link, 2005; Ward, 2007; Link et al., 2008). 특정 위험요인은 표면 원인 범주에 있다고 여기고 대신 "돈, 지식, 권력, 명성, 사회적 지지나 사회 관계망의 개념으로 구체화된 인간관계 자원으로 크게 정의"할 수 있는 '유연한 자원(flexible resource)'은 기반 원인으로 강조한다. 이 유형의 기반 요인은 "질병의 위험을 피하거나, 일단 질병이 발생한 이후의 결과를 최소화하는 데 사용될 수 있는 자원의 접근성"에 영향을 주어(Link & Phelan, 1995: 87), 가장 많은 자원을 가진 사람은 질병을 피하거나 완화시킬 수 있다고 하였다(Phelan et al., 2004). 시간과 장소에 관계없이 '사회경제적 지위'와 건강이 지속적 연관성을 갖기 때문에 위험의 중재와 보고 요인이 사전에 결정될 수 없으며 비특이적인 인과성을 정당화한다. 결과적으로 생물학적 기전에 대한 관심과 왜 여러 질병은 특정 시점에서 혹은 지속적으로 더 혹은 덜 유행을 하는가에 대한 질문은 기반 원인 관점의 설명 밖에 위치한다.

생물학적 기전에 대한 관심이 다른데도, 세 가지 부수적 관점은 질병의 사회적 발생과 건강의 정치경제 이론과 구분되는 핵심적 차이를 공유한다. 세 관점 모두 건강의 사회적 결정요인이라고 재명명된 물질적·사회적 조건을 야기하는 근본적인 정치경제 체계와 이 체계의 다양한 구조, 우선순위, 갈등에는 상대적으로 거의 관심을 두지 않았다는 것이다(Poland et al., 1998; Raphael & Bryant, 2002; Coburn et al., 2003; Navarro & Muntaner, 2004; Labonte et al., 2005; Regidor, 2006; Graham, 2007; Schofield, 2007; Krieger, 2008b; Navarro, 2009; Birn et al., 2009; Birn, 2009). 물론 낮은 소득이 건강에 미치는 영향에 대한 관심이 있기는 하였지만, 그러한 낮은 소득이 왜 존재하는지에 대해서는 관심이 없었다. 금전뿐 아니라 인구집단과 생태 건강에 영향을 미치는 어떤 상품과 서비스를, 누가, 누구를 위해서, 무슨 이유로, 누구에게 어떤 비용을 전가하여 생산하는지는 거의 고려하지 않고, 대신 단순히 소비와 ('사다리'로 알려진) 인간의 상대적 사회적 입지 간의 관련성만 고려하였다.

결과적으로 사회적 조건 개선과 사회 불평등 감소를 통해 건강 불평등을 감소 또는 제거하려는 이러한 대안적 이론의 근거와 주장(Link et al., 2008; WHO CSDH, 2008; Marmot & Bell, 2009; Woolf, 2009; Wilkinson & Pickett, 2009)은 현재의 불평등이 누구의 이익을 지켜주는가에 대한 명확한 정치경제학적 분석은 하지 않았다(Navarro, 2009; Birn et al., 2009; Birn, 2009). 또한 현재 이익을 누리는 이들이 지속적으로 이익을 증가시키고 부와 특권을 유지하기 위해 기울이는 상당한 노력에도 관심을 갖지 않았다(Flaherty et al., 1977; Doyal, 1979; Hobsbawm, 1994; Grusky, 2001; Zinn, 2003; Anderson, 2003; Navarro & Muntaner, 2004; Levy & Sidel, 2006; Hobsbawm, 2008; Navarro, 2009; Birn et al., 2009). 이와 같이 사회 변화를 저지하는 지대한 사회정치적 장애물은 무너뜨리지 못했다. 그 대신 평등할수록 모두에게 더 유익하다는 주장이 제기되었다(Marmot, 2004;

Wilkinson, 2005; Wilkinson & Pickett, 2009).

6) 정치역학과 건강의 사회적 결정요인:
21세기 주요 사회역학 이론을 다시 정치화하기 위한 노력

이에 대응하여 21세기의 첫 10년 동안 일부 역학자는 건강의 정치경제 이론 틀의 중심이 되는 중요한 의제를 복원하기 위해서 정치역학으로 사회역학을 보완하자고 요구하였다(Gil-González et al., 2006; Clarke et al., 2007; Gil-González et al., 2009). '정치역학(political epidemiology)'이라는 용어의 기원은 적어도 1981년에 영어로 쓰인 한 문헌으로 거슬러 올라가며(Brownlea, 1981), 이 용어는 정치 체계, 경제적 우선순위, 갈등이 어떻게 인구집단의 건강을 형성하는지에 대한 분석을 의미한다. 고려할 수 있는 정치 체계 유형으로는 식민지 혹은 식민지 개척국가, 현재 혹은 과거에 사회주의 혹은 공산주의 국가 등 역사와 복지 수준이 다양한 자본주의 국가들이 포함된다(Navarro & Shi, 2001; Navarro et al., 2003; Navarro et al., 2006; Gil-González et al., 2006; Clarke et al., 2007; Bambra et al., 2007; Eikemo & Bambra, 2008; Esplet et al., 2008; Gil- González et al., 2009). 이러한 개념을 경험적으로 검증 가능한 가설로 전환하면서 정치경제 체계, 우선순위, 정책이 국가 또는 지역의 (총사망률, 기대수명, 질병 유병률과 사망률, 주관적 건강과 같은) 평균적 건강상태와 국가와 지역 내 혹은 국가와 지역 간 건강 불평등 규모의 차이를 야기하는지 조사하는 연구가 (많지는 않지만) 빠르게 증가하고 있다(Beckfield & Krieger, 2009).

유사하게 건강의 사회적 결정요인에 관한 역학연구가 개인 자원에만 집중하거나 건강 불평등을 결정하는 사회적 차원의 갈등적 정치구조적 요인을 간과하는 경향에 대응하기 위하여 일군의 새로운 공중보건학자와 역학자는 단순히 사회적 지위뿐 아니라 구조적 결정요인도 포함하여 더욱 광범위하게 건강의 사회적 결정요인이라는 용어를 사용하기 시작했다. 이 접근법의 차이를 대략적으로 기술하면 다음과 같다.

① 건강의 사회적 결정요인은 정부정책과 지위 위계로 구조화된 '사회 환경'에서 발생하고, 건강의 사회적 불평등은 다양한 집단이 건강에 영향을 주는 요소에 차별적으로 노출되어 발생하기 때문에 **사회적 결정요인이 원인의 원인으로 작동한다**는 관점(WHO CSDH, 2008).

② 건강의 사회적 결정요인을 정치경제 체계로 단정하는 접근법. 건강 불평등은 (국가 내, 국가 간에서) 권력과 특권을 가진 사람이 그렇지 않은 사람의 이익에 반하여 정치경제학적 이익을 도모함으로써 나타나는 것이고, 그들의 부와 좋은 건강은 다른 사람이 나쁜 노동·생활 환경에 시달리는 희생에 의해 얻어지도록 되어 있는 정치·경제 체계를 건강의 사회적 결정요인으로 봄. 따라서 **사회적 결정요인은 원인의 원인의 원인이 된다**는 관점(Birn, 2009).

두 관점에는 구별할 만한 차이점들이 있는데, 어떤 수준에서 볼 때는 정치적 분석의 차이점이며, 다른 수준에서는 사회 구조에 대한 이론적 이해의 차이점이다. 내가 건강 불평등 모형을 분석하여 주장한 바와 같이 건강의 결정요인 모형과 건강 불평등의 결정요인 모형을 구분하려는 노력이 있었다(〈그림 6-4〉 참조).

당대 세계 정치경제에 관해서 벌어진 논의와 논쟁을 고려할 때 질병 분포에 대한 정치사회 역학이론의 비판적 버전과 탈정치화된 버전 사이의 이러한 대조점은 더욱 뚜렷해질 것이다. 예를 들면 20세기 후반 지배적이었던 탈규제화된 자유 시장을 강조한 신자유주의 정책의 교리가 21세기 들어 공중보건 정책가를 비롯한 많은 이들에게 점차 의문의 대상이 되었다(Navarro et al., 2006; Birn et al., 2009; Catalano, 2009). 2008년 가을 거의 붕괴 직전이었던 미국의 은행 산업과 그로 인해 촉발된 세계 경기 침체는 대중의 안녕과 자본주의의 여러 변형된 정치경제 체계 간의 관계, 어떠한 21세기 대안 관점이 존재할 수 있는가에 대한 새롭지만 오래된 의문을 다시 끄집어냈고, 적어도 잠시나마 깊은 논의가 있었다(United Nations, 2009; Krugman, 2009; Stiglitz, 2009; Sen, 2009; Wainright, 2009). 과거의 경험에 비추어 봤을 때 건강이 사회와 직접적으로 관련되고(societal) 인간 사이의 관계, 지역사회 등의 관계를 포함한 총체적 의미의 사회

〈그림 6-4〉 '건강의 결정요인'(그림 6-4a와 6-4b)' 대비 '건강형평성의 결정요인'(그림 6-4Ⓒ와 6-4Ⓓ)

Ⓐ 1993년 달그렌(Dahlgren)과 화이트헤드(Whitehead) 모형

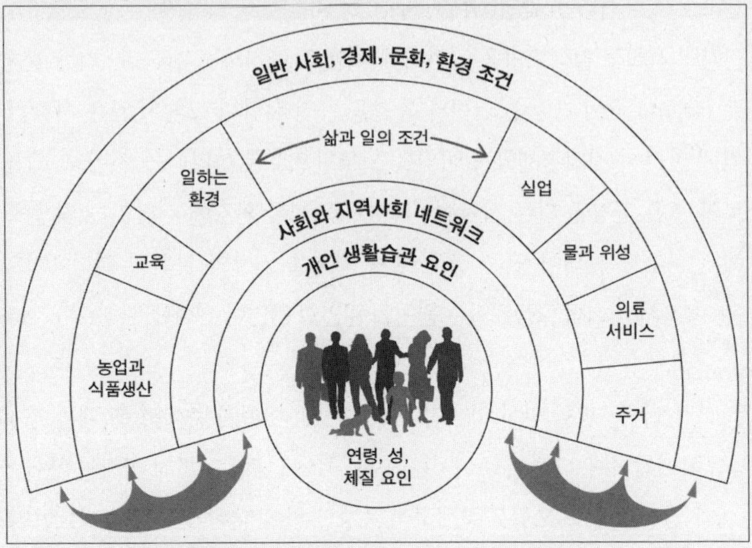

자료: Dahlgren & Whitehead(1993).

Ⓑ 2008년 로버트 우드 존슨 재단 모형

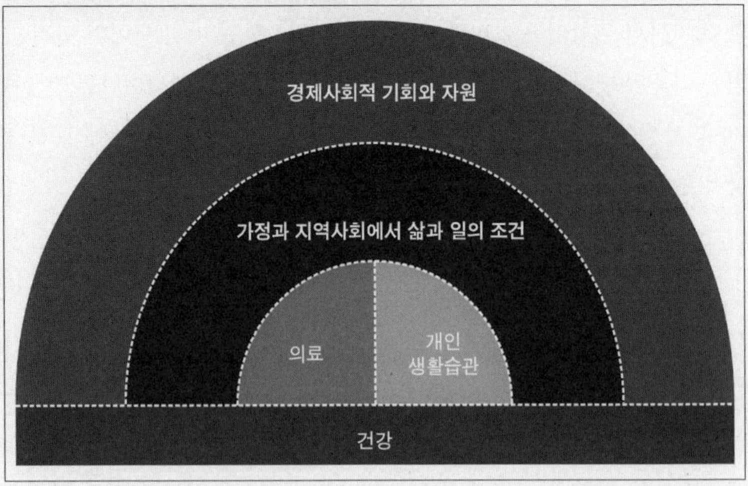

자료: Robert Wood Johnson Foundation(2008).

ⓒ 역학적 프로파일

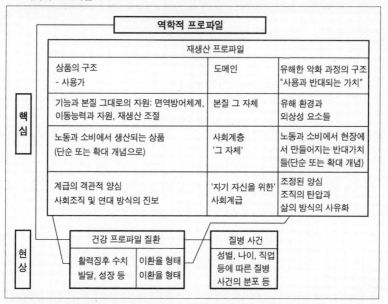

역학적 프로파일		
재생산 프로파일		
상품의 구조 - 사용가	도메인	유해한 악화 과정의 구조 "사용과 반대되는 가치"
기능과 본질 그대로의 자원: 면역방어체계, 이동능력과 자원, 재생산 조절	본질 그 자체	유해 환경과 외상성 요소들
노동과 소비에서 생산되는 상품 (단순 또는 확대 개념으로)	사회계층 '그 자체'	노동과 소비에서 현장에 서 만들어지는 반대가치 들(단순 또는 확대 개념)
계급의 객관적 양심 사회조직 및 연대 방식의 진보	'자기 자신을 위한' 사회계급	조정된 양심 조직의 탄압과 삶의 방식의 사유화

핵심

건강 프로파일 질환		질병 사건
활력징후 수치 발달, 성장 등	이환율 형태 이환율 형태	성별, 나이, 직업 등에 따른 질병 사건의 분포 등

현상

자료: Breilh(1979: 217).

ⓓ 2007년 세계보건기구 건강의 사회적 결정요인 위원회 모형

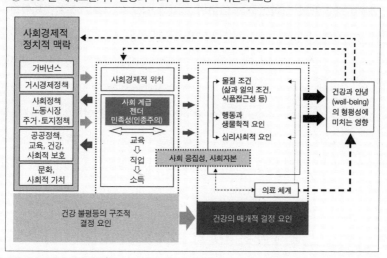

자료: The WHO Commission on the Social Determinants of Health (2007).

적(social) 결정요인에 대한 역학의 이론화는 새로운 정치경제학적 논쟁과 세계, 지역, 국내 경제의 지속적인 변화에 의해 영향을 받을 것이라고 추측하는 것이 합당하다.

7) 라틴아메리카 사회의학/집합적 건강

라틴아메리카 사회의학(Latin American Social Medicine), 브라질에서는 **집합적 건강**(collective health)이라고도 불리는 관점은 21세기 역학이론화에서 건강과 질병의 사회적 유형의 정치경제학적 결정요인에 대한 구조 비평이 지속적으로 존재했다고 주장하였다(Waitzkin, 1981; Viniegra, 1985; Breilh, 1988[1979]; Krieger, 1988; Laurell, 1989; Castellanos, 1990; Franco et al., 1991; Krieger, 1994; Morgan, 1998; Paim & Almeida-Filho, 1998; Almeida-Filho, 2000; Waitzkin et al., 2001a; Waitzkin et al., 2001b; Iriart et al., 2002; Krieger, 2003; Tajer, 2003; Laurell, 2003; Franco, 2003; Almeida-Filho et al., 2003; Eldredge et al., 2004; Solar & lrwin, 2006; Granda, 2008; Krieger et al., 2010).

라틴아메리카의 역학이론은 질병의 사회적 발생과 건강의 정치경제학적 이론과 유사하면서 여타 북미, 유럽의 역학이론과 마찬가지로, 1960년대 당시 대학에서 만연했던 마르크스의 지적 전통과 군사독재를 반대하는 대중 및 학생 운동의 증가에 따라 1970년대에 등장하였다(Franco et al., 1991; Tajer, 2003; Laurell, 2003; Granda, 2008). 라틴아메리카 사회의학회가 설립(i.e., Asociación Latinoamericana de Medicina Social[ALAMES])된 1984년 이래 이러한 이론 틀은 라틴아메리카 역학의 이론, 연구, 교육에 명백히 반영됨으로써 점차 가시화되었다(XIV Conference, 1988; Franco et al., 1991; Granda, 2008).

이 라틴아메리카 학파는 역사적, 구조적 분석에 방향성을 두고, 학문적 기원을 19세기 비르효와 엥겔스의 사상, 칠레 정치인이자 의사였으며 대통령이 된 살바도르 아옌데(Salvador Allende, 1908~1973)가 발전시킨 개념을 비롯한 19세기 초중반 사회의학의 사상에 그 뿌리를 두고 있음에도 영어 기반의 유사 학파와 몇 가지 면에서 차이를 보인다. 라틴아메리카 사회의학의 이론 연구는 상이한 정치사회적 맥락을 반영하여 자본주의 발달, 제국주의, 정책이 건강에 미치는 영향에 더 많은 관심을 기울였다. 또한 이는 주류 생의학 이론의 구조 기능주의와 실증주의를 더 광범위하게 비판하였고 정적인 '결과'에 집중하는 것과는 반대로 초기에는 건강 - 질병 과정(health-illness process), 후반에는 건강 - 질병 - 치료 과정(health-illness-care process)라고 칭해진 것을 분석함이 더 중요하다는 것을 강조하였다(Breilh, 1988[1979]; Breilh & Granda, 1989; Laurell, 1989; Franco et al., 1991; Tajer, 2003; Granda, 2008). 게다가 역진적 우선순위 정책으로 국민의 건강에 해를 끼치는 억압적 정부 아래의 국가 주도 공중보건정책은 제한점이 있다는 점을 고려하여 이러한 이론 연구에는 비정부 활동가에 의한 집단행위, 즉 사회 계급, 대중 운동과 같은 집단과 사회적 주체가 극도로 중요함을 보다 강조하였다. 더욱 최근의 연구는 (성별, 성, 인종 간 불평등과 같은) 여러 유형의 불평등한 사회 관계가 계급 관계와 맞물려 어떻게 건강에 영향을 미치는지에 대하여 이론화하고 연구하고 있다(Almeida-Filho, 2000; Costa et al., 2000; Tajer, 2003; Granda, 2008).

이러한 라틴아메리카 이론의 발전에 관여했던 역학자는 사회적 참여를 역학적 양상을 변화시킬 수 있는 지식과 수단을 개발하기 위한 기본요소로 여기면서 그들 자신과 그들의 이론을 이미 관여하고 있는 사회 운동의 부분으로 이해하였다. 라틴아메리카 사회의학회의 설립자 중 한 명인 에드문도 그란다(Edmundo Granda, 1946~2008)의 말에 의하면 역학 혹은 다른 건강 관련 이론, 연구, 정책, 활동의 요지는 "여러 다양한 관점의 지원과 합의된 방법을 통하여 건강권을 쟁취하기 위한 변화의 힘을 가진 정치적 프로그램"을 구축하는 데 기여하는 것이며, 이는 "국민에 대한 권한 부여와 그들의 헌신을 통해 하나의 권리로서의 건강을 얻기 위한 싸움"을 개념화하는 것이다.

지금까지 라틴아메리카와 북반구 사이의 사회역학 이론의 교류는 영문 역학 문헌이 라틴아메리카 이론을 상대적으로 무시하였기 때문에 제한되었다. 이러한 상황은 그 자체가 권력의 차이를 보여주며, 이러한 이론이 다루는 과학 지식의 생산과 확산 모두에 영향을 준다(Waitzkin, 1981; Krieger, 1988; Franco et al., 1991; Waitzkin et al., 2001a; Waitzkin et al.,2001b; lriart et al., 2002; Krieger, 2003; Eldredge et al., 2004; Bim et al., 2009; Krieger et al., 2010). 이 문제를 해결하고자 역학자를 비롯한 라틴아메리카와 북아메리카의 보건전문가는 고전적 연구에서부터 최신 연구까지 모두를 요약하여 스페인어, 포르투칼어, 영어의 세 언어로 쓴 구조화된 초록으로 구성된 라틴아메리카 사회의학 자료 베이스와 같은 새로운 협력적 이니셔티브를 최근에 시작하였다(Eldredge et al., 2004; Latin American Social Medicine, 2009). 그와 유사한 노력으로 범아메리카건강기구(Pan American Health Organization, PAHO)가 1988년 시행한 가상 건강도서관(Virtual Health Library)은 "라틴아메리카와 카리브해 지역 전반의 건강에 대한 과학적·기술적 정보의 흐름을 확장시키고 강화"하고자 하였다.

라틴아메리카의 이론적·경험적 역학 문헌의 점차 더 커지고 있는 영향력을 더욱 키우는 두 개의 추가적인 경향이 있다. 첫 번째는 빠르게 증가하는 '세계보건(global health)'과 '세계화'에 대한 관심인데(Beaglehole, 2003; Kawachi & Wamala, 2007; Bim et al., 2009), 더욱 비판적이면서 평등한 국제적 학문 교류의 새로운 가능성을 잠정적으로 열어주었다. 두 번째는 변화하는 라틴아메리카의 정치경제 환경이다. 브라질과 같은 신흥 경제세력을 포함하여 새로이 선출된 더 많은 21세기 중도좌파 정부가 라틴아메리카 사회의학과 집단적 건강 개념에 바탕을 둔 건강 정책과 건강 수칙의 이행에 다양하게 참여하고 있다(Granda, 2008; Cohen, 2008; Alvarado et al., 2008; Borgia et al., 2008; Romero et al., 2008; Laurell, 2008; Briggs & Mantini-Briggs, 2009; Armada et al., 2009; Birn et al., 2009). 따라서 라틴아메리카 이론이 21세기 전 세계의 역학이론과 연구에 점점 더 많은 영향을 주게 될 가능성이 있다.

8) 건강과 인권

사회역학 문헌에 이제 막 나타나기 시작한 또 하나의 이론 틀은 20세기 후반에 구축된 분야인 '건강과 인권'이다(Mann et al., 1994; Mann et al., 1999; Gruskin & Tarantola, 2001; Krieger & Gruskin, 2001; Gruskin et al., 2005; Gruskin et al., 2007; Beyrer & Pizer, 2007; Mullany et al., 2007; Birn et al., 2009). 나는 이를 두 가지 이유에서 언급하려고 한다. ① 첫 번째는 개인, 사회적 구조, 인구 집단 간의 연결고리를 이론화하는 데에서 다른 정치사회 역학이론과는 상당히 다른 기반을 가지고 있다는 점이고 ② 두 번째로 이 이론은 정부 정책뿐 아니라 정부 기관에 의해 고용된 역학자의 연구에도 함의를 가진다는 점이다. 제2차 세계대전의 여파로 1948년 국제연합이 발표한 세계인권선언(Universal Declaration of Human Rights)에 명료하게 나타난 바와 같이, 또한 뒤이어 성문화된 국제인권법 관점에서 봤을 때(Mann et al., 1994; Mann et al., 1999; Gruskin & Tarantola, 2001; Glendon, 2001; Anderson, 2003; Gruskin et al., 2005; Gruskin et al., 2007) 인권이란 (어디의 누구에게나 적용 가능하다는 의미에서) 보편적이며, 밀접하고 불가분하다고 여겨지는 다양한 사회, 정치, 시민, 경제, 문화권을 일컫는다. 이러한 인권은 모든 개인에게 인간이기 때문에 부여되며, 동시에 개인과 국가와의 관계에 관여한다.

건강과 인권의 이론 틀은 온전히 개인주의 분석이나 구조적 분석을 사용하지 않으며 인권을 존중하고, 보호하며, 이행하는 정부의 의무에 초점을 맞춘다(Mann et al., 1994; Mann et al., 1999; Gruskin & Tarantola, 2001; Gruskin et al., 2005; Gruskin et al., 2007). 이러한 의무는 1948년 세계인권선언에 적시된 "모든 사람은 인종, 피부색, 성, 언어, 종교, 정치적 혹은 다른 의견. 국가나 사회적 기원, 재산, 출생, 기타 지위와 같은 그 어떤 종류의 차별을 받지 않고 그들에게 제시된 모든 자유와 모든 권리를 누릴 자격이 있다"는 것을 인정하는 것을 포함한다(UDHR, 1948, Article 2). 따라서 건강과 인권의 이론 틀은 비단 건강정책에 국한되지 않고 정부 그리고 정부가 집행하는 정책으로 인한 인권 침해 또는 인권 증진이 어떻게 개인과 인구집단의 건강에 영향을 미치는지에 대한 분석에 적합하다. 실제적으로 건강에 미치는 영향력뿐만이 아니라 인구통계와 건강자료와 같은 인구 자료를 분석하는 능력, 그리고 어떠한 자료를 정부기관이 수집 분석하거나 혹은 하지 않는가까지도 이슈가 된다.

그러나 인구집단 기반 연구가 건강의 사회정치적 결정요인 연구에 적합함에도 지금까지 건강과 인권의 관련성을 조사한 수많은 연구는 역학적 연구가 아닌 정책 기반 내지는 사례 기반 연구였다(Mann et al., 1999; Gruskin & Tarantola, 2001; Gruskin et al., 2005; Gruskin et al., 2007; Beyrer & Pizer, 2007; Mullany et al., 2007; Bim et al., 2009). 하지만 정부가 자신의 정책이 건강에 미치는 영향력에 대하여 책무성을 지도록 만들거나 불평등한 정책을 변화시키기 위한 노력을 돕는 데에 권리기반 접근법이 유용하다는 것이 세계적으로 점점 더 인지되고 있음을 볼 때, 이러한 상황이 변화할 것으로 예측된다(Gruskin et al., 2005; Gruskin et al., 2007; Gruskin & Ferguson, 2009; Birn et al., 2009). 이러한 정책이 건강에 미치는 영향을 평가하려면 역학의 기본적 작업인 인구집단의 건강결과에 대한 원인, 분포, 수준을 측정하는 것이 필요하기 때문이다. 인권과 관련하여 건강의 사회적 결정요인을 개념화하는 것은 질병 분포에 관한 21세기 사회정치적 이론에서 점점 더 중요한 부분이 될 가능성이 있다.

2. 건강의 사회심리 이론: 스트레스 받는 마음, 아픈 신체, 불건강한 사회

20세기 중후반부터 21세기 초반까지의 사회역학 이론의 두 번째 주요 이론인 **건강의 사회심리 이론**(psychosocial determiants of health)은 사회 조건, 사회적 상호작용, 사회적 지위에 대한 개인의 인식(perception), (건강을 손상시키거나 혹은 증진시키는) 반응(response)을 강조한다(Galdston, 1954a; Ahmed & Coelho, 1979; Elliott & Eisdorfer, 1982; Brunner, 1997; Marmot, 1988; McEwen & Stellar, 1993; McEwen, 1998a; Elstad, 1998; Adler, 1999; Brunner and Marmot, 1999; Krieger, 2001a; Wilkinson, 2001; Shulkin, 2004a; Sapolsky, 2004; Marmot, 2004; Wilkinson, 2005; McEwen, 2007; Wilkinson & Pickett, 2009). 저명한 학자 마이클 마멋(Michael Marmot)이 언급한 바와 같이, 사회심리학은 관심 대상인 심리적 요인

Ⓐ 스트레스 반응과 알로스타틱 부하

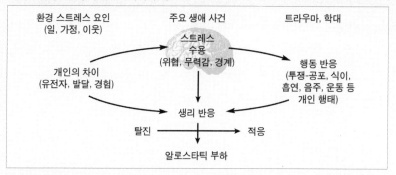

자료: McEwen(1998).

Ⓑ 사회경제적 지위와 알로스타틱 부하의 신경생물학적 정로

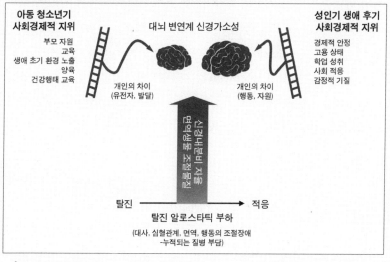

자료: McEwen(2010).

이 사회 환경과 관련되어 있다고 주장한다(Marmot, 1988: 639). 사회적으로 구조화된 상황에 대한 개인의 평가, 즉 환경과 예측되는 시나리오가 위협적인가 혹은 가치 있는가, 공정 혹은 불공정한가 등이 심리적·생물학적·행태적으로

어떻게 반응해서 건강에 영향을 미치는가 하는 것이 쟁점이다. 해로운 심리적 스트레스 요인으로 인해 야기되는 위해뿐 아니라 부정적 결과를 완충해주는 것으로 가정되는 사회적 현상, 예를 들면 사회적 지지, 사회적 연결망, 사회적 자본도 관심의 대상이다(Elstad, 1998; Stansfield, 1999; Kawachi & Berkman, 2000; Sapolsky, 2004; McEwen, 2007). 두 가지 경우 모두 중요 관심사는 심리사회적 자극이 해로운지 이로운지에 상관없이 뇌가 그러한 것들에 대해 생물학적으로 어떻게 인지하고 반응하는가이다(〈그림 6-5〉 참조).

1) 역사적 발전

'스트레스'를 비롯한 **심리사회학적** 노출요인이라 칭하는 것과 신체, 정신 질환과의 관련성에 대한 연구와 역학이론은 1940년대로 쉽사리 거슬러 올라갈 수 있다(Halliday, 1946; Gordon, 1953; Kruse, 1954; Galdston, 1954b; King & Cobb, 1958; Chope, 1959). 다음 세 가지 영역의 과거 연구는 이러한 이론에 많은 유익한 정보를 제공하였다. ① 심리사회라는 용어를 발생시켰던 학문 영역인 심리학[OED, 2009], ② 의학앞에서 논의했던 사회의학, 총체주의적 의학[Lawrence & Weisz 1988], 정신신체의학. 이 이름으로 1939년 처음으로 출간된 영문 저널 심신의학(Psychosomatic Medicine)], ③ 생리학, 특히 '스트레스'의 생물학에 대한 연구.

1915년 "통증, 배고픔, 두려움, 분노로 인한 신체 변화를 묘사"하기 위하여 '투쟁 또는 도피'라는 용어를 만들어낸 월터 캐넌(Walter B. Cannon)의 연구(Cannon, 1915)는 큰 영향력을 미쳤다. 그의 연구 중 특히 관련된 것으로는 1920년대에 시작한 교감신경 - 부신계(sympathetico-adrenal system)와 항상성(homeostasis)에 대한 선구자적인 연구가 있다. 항상성은 살아 있는 유기체는 생존하기 위해 일정한 내부환경을 유지할 필요가 있다는 저명한 프랑스 생리학자 클로드 베르나르(Claude Bernard, 1813~1878)의 개념에 근거하여 그가 만들어낸 용어였다. 한 셀리에(Han Selye, 1907~1982)의 연구 또한 두드러진 업적인데(Galdston, 1954b; Selye, 1976; Elstad, 1998; Viner, 1999; Shulkin, 2004b), 그는

1936년에 처음으로 스트레스 요인에 대한 유기체의 보편 반응, 즉 스트레스에 대한 '놀람(alarm)', '저항(resistance)', '탈진(exhaustion)'의 단계를 보편적응 증후군(general adaptation syndrome)으로 개념화하였다(Selye, 1936; Selye, 1946; Selye, 1976). 1950년대 중순경에는 일명 물질적·심리적 박탈과 관련된 '항상성', '스트레스', '불균형'이라는 개념이 심리사회 역학이론의 핵심 개념으로 자리 잡았다(Galdston, 1954b). 그리고 1960년대 중반 역학연구는 질병 분포와 심리적 스트레스의 사회적 양상을 연결하는 가설을 점차 탐구하기 시작하였다(Henry & Cassel, 1969)(〈글상자 6-5〉 참조).

1970년 후반 존 카셀(John Cassel, 1921~1976)(Cassel, 1974; Cassel, 1976)(〈글상자 6-5〉), 레오나르 사임(S. Leonard Syme, 1932~), 리사 버크먼(Lisa Berkman, 1950~)(Syme & Berkman, 1976)과 같은 역학자가 쓴 일련의 독창적인 논문에 나타난 바와 같이 심리사회 역학이론과 연구가 시작되었다. '질병의 특이성(specificity)'이나 특정 노출요인과는 반대되는 개념인 '일반적 감수성'을 강조한 이러한 연구자는 지배적 위계구조, 사회의 해체, 주변적 지위, 빠른 사회의 변화와 같은 인간의 상호작용으로 나타나는 심리사회적 스트레스 요인이 비특이적 노출물질로 작용하여 신체 기능을 변화시킨다고 주장하였다. 그로 인하여 "우리 환경에 흔하게 존재하는 직접적인 독성 자극물질, 예를 들면 질병의 원인체로 이해되는 물질"에 대하여 일부 인구집단이 더 혹은 덜 감수성을 지니도록 만들어서(Cassel, 1976: 108) 지속적으로 사회계급에 따른 사망률과 기대여명의 차이가 발생하는 결과가 나타난다(Syme & Berkman, 1976: 1). 1976년 셀리에도 1256쪽에 달하는 『건강과 질병에서 스트레스(Strss in Health and Disease)』라는 역작을 출간했는데, 이 책에서 그는 스트레스와 질병 위험을 연결시킨 동물과 인간 연구에서 도출된 좀 더 심화된 근거를 제시하였다. 1년 뒤 의사 조지 엥겔(George Engel, 1913~1999)은 사이언스지에 그의 유명한 생물심리사회 모형을 소개하였고(Engel, 1977; Frankel et al., 2003), 같은 해에 조지프 이어(Joseph Eyer)와 피터 스털링(Peter Sterling)은 앞에서 논의한 『스트레스 사망과 사회 조직』이라는 중요한 연구 논문을 발표하였다. 이는 정치경제학적 관점을

〈글상자 6-5〉 20세기 중반부터 21세기 초반 사이 질병 분포에 대한 심리사회 이론: 스트레스의 생물학, 사회 환경에 대한 반응과 주관적 평가

1950년대: 갈드스톤(Galdston) 편찬, 『세균설을 넘어서: 건강과 질병에서 박탈과 스트레스의 역할』(Galdston, 1954)

Ⓐ 같은 책, 3~16쪽

• 4쪽: "사람이 항상성, 즉 신체 내부 환경의 불변성을 유지하기 위해서는 그 과정의 균형 요인에 대한 접근성을 가져야 한다. 만약 필요로 하는 것을 얻을 수 없거나 넘치는 것을 제거 또는 전환시키지 못한다면, 사람은 항상성이나 건강을 유지할 수 없다. 이를 통해 즉 질병은 필요한 것의 결핍으로 인해 발생할 수 있다는 새로운 병리학이 세상에 드러나게 되었다. (…)

결핍(deprivations)은 물질 세계에서와 마찬가지로 심리 영역에서도 보인다.

보다 최근에 스트레스가 항상성의 개념에 추가되었다. 항상성 유지에 필요한 모든 요소가 주어지더라도 외부의 변화가 너무 갑자기 발생하지 않거나 그 정도가 과도하지 않을 때에만 인간은 외부 상황의 변화에 직면해서도 항상성을 유지할 수 있다. (…) 스트레스의 강도뿐 아니라 개인의 내성도 중요한 요인이다."

• 12쪽: "따라서 우리는 이미 설명한 두 개의 질병 발생원인과는 또 다른 세 번째 질병 원인에 도달하게 된다. 한 셀리에(Hans Selye)의 설득력과 활발한 연구 활동 덕분에 그것은 '스트레스 상황' 또는 '스트레스 증후군'이라는 이름으로 널리 알려지게 되었다."

Ⓑ 크루즈(H. D. Kruse) 『질병 인과론에서 독성 물질, 스트레스, 결핍의 상호작용』 (Kruse, 1954: 17~38)

• 29쪽: "조절 시스템의 기능적 역량은 스트레스의 크기와는 완전히 별도로 질병 발생과 회복의 일상적인 반복 또는 응급상황으로 이어지는 정상 혹은 병적 상태의 영향력하에 있었던 삶의 기간에 따라 달라질 수 있다. 조절 과정에 영향을 주어 항상성을 결정하는 조건으로는 감염, 게으름, 걱정, 방탕, 수면 부족 등이 있다."

• 35쪽: "셀리에는 더욱 심화된 관찰을 통하여 일반적응증후군 시기에, 뇌하수체 전엽과 부신코르티코이드 호르몬이 과다 생산된다는 의견을 제기하였다. 이와 같은 방어적 내분비 반응은 스트레스에 대한 저항성을 높이기 때문에 유용하다. 하지만 내분비 호르몬의 과잉 생산은 또한 심혈관, 신장, 관절 질환을 유발할 수 있다는 점에서 해로운 측면을 가진다. 이와 같이 스트레스에 대한 과잉적 혹은, 비정상적인 적응 반응으로 인하여 나타나는 부작용들이 이른바 '적응실조성 질환(disease of adaptation)'이다."

1960년대: 헨리(H. P. Henry)와 카셀(J. C. Cassel), 『본태성 고혈압의 심리사회 요인: 역학과 동물 실험연구의 최근 근거』(Henry, 1969; 90: 171~200)

• 195쪽: "최근 질병의 결정요인으로서 사회심리 요인의 역할에 대한 인간과 동물실험 연구가 증가하고 있다. 이러한 관점은 방어적 경고 반응이 충족되지 않은 사회적 욕구와 고혈압의 발생 간의 관계를 중재하는 데 신경호르몬 연결고리가 중요할 수 있다는 의견에 더욱 많은 관심을 가지게 하였다. 경고 반응은 적응 기전을 활성화시켜 정상 상태 조건의 변화를 일으킨다. 이러한 방어 반응이 수년간 반복적으로 활성화되면 결국 정신적으로 불안한 사회집단 구성원 다수에서 수축기 동맥압의 만성적 상승이 초래될 것이라는 근거가 있다."

1970년대: 카셀(J. Cassel), 『숙주 저항성에 미치는 사회 환경의 기여』(Cassel, 1976; 104: 107~123)

• 108쪽: "역학적 연구가 직면한 질문은 인간의 저항성을 변화시키거나, 환경 속 병원체에 일부 인구집단이 특별히 더 혹은 덜 민감하게 만들 수 있는 특정 범주나 계통의 환경 요인이 있는가 하는 것이다. 어찌되었든 이러한 질문을 고민할 때 우리는 영양 상태, 피로, 과로, 이와 유사한 것 등과 같이 다소 일반적인 용어로서 생각하는 것에 익숙해져 왔었다. 하지만 나는 환경에 있는 질병 요인에 대한 숙주의 감수성에 깊은 영향을 미치는 또 다른 범주의 환경요인이 존재하며 그것은 같은 종 내의 다른 요인 또는 더 일반적으로, 특정 측면의 사회적 환경의 존재라는 것을 제안하고자 한다. 문제는 누군가가 질병 원인론에 사회적 환경의 잠재적 역할에 대한 개념을 도입하자마자, 거의 대부분은 이것은 스트레스와 스트레스성 질병을 의미한다는 의견이 거의 당연한 반응이었다는 점이다. 그러한 사고에서 스트레스와 같은 용어를 매우 단순한 마음으로 받아들이는 태도는 미생물의 발견 당시의 나쁜 공기라는 개념이 그러하였던 것만큼이나 이 영역의 연구를 더디게 한다고 나는 생각한다."

• 109쪽: "이 영역을 연구하는 대부분의 사회과학자나 역학자가 (때로는 암묵적으로) 동의하는 공식을 가장 일반적인 용어로 표현한다면, 스트레스 요인과 질병과의 관계는 미생물과 질병과의 관계와 유사할 것이라는 것이다. (각 스트레스 요인은 특정한 스트레스 질병을 유발한다는) 병인론 특이성과 (스트레스 요인이 더 많을수록 질병에 걸릴 확률이 더 높다는) 용량-반응 관계가 존재할 것이라는 것이 그러한 공식으로 추론되는 당연한 결과이다. 이러한 두 개념의 적절성이나 효용성 측면에 관해서는 심각한 의문이 든다."

• 109쪽: "조금 더 합리적인 공식이라면 조건적 스트레스 요인으로 작용하는 심리사회적 과정이 체내 내분비 균형을 바꿈으로써 직접적으로 해로운 자극, 일례로 질병 병인체에 대한 유기체의 감수성이 증가시킬 것이라는 것을 주장할 것이다. 사회심리

적 과정은 이와 같이 질병의 감수성을 증진시키는 것으로 생각될 수 있다."

- 110쪽: "매우 유사한 일련의 사회 조건이 결핵이나 정신분열증에 걸리고 알코올 중독이 되는 사람, 다양한 사고 또는 자살의 희생자를 특징한다. 이러한 사람 모두에서 나타나는 공통점은 사회 내에서 소외받는 지위에 있다는 것이다. 그들은 다양한 이유로, 예를 들어 지역의 다수 민족에 의해 무시받는 소수 민족; 지속적인 거주지 이동 혹은 이직; 붕괴된 가정 혹은 고립된 생활 환경 등 중요한 사회적 접촉을 박탈당해왔던 것이다. 유사한 조건과 관련된 다양한 질병이 전반적으로 비평을 피해왔다는 사실은 놀라울 만한 일이다. 질병의 발생에서 사회심리적 요인의 잠재적 역할을 보다 완벽하게 설명하기 위해서는 두 번째 일련의 과정에 대하여 인식할 필요가 있다. 이 과정은 스트레스 요인에 노출되어 생기는 생리적·심리적 결과로부터 개인을 보호하거나 효과를 완화시키는 보호요인으로 생각할 수 있다. 이러한 과정에서 공통된 특성은 개인에게 가장 중요성을 지닌 1차 집단이 제공하는 사회적 지지의 힘이다."

- 121쪽: "이러한 공식은, 역사를 돌아보았을 때 질병은 거의 예외 없이 아픈 개인을 발견하고 치료함에 의해서가 아니라, 질병 발생을 촉진시키는 그러한 환경적 요소를 변화시킴으로써 예방되어왔음을 인정하면서, 우리는 질병의 검사와 조기 진단보다는 이러한 유형의 사회심리적 요인을 더 많이 찾아내고, 변화시키려는 시도에 더 직접적인 노력을 집중해야 할 것을 제안하는 것이다. 두 요소 중에서, 스트레스 요인의 노출을 감소시키기보다는 사회적 지지를 개선시키고 강화하려는 시도가 보다 즉시 실행 가능한 것으로 보인다."

1980년대: 엘리엇(G. R. Elliott)과 에이스도퍼(C. Eisdorfer)이 엮은 『스트레스와 인간 건강: 분석과 연구 함의』(Elliott & Eisdorfer, 1982)

- 8쪽: "삶에 큰 지장을 주는 사건은 가볍거나 혹은 중한 많은 신체적·정신적 장애의 위험 증가와 연관성을 지닌다는 사실을 증명하는 잘 설계된 연구가 점차 증가하고 있다. 예를 들어 실업, 사별, 새로운 곳으로 이사, 결혼과 같은 사건은 경중 감염, 급성 심장사, 암, 우울의 발병 가능성 증가와 관련이 있다. 동시에 기초과학자는 심각한 스트레스 유발요인이 호르몬 반응, 뇌 기능, 심혈관, 면역, 내분비계에 미치는 영향력을 점점 더 정교하게 측정하고 있다. 또한 연구자는 스트레스 요인에 대한 반응의 매개체로서의 사회심리적 요인의 중요성을 입증해왔고, 더불어 그와 같은 효과를 더 잘 측정할 수 있는 방법도 개발하고 있다. 사건의 해석, 사회적 지지 가용성과 같은 요인은 개인이 삶에 지장을 주는 사건에 어떻게 대응하는가에 상당히 영향을 미칠 수 있다. 종합해 볼 때, 이러한 근거들은 스트레스는 개인의 감수성을 변화시킬 수 있는 신체적·정신적 과정에 영향을 미쳐서 그에 노출된 다수의 개인들에게 나쁜 건강결과를 가져온다는 결론을 강하게 지지한다."

1990년대: 브루너(E. Brunner), 『스트레스와 불평등의 생물학』(Brunner, 1997; 314: 1472~1476)

• 1472쪽: "건강이 사회경제적 조건에 의해 결정된다는 것은 잘 확립된 사실이지만, 이 관계에서 생물학을 기반으로 한 설명은 잘 이루어지지 않았다. 생애 초기에 시작하여 생애과정 전반에 걸쳐 작용하는 사회심리적 요소는 다양한 생물학적 변수에 영향을 준다. 영장류를 대상으로 한 연구는 지배의 위계구조가 생태에 미치는 영향과 사무직 공무원 위계 구조에서 유사한 대사의 차이가 뚜렷하다는 것을 보여주었다. 신경내분비의 '투쟁 또는 도피' 반응은 낮은 사회경제적 지위에서 관찰된 것과 유사한 생리적·대사적 변화를 만들어낸다. 심리사회적 환경의 생물학적 효과는 상대적으로 풍족한 집단 간의 건강 불평등도 설명할 수 있었다."

2000년대: 맥어윈(B. S. McEwen), 『건강과 질병에서 스트레스 호르몬의 주요한 효과: 스트레스와 스트레스 매개체의 보호효과·손상효과의 이해』(McEwen, 2008; 582: 174~185)

• 174쪽: "스트레스는 뇌에서 시작하여, 뇌뿐만 아니라 나머지 신체부분에도 영향을 준다. 급성 스트레스 반응은 신경, 심혈관계, 자율신경, 면역, 대사계 반응을 통하여 적응과 생존을 촉진시킨다. 만성적 스트레스는 동일한 체계의 조정기능 손상을 야기함으로써, 병태생리를 증진시키거나 악화시킬 수 있다. 만성적 스트레스로 야기되는 부담과 개인 행태, 즉 흡연, 과식, 음주, 낮은 질의 수면과 기타 '생활습관'을 지칭하는 것들로 야기되는 변화를 알로스테시스 부하라고 부른다. 해마, 전두골 피질, 편도체와 같은 뇌의 영역은 급성·만성적 스트레스에 반응하고, 만성적 스트레스가 수 주 동안 지속될 때는 대체로 가역적인 형태학적·화학적 변화를 보인다. 하지만 수개월 또는 수년간 지속된 스트레스가 뇌에 비가역적인 효과를 갖는지에 대해서는 명확하지 않다. 만성 스트레스에 대한 적응적 가소성(adaptive plasticity)에는 당질코르티코이드, 홍분성 아미노산, 뇌신경영양인자(BDNF), polysialated 신경세포부착분자(PSA-NCAM), 조직플라스미노겐활성인자(tPA)와 같은 많은 매개체가 관여된다. 스트레스로 유발된 신경회로 리모델링이 어떤 역할을 하는지는 인지, 자율 신경, 신경내분비 기능의 하향식 조절 개념과, 만성 스트레스, 그리고 정신 질환들과 관련하여 논의된다. 이러한 개념은 스트레스 축적이라는 흔한 현상의 치료에서 약물 치료의 중요한 보완 수단으로서 신체활동과 사회적 지지와 같이 더욱 총체주의적인 처치를 다른 방법으로 대하도록 한다. 정부와 민간영역의 정책은 관련된 생활습관, 일례로 이항상성 부하와 만성적 스트레스의 부담을 최소화하는 이러한 하향식 관점에서 중요한 역할을 한다."

자본주의하에서 발생하는 심리사회적 스트레스 요인에 적용하였으며 주요 사회정치적 변화를 해결책으로 주장하였다(〈글상자 6-4〉 참조).

뒤이어 스털링과 이어는 1988년 '이항상성(allostasis)'[2]이라는 새로운 개념을 도입함으로써 심리사회 이론을 발전시켰다(Sterling & Eyer, 1988: 631). 이들은 항상성 개념에 이의를 제기하면서 "변수들은 변화하며 변화된 요인은 요구를 수반한다"는 두 개의 주요 가설을 가지고 '변화를 통해 안정성'을 달성하는 조절 체계를 나타내는 새로운 용어 이항상성을 만들었던 것이다. 이항상성이라는 용어는 경험한 상황과 예상되는 상황 모두와 관련하여 조절체계의 만성적 과활성화 상태로 인하여 어떻게 병리생태가 야기될 수 있는지를 개념적으로 명확히 하는 데 도움이 되었다(Shulkin, 2004b; Sterling, 2004). 한 가지 함의는 심리사회 스트레스 요인은 감수성만을 변화시키는 것이 아니라 직접적으로 원인이 될 수 있다는 점이며, 또 다른 함의로는 질병은 일종의 내재적 '결함'으로부터 발생된다는 것과는 반대로 정상 조절 시스템의 조절장애로부터 발생할 수 있다는 것이다(Sterling & Eyer, 1981; Sterling, 2004).

10여 년 뒤 브루스 맥어윈(Bruce S. McEwen)은 이 용어를 대신하는 것으로 '이항상성 부하(allostatic load)'를 소개하였다(McEwen & Stellar, 1993; McEwen, 1998a; McEwen, 1998b). 명백하게 스털링과 이어의 개념을 기반으로 한 맥어윈의 이 용어는 내외부 스트레스에 대하여 반응을 함으로써 신체를 보호하는 자율신경계, 시상하부 - 뇌하수체 - 부신축(hypothalamus-pituitary-adrenal axis), 심혈관, 대사, 면역계를 비롯한 '시스템의 만성적 과활동과 저활동으로 인한 손상'을 지칭하는 것이다(McEwen, 1998a: 171). 그 이후로 개념이 다듬어지면서,

---

2 (옮긴이) 몸이 스트레스를 받으면 이러한 스트레스에 대해 여러 가지 변화를 통해 항상성(homeostasis)을 유지하려는 반응을 보이는데[maintaining stability (or homeostasis) through change] 이것을 '이항상성(異恒常性, allostasis)'이라고 하고, 이러한 과정을 통해 '적응(adaptation)'을 이루어낸다. 이 과정이 반복적으로 이루어질 경우 우리 몸에는 여러 가지 누적이 이루어지게 되는데, 이것을 '이항상성 부하(異恒常性負荷, allostatic load)'라고 하고, 이것은 각종 질병의 원인으로 작용하는 것으로 알려져 있다.

특히 생애 초기의 노출, 전 생애에 걸쳐 누적된 불이익, 심리신경생물학에 관련하여 이항상성(allostasis), 이항상성 상태(allostatic state), 이항상성 부하(allostatic overload), 불균형에 대한 비유적 개념이 20세기 후반과 21세기 초반에 역학 분야에서 심리사회 개념과 연구의 중심이 되었다(Shulkin, 2004a; McEwen, 2004; McEwen, 2007; McEwen, 2008).

2) 핵심 개념

이러한 역사를 기반으로 하여 질병 분포에 관한 당시 사회심리 역학이론의 세 가지 기본적 원리가 뚜렷이 인지될 수 있는데, 이는 다음과 같다.

① 부정적 심리 스트레스 요인(그리고 완충요인)의 분포는 사회적 지위, (집과 지역사회에서) 삶의 조건, (만약 직업이 있다면) 직장의 환경과 관련되어 사회적인 양상을 나타낸다.

② 사회적 위계구조에서 상대적 순위는 부정적 심리 스트레스 요인이다.

③ 부정적 심리 스트레스는, 특히 만성적이라면 중추신경계, 조절 생리, 행태, 질병 그 자체가 독립적 혹은 상호 협력적으로 관련될 수 있는 경로를 통하여 신체와 정신건강을 해칠 수 있다.

추정할 수 있는 기전은 다음과 같다.

① 가장 흔하게: (지속된 고혈압과 같은) 직접적으로 질병을 일으키거나 (감염원이나 면역억제를 통해) 다른 노출에 대한 감수성 증가로 이어질 가능성이 있는 생리적 손상을 야기할 수 있는 뇌에 의해 매개되는 이항상성 부하(McEwen & Stellar, 1993; McEwen, 1998b; Kubzansky & Kawachi, 2000; Brunner, 2000; Sapolsky, 2004; Sterling, 2004; McEwen, 2007; McEwen, 2008).

② 건강을 해치는 행위의 촉발, 즉 중요하고 필수적인 일상의 행위 (수면이나, 식사)를 위험한 수준으로 하거나(수면 부족, 과식), 그들의 고통을 완화시키지만 과도하게 사용하면 (급성으로 혹은 장기간) 신체와 정신 건강을 해칠 수 있

는 필수적이지 않은 (담배, 술, 그 외 합법-비합법적 물질) 향정신성 물질을 사용할 가능성을 높임으로써(McEwen & Stellar, 1993; Emmons, 2000; Sterling, 2004; Sapolsky, 2004; Koob & Le Moal, 2004; McEwen, 2008; Wilkinson & Pickett, 2009) 신체, 정신 건강을 해칠 수 있음(McEwen & Stellar, 1993; Emmons, 2000; Sterling, 2004; Sapolsky, 2004; Koob & Le Moal, 2004; McEwen, 2008; Wilkinson & Pickett, 2009).

③ (우울, 외상 후 스트레스 장애 등) 정신질환의 발생 위험을 높이는데 이는 그 자체로도 심각한 건강 결과를 가져옴과 동시에 신체 건강을 해할 수 있음 (Camey & Freed1and, 2000; Rosen & Shulkin, 2004; McEwen, 2008).

이러한 가설을 입증하기 위한 연구는 개념을 명료하게 하는 것과 심리사회 노출을 측정하는 것(Cohen et al., 1995; Berkman & Kawachi, 2000)에서부터 심리사회 노출이 신체정신 질환이나 (특정 질병 또는 모든) 사망에 이르게 하는 신경생리학 경로를 규명하려는 것에 이르기까지 다양하다(National Research Council and Institute of Medicine, 2000; Shu1kin, 2004a; McEwen, 2008).

이와 같이 질병 분포에 대한 심리사회 이론은 생의학과 사회정치적 이론과는 구별되는데, 이들과 함께 작용할 때에도 마찬가지이다. 심리사회 가정은 사회적으로 구조화된 현상, 즉 사회적 상호작용, 사회적 위계성에 대한 정신 해석, 그로 인한 생물학적·행동적 결과를 강조하는 데에서 생의학 모형이 가지고 있는 다음 세 가지 핵심적인 특성에 이의를 제기한다(5장 참조). 신체/정신 이원론, 방법론적 개인주의, 건강 행태를 자유롭게 선택한 '생활습관'으로 탈맥락화하여 규정하는 것이 그것이다. 심리사회 분석은 사회적 원인이 중요하고 심리사회, 물질 노출 모두가 건강에 해를 끼칠 수 있다는 것을 사실로 전제한다는 점에서 생의학과 대조된다.

그럼에도 심리사회 이론은 스트레스의 생물학과 사회적 환경과 지위에 대한 개인의 심리적 인식 및 행동적 반응을 통해 사회 현상과 관련된다(〈글상자 6-5〉 참조). 그 명칭이 암시하듯 심리사회 이론이 지향하는 것은 당연하게도 무엇이 스트레스의 활성을 촉진시키고 사회적으로 유형화하는가에 대한 정치적 혹은 사회적 분석이 아니라 심리적 경로와 기전에 초점을 맞춘다. (물질 혹은 노출 요인의 차이가 아니라) 심리 현상이 어떻게 '건강의 사회적 격차'(〈글상자 6-6〉)를 만들어내는지가 강조된다. 이렇게 마이클 마멋이 표현하였듯이 '지위 증후군(Status Syndrome)'이 형성되게 되었다.

아주 단순하게 말하자면, 핵심은 가장 중요한 기관인 뇌에 있다. 불평등에 대한 심리적 경험은 신체에 지대한 영향을 미치는데, 이것이 지위 증후군의 발생의 주요 요인이 될 수 있다는 것이 우리가 검증한 근거이다.

이처럼 심리사회 분석은 질병 분포에 관한 사회역학의 사회정치적 이론과 비교하여 이론적으로나 경험적으로 누가 그리고 무엇이 심리사회적 손상과 완충을 만들어내는지, 그리고 이러한 노출이 병원성의 물리적·화학적·생물학적 노출 요인과 함께, 변화하는 사회적·정치적·경제적 우선순위, 정책에 의해 어떻게 사회적·공간적·시간적 [질병] 분포로 형성이 되는지에 대해서는 거의 관심을 두지 않는다(Krieger, 2001a; Krieger, 2001b). 마찬가지로 다양한 전근대 사회 유형, 즉 수렵채집, 원예, 목축, 농경(Smith et al., 2010)을 비교하든, 봉건시대와 자본주의 사회를 비교하든, 혹은 자본주의의 여러 가지 유형을 비교하든지 간에, 어떻게 그리고 왜 다양한 형태의 사회 '위계 구조'가 시간이 지나면서 극적으로 바뀌고 구분되는지에 대한 분석은 거의 수행되지 않았다(Giddens and Held, 1982; Hobsbawm, 1994; Zinn, 2003; Hobsbawm, 2008). 만약 그렇다면 고려하고 있는 건강 결과별로 시간과 장소에 따라 '사회적 격차'는 긍정적일 수도 있고 부정적이거나 혹은 관련성이 없을 수도 있으며, 방향성이 변할 수도 있고 성별과 인종/민족에 따라 다를 수도 있다는 것을 입증할 수 있는 역학 자료에는 관심이 거의 없는 수준이었다(Elstad, 1998; Krieger, 2000; Lynch et al., 2000; Krieger, 2001a; Davey Smith, 2003; Hardy, 2004; Macleod et al., 2005; Macleod et al., 2006; Kunitz, 2007; Krieger, 2007).

사폴스키(R. M. Sapolsky), 『인간과 다른 동물에서 사회적 지위와 건강』(Sapolsky, 2004; 33: 393~418)

- 10쪽: "대부분의 연구자는 심리사회 요인을 사회경제 수준과 건강의 관계에서 핵심 매개요인으로 간주한다. 주목할 만한 다른 설명이 불충분하다는 점 이외에 사회심리 요인을 간접적으로 지지하는 이유는 다음과 같다. ① 가난한 사람은 과도한 신체적·심리적 스트레스 요인을 가지고 있다는 점, ② 기저 글루코티코이드(glucocorticoid) 수준과 사회경제적 격차 간 관련성을 보고한 연구가 있으며, ③ 사회경제적 격차는 심장 질환, 당뇨병, 대사증후군, 정신 장애와 같이 스트레스에 가장 큰 감수성을 지닌 질병에서 가장 강하게 발생한다는 점이 그것이다. 스트레스 관련 심리사회 요인의 사례는 더욱 명백해졌다. 이를 이해하기 위해서 우리는 다음과 같은 자명한 이치를 반드시 고려해야 한다. 건강을 유지하기 위한 충분한 식품, 거처, 안전이 주어진 상태에서 모든 사람이 가난하다면 아무도 가난한 상태가 아닌 것이다. 근대 사회에서 절대 모든 이가 똑같이 가난하지 않다. 나쁜 건강은 가난 그 자체의 결과라기보다는 가난하다고 느끼는 것, 다시 말해 다른 사람에 비해 더 가난하다고 느끼는 감정의 결과라는 관점은 사회경제적 격차를 설명하는 핵심 포인트를 찾는 길을 열어주었다. 그러므로 가난은 절대적 수치가 아닌 차별적 느낌에 휩싸인 주관적 평가이다."

마멋(M. G. Marmot), 『지위 증후군: 사회적 지위가 어떻게 우리의 건강과 수명에 영향을 미치는가』(Marmot, 2004)

- 1쪽: "부유한 국가에서 살고 있는 우리는 상당히 건강 상태가 좋다. (…) 특정한 사람이 다른 이보다 더, 그것도 상당히 좋다는 점만 제외한다면. 사회적 위계구조의 어디쯤에 당신이 위치하는가는 아플 확률, 수명과 밀접한 관련이 있다.
"당신이 사회적 위계구조에서 어디에 위치해 있는가"에 대한 의미를 해석해보고자 한다. 당신은 가난하지 않고, 직업이 있으며, 당신의 아이는 잘 먹고 있고, 당신은 꽤 괜찮은 주택이나 아파트에서 살고 있다. 수도꼭지를 틀어서 물이 깨끗하다는 확신하에 물을 마신다. 마찬가지로 당신이 구입하는 식료품은 오염되어 있지 않고, 일상생활에서 마주치는 대부분의 사람도 또한 이러한 조건들이 충족된 환경에서 살아가고 있다. 하지만 이처럼 부족함도 없고 가난하지도 않은 이러한 사람 중 일부는 사회적 위계구조에서 더 높은 위치에 있다는 것을 당신은 인정한다. 그들은 돈이 더 많고, 더 큰 집, 더욱 명망 있는 직업, 다른 사람의 눈에 더 높은 지위 또는 단순히 상류 계급의 화법을 가지고 있을지도 모른다. 당신은 또한 이러한 기준에서 당신보다 더 낮은 계층의 다른 사람, 즉 단지 매우 가난하고 집이 없는 것을 의미하는 것이 아니라 다양한 수준에서 지위가 당신보다 그저 더 낮은 사람이 존재한다는 것을 알고 있다. 이러한 모든 사람 중에 사회계층의 지위가 높은 사람일수록 더욱 건강할 가능성이 높다는 것은 주목할 만한 사실이다. 다시 말해 건강은 사회적 격차에 따라 달라지며 나는 이것을 '지위 증후군'이라 부른다."

- 2쪽: "물질적 안녕이 일정 수준 이상에 있는 사람에게는 또 다른 종류의 안녕이 중요하다. 즉 얼마나 자신의 삶을 통제할 수 있는지를 의미하는 '자율성'과 충분한 사회적 연대, 참여의 기회도 건강, 안녕, 수명에 중요하다. 이러한 측면에서의 불평등은 건강의 사회적 격차를 만들어내는 데 큰 역할을 한다. 통제와 참여 수준은 지위 증후군의 기저를 이룬다."

- 6쪽: "(…) 사회적 격차의 원인은 우리가 살고 일하는 환경에서 발견된다. 삶의 환경에 대한 통제, 사회가 제공해야 하는 것에 대한 충분한 사회 연대와 참여는 불균등하게 분포하고 있고, 그 결과로서 건강의 분포가 불균등한 것이다.
  이러한 경험적 사실을 어떻게 질병으로 해석할 수 있을까? 아주 단순하게 말하자면, 핵심은 가장 중요한 기관인 뇌에 있다. 불평등에 대한 심리적 경험은 신체에 지대한 영향을 미치는데, 이것이 지위 증후군 발생의 주요 요인이 될 수 있다는 것이 우리가 검증한 근거이다."

- 11쪽: "따라서 우리는 상대적 불평등, 즉 위계구조 내에서 우리가 다른 이에 비해 상대적으로 어디에 위치하는가라는 중요한 질문을 생각할 필요성이 있다. 이것이 자원의 절대적 수준보다 건강에 더 중요할 수 있다."

윌킨슨(R. G. Wilkinson), 『불평등의 영향: 아픈 사회를 어떻게 좀 더 건강하게 만들 것인가』(Wilkinson, 2005)

- 60~61쪽: "심리사회라는 용어는 건강에 영향을 미치는 감정적 삶의 특성이 어느 정도로 사회적으로 유형화되고, 개인의 우연적 사건보다는 사회적 맥락에 따라 어느 정도로 달라지는지를 강조하기 위해 '심리적'이라는 용어보다 종종 더 선호되곤 한다."

- 61~62쪽: "우리가 물질 요인과 심리사회 요인을 구분하는 통상적인 근거는 건강에 미치는 영향력이 의식/무의식적 지각작용 혹은 인지적 과정에 따라 달라지는지 혹은 반대로 그것이 우리가 생각하거나, 느끼거나 혹은 알고 있는 것과는 상관없이 건강에 영향을 미치는지에 따라 달라진다. 예를 들어 공기 오염, 감염성 미생물, 독극물, 비타민 부족 등은 우리가 그것에 대하여 완벽하게 인지하지 못하고 있을지라도 우리의 건강을 해칠 수 있다. 그러므로 그들은 건강에 직접적인 효과를 미치는 물질 요인으로 분류된다. 하지만 직업이나 거주지 불안정성은 당신이 그것을 인지하고 있을 때에만 당신의 건강에 영향을 미친다. 유사하게 적대감, 우울감, 통제력 부족의 실제 원인들

은 상당히 명백할 수 있다. 하지만 만약 그것이 건강을 상하게 하는 감정이라면, 그들은 물질적인 것으로 치료가 될 수 있음에도 심리사회 요인으로 분류할 수 있다. 심리사회 스트레스 요인을 해결하기 위해 종종 물질 환경을 변화시킬 필요가 있다는 것은 매우 중요하다."

- 63쪽: "심리사회 영향력에 집중하는 것은 더 가난한 물질 환경으로 인한 직접적 효과가 중요하지 않다는 것을 의미하는 것은 아니다. 질 나쁜 식단, 공기 오염, 흡연, 나쁜 주거환경과 같은 것은 명백히 문제가 될 수 있다. 하지만 우리는 이러한 문제를 지나치게 단순화시켜서 질 나쁜 거주환경의 물리적 위해 요인에 대한 노출과 심장질환 혹은 암의 발생 간에 매우 명백한 관계가 있다고 추측하지는 말아야 한다."

- 65~66쪽: "건강에 대한 심리사회 영향력은, 먹으면 즐겁지만 건강 문제 때문에 피하는 것이 좋은 고지방성의 음식을 너무 많이 먹는 건강 위험과는 다른 것이다. 심리사회 요인은 삶의 질에 대한 주관적 경험의 핵심을 파악할 수 있다는 점에서 중요하다. 이요인은 건강에 미치는 영향뿐만 아니라 그 자체로도 중요하다. 만약 당신이 우울하면, 누군가 그 우울증이 심장질환에 위험요인이라는 것을 알려주어서가 아니라 단순히 행복하지 않은 상태이기 때문에 당신은 당신의 우울한 감정이 없어지길 원한다. 이와 달리 불건강의 직접적 물질 원인을 이해하는 것은 근대 사회가 가지고 있는 여러 가지 설명되지 않은 불안감의 핵심을 파악할 수 있도록 하지 못하고, 전체 인구집단의 심리사회적 안녕을 증진시킬 수 있는 잠재력도 가지고 있지 않다. 물질 요인의 보다 중요한 직접 효과는 이미 잘 이해되고 있고, 이러한 직접 효과 중의 많은 부분은, 정치적 의지가 있다는 전제하에 경제성장의 혜택이 사회의 모든 영역으로 확실하게 확장됨으로써 해결될 수 있다."

요약하면, 사회정치적 이론과 심리사회 이론은 사회적 맥락이 인구집단의 건강을 형성하고 건강 불평등의 원인이라는 관점은 일치하지만, 그 관계를 설명하는 데서는 매우 다르고 때로는 상충되는 일련의 개념을 제시하였다. 역사적·시공간적·생태적 맥락 아래 사회정치적·심리사회적·생물학적 과정을 염두에 두고 캐넌(Cannon)이 말하는 '신체 생리와 신체 정치(the body physiologic and the body politic)'(Cannon, 1941) 사이의 관계를 분석할 수 있는 접근법을 찾는 것이 다음으로 고려하는 것이다.

7장

질병 분포의 생태사회 이론

사회·생태 맥락의 체현(Embodying Societal & Ecologic Context)

1990년대 중반부터 생태학에 중점을 둔 통합적·다면적·역동적 역학 관점에 관한 새로운 제안이 지리와 역사의 맥락에서 생애주기를 넘어 세대에 걸쳐 질병 분포와 건강 불평등의 사회적·생물학적 결정요인을 명시적으로 연결지으면서 영문의 역학 문헌에 등장하기 시작하였다(Krieger, 2001a). 이 가운데 최초의 논문은 1994년 내가 저술한 「질병 분포에 대한 **생태사회 이론**(ecosocial theory)」인데 이후 정교히 다듬어졌다(〈글상자 7-1〉 참조). 이는 1995년 토니 마이클(Tony Michael)이 역학자를 '근접 원인의 노예(prisoner of the proximate)' 상태에서 해방시키기 위해 생태적 관점(McMichael, 1995), 즉 '인간 생태학' (McMichael, 2002: 1145)을 신속하게 채택하는 데 영향을 주었고 1996년 머빈 수서(Mervyn Susser)와 에즈라 수서(Ezra Susser)의 『생태역학(eco-epidemiology)』 주창에도 도움을 주었다(Susser & Susser, 1996).

위의 세 가지 관점은 공통적으로 다음과 명백히 관련되어 있었다. ① (비록 다양하게 정의되고 개념화되긴 하지만) '생태계(ecosystem)', ② 건강에 대한 사회의 영향력, ③ 그 사이의 상관성이 그것이다(〈글상자 7-1〉 참조). 분화되지 않은 '총체주의(holism)'로 '환원주의(reductionism)'와 '위험요인(risk factor)' 역학을 대치하거나, 특정 노출, 특정 질병, 특정 지역, 특정 시간에 무관심한 것은 이론적·

Ⓐ 크리거의 『질병 분포에 대한 생태사회 이론(ecosocial theory of disease distribution)』

이 이론은 ① 명백하게 정치경제, 정치생태학, 생태계, 시공간적 척도와 단계, 체현의 생물학적 경로, 과학 지식의 사회적 생산 등과 관련한 생각을 포함한다. ②('상위 흐름'과 '하위 흐름'으로 비유되는) '원위'와 '근위'로 결정인자를 구분하는 지배적 관점에 대하여 비판한다. ③ 가설을 만들고 연구를 설계하고 자료를 해석하는 데 안내가 되어 줄 특정 대안 이론을 제안한다(Krieger, 1994; Krieger, 1999a; Krieger, 1999b; Krieger, 2000a; Krieger, 2000b; Krieger, 2001a; Krieger, 2001b; Krieger, 2001c; Krieger, 2001d; Krieger & Gruskin, 2001; Krieger, 2003a; Krieger, 2003b; Krieger, 2004a; Krieger, 2004b; Krieger & Davey Smith, 2004; Krieger, 2005a; Krieger, 2005b; Krieger, 2005c; Krieger, 2006; Krieger, 2007; Krieger, 2008a; Krieger, 2008b; Krieger, 2009; Krieger2010a; Krieger 201 Ob; Krieger 2010c).

생태사회 이론을 이용한 학문 분과는 아래와 같고, 참고문헌은 일부만 추린 것이다.
• 역학(Yen & Syme, 1999; Thacker & Buffington, 2001; Azambuja et al., 2002; Ben-Shlomo & Kuh, 2002; Goldberg et al., 2003; Wise, 2003; Sommerfeld, 2003; Stewart & Nap이 es-Springer, 2003; Poundstone et al., 2004; McLaren & Hawe, 2005; Velasco et al., 2006; Leslie & Lentle 2006; Yamada & Palmer 2007; Gillespie et al., 2007; Buffardi et al., 2008; Gravlee, 2009),

또한
• 환경과 직업건강(Bernardi & Ebi, 2001; Northridge et al., 2003; Quinn, 2003; Parkes et al., 2003; Robert & Smith, 2004; Kegler & Miner, 2004; Parkes et al., 2004; Porto, 2005; Morello-Frosch et al., 2006)
• 간호학(Abrums, 2004; Edwards et al., 2004; MacDonald, 2004)
• 심리학과 약물 남용(Walters & Simoni, 2002; Burris et al., 2004; Nichter et al., 2004; Godette et al., 2006)
• 사회학(Spitler, 2001)
• 도시 건강과 도시계획(Northridge et al., 2003; Northridge & Sclar, 2003; Corburn, 2004; Galea & Vlahov, 2005)
• 건강과 인권(Chilton, 2006; Teti et al., 2006)
• 의학인류학(Baer & Singer, 2009; Thompson et al., 2009)
• 공중보건에 대한 비판적 분석(Levins, 1996; Levins & Lopez, 1999)

Ⓑ 맥마이클의 『인간 생태학(human ecology)』(McMichael, 2002: 1145)
여러 논문과 책에서 상세히 기술된 바 있다(McMichael, 1995; McMichael, 1999; McMichael, 2001; McMichael, 2002; McMichael, 2004).

이 개념틀은 "인구집단의 건강은 대체로 둘러싼 생태 환경의 산물이다. 인간 사회와 이보다 더 넓은 주변 환경, 다양한 생태계, 삶을 유지시키는 과정과 상호작용의 결과"라는 관점을 가지고 있다(McMichael, 2001: xiv). 이론화를 위한 작업에는 다음과 같은 것들을 필요로 한다. ① 개념적, 방법론적으로 "건강과 질병의 맥락적 요인이라 할 수 있는 복잡한 사회 환경 시스템을 분석하기 위한 방식을 정립시키기, ② 점증하는 생태학 용어 안에서 인구집단 건강문제 고찰하기, ③ 질병 위험인자를 수집하기 위하여 역동적이고, 상호적이며, 생애과정을 고려한 모형을 개발하기, ④ 더 넓은 환경을 향하려는 인간의 욕구가 증가함과 동시에 이로 인해 발생하는 건강 위험성을 인지함으로써 고려해야 할 시공간 프레임을 확장하기"(McMichael, 1999: 887). '생물계에 걸린 과부하'로 인하여 생태계를 우려하는 목소리를 반영한 '발자국(footprint)' 표현이 비유적으로 등장하였다. 이는 생태계 위에 새겨진 인간의 진화, 문화, 인간의 '생태적 발자국'을 일컫는다(McMichael, 2001: xiv-xv).

Ⓒ **수서(Susser)의 『생태역학(eco-epidemiology)』**

한 논문(Susser & Susser, 1996)을 통해 수면 위로 나왔으며 세 개의 사설에서 간략하게 다루어졌다(Susser, 2004; March & Susser, 2006a; March & Susser, 2006b)[이 중 두 에세이(Susser & Susser, 1996; March & Susser, 2006a)는 수서와 슈타인이 2009년 펴낸 책 『역학 내의 시대』[Susser & Stein, 2009]에 다시 실리기도 했다).
이 접근은 "개인뿐 아니라 사회와 조직의 여러 수준을 에워싸고 있다는 개념을 가진 생태적 관점"의 사용을 지지한다. 또한 이 생태적 관점은 "국지화(localization) (…) 생물적, 인간적, 사회 체계의 일반화의 한계가 되는 경계"에도 주목한다(Susser & Susser, 1996: 675).
또한 '생애 과정에서 발생하는 건강과 질병의 궤적'과 '역사적 추세'에도 관심을 갖는다(March & Susser, 2006a: 1379). 초기에 '수준/단계(level)'는 마술사가 연속해서 더 작은 상자를 꺼내 보여주는 중국 상자의 비유에서 착안하여 좁은 의미로서 '내포된 위계성(nested hierarchies)'을 뜻했었다. 하지만 생태역학은 '상위 흐름/하위 흐름' 비유로 점차 옮겨갔다(March & Susser, 2006b).

방법론적·실질적·현실적으로 역학의 발전에 도움이 되지 않는다는 전제를 분명히 공유하고 있었다(Kreiger, 1999a). 그 대신 특정한 역사적 시간과 공간 속에서 다른 척도의 시공간 안이나 넘어서 있는 단계(levels)의 안이나 가로질러 있는 현상을 포함하여 사회적·생물학적 과정에 대한 명확한 이론화가 필요하다.

통합적 이론 이전에 이런 초기의 맹아적 흐름은 역학에만 있는 것은 아니다. 지난 20세기에 '자연(natural)'과 '사회(social)' 영역 모두에서 빠르게 성장한 과학 이론 안에서 유사한 작업이 시도되었는데, (이러한 작업들은) '복잡계(complex system)'를 보다 잘 이해하면서 학문의 전문화 때문에 발생하는 지식의 분절화(fragmentation), 탈맥락화(decontextualization)를 극복한다는 목표를 공유하고 있었다. 몇 가지 분야를 예로 들자면 물리학, 생물학, 생태학, 지리학, 역사학, 사회학, 심리학, 인류학에서 발견할 수 있는 지적 추구가 그것이다(McAdam et al., 2001; Grene & Depew, 2004; Taylor, 2005; Biersack & Greenberg, 2006; Ěrdi, 2008; Mitchell, 2009). 생태학에 기원을 둔 새로운 역학의 이론화와 유사하게 이러한 노력은 대부분 시간과 공간에 대한 분석 범주를 통합시키려고 한다. 또한 '정신' 대 '신체', '선천' 대 '후천', '생물학' 대 '사회'처럼 오랜 기간 대치해왔던 이원론 사고를 반박 또는 기각하는 데 목적이 있는지 아니면 이 둘을 잇는 가교 역할을 하는 데 목적이 있는지에 대한 심도 있는 논의가 진행 중이다(Csordas, 1994; Cronon, 1996; Weiss & Haber, 1999; Lakoff & Johnson, 1999; Lewontin, 2000; Damasio, 2003; Haraway, 2004; Grene & Depew, 2004; Taylor, 2005; Biersack & Greenberg, 2006; Calvo & Gomila, 2008).

그러나 현재까지 다학제적이고 통합적 이론을 만들려는 사회역학의 많은 연구는 생물학 틀 속에서 생의학 지배에 대한 대응으로 사회과학으로 눈을 돌려 개념적 기반을 확장해오고 있었다(Cassel, 1964; Tesh, 1988; Berkman & Kawachi, 2000; Hofrichter, 2003; Graham, 2007; Hall & Lamont, 2009). 생물 유기체, 인구집단, 환경 사이의 관계에 명백히 관심을 가지고 있음에도 스스로 이름 붙인 자연 생태 과학의 생물적 측면이 거의 고려되지 않았다. 그 대신 '내포된 사회적 위계'로 해석되는 '생태학'이 더 많이 강조되었다. 이는 어떤 사회과학이 이론화에 영향을 준 것을 반영하는 것인데, 구체적으로 1979년 저명한 심리학자 유리 브론펜브레너(Urie Bronfenbrenner, 1917~2005)가 제안했던 '생태계 이론

(ecological system theory)'의 큰 영향력을 보여주는 것이라 할 수 있다(Bronfenbrenner, 1979; Bronfenbrenner, 2005).

'인간 발달 생태학'과 관련하여 브론펜브레너의 모형은 발달 심리학뿐만 아니라 (역학을 포함한) 공중보건에서도 널리 쓰였다. 이는 종종 사회생태 모형(social ecological model)이라고 불리기도 한다(Stokols, 1996; Earls, 2003; Bauer et al., 2003; McLaren & Hall, 2005; Glass & McAtee, 2006). 이 이론을 개발하면서 브론펜브레너는 소련의 아동발달심리학자 레브 비고스키(Lev Vygotsky, 1896~1934)의 연구에서 영향을 받았다(Bronfenbrenner, 2005). 비고스키는 '역사 변증법 유물론'의 개념을 자신의 연구 분야에 적용하려 노력했다. 이는 아동을 맥락 아래에서 연구하기 위함과 동시에 다양한 수준의 생물생리, 사회 맥락이 시간의 경과에 따라 아동과 동적 상호작용을 하게 되는 불확정성을 아동 발달로 간주하기 위함이었다. 여기서 다양한 맥락이라 함은 가족, 가정, 학교, 이웃, 국가, 정치경제 체계 등을 일컫는다(Vygotsky, 1978; Richards, 1996).

브론펜브레너의 본래 모형에서 개인의 '생태'는 '미시(micro)', '중시(meso)', '외(exo)', '거시(macro)'와 같은 수준의 사회체계로 개념화되었다. 각 단계를 예시하면, 아이를 기준으로 할 때 미시 수준은 아동의 가족 환경, 중시 수준은 가족과 학교를 연결하는 사회적 환경, 외 수준은 부모의 노동 환경, 거시 수준은 더 큰 사회적 맥락을 들 수 있다. 이후의 연구에서 브론펜브레너는 한 시대를 통틀어 나타나는 주변 환경의 사건을 의미하는 '연대기(chrono)' 수준을 추가하였고, 생물적 발달에 보다 더 초점을 두었다. 일례로 2001년 그는 모형을 '인간 발달에 대한 생물생태 이론'이라고 명칭을 바꾸기도 했다(Bronfenbrenner, 2001; Bronfenbrenner, 2005). 이 이론은 출발점에서부터 생태 환경의 개념을 "마치 러시아 인형, 마트료시카(Matryoshka)처럼 그 안에 또다른 것이 들어 있는 특징을 가진 '일련의 내포된 구조(a set of nested structures)'로 보았다(Bronfenbrenner, 1979: 3). 현대 자연과학과 사회과학 분야 내에서 생태 이론이 명확해지면서, 내포된 위계들(nested hierarchies)이 유일한 생태적 구조가 아니라는 것이 드러났다. 내포하지 않는 위계가 존재할 뿐만 아니라 위계가 '고정'되지 않고 생물적 진화 과정에 의존하기도 한다(Villa & Ceroni, 2005; Taylor, 2008; Lidicker, 2008). 그렇다면 다음과 같은 질문을 고민해볼 만하다. 역학자가 생태학자의 생태 이론 관점과 맺는 관계가 개념적으로 의미하는 것은 무엇일까?

1. 생태학의 기원과 생태적 사고에 관한 개념적 논쟁

통합적 사고에 관심이 있는 사람이라면 누구나 맥락 아래 유기체를 분석하는 생태학의 매력에 끌릴 수밖에 없다. 1866년 독일의 의사이자 동물학자였던 에른스트 헤켈(Ernst Haeckel, 1834~1919)(Richard, 2008)은 '유기체와 환경의 관계를 연구하는 총체적 과학'을 지칭하기 위하여 '가구(household)'를 의미하는 그리스어 'oikos'를 차용하였다(Stauffer, 1957: 140). 이때부터 생태학 개념과 연구는 자연과학과 사회과학을 비롯한 다양한 학문 내에서 논쟁과 고찰을 이끌었으며 변형되고 확장되었다(McIntosh, 1985; Bramwell, 1989; Worster, 1994; Merchant, 2002; Taylor, 2008). 찰스 다윈(Charles Darwin)의 『종의 기원』(Darwin, 1859)에서 영감을 받았던 헤켈은 『종의 기원』의 대중화에 가장 큰 기여를 한 사람 중 한 명이기도 했다(Stauffer, 1957; Richard, 2008). 그는 자신의 연구에 대해 "자연의 경제학 (…) 한마디로 생태학은 다윈이 존재를 위한 투쟁의 조건이라고 일컫던 그 복잡한 상호관계에 대한 연구라고 할 수 있"다고 언급했다(Stauffer, 1957: 141). 헤켈이 보기에 존재를 위한 투쟁이라는 개념은 삶에 핵심적이며 인간을 포함한 어떠한 생물도 이에 대한 예외가 아니었다. 그는 당시의 다른 학자처럼 상호관계를 규범으로서 강조하였다. 또한 그는 당시의 전통적인 인종 위계를 정당화하고 설명하기 위하여 사회진화론으로 무장하였으며 (Richards, 2008) 사회의 맥락이 과학 연구에 미치는 영향을 강조하였다. 물론 헤켈 이전의 동식물학자와 선대 연구자도 '자연상태'로 존재하고 있는 수많은 생물체 간 얽혀 있는 복잡한 관계에 대해 주의 깊게 관찰하고 설명하기 위해 노력했다. 하지만 19세기 후반에 이르러서야 이 분야는 스스로 과학 영역이라

기원

1866년 에른스트 헤켈이 『일반생물형태』에서 최초로 정의(Stauffer, 1957: 140~ 141)

"우리는 유기체들과 주위를 둘러싼 환경과의 관계, 더 광범위하게는 모든 '존재 조건 (conditions of existence)'을 다루는 과학 전반을 생태학이라고 부른다. 존재 조건은 자연 환경 내에서 부분적으로는 유기적이며, 다른 한편으로는 비(非)유기적이다; 따라서 우리가 살펴보아 왔던 것처럼 이러한 점은 유기체 상태에서 가장 중요한 것이다. 자신이 스스로 적응할 수 있도록 하기 때문이다. 모든 생물체가 적응해야 하는 존재 조건에는 거주지의 물리적·화학적 특성, 기후(빛, 온도, 기후의 습도 상황 그리고 전기), 무기영양소, 물과 토양 성분 등이 있다.

우리는 유기체와 연결되어 있는 모든 유기체와 유기체의 총체적 관계를 유기적 존재 조건으로서 고려하고 있다. 그들 중 대부분은 이득을 주거나 해를 준다. 각 유기체는 다른 유기체와 친구가 되기도 하고 적이 되기도 한다. 이들 역시 유기체의 존재에 도움이 되거나 해를 끼치게 된다. 다른 유기체의 먹이가 되는 유기체, 기생해서 살아가는 유기체도 유기적 존재 조건 범주에 속한다. 자연선택이론에 대한 토의를 통해 우리는 적응이 전체 유기체의 형성에 얼마나 큰 영향을 끼치는지 살펴보았으며, 특히 유기적 존재 조건이 비유기적 존재 조건에 비하여 생물체에 얼마나 많이 깊은 변화를 일으켰는지 다루었다. 하지만 이렇게 매우 중요함에도 이것이 과학적으로는 별로 다루어지지 못하고 있다. 지금까지 생리학은 한쪽으로 치우쳐서 유기체의 [개체와 종(種)의 보존, 영양, 생식 등] 보존 기능만 집중해서 조사해왔으며, 관계의 기능 중에서 유기체 간 관계와 전체와 유기체의 관계 중 단일 부분만을 연구해왔다. 생리학은 자연계의 질서 속에서 유기체가 생활하는 공간, 이른바 환경과 유기체의 관계를 무시해 왔으며 관계를 기계적으로 해석하려는 시도조차 하지 않은 채 '자연의 역사'에 대한 적절한 사실을 수집하려고도 하지 않았다.

생리학 안의 커다란 간극은 관계에서 출현한 자연선택이론과 진화 이론에 의해 완전히 메워질 것이다. 그것은 우리에게 각각 유기체에서 발생한 무한히 복잡한 환경과의 관계와 꾸준한 상호작용, 유기체와 모든 유기, 비유기적 존재 조건 사이의 꾸준한 상호작용이, 본성을 창조한 창조자가 계획에 따라 미리 고민한 배열이 아니라 시공간의 연속적인 움직임과 그것의 고유한 특성으로 인해 존재하는 물질이 빚어낸 효과임을 보여준다. 따라서 생존에 가장 큰 효과를 볼 수 있는 방법이었기 때문에 유기체가 기계적으로 서로 돌보는 관계가 필연적으로 나타났다고 설명한 진화이론은 생태학의 일원론적(monistic) 기초가 되었다.

<u>1869년 에른스트 헤켈이 제나대학교 철학교수 임용 강의에서 발표 때 교정한 정의</u>

"생태학은 자연 경제에 대한 지식의 총체이다. 유기적, 비유기적 환경에 대한 전체 동물 관계와 직간접적으로 동식물 사이의 호의적, 적대적 관계를 탐구한다. 한마디로 다윈의 말을 빌리자면 생태학은 생존을 위한 투쟁의 조건으로서 모든 복잡한 상호관계에 대한 연구이다."

한 세기 후

<u>오덤(E. P. Odum), 『기초 생태학』(Odum, 1971)</u>

- 3쪽: "생태학은 생물학의 한 독자적인 분야로 알려져 있다. 생태학은 약 1900년부터 시작되었으며, 이 단어가 사전에 등재된 것은 약 10년 전에 지나지 않는다. (…) 생태학이라는 단어는 '집' 혹은 '살 곳'을 의미하는 그리스어 *oikos*로부터 유래하였다. 따라서 문자 그대로 보자면 생태학은 '집에' 있는 유기체를 연구하는 학문이다. 일반적으로 생태학은 유기체를 둘러싼 환경과 유기체 또는 유기체 집단의 관계를 연구하거나 유기체와 환경 사이의 상호 관련성을 연구하는 학문으로 정의한다. 생태학은 유기체 집단의 생명 활동과 땅, 바다, 담수 등에서 작동하는 과정에 특별한 관심을 가지고 있기 때문에, 인간 자체를 자연의 일부라고 받아들이면서 자연의 구조와 기능을 연구하는 학문이라고 보는 최근의 정의가 훨씬 더 적절하다. 웹스터 사전에 실려 있는 정의 중 하나는 20세기 말 시점을 고려하면 꽤 적절한 듯 보인다. 즉 "유기체와 주변 환경 간 관계의 양상 혹은 전체성"이 그것이다. 결국 다양한 하위 분야를 아우르는 짧고 기술적이지 않은 최고의 정의는 '환경 생물학(environmental biology)'이라 할 수 있다."

현재

<u>맥마이클, 『인간의 미개척 환경과 질병: 과거의 양상, 불확실한 미래』(McMichael, 2001)</u>

- 17쪽: "생태학은 식물군과 동물군 사이의 상호 연결 관계, 둘러싼 자연환경과의 상호관계에 관한 것이다. 생태학은 체계적 맥락 아래 통합, 상호 의존성, 피드백 과정을 특별히 강조한다. 유기체의 다양한 수준에서 생태학적 체계를 연구할 수 있다. 개체, 유기체, 인구집단, 생물적 집단, 생태계, 생물군계(biomes), 생물계(biosphere), 생태권(ecosphere) 등이 그것이다."

- 20쪽: "생태학은 복잡한 자연의 말을 생각하고 관찰하는 한 방법이다. 그것은 개별적이 아니라 통합적이다.

2009년 『온라인 옥스퍼드 영어 사전』, http://dictionary.oed.com.ezp-prod 1.hul. harvard.edu/ (OED, 2009)

- 1a. 살아 있는 유기체와 주변 환경 사이의 관계를 다루는 생물학의 분야. 또는 특정 유기체의 관계 또는 유기체 집단의 관계를 다루는 생물학의 분야.
- 1b. 간단히 사회(social) 사람과 사회집단 간 관계에 관한 학문이며 (그리고) 인간이 정주하는 영역 내에 있는 관계의 체계에 대한 학문. **문화생태학, 사회생태학, 도시생태학**으로 빈번하게 용어를 변형하여 사용하기도 함.
- 1c. 확장하여 사용할 때: 일련의 시스템과 시스템 주변의 환경 사이의 상호관계와 관계로 인한 산물.
- 2. 환경에 영향을 미치는 인간 행동의 효과에 대한 관심 혹은 이와 관련한 학문. 정치 운동으로서 산업적·농업적 개발 제한을 지지하는 태도 또는 이를 저지하기 위한 실제 정치 운동.

고 할 수 있을 만큼 그럴듯하게 발전하게 된다(McIntosh, 1985; Bramwell, 1989; Worster, 1994; Merchant, 2002; Richard, 2008).

이때를 기점으로 무수한 분야의 학자가 생태학의 다양한 정의와 교리를 위해 공을 들이고, 경쟁하며, 적용하기 시작하였다. 개념의 비평적·창조적 적용이 무수히 많은 생태학 분야, 예를 들어 식물, 동물, 수중 생태학 또는 이론, 생태계, 집단, 군 행동 생태학이 나타났고(McIntosh, 1985; Worster, 1994; Roughgarden, 1998; Hannan, 2001; Merchant, 2002; Jax, 2008; Taylor, 2008) 여타 생물학 분야, 일례로 진화생물학과 발생학(Eldredge & Grene, 1992; Eldredge, 1999; Lewontin, 2000; Buerton et al., 2000; Gilbert, 2001)뿐 아니라 사회과학의 일부, 특히 사회학, 인류학, 지리학, 심리학(Bronfenbrenner, 1979; Steiner & Nauser, 1993; Lawrence, 1993; Honari, 1999; McAdam, 2001; Merchant, 2002; Turner & Boyns, 2002; Turner, 2005) 등에서 명백하게 나타났다.

이 '생태학' 분야에서 받아들여진 전제는 다음과 같다.

① 유기체와 주변 환경의 상호관계를 이해하기 위해서 '수준/단계(level)', '시간', '공간' 관련 분석이 필요하다. 따라서 시공간적 척도와 지리적·역사적 환경을 동시에 포함하는 과정을 고려해야 한다.

② 개별 '(인간을 포함한) 유기체'는 반드시 '집단'에 소속되며, 서로 역동적으로 영향을 주고받으며 역으로 '환경'을 변화시키기도 한다.

③ 생태적 맥락이 관건이 된다. 생태적 맥락은 특정한 인과관계 기전을 배치하고 이러한 기전을 통해 (공간·시간적 관계 속에서) 어떤 현상의 특정한 양상이 만들어지기 때문이다.

유기체, 집단, 환경 사이에서 나타나는 인과적 흐름의 방향은 비록 반드시 같은 정도의 크기라고 볼 순 없지만 양방향을 가리키게 되고(Eldredge, 1999; Turner & Boyns, 2002; Turner, 2005) 긍정적 피드백과 부정적 피드백이 동시에 나타날 수 있다. 여기에 더하여 어떠한 과정과 관계가 [계보적 혈통과 공존하는 상호작용에 의해(Eldrege & Grene, 1992; Grene & Depew, 2004)] '집단'과 '사회'를 구성하는 유기체를 만들어내는지 이론화하는 작업은 '환경' 개념이 구성하고 있어야 하는 중요한 요소가 무엇인지를 탐색하는 역학 이론화 작업 못지 않게 중요하다(Krieger, 2007).

그러나 이 기본적 수칙에 대한 동의하에서 이론의 사용에 대한 날카로운 논쟁이 수반되었다. 그리고 이는 역사의 다양한 시점에서 명성이 높았던 다양한 위치를 차지했던 생태학 기반의 이론가를 수많은 학문 속에 휘말려 들게 하였다(McIntosh, 1985; Grene, 1987; Levin, 1992; Krieger, 1994; Worster, 1994; Barbour, 1996; Ellis, 1996; Bock & Goode, 1998; Merchant, 2002; Jax, 2008; Taylor, 2008; Krieger, 2008a). 역사학자 캐럴린 머챈트(Carolyn Merchant)가 요약한 것처럼 '생태' 관점과는 거리가 먼 "20세기의 생태학의 과학적 진화"에는 '인간 생태학, 경제 생태학, 유기 생태학, 혼돈 생태학' 등이 포함되었다. 게다가 이러한 이론 경향은 "자연, 인간, 윤리적 관계에 대한 다른 가정"을 명백히 품고 있었다(Merchant, 2002: 172).

인간 생태학은 사람을 자연에 통합시키며 자연의 제약에 적용시킨다; 유기 생태학은 자연으로부터 사람을 분리시키며, 항상성 있는 절차를 따르는 것으로 간주한다; 경제 생태학은 인간의 이익을 위하여 인간이 자연을 조절하는 과학적 관리자라고 주장한다; 마지막으로 혼돈 생태학은 자연을 예측 불가능한 특성을 가지고 있으며, 인간은 부분적으로 자연 시스템을 다루는 것으로 보았다. 따라서 자연을 이전에 생각했던 것보다 훨씬 더 복잡하며, 조화로운 균형상태라기보다는 무질서한 상태라고 보는 것이 타당하다.

생태이론가이자 보존생물학자인 커트 잭스(Kurt Jax)는 생태학의 지적 논쟁과 변화에 대해 비슷하게 분석하였다(Jax, 2008: 5~6).

1950년대까지 생태학 이론은 당시의 다른 학문과 마찬가지로 부분보다는 전체를 강조하였고, 생태 단위와 그 '발달'을 개별 유기체에 비유하는 유기적 개념에 익숙해 있었다. 또한 생태학은 생태 단위 (그리고 전체로서의 자연)의 평형상태를 암시하였다. 그리고 결코 정적이지 않음에도 자연 전반에 걸쳐서 균형 상태를 이루는 과정을 강조하였기 때문에 이 개념틀에 변화는 어울리지 않는 것이었다. 예를 들면 천연림에서의 화재나 해충 창궐과 같은 '자연재해'는 생태 이론 관점에서 부적절한 것으로 간주되었다. 20세기 중반에 이르러서야 그동안 정적이라고 여겨던 생태적 단위도 변화하는 것임을 인식하게 되었다. 이 새로운 이론은 평형보다는 변화, 선명하게 구획된 경계보다는 기울기, 이종 간 개별적 반응을 강조하였다. 진화론과 더 강력한 연관성을 갖게 되었으며, 생태 단위를 역사적이면서도 불확실한 관점으로 바라보게 하였다. 최근의 담론은 생태 이론을 통합하기 위한 노력의 일환으로 생태계 내에 속해 있는 개별 종을 부각시키며 위계, 규모, 이질성의 역할을 반영하고 있다. 특히 생태학에서 자연 역사에 대한 고려가 중요하다고 지적하는 최근의 성과는 생태학을 물리학과 수학의 범주로 제한시키려는 '신생태학(New Ecology)'의 시도가 일부 있지만 생태학의 본질적인 부분으로 남아 있을 것이다.

역학을 비롯한 여타 과학 분야와 마찬가지로 생태학은 매우 다른 연구 과제와 다양한 발견을 한 각양각색의 관점과 함께 이론적 논쟁을 공유해왔다.

생태학자가 벌인 다양한 종류의 논쟁 중 일부는 역학에서 있었던 논쟁과 상당히 유사한 것이었다. 예를 들면 인과 과정 및 추론을 위한 수준/단계, 시공간적 척도의 함의와 관련한 논쟁이 그것이다(Mclntosh, 1985; Levin, 1992; Lidicker, 1992; Worster, 1994; Barbour, 1996; Roughgarden, 1998; Keil et al., 1998; Peterson & Parker, 1998; O'Neill & King, 1998; Hobbs, 1998; Merchant, 2002; Neumann, 2005; Paulson & Gezon, 2005; Jax, 2008; Taylor, 2008). 이와 같은 생태학 논쟁 중 생태학 문제를 중요하게 다루고 있는 세 가지 사례를 〈글상자 7-3〉에 제시하였다. 첫 번째는 공간 척도에서 양상 문제를 다루고 있다(Levin, 1992). 두 번째는 시간 척도와 수준의 문제를 다루고 있다. 이 사례는, 대부분의 생태적 과정이 폭넓은 시공간의 척도 속에서 이루어짐에도 미국 정부가 생태학 연구를 지원할 때 엄격히 통제된 실험 설계 기법을 선호하면서 기껏해야 제한된 공간 내에서 단지 5년으로 연구범위를 제한한 사건에 대한 조소적 코멘트를 포함하고 있다(May, 1998). 세 번째는 인과 과정의 수준/단계 문제를 포함하고 있다. 이는 생태적 계승 과정과 분화 과정이 외부 환경의 변화에 의하여 발생하는 것인지, 유기체 내부의 생물학적 특성에 의하여 발생하는 것인지를 밝히고자 하는 논쟁이다(Eldredge, 1999).

이러한 논쟁에 관련되어 있는 추상적 용어는 역학 사례를 통해 보다 쉽게 표현할 수 있다.

① '수준/단계(level)'의 성질과 범위. 수준이란 존재론적으로 '실재' 하는 것을 말하는지 추상적인 것인지에 대한 논의를 포함한다(생태학 논의에서 하나의 수준에는 '유기체'와 유기체를 둘러싼 '환경'이 반드시 포함되어야 한다).

② 수준 간의 관련에 대해 다음과 같은 논의가 있다.

ⓐ '내포된(nested) 위계'를 형성해야 하는지, '내포하지 않는 위계'를 형성하기도 하는지의 문제.

ⓑ '새롭게 만들어진 특성'이 존재하는지의 여부. 그로 인해 '더 낮은 수준'에

이론생태학 사례

레빈(S.A. Levin), 『생태학 양상과 척도 문제』(Levin, 1992)

- 1944쪽: "이론생태학, 좀 더 일반적으로 이론 과학이라 하는 것은 시공간의 다른 척도와 유기체 복잡성에서 발생하는 과정에 대해서 이야기를 한다. 양상을 만들어내는 과정을 통해 양상을 이해하는 것은 과학의 본질적인 면이며, 원리를 만들기 위한 매우 중요한 단서이기도 하다. 만약 우리가 기전에 대한 이해가 없다면, 추정을 위한 어떠한 과학적 기반이 없는 셈으로 각각의 새로운 체계에 대한 핵심 부분을 처음부터 평가해야 한다. 반대로 우리가 기전에 대한 이해를 충분히 한다면, 우리는 해석과 통제를 위한 기초를 가진 셈이다. 이 모든 학계의 이론가는 기계적 이해의 [적용] 가능성 때문에 유기체의 한 수준에 존재하는 역동성을 유사한 수준의 유기체 총합의 집합적 행동으로 이해할 수 있는 체계에 관심을 가졌다. 통계 테크닉, 아주 작은 신체 계통 간 상호작용, 협동 과정, 신경회로망, 계층구조 이론과 관련한 모든 학문이 이 문제에 관심을 가졌다. (…)

  (…) 우리가 앞에서부터 시작해서 생태계, 풍경, 그 너머의 것까지 크게 바라보기 위해서는 정보가 어떻게 작은 규모에서 큰 규모로 전달되는지 또는 큰 규모에서 작은 규모로 전달되는지 이해해야 한다. (…)

  (…) '관심 주제에 대한 특이 척도'라는 언급은 핵심적 요점을 강조하는 것이다. 집단이나 생태계를 서술할 수 있는 단일한 '옳은(correct)' 척도란 존재하지 않는다는 것이다."
- 1945쪽: "우리는 환경을 관찰할 때 필연적으로 제한된 범위의 척도에 대해서만 관찰을 한다. 따라서 우리가 인식하고 있는 사건은 여러 층의 케이크 중 낮은 층의 케익 조각에 지나지 않는다. 어떤 경우에는 자연계의 핵심 특징을 구체적으로 설명하기 위하여 관찰 척도를 신중하게 선택하기도 한다. 더욱이 이 규모는 우리의 인식 능력이나 기술적·논리적 제약 사항에 의해 결정된다. 특히 관찰하고 있는 시스템의 변이성은 우리가 서술할 수 있는 척도에 달려 있기도 하다."

생태계 생태학 사례

메이(R. May), 『생태계 조직의 수준』(May, 1998: 193~202)

- 193~194쪽: "물리학은 시간과 공간에 상관없이 작동하는 법칙이 있는 반면, 생물

학은 반응하는 체계를 다루므로 전모가 훨씬 복잡하다. 생물학에서 법칙은 맥락의 영향을 받고 이러한 맥락은 항상 변화하기 때문에 어떠한 시간과 장소에서건 동일한 법칙이 나타난다고 가정할 수 없다. 생물학을 넘어 사회과학으로 눈을 돌리면 이러한 문제는 더욱 심각해진다. 여기에는 생명과학의 모든 문제점이 존재하고 여기에 더하여 연구 대상은 무엇이 일어나는지 미리 알고 있으며 의식적으로 상황을 조정해나간다는 사실도 고려해야 한다."

- 196쪽: "공간과 시간의 척도. 하나의 수준 밑에 있는 또 하나의 하위 수준(의 존재)을 이해할 수 있다는 생각은 과학의 일부 분야에서는 적용하기 어려울 수 있다. 왜냐하면 실험을 적절하게 수행하기에는 통제해야 하는 시공간적 척도가 너무 크거나 길기 때문이다. 이는 생태학 분야에서 많은 어려움을 야기했던 현실적인 문제이다. 이는 생태학에서만 유일하게 나타나는 문제는 아니다; 우주론(cosmology) 역시 같은 문제에 직면해 있다. 만약 당신이 우주의 역사를 이해하고자 한다면, 실험을 준비하는 과정에서 조작할 수 있는 범위가 제한되어 있음을 알 수 있다.

  미국 국립과학재단(NSF)의 1970년 중반부터 1980년대 중반 사이에 지원한 생태학 프로그램은 생태학이 환원주의자가 하는 연구와 같은 것들을 하였고, 환원주의를 조작하여 실험하는 것으로 혼동하여 이해하던 시기였다. 그 조사 결과는 꽤 흥미로웠다. 당시 기간 동안 생태학 분야에서 출판된 조작적 실험 연구를 살펴보면 전체 연구의 75%는 10미터 이하의 공간에서 연구를 수행하였으며, 95%의 연구가 박사학위 논문에서나 고려하는 5년 이하의 연구 기간을 실험관찰에 할애한 것으로 나타났다(May, 1994).

  방해조건에 대한 반응과 사회의 구조를 이해하기 위한 핵심 의문점을 해소하는 데 1미터 이하의 공간과 3년 이내의 관찰 기간이면 충분한지는 매우 의문이다."

- 197쪽: "종합하면, 나는 환원주의에 반대하는 입장이다. 환원주의는 현재 진행되고 있는 것이 무언지를 보여주기 위한 번뜩이고 재주 넘치는 조작화된 실험 설계들이 말해주는 것과 종종 혼동되기 때문이다. 나는 무엇이 발생하고 있는지를 이해하는 것뿐만 아니라, 어떻게 발생하고 있는지, 그리고 궁극적으로 왜 그것이 발생하는 것인지를 이해하는 것이 중요하다고 생각한다. (…)

  진정한 이해를 위해서는 더 낮은 수준을 들여다보는 것이 필요할지도 모른다. 이를테면 생리학부터, 개체의 행동, 집단의 역동성, 사회의 구조와 같은 것이다.

  개인 또는 집단 또는 생태계 수준에 관한 질문을 현상학적으로 이해하는 것만으로도 목적을 충분히 달성할 수 있을 것이다. 그리고 너무 단순한 환원주의 프로그램은 시공간적 척도의 제약 또는 역사의 특이성으로 인하여 어려움을 겪을 것이다."

진화생물학 사례

엘드레지(N. Eldredge), 『진화의 양상』(Eldredge, 1999)

- 3~4쪽: "이 책은 다음과 같은 질문을 던진다. 생물 진화가 어떻게 나타났는지에 대한 개념을 이야기하는 진화론이 물리학자, 화학자, 지구과학자가 연구하고 있는 운동 문제의 세계로부터 어떻게 동떨어져 있는 채로 남아 있는가?

  이 이야기는 바로 그 연결고리에 관한 연구라고 할 수 있으며, 지구와 생명의 역사에서 어떠한 양상이 나타나는지를 묻는 사람은 반드시 이 글을 봐야 한다. 그리고 마지막 단락에서 나는 이 질문에 대한 답을 할 것이다. 생명의 진화와 지구의 물리적인 역사 사이의 연결 고리는 생태학이다. 멸종 이전에 무엇이 발생해왔는지를 설명하기 전까지는 생물 진화 역사학 내에서는 별다른 일이 없었다고 단언할 수 있다. 그리고 종의 멸종은 생태계의 붕괴, 퇴화, 종국적인 멸종에 이르는 생태학적 현상이다."

- 4쪽: "(…) 유전자의 경쟁적 충돌이 진화의 역사로부터 생태계 구조에 이르는 모든 것을 발현시켰다는 확신은 운동 문제가 지배하고 있는 물리학의 왕국으로부터 진화생물학을 분리시켰다.

  성숙한 생태계의 물리적인 파괴가 있을 때 생태계의 연쇄작용이 발생한다. 초원과 숲에서 발생한 화재나, 폭풍으로 인한 산호초 파괴를 생각해보면 이는 사실이다. 개별 유기체가 단순히 생사를 거치다 보면 멸종이 발생한다고 생각하는 것은 불가능하다. 즉 연쇄작용의 도화선이 될 만한 물리적 사건이 필요하다.

  선구적인 한 종이 퇴화된 습성을 격리시키고, 재건하기 위하여 다른 종으로 대체되는 생태적 연쇄작용은 양상을 만드는 일련의 과정이다. 실제 세계에서도 양상은 매우 중요하다. 앞으로 살펴보겠지만 양상은 과학자가 세계를 보다 잘 이해하기 위해 세심하게 만들어놓은 질문과 대답을 모두 제시한다. 과학자가 묘사하고자 하는 세계란 전문지식과 성향에 따라, 원자부터 시작해서 대륙까지, 유기체, 종, 생태계 등의 행동과 습성에 관한 것을 포함한다. 우리는 이러한 질문에 답하려고 노력하기 때문에 과학은 심리적 양상과 자연 양상 사이에 있는 반향을 찾는 연구이다."

서 나타나는 특성으로 미시화할 수 없는 '더 높은 수준'만이 가지고 있는 고유의 특성을 가지고 있는지의 여부.

ⓒ 특정한 수준에서 나타나는 현상을 그 수준에서 나타나는 과정만을 이용하여 적절하게 설명할 수 있는지 아니면 상위 내지는 하위 수준에서 나타나는 현상들, 다른 수준에서 결정되는 조건을 이용하여 설명할 필요가 있

는지의 여부.

④ 특정 수준에서 나타나는 현상의 변화가 '동일' 수준에서 현상 간 상호작용에 의해 나타나는지, 아니면 '상위' 내지 '하위' 수준의 변화에 의해 나타나는지의 여부.

③ 상호작용을 포함하는 체계가 '균형(equilibrium)'으로 나아가는지 여부, '더 낮은 수준' 또는 더 작은 시공간적 규모에 존재하는 '비균형'이 '더 높은' 수준, 더 큰 시공간적 척도와 함께 공존할 수 있거나 안정성에 기여하는지 여부와 같은 수준 간 상호작용의 역동성.

④ (자연)사와 역사적 불확정성의 중요성(또는 비중요성), 시공간과 무관하게 사건, 양상, 과정을 일반화할 수 있는 정도.

사람을 탐구하는 학문의 특성때문에 생태적 개념이나 비유를 통해 사회 현상이 자연 법칙처럼 여겨지게 되었다는 논쟁이 추가로 있었다. 정치경제 요인이 관점에서 배제된 것이다(Lawrence, 1993; Krieger, 1994; Chew & Laubichler, 2003). 이에 관한 고전적 사례로 1930년 시카고 학파의 '사회 생태학'이 있는데, 이는 도시 주민의 구성 변화를 설명하기 위해서 식물 계승 모형을 사용하였다(Park, 1936a; Park, 1936b). 이 관점에서는 도시 주민의 구성 변화를 마치 자연 현상처럼 여겼기 때문에 부동산 산업, 은행, 산업 분야, 인종에 따른 주거 차별 법안의 집행, 정치, 시민사회 지도자 등과 무관한 현상으로 보았다.

2. 질병 분포에 대한 생태사회 이론: 생태학, 생물학, 건강의 정치경제학, 사회적 과학 생산

생태학 논쟁이 제기한 이론적 문제는 어떻게 질병 분포의 역학 이론에 타당하게 적용될 수 있을까? 생태사회 이론은 한 예가 될 수 있다. 이 이론은 사회적 맥락과 생태적 맥락, 생애 과정과 역사적 세대, 분석 수준, 인종, 계급, 젠더를 포함한 사회 불평등 간의 상호작용, 역학자의 맥락과 개념 틀에 유의하면서 다음과 같이 묻는다. "건강의 사회적 불평등의 현황과 변화를 추동하는 것은 누구이며 무엇인가?"(Krieger, 1994). 권력, 소유물, 인간과 다른 종을 포함한 사회적·생물적 삶의 생산과 재생산의 사회적 배열의 현황과 변화가 낳는 삶의 방식과 우리가 살아가는 생물·물리 세계에서 단서를 찾을 수 있다. 이 이론의 핵심 구성 요소는 〈그림 7-1〉에 도식화하였고, 새롭게 요약한 핵심 명제는 〈글상자 7-4〉를 참고하길 바란다.

핵심 구조(core constructs): 현존하는 정치경제, 정치생태학에 조건을 둔 프로세스들.

① **체현**(embodiment): 말그대로 우리가 살고 있는 물질적·사회적 세계에서 생물학적으로 사회적·생태적 맥락 아래 어떻게 포함되는가를 말함.

② **체현의 경로**: 다양하고 공존하며 상호작용하는 경로로서 사회적·경제적 박탈/결핍에 부정적으로 노출되는 경우, (예를 들어 독성물질, 병원균, 위해한 상태 등의) 외인성 위험, (예를 들어 사회적 차별과 다른 여러 형태의 정신적, 육체적, 성적 트라우마와 같은) 사회적 트라우마, (예를 들어 담배, 술, 다른 여러 합법적/비합법적 약물과 같은) 해로운 물품에 대한 마케팅 노출, 부적절하거나 질 낮은 건강 관리, 원주민이 원래 거주지에서 이주하는 것과 같은 생태계의 악화.

③ **생애 과정의 노출, 감수성, 저항성의 상호작용 누적**: 생애 과정 전반을 아우르면서 병에 대한 감수성, 저항, 노출의 상호작용 누적, 단지 유전자 빈도에 영향을 주는 것이 아니라 유전자 발현과 체화에 영향을 주는 노출 누적의 시점과 노출에 대한 반응을 강조.

④ **책무와 행동역량**(accountability and agency): 건강의 사회적 불평등과 이를 설명하기 위한 연구 모두 갖추어야 하는 요소.

나는 생물사회(biosocial) 대신 생태사회(ecosocial)라는 용어를 신중하게 선

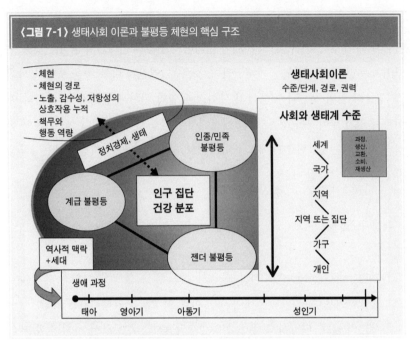

〈그림 7-1〉 생태사회 이론과 불평등 체현의 핵심 구조

- 체현
- 체현의 경로
- 노출, 감수성, 저항성의 상호작용 누적
- 책무와 행동 역량

정치경제, 생태

계급 불평등

인종/민족 불평등

인구 집단 건강 분포

젠더 불평등

역사적 맥락 +세대

생애 과정

태아　영아기　아동기　성인기

생태사회이론
수준/단계, 경로, 권력

사회와 생태계 수준

세계
국가
지역
지역 또는 집단
가구
개인

과정, 생산, 교환, 소비, 재생산

자료: Krieger(1994), Krieger(2008a).

택하여 사용하였다. 저자가 1994년에 사용하기 전까지는 타 분야에서 일회성으로 간혹 사용된 것 외에 건강 분야에서 사용하지 않았던 단어이다. 첫 번째이자 가장 중요한 이유는 모든 유기체와 집단이 살아가고, 상호작용하며, 죽는 역동적인 사회, 생물, 무생물적 맥락을 더 많이 포괄하는 생태 개념 틀을 개념적이면서도 실질적으로 만들고 싶었기 때문이다. 생의학 환원주의 교의를 거부하고 생물적 과정과 원리에 보다 확실히 집중을 함으로써(Scheiner, 2010), '건강의 정치경제학(political economy of health)', '사회적 질병 발생(social production of disease)'이라는 현존 접근방법을 기반으로 목표를 설정하였다(6장 참조). 하지만 이전에 지적한바, 이러한 개념 틀이 매우 유용함에도 생물적으로는 불분명하였고, 사회적 조건을 인구집단의 건강, 질병, 안녕의 양상으로 해석하는데 도움을 줄 수 있는 생물물리 현상에 관한 인식은 부족하였다(Krieger, 1994; Krieger, 2001a). 두 번째 이유는 편협한 생물 결정론과 결부되는 것을 피하고자

〈글상자 7-4〉 생태사회 이론: 핵심 명제

① 우리는 우리가 살아왔던 경험을 사회적·생태적 맥락 내에서 생물학적으로 담아낸다. 그렇게 함으로써 건강수준과 질병의 인구집단 양상을 만들어낸다.

② 권력, 소유물, 인간과 종의 사회적·생물적 삶의 생산과 재생산, 우리가 살고 있는 생물 물리적 세계에 대한 사회적 배열의 현재와 변화가 사회적 역학 특성을 형성한다.

③ 건강 불평등을 포함하여 질병 분포의 사회적 양상의 현황과 변화를 결정하는 요인은 ⓐ 인간 몸에 외생적이며, ⓑ 다른 수준으로 표현되고 다른 시공간 척도에 관여된다. 거시 수준의 현상이 중규모 또는 미시 수준의 현상을 추동하거나 제한하는 데 반대의 방향은 보다 적다. 질병의 사회적 분포에 유전자는 어느 정도 타당하며, 유전자 빈도보다는 유전자 발현이 문제이다.

④ 부와 권력으로 분열된 사회와 가장 큰 부와 자원을 가진 사람이 인구의 가장 적은 비율을 차지하고 있는 사회에서 건강 수준을 향상하기 위해서는, 권력과 자원을 가지지 않은 사람의 절대적인 부담은 (잠재적으로 상대적으로 더 많은 부담까지) 증가한다. 왜냐하면 이들은 인구집단의 다수를 차지하기 때문이다. 유병률이 낮은 (비풍토성) 질환에 대해서는 건강의 사회적 불평등이 존재하는지, 존재한다면 불평등이 기울어져 있는 방향이 어디인지 가늠하는 것이 어렵다.

⑤ 질병 분포에 대한 해석을 질병 기전의 해석으로 환원할 수 없다. 왜냐하면 질병 기전은 왜 유병률과 양상이 시간과 장소에 따라서 복잡한 방식으로 변화하는지를 설명하지 못하기 때문이다.

⑥ 연구에 동기부여 제공한 이론, 가설, 분석 방법, 발견의 해석을 더 넓은 사회적 맥락 속에서 고민하게 하는 반성적 역학(reflexive epidemiology)을 훈련함으로써 역학자는 인구집단의 건강, 질병, 웰빙 양상을 설명하려는 연구의 한계점과 의미를 훨씬 더 잘 이해할 수 있을 것이다.

함이었다. 인종/민족, 성별, 사회계급 분석에 특히 관련되어 있는 우생학에 뿌리를 두고 있는 사회생물학적(biosocial) 접근방법은 편협한 생물 결정론 관점을 대표하기 때문이다(Harrison & Peel, 1969; Harrison & Peel, 1970; Fox, 1975; Brothwell, 1977; Mascie-Taylor, 1990; Walsh, 2004; Walsh & Beaver, 2009). 오늘날 생물사회 연구 학술지(Journal of Biosocial Research)(Journal of Biosocial Science, 2009)의 명칭이 1968년도까지 《우생학 리뷰(Eugenics Review)》(1909년 창간)였

던 계보가 이를 잘 보여준다(Mazumdar, 2000).

"건강 불평등의 현황과 변화에 책임이 있는 것은 누구이며 무엇인가?"라는 생태사회 질문은 반드시 "질병 유병률과 사망률의 양상과 수준을 추동하는 것은 누구이며 무엇인가?"라는 질문을 동반한다. 이 질문은 인구집단과 다른 종에서 모두 통용할 수 있다. [인간] 단독만이 아니라 다른 종의 결과를 포함하여 특정 질병을 그들의 고유한 역사와 공간적으로 양상화된 율과 추세로 연결하는 것은 이제는 선택이 아니라 필수가 되고 있다. (총사망률, 조기 사망, 기대수명과 같은) 흔히 사용하는 '총괄' 결과(summary outcomes)를 이해하는 데에서 어떤 역사적 순간에 특정 연령의 특수 사회집단의 유병률과 사망률의 주요 원인과 같은 특수 질병 양상을 인식하는 것은 핵심적이다. 생태사회 이론이 강조하고 6장에서 살펴본 일부 사회정치적 이론에서 명백하게 드러난 것과 같이, 질병 특수 유병률과 사망률에 무관심하다면 실제 시공간 속에서 사람이 건강 문제로 인하여 겪게 되는 실질 부담을 완벽하게 설명하거나 변화할 수 없다.

생태사회 이론의 첫 번째 핵심 구조는 '체현(embodiment)'이다. 우리는 우리가 살아온 경험을 사회적·생태적 맥락 내에서 생물학적으로 담아낸다. 그렇게 함으로써 건강과 질병의 인구집단 양상을 만들어낸다(〈그림 7-1〉). 생물학을 수용하되 학계의 주류인 생의학 모형은 취하지 않음으로써 체현이라는 개념에서 질병 분포의 사회적 양상의 현재와 변화를 결정하는 요인은 인간 신체의 바깥에(exogenous) 있고 개인의 생물적 특성과 변이성이 중요할 때조차도 이른바 '선천적' 특성으로 환원되지 않는다. 따라서 생태사회 이론은 음성 피드백이 2차적으로 발생하여 사회적 맥락이 건강을 해쳐 불건강하게 되면 더 건강한 삶을 위한 적절한 자원을 가질 가능성을 낮춘다는 사실을 인지하고 있다. 하지만 바로 그러한 때에서조차도 생태사회 이론은, 많은 근거가 보여주듯, 사회적 조건이 건강에 영향을 미친다는 인과적 방향을 또한 강조한다(Smith, 1999; World Health Organization Commission on the Social Determinants of Health[WHO CSDH], 2008). 체현의 개념에서 몇 가지 당연한 추론이 이어졌다. 첫째, 질병 분포를 이해하려면 그 안에서 발생하는 역동적 맥락 속에서 이해해야 한다는 것이다.

이는 생태학의 핵심 원칙이다. [한편] 유전자는 어느정도 질병의 사회적 분포와 관련이 있다. 모든 생물적 과정에 어느 정도는 유전자가 관여하기 때문이다 (Buerton et al., 2000). 인구집단 건강의 전반적이고 사회적인 양상, 특히 건강 불평등의 수준, 질병 유병률 감소, 정체, 증가 등 시간의 변화에 따라 나타나는 양상을 설명하는 문제에 관한 한 유전자 빈도보다는 유전자 발현이 논쟁이 되고 있음을 체현의 개념은 분명히 하였다. 이는 생태사회 이론을 만든 이후 덧붙인 설명이며, 이 설명은 인종/민족 간 건강 불평등의 요인에 대한 현재 진행형의 논쟁과, 새로운 후생 유전 연구를 촉진했다(Krieger, 2005a; Krieger, 2005b).

체현에서 나온 두 번째 추론은 인구집단 간 나타나는 건강 수준의 차이는 생물 활동 본연에서가 아니라 집단 관계에서 유래할 수 있다는 점이다. 비록 각 개체 사이에 생물적 차이가 명백하더라도 말이다. 이런 진술은 무엇이 (그리고 누가) '인구집단'을 정의하고, 비교군 선택을 결정하는가에 전적으로 달려 있으며(Krieger, 2007) 생태학에서도 핵심적 개념문제이다. 인간과 다른 종을 '인구집단 그룹'으로 정의할 때 동시적 상호작용과 계통적 계보가 관련된다(Eldrege & Grene, 1992). 그럼에도 인간의 경우 과거와 현재의 사회 분열(social division)에서 볼 수 있는 것처럼 역사는 여전히 다른 방식으로 문제가 된다. 사회 분열은 ① (예를 들어 고용주와 피고용인, 정복자와 원주민, 자유인과 노예, 토착민과 이주민과 같이) 서로 관계 있는 함께 정의되는 집단을 만들어내며, ② 어떻게 각기 다르게 부와 특권, 다른 재화를 세대를 통해 또는 세대 내에서 축적하고 전달하는지 결정하는 법칙을 (법률적 또는 현실적으로) 만들어낸다. 일례로 불형평한 인종 관계가 어떻게 역사적으로 특정적 방법으로 인종/민족 집단과 그들의 다른 건강상태를 동시에 사회적으로 만들어내는지를 들 수 있다(Krieger, 1999b; Krieger, 2000b; Krieger, 2003a; Krieger, 2005b; Gravlee, 2009; Kuzawa & Sweet, 2009; Krieger, 2010b).

사람의 사회적 상호작용뿐만 아니라 번식을 하는 생물체로서의 우리 존재를 고려하여 생물 과정을 포함하기 위해서 체현 개념의 확장과 더불어 생태사회 접근방법은 남성과 여성의 건강 비교와 분석을 더 잘 맥락화하도록 한다

(Krieger et al., 1993; Fee& Krieger, 1994; Krieger, 2003b). 모든 재생산 건강 문제와 남성과 여성의 관찰된 건강 상태의 차이가 선천적 자연의 성별 차이라는 가정에서 출발하기보다는 체현의 개념을 통해 아래와 같은 질문을 해볼 수 있다. ① 다르게 사회적으로 구성된 집단, 예를 들어 다른 사회계급의 남성과 여성 구성이 집단 내외 건강 상태의 (차이만이 아니라) 유사성 정도에 영향을 미치는지, ② 남성과 여성 사이에 평균적인 차이가 관찰되는지, 이 차이가 성(sex) 관련 생물학에 의한 것인지 아니면 젠더(gender) 관계로 인한 것인지, 혹은 둘 모두에 의해 상승 작용을 하는지(Krieger, 2003b)하는 것이 그것이다. 실제로 성과 젠더 관련 생물학에 대한 질문의 중요성은 〈표 7-1〉에 12개의 예시로 잘 드러나 있다(Krieger, 2003b). 그중 한 예는 여성과 심지어 남성을 대상으로 한 흑색종, 심장질환의 위험성과 출산아 수 사이의 연관성에 대한 사례인데, 이는 임신의 잠재적·생물적 효과 이상이 논란의 대상임을 보여준다(Kaval, 1995; Lawler et al., 2003). 동시에 이러한 예는 체현에 대한 생태사회 접근과 생물적·사회적 조건의 상호작용이 역학 자료를 모델링하고 해석하여 인과적 이해를 얻는 데 왜 중요한지 강조한다.

체현의 맥락화된 개념은 마찬가지로 노출과 결과 사이의 사회적으로 구조화된 인과적 연결이 시간과 장소에 따라 변한다는 것을 인식하고 있으며, 이 명제는 현재의 생태학 이론과 일치하는 것이다. 이런 변동은 특이한 것이 아니며 생태사회 이론의 네 번째 명제에 의해 상정된 것처럼(〈글상자 7-4〉 참조) 소수가 다수보다 훨씬 더 많은 권력과 재화를 소유하는 불공평한 사회의 맥락 안에서 빈곤한 다수가 사회의 대부분을 차지하기 때문에 가장 흔한 질병일수록 상대적으로 그렇지 않더라도 절대적인 부담이 늘어난다. 흡연과 에이즈(HIV/AIDS)가 그 사례가 될 수 있다. 이 두 질병은 모두 20세기 유병률이 증가함에 따라 사회경제적 기울기가 명백히 뒤집히는 결과를 보여주었다. 더 부유할수록 유병률도 높은 양의 관련성(positive)에서 더 가난할수록 유병률이 높아지는 음의 관련성(negative)으로 바뀌었으며, 이 역전은 처음에는 북반구에서 나타났고 이어 남반구에도 나타났다(Graham, 1996; Brandt, 2007; Piot et al., 2007;

Gillespie et al., 2007; Hargreaves et al., 2008). 이것의 함의는 질병 분포에 대한 설명이 단순히 질병 기전에 대한 설명이나 '상태(status)'나 '기본 원인(fundamental cause)' 같은 정적 관념으로 한정될 수 없다는 것이다. 왜냐하면 후자[정적 관념]으로는 왜 실제 질환율과 건강 불형평의 양상이 복잡한 방식으로 시간과 장소에 따라 변하는가를 설명할 수 없기 때문이다.

따라서 역학에서 체현은 단순한 '유전형'이나 '표현형', '유전자 - 환경 상호작용'을 유발하는 모호하게 정의한 '환경' 이상의 고려를 수반할 수밖에 없다 (Krieger, 2005a; Krieger, 2007). 우리는 체현하여 살아간다. '유전자'가 몸 바깥에서 환경과 상호작용할 수 없다. 오직 유기체만 그럴 수 있으며, 집단의 구성원으로서 본질적으로 그러하다. 게다가 이 상호작용은 유전자의 조절과 발현에 영향을 미칠 뿐 아니라(Krieger, 2005a) 논란이 되는 바로 그 '환경'을 바꾸는 데 영향을 미친다. 따라서 체현은 단순히 동시대의 일부 심리사회학, 인구집단 건강 문헌에서 표현하는 것처럼 사회 조건이 "피부 밑에 자리하거나"(Adler & Ostrove, 1999; Lupien et al., 2001; Adler & Rehkopf, 2008) "생물적 각인" (Hertzman, 1999; Hertzman & Siddiqi, 2009; Shonkoff et al., 2009) 이상의 것이다. 그 대신 체현은 훨씬 더 활동적이고 상호적이며, 단어 그 자체가 개인적 혹은 집단적으로 생물물리 세계와 각각에서 (정신과 육체가 합쳐진) 우리 몸의 맞물림을 강조하는 동사 같은 명사이다(Krieger, 2005a).

체현이라는 개념의 사용에서 생태사회 이론은 생물 이론과 생태 이론에 의지할 뿐만 아니라(Scheiner, 2010) 사회학과 인류학으로도 그 기반을 확장시킨다. 이러한 학문에서 체현은 (예를 들어 식이와 요리, 종교, 가족형성, 성 정체성, 사회적 정체성과 같은) 문화적 관례와 신념이 가지는 신체적 함의를 주로 의미했다 (Bourdieu, 1984; Csordas, 1994; O'Donovan-Anderson, 1996; Nettleton & Watson, 1998; Fox, 1999; Weiss & Haber, 1999; Kauppi, 2000; Crossley, 2005; Cregan, 2006). 분석해보면, 최근까지 실제 생물 과정에 대한 언급은 피하려는 경향이 있었지만 말이다. 유사하게 체현 개념에 대한 생태사회 접근은 현재의 21세기 인지과학과 신경과학 연구에 유용한 징검다리를 제공하는데, 인지와 행동의 발달, 발

〈표 7-1〉 건강 결과에 미치는 성과 젠더 관련 생물학의 다른 역할에 대한 선택적 사례: 단지 성만 다루거나, 둘다 다루거나, 전혀 다루지 않은 사례

사례	도식	노출과 결과	젠더 관련 타당성	성 관련 생물학	설명
1	젠더 관계 성 관련 생물학 ↘ 노출 → 건강 결과	환자치료 시 남성 의료인보다 여성 의료인이 주사바늘 절림 사고를 통해 HIV/AIDS에 더 많이 감염(Ippolito et al., 1997).	(노출로 인해) 그렇다	아니다	• 젠더 관계: 성별 직종 분리가 (주사바늘 절림 사고) 노출 위험의 결정요인, 예를 들어 간호사 대부분이 여성이다. • 성 관련 생물학: 노출의 결정요인이 아니다. • 노출로 인한 결과의 위험성: 여성과 남성은 협정전환의 위험성이 동일.
2	젠더 관계 성 관련 생물학 ↘ 노출 → 건강 결과	여성 콘택트렌즈 착용자에 비해 남성 콘택트렌즈 착용자가 세균성 각막염이 더 빈번하게 발생(Liesegang, 1997).	그렇다	아니다	• 젠더 관계: 콘택트렌즈 착용자 중 지저분한 렌즈를 착용함으로써 노출 위험의 결정요인, 여성에 비해 남성이 더 지저분하게 사용. • 성 관련 생물학: 노출의 결정요인이 아니다. • 노출로 인한 결과의 위험성: 일단 비위생적 렌즈에 노출된 경우 남성과 여성 모두 세균성 각막염에 대한 위험성은 동일함.
3	젠더 관계 성 관련 생물학 ↖ 노출 → 건강 결과	티너 증후군을 앓고 있는 여성의 경우 앓지 않는 여성보다 키가 작고, 생기질쪽 이상이 더 빈번하게 나타남(Ranke & Saenger, 2001).	아니다	(노출로 인해) 그렇다	• 젠더 관계: 노출의 결정요인이 아니다. X염색체 임염색체성, X 염색체의 완전한 혹은 부분적인 기능 이상이 원인이다. • 성 관련 생물학: 노출의 결정요인. • 노출로 인한 결과의 위험성: 젠더 관계에 영향받지 않음.
4	젠더 관계 성 관련 생물학 ↖ 노출 → 건강 결과	폴리염화바페닐에 오염된 조리용 기름에 노출될 위험으로 인해 비슷하면서도 남성과 여성은 다른 유해한 건강	아니다	(노출로 인해) 그렇다	• 젠더 관계: 일상의 기나 때 많이 들어 있는 또는 식품에 들어 있는 조리용 기름에 노출되는 것이므로 노출되는 것이 결정요인이 아니다. • 성 관련 생물학: 노출의 결정요인이 아니다. • 노출로 인한 결과의 위험성: 여성과 남성이 모두 염소여드름, 피

#	예시	노출	건강 결과	설명
	결과를 보임(Aoki, 2001).			부, 안과 질환을 앓지만 여성만이 월경으로 인한 주기적 호르몬 변화를 겪기 때문에 성 연관 생물학에 부분적으로 영향을 받음.
5	젠더 관계 성 관련 생물학 노출 → 건강 결과	'뇌졸중 밑집때'라고 불리는 미국 몇몇 남부 지역 주에서 발전되는 남성과 여성 모두의 높은 뇌졸중 유병률, 이 지역 내의 남성과 여성에 대한 성관련 생물학에 기대한 성차이를 구별됨(Pickle & Gillum, 1999).	아니다	아니다	• 젠더 관계: '뇌졸중 밑집때'에 거주하는 것은 노출 위험성 결정요인이 아니다. • 성 관련 생물학: 노출 위험성 결정요인이 아니다. • 노출로 인한 결과의 위험성: 비록 젠더 관계와 성관련 생물학이 지역 내 여성의 높은 위험성에 기여할지라도, 젠더 관계와 성관련 생물학은 남성, 여성 모두 뇌졸중 유병률의 지역 간 차이를 결정하지는 못한다.
6	젠더 관계 성 관련 생물학 노출 → 건강 결과	직장에서 내분비 장애 유발의 잠재적 가능성을 지니고 있는 물질에 노출되는 여성이 높은 남자 신생아가 요도기형의 가능성이 더 높음 (Van Tongeron et al., 2002).	(노출 자체를 경험) 그렇다	(일단 노출 되면 후) 그렇다	• 젠더 관계: 성별 직업 불균형, 예를 들어 주로 여성인 헤어디자이너들이 프탈산에 쉽게 노출되는 경우처럼 노출 위험성 결정요인. • 성 관련 생물학: 노출이 결정요인이 아니다. • 노출로 인한 결과의 위험성: 남성과 여성, 남자 태아와 여성 태아마다 다르다. 왜냐하면 여성만이 임신이 가능하고, 위해물질 노출이 음경을 지닌 태아에게만 노출을 일으킬 수 있기 때문이다.
7	젠더 관계 성 관련 생물학 노출 → 건강 결과	주정부의 가족계획정책의 차이로 발생하는 원치 않은 임신율의 지역적 격차 (Melvin et al., 2000).	(노출을 경험 함, & 일단 노출된 후) 그렇다	(일단 노출 되면 후) 그렇다	• 젠더 관계: 사회 수준에서 노출의 결정요인이다. 즉 가족계획에 대한 주 정부의 정책, 예산. • 성 관련 생물학: 가임성 여성이라는 개체적 수준에서는 가족계획에 대한 주 정부의 정책과 예산이 결정인자가 아니다. • 노출로 인한 결과의 위험성: 개체 수준에서는 젠더 관계는 가족

번호	다이어그램	예시			설명
8	젠더 관계 성 관련 생물학 / 노출 → 건강 결과	(미국의 경우) 이성애자 남성에 비해 여성이 HIV에 어릴 때 감염됨(Hader et al., 2001).	(노출을 경험하기 일단 노출된 후) 그렇다	(노출이 된 동안) 그렇다	계획 프로그램에 여성이 접근하고, 얻은 정보에 비해 조치를 취할 능력에 영향을 주기 때문에 건강 결과의 결정요인이다. 성관련 생물학은 가임 여성에게는 가임 여성에게는 결정요인이다. • 젠더 관계: 성관계 파트너와 보호받지 못한 성관계 위험성이 결정요인이 됨. 여성에 비해 남성의 나이가 더 많을 경우, 여성이 남성에게 콘돔을 사용하라는 요구를 더 하기 힘든 경우와 같은 것은 결정 불균형. • 성 관련 생물학: 생식기의 분비물로 인하여 노출 결정요인이 됨. • 노출로 인한 결과의 위험성: 성관련 생물학은 여성이 남성을 감염시키기보다는 남성이 여성을 감염시키는 활동을 높이는 결정요인.
9	젠더 관계 성 관련 생물학 / 노출(a) → 건강 결과 / 노출(b)	혹세종 위험이 증가한 남녀 모두에게 임신보호를 동일함 (Kaval, 1995).	(노출로 인해) 그렇다	(노출을 경험하기 일) 그렇다	• 젠더 관계: (누가 아이를 몇 살에 가지느냐 실제에 예상을 통해) 임신력 결정요인. • 성 관련 생물학: 임신할 수 있는 사람, 임신과 관계된 호르몬 수치가 결정요인. • 노출로 인한 결과의 위험성: 아이를 낳지 않은 여성과 남성은 혹 세종 이환 위험성이 낮은데, 이는 임신때와 관련되는 비생식적 요인이 양성 모두에게 위험을 유발할 수도 있고 여성에게는 임신 관련 호르몬 요인이 될 수 있다.
10	젠더 관계 성 관련 생물학 / 노출 → 건강 결과 (피드백 화살표)	여성에 비해 남성이 급성 관상동맥 질환의 치료를 위해 더 많이 의뢰됨 (Feldman & Silver, 2000).	(결과로 보면) 그렇다	(노출을 경험함, & 일단 노출된 후) 그렇다	• 젠더 관계: 금성관상통해 질환의 증상을 표현하는 방식, 의사가 이를 해석하는 방식이 결정요인. • 성 관련 생물학: 남성이 더 이럴 때 금성심근경색을 적을 때 급성심근경색을 적을 가능성이 높은 것처럼 증상이 나타나는 연령, 증상 유형이 결정요인.

			(노출로 인해) 그렇다	(결과로 보면) 그렇다	
11	젠더 관계 성 관련 생물학: 노출 → 건강 결과	전 생애에 걸쳐 경제적 박탈을 더 누적적으로 경험하는 여성이 우울증 증상을 더 빨리 시작함(Wise et al., 2002).	(노출로 인해) 그렇다	(결과로 보면) 그렇다	• 노출로 인한 결과의 위험성: 젠더 관계는 이사가 진단과 치료를 위한 진료의뢰를 하는 결정요인임. 젊은 여성은 진료 의뢰를 하는 진료 의뢰될 가능성이 특히 낮음. • 젠더 관계: (수입과 부와 관련한 젠더 격차를 통해) 여성이 생애 전반에 걸쳐 겪는 빈곤이 결정요인임. • 성 관련 생물학: 갱년기를 경험할 수 있는 사람이 결정요인임. • 노출로 인한 결과의 위험성: (비혼여자를 포함하여) 일생동안 더 경제적 빈곤에 시달린 여성에서 일찍 갱년기 증상이 나타나는 것은 위험성은 단체성은 소멸에 대한 빈곤의 영향력을 반영하는 것일 수도 있음.
12	젠더 관계 성 관련 생물학: 노출 → 건강 결과	파트너의 폭력으로 인하여 남성보다 여성이 사망이 높음(Watts & Zimmerman, 2002).	(노출로 인해) 그렇다	(노출 자체와 일단 노출된 후) 그렇다	• 젠더 관계: 여성에 비해 육체적 힘을 강화하기 위한 수단에 접근에 용이하고, 접근하도록 독려하는 사회적 상황과 남성은 여성에 비해 육체적 힘을 가지는 것을 독려받고 남성이 파트너에게 물리적 목력을 행사할 가능성이 결정요인. • 성 관련 생물학: 폭력과 노력을 통해 얻는 근육의 강도, 스태미나, 몸의 크기가 결정요인. • 노출로 인한 결과의 위험성: 남자가 일반적으로 육체적 힘이 더 세고, 덩치가 크기 때문에 지배적인 공격이 가능하다는 점, 젠더 관련 기술들, 물리적 공격을 피하고 고통을 가하기 위한 일련의 훈련이 결정요인임.

자료: Krieger(2003b).

현과 관련하여 신체의 감각운동 경험과 상호작용의 중요성에 대해 (다른 생물체와 더 넓은 생물·물리적 맥락과 관련하여도 마찬가지로) 새로운 근거를 제공해주고 있다(Lakoff & Johnson, 1999; Damasio, 2003; Niedenthal, 2007; Gomila & Calvo, 2008). 따라서 체현은 개념적으로 널리 퍼져 있는 비신체화, 비맥락화된 '유전자', '행동', 질병 발생의 기전에 정밀한 수정을 가하며, 사회적·생태적 수준에서부터 하위의 세포 수준까지 아울러 건강, 질병, 안녕의 인구집단 분포를 조성하는 다수준 과정을 분석하는 데 통합적인 접근방법을 제공해준다(Krieger, 2005a).

이러한 첫 번째 구조 위에, 두 번째 핵심 구조는 질병 분포에 기여하는 체현의 여러 경로(multiple pathways of embodiment)이며, 세 번째 핵심 구조는 역사적 세대와 관련하여 생애 과정(life ocursecourse)에 거쳐 다수준(multiple level)에서 노출(exposure), 감수성(susceptibility), 저항(resistance) 간의 상호작용(interplay)이다(〈그림 7-1〉). 가장 광범위한 수준에서 이 생태계와 유사한 구조적 복잡성은 특정 사회 현상 속에서 인식 가능한 질병 분포의 양상과 역사적 불확정성을 동시에 고려한다. 어떤 숲은 동시간대에 다른 숲과 비교하여 무엇이며, 어떻게 기능하며, 시간이 변화함에 따라서 어떻게 변하는지 하는 특징은 공통적이지만 결국에는 어떠한 숲도 유일한 것이다. 특정 원인 기전의 (특정 시간과 장소 맥락을 통해 얽히고 합쳐진 수준 내와 수준 사이에서) 상호작용을 통해 반복적으로 나타나는 식별 가능하고 구분될 수 있는 양상의 존재가 인과성의 이정표이며, 나아가 역사적으로 새롭게 출현하는 현상인 것이다.

생태사회 이론의 둘째와 셋째 핵심 구조는 여전히 영향력 있는 '역학적 변천(epidemiologic transition)' 이론(Omran, 1971; Omran, 1977; Omran, 1983; Mackenbach, 1994)과 나란히 놓고 설명할 수 있는데, 역학적 변천 이론은 전형적으로 사회가 경제적으로 '성장'하면 치사율이 감소하여 [사회의] 역학적 특징(epidemiologic profile)이 감염 질환에서 만성 질환으로 바뀌는 이산적 양상을 시간적으로 연속하여 보여준다고 결정론적으로 해석되어왔다. 반면 현대의 생태 이론처럼(Roughgarden, 1998; Eldredge, 1999; Merchant, 2002; Taylor, 2008)

생태사회 이론은 규범 또는 '법칙'이라고 불릴 만한 질서 있는 연속성을 전제로 두지 않으려 한다. 그 대신 생태사회 이론은 사회 전반에 걸쳐 다양하게 공존하고 있는 역학적 특징을 이해할 수 있는 기반을 제공한다. 그러한 역사적·지리적으로 불확정적인 양상은 각 사회의 사회 분열 범위와 다른 사회집단이 (위생시설이나 식수와 같은) 기능적 공중보건 기반시설에 접근할 수 있는 정도, 안전한 직업 고용, 민주적 선거권, 환경적으로 오염되고 생태적으로 좋지 않은 지역에 거주하는지 등 요소에 따라 결정될 것이다.

이와 같은 대안적 개념을 뒷받침하는 현존하는 근거는 한 국가 안에서 사망률 감소와 원인별 사망률에서 나타나는 (특히 계층과 인종/민족 수준에서) 뚜렷한 사회적 불평등이다. 빈곤층의 경우 불공평하게 감염 질환에 의한 사망 부담을 감내하면서도 만성병으로 인한 사망이 증가하고 있음을 볼 수 있다(Frenk et al., 1989; Kunitz, 1992; Gaylin & Kates, 1997; Heuveline et al., 2002; Palazzoet al., 2003; Kunitz, 2006; Bims et al., 2009). 예외 사례를 보여주는 연구가 제시된 지 20년이 경과된 후에도 보편적이지 않은 '역학적 변천' 이론이 여전히 가치 있게 자리매김하고 있는 것은 현대의 역학적 사고 안에 선형적 '연쇄' 모형이 지속되고 있음을 보여준다.

건강 불평등 문제에 적용하는 것처럼 생태사회 이론의 두 번째 구조인 다양한 경로는 다음과 같은 부정적 노출에 차별적인 사회·생물적 감수성과 저항성을 가지는 것을 포함한다. 이는 다양한 수준과 서로 다른 시공간척도에서 작동한다(Krieger, 1999b; Krieger, 2006; Krieger, 2008a; Krieger, 2009).

① 경제적, 사회적 결핍/박탈(deprivation).

② 독성물질, 병원체, 위해 환경.

③ 차별과 사회적으로 가해지는 여러 형태의 트라우마(직접 경험했거나 목격한 것을 포함하여 언어 위협에서부터 폭력에 이르는 정식적, 육체적, 성적, 트라우마).

④ (일례로 담배, 술, 비합법/합법적 약물 등 정신에 작용하는 물질, '정크' 푸드와 같은) 유해한 상품의 표적 마케팅.

⑤ 부적절하거나 질 낮은 건강 관리.

20세기 미국의 사례를 이용하여 생산, 소비, 재생산을 비롯한 과정을 거치면서 (개인, 가정, 지역, 또는 집단, 국가, 전 지구적 수준을 포함한) 다양한 수준의 사회와 생태계 현상이 만들어낸 납 노출을 생태사회 이론을 통해 주목해보고자 한다(Elreedy et al., 1999; Markowitz & Rosner, 2002; Krieger et al., 2003; Richardson, 2005; Rosner & Markowitz, 2007; Morello-Frosch & Lopez 2006; Bellinger, 2008; Wigle et al., 2008; Hanchette, 2008; Vaziri, 2008).

- 불형평한 계급, 인종/민족, 젠더 관계가 만들어낸 이러한 과정은 다음과 같은 것을 포함할 수 있다. (과거와 현재 납 함유 연료를 사용하는 자동차의 배기가스로 인하여 납으로 오염된 토양과 같은) 이웃사회에서의 노출, (생산 과정이나 오래된 배터리의 재활용 과정 등) 일터로부터의 노출, (오래된 납 페인트, 납으로 오염된 수돗물 등) 집에서의 노출.

- 대부분 납 노출은 가솔린, 산업 공정의 납 물질 사용, (납이 포함된 페인트, 배관 기구 등) 제품 등 기업과 관련이 있는 것인데, 임신부의 뼈에 있는 납이 임신 중 혈액을 타고 태반을 지나 태아에게 전달될 수 있기 때문에, 과거 노출 경험은 세대를 넘어서 전이될 수 있다(Markowitz & Rosner, 2002; Richardson, 2005; Maas et al., 2005; Morello-Frosch & Lopez, 2006; Rosner & Markowitz, 2007; Rastogi et al., 2007; Carter-Pokras et al., 2007; Jacobs et al., 2007; Bellinger, 2008; Hanchette, 2008; Vaziri, 2008).

- 따라서 납 노출 감수성에는 (어릴 때 극소량 납 노출이 있어도 신경계에 영향을 줄 수 있고 특히 뇌 발달에 부정적이기 때문에) 노출 시점 연령, 거주지역과 학교의 곤궁으로 야기된 인지 박탈과 신경독성물질에 중복 노출되는 것이 영향을 주는 것으로 나타났다(Richardson, 2005; Rosner & Markowitz, 2007; Bellinger, 2008; Wigle, 2008).

- 저항성을 높이기 위해 적절한 전략으로는 ① 가솔린, 가정용 페인트, 여타 상업용 제품에 포함되어 있는 납을 제거하고 ② 임대용 주거지 건축 시 납 함량이 낮은 납 페인트를 사용하게 하는 입법활동을 실시하며 ③ 지역 공공보건 담당부서가 납 검사 프로그램과 수돗물 시험 프로그램을 도입하도록 하며(Markowitz & Rosner, 2002; Richardson, 2005; Maas et al., 2005; Jacobs et al., 2007), 개인 수준에서 임신부에게는 납 검사를 실시하고, 뼈에서 납이 배출되는 현상을 줄이기 위하여 칼슘과 철분 보충제를 제공하는 것 등이 있다(Rastogi et al., 2007).

- 노출, 감수성, 저항성의 상호작용이 누적되어 나타나는 체현의 다양한 경로를 고려하는 것은, 가솔린에서 납을 제거한 후 납 노출 수준이 점차 감소하고 있는데도 저소득 지역이자 인종적으로 고립된 도시 근린에서 거주하거나 태어난 유색인종 어

린이가 왜 여전히 납에 잘 노출되고 그 피해를 쉽게 경험하는지에 대한 통찰력을 제공한다(Markowitz & Rosner, 2002; Krieger et al., 2003; Richardson, 2005; Morello- Frosch & Lopez, 2006; Carter-Pokras et al., 2007; Hanchette, 2008).

• (예를 들어 프랑스처럼) 다른 나라에서 나타나는 유사한 인종, 경제 불평등은 그와 같은 질병 분포가 유사한 사회 과정을 통해 어떻게 생산되고 재생산되는지에 대한 증거를 제공한다(Fassin & Naude, 2004).

⑥ 생태계의 악화. 이는 원주민이 자신의 땅과 전통적 경제에서 구조적으로 소외되는 것을 포함할 수 있다.

여섯 가지 경로 중 첫 다섯 개는 인종차별주의가 건강을 해치는 방식을 개념화하면서 최초로 구분했다(Krieger, 1999a). 원주민에게 특별히 적용할 수 있는 인종차별주의, 장소와 건강에 관한 유용한 연구를 사회 지리학자와 수행하면서 최근 여섯 번째 경로를 추가했다(Kearns et al., 2009; Krieger, 2009).

생태사회 복잡성을 분석하는 연구에서 강조하였듯이 다양한 경로를 개념화하는 데에서 핵심은 한 연구에서 모든 것을 한꺼번에 다루지 않는 것이다. 이는 비현실적일 뿐만 아니라 터무니없는 일이다(Krieger, 2006). 그 대신 4장에서 논의하였던 1933년 사이든스트리커(Sydenstricker)의 권고를 다시 살펴보면(Sydenstricker, 1933: 206), 사회집단, 수준, 시간, 공간, (인구집단 기여분율과 같은) 그것의 영향에 관해 노출, 잠재적 교란 요인, 조절 요인에 대한 실질적인 이론화가 목표가 되어야 한다. 일부 결정요인은 인구집단이 감내해야 하는 (율과 분포와 같은) 질병 부담에 더 많은 영향을 미치기 때문이다. 〈글상자 7-5〉는 납 노출과 질병 분포의 사례를 설명하고 있는데 체계적 개념화는 연구 가설, 연구 설계, 통계 분석에 도움이 되고, (특정 수준이나 시간, 또는 이 두 가지 모두에서) 생략하기 쉬운 변수를 인지할 수 있게 한다. 이렇게 함으로써 인과 추론의 질이 향상될 수 있다. 또한 이를 통해 전체와 건강불형평에 가장 큰 인구집단 영향을 미치는 인과 과정에 대해 주목함으로써 공중보건 활동에 지침이 될 수 있다

(Sydenstricker, 1993: 206; Morris, 1957).

네 번째 핵심 구조는 책임(accountability)과 행동역량(agency)이며, 모두 실제의 건강불형평과 모니터링, 분석, 고심하는 방법에 관한 것이다(〈그림 7-1〉). '건강의 정치경제' 개념 틀을 바탕으로 어떻게 정치경제 체계가 건강불형평의 양상과 인구집단의 질병 개요를 명확하게 그려낼 수 있는(Doyal, 1979; Krieger, 2001a) 생태사회 이론의 구조는 전체 수준과 개별 수준 모두에서 권력의 문제, 행동을 하든, 하지 않든 조직이나 개개인의 행동역량(agency)과 그들의 책임(accountability)에 주목한다. 행동은 같은 수준이나 더 낮거나 높은 수준에서 가능한데, 각 수준에서의 행동 역량을 인지하는 것이 수준을 가로지르는 행동역량(과 따라서 책임)과 맞먹는 것은 아니다. 그 대신 근래 사회학, 생태학, 생물학의 이론화 경향과 궤를 같이하는(Eldrege & Grene, 1992; O'Neill & King, 1998; May, 1998; Rose, 1998; Eldredge, 1999; McAdam et al., 2001; Turner & Boyns, 2002; Grene & Depew, 2004; Turner, 2005) 생태사회 이론은 일부 조건에서 미시 수준이 거시 수준에 강력한 영향을 미칠 수도 있지만, 거시 수준의 현상이 중시 또는 미시 수준의 현상을 제약하는 것이 일반적이라고 보았다. 만약 그렇지 않다면, 맥락을 바꾸고자 집단적으로 조직된 개인은 결코 성공할 수 없을 것이다. 그러나 대중운동은 노예제도와 합법적 인종 차별을 철폐하였고, 식민지 지배와 독재 정부에 종언을 고했으며, 여성에게 참정권을 주었으며, 동성애를 탈범죄화하였고, 공중보건 기반시설과 정책을 포함한 사회 보호를 제공하는 복지국가를 구현한 역사적 사실이 존재한다(Hobsbawm, 1994; Porter, 1999; Zinn, 2003).

생태사회 이론은 책임과 행동역량에 대한 분석 속에서 인과관계가 반드시 '선형적'일 필요는 없지만 수준이 유지될 수 있음을 인정한다. 일례로 정부가 개인의 천부인권, 일반적으로 개인이 이 권리를 요구하기 위해 사회집단으로 조직화된 이후 인정하게 됨으로써 개인은 '중간' 수준의 제도에 영향을 가하는 방식으로 권리를 행사할 수 있게 되었다(Krieger, 2008a). 또한 1973년 미국 대법원 판례는 연방법과 주법을 뒤집고 여성이 낙태를 할 수 있는 권리를 인정한 사례도 있다(Goldstein, 1994). 이 결정은 ① 직접적으로 개인으로서 여성과 소녀의 생식권에 영향을 주었고 ② 다른 수준에도 영향을 미쳐, 의료종사자와 의료기관이 제공하는 서비스 허용범위가 확대되도록 주 법안을 수정하게 하였다(Krieger, 2008a). 여성이 더는 법 때문에 위험한 불법 낙태 시술을 받지 않게 되었고, 원치 않는 아이를 출산하지 않게 됨에 따라 모성 건강에 긍정적인 결과가 바로 나타났다(Lanham et al., 1974; Institute of Medicine, 1975; Pakter & Nelson, 1975; Lee et al., 1980). 낙태권리를 제한한 최근 미 대법원의 결정은 모성 건강에 부정적인 결과를 가져왔으며, 이는 거시적 수준이 중간 수준에 영향을 미치는 선형적 경로를 거치지 않고 개인에게 직접 효과를 끼칠 수 있음을 보여준다(Wright & Katz, 2006).

생태사회 이론은 사회역학에서 흔히 사용하는 '상위 흐름/하위 흐름' 비유가 사회적·시간적·공간적으로 제한되어 위험할 수 있다고 지적한다(Evans et al., 1994; Marmot & Wilkinson, 1999; McKinlay & Marceau, 2000; Evans & Stoddart, 2003; Hofrichter et al., 2003; Glass & McAtee, 2006; March & Susser, 2006b; Gehlert et al., 2008; Franks & Fiscella, 2008; WHO CSDH, 2008). [상위 흐름/하위 흐름 비유는] 주류 생의학 접근방법에 영향을 미친 '근위/원위' 논리에 기반한 것이다(Krieger, 2008a). 사실 이 비유는 다른 시공간 척도와 수준에서 동시적으로 일어나는 사회적·생물적 과정을 분절되고 순차적인 것으로 만들 뿐 아니라, 행동역량을 모호하게 함으로써 하위 흐름이 상위 흐름에 영향을 주는 방법에 대한 개념화를 어렵게 한다. '체현' 구조가 명확히 하고 있듯이 곤궁과 건강의 영향에 대해 먼 것이 없는 것처럼 재생산권리를 가지는 것에서 먼 것은 없는 법이다.

공중보건의 사례를 보면, 주도권을 가지고 있는 제도가 만들어내는 건강 위해 조치들에 반기를 들기 위하여 개인은 되풀이하여 조직과 사회 운동을 만들어왔는데(Doyal, 1979; Sanders, 1985; Krieger & Bassett, 1986; Tesh, 1988; Krieger et al., 1993; Krieger & Margo, 1994; Fee & Krieger, 1994; Doyal, 1995; Krieger & Bim, 1998; Porter, 1999; McAdam et al., 2001; Navarro & Shi, 2001; Markowitz & Rosner, 2002; Hofrichter, 2003; Biersack & Greenberg, 2006; Solar & Irwin, 2006; Lefkowitz,

2007; Bim et al., 2009), 이러한 사회적 사실은 모든 수준에서 책임과 행동역량을 고려해야 한다는 생태사회 이론의 강조를 부각시킨다. 이러한 원칙을 마음에 새김으로써 역학자는, 인구집단의 건강을 증진하고, 건강불형평을 감소시키기 위하여 '생태적' 지향을 적용하고자 시도하는 공중보건 정책, 프로그램, 중재를 위한 가설을 수립하고 입증하는 능력을 키울 수 있으며 더 많은 정보를 제공할 수 있다(Kickbush, 1989; McMichael, 2001; McLaren & Hawe, 2005; Rayner, 2009).

생태사회 이론의 시공간 척도에 대한 주목은 인간 정치경제 제도의 대부분은 생태계 과정보다 상대적으로 짧다고 본 생태적 인식과 같이한다(Hobbs, 1998). 유사한 시간에 대한 관심을 대부분의 인간 생애 과정과 세대에 걸쳐서 나타나는 생물적 과정에 적용할 수 있음을 강조하면서 생태사회 이론은 역학 분석과 해석에서 적절한 긴 시간 틀을 고려하는 것이 중요하다고 본다(Krieger, 2005b; Kunitz, 2006; Krieger, 2007; Krieger et al., 2008). 즉각 없어져야 할 인종차별과 빈곤에서 질병 특이성과 시공간적 척도가 왜 중요한지 보여준다. 이것의 체화한 건강의 부정적 결과는 많은 질병에서 수 세대에 걸치진 않더라도 적어도 한 세대만 지속하지는 않는다. 당뇨, 암, 심혈관 질환과 같이 장기간에 걸쳐 나타나고, 발생 위험이 세대 간에 전해지는 만성 질환에서 그러하다. 깨끗한 물, 백신 접근성, 의학 중재를 통해 신속하게 사망을 예방할 수 있는 질병에서 조차 그러할 수 있다(Krieger, 2005a; Krieger et al., 2008; Krieger, 2008b; Krieger, 2010b). 건강의 사회적 결정요인이 강력하고 지속적인지 설명하는 것은 이데올로기가 아니라 실재의 문제이다.

이에 더하여, 행동역량과 책임의 구축은 과학의 틀을 잡고 수행하는 역학자의 적극적 역할에 대한 관심을 촉구함과 동시에, 맥락 속에서, 질병 분포의 역학이론에 대한 비판적 분석에 대한 관심을 요구한다. 사회적 생산물로서의 과학에 관한 논쟁을 비롯한 최근의 학문 경향(Ziman, 2000; Kitcher, 2001; KIeller, 2002; Jasanaoff, 2004a; Jasanoff, 2004b; Jasanoff, 2004c; Haraway, 2004; Starbuck, 2006; Wersky, 2007; Hamlin, 2007)과 비판적 실재론(critical realism) 이론 틀(Bhaskar, 1978; Grene, 1987; Archeret al., 1998; Ziman, 2000)은 유용한 시야를 제

공한다. 우리가 존재하는 생물·물리적 물질 세계, 우리 사회, 각축하고 있는 아이디어는 단순히 우리가 상상하거나 존재를 선언할 수 있는 것이 아니다. 우리의 이론은 단순히 '객관적 실재'의 '거울'도 아니다. 4장과 6장에서 다루었던 인종/민족의 건강불형평에 대한 긴 논쟁의 역사를 생각해보아도 그렇다(Krieger & Bassett, 1986; Krieger, 1987; Ernst & Harris, 1999; Krieger, 2003a; Jackson &Weidman, 2004; Krieger, 2005b; Krieger, 2010b). 같은 시공간의 역학자가 (일부는 건강불형평을 '자연적 현상'으로 설명하였고 다른 일부는 이런 불가피성에 대항하기도 하는 등) 질병 분포를 설명하고 분석하는 상이한 접근방식을 제공했다는 사실은, 우리가 고려하거나 혹은 무시해왔던 아이디어에 대해 역학자가 과학자로서 책임감을 보여준 증거라고 하겠다.

다른 논리적 과학과 마찬가지로 생태사회 이론의 네 가지 핵심 요소 모두 단독으로 해석할 수 없으며 독립적으로 사용되어서도 안 된다는 것이 마지막 요점이다(Krieger, 2010c). 그 대신 지적이고 경험적인 도전은 인과 과정에 대한 이해를 풍부히 할 수 있도록 이 네 가지 핵심 생각을 통합시킬 것이다. 그리고 이러한 작업은 인구집단의 건강을 향상시키고 건강불형평을 감소시키기 위한 노력에 영향을 미칠 것이다.

지적 통합 작업을 위하여 생태사회 이론은 처음부터 차원 분열/프랙탈(fractal) 비유를 채택하였는데, 이 비유는 "다른 사회집단이 매일 끝없이 자라는 진화의 '덤불(bush)'을 강화하거나 변형하는 사회에서 연속적으로 구축되는 '비계(scaffolding)'로서, 인간 삶의 잠재력과 제한을 정의한다"(Krieger, 1994: 897). 다양한 수준에서 자기 유사성을 보여주는 물체의 하나인 프랙탈은 20세기 후반에 등장한 비평형 다이나믹과 자기조직 체계에 관심을 둔 '혼돈'과 '복잡성' 분야의 새로운 발견 중 하나이다((Mandelbrot, 1982; Prigogine, 1984; Gleik, 1987; Kelso, 2002; Erdí, 2008; Mitchell, 2009). 프랙탈은 생물적·지질적 구조에서 뚜렷하게 나타나고, 시간에 흐름에 따라 반복되는 과정을 포함한다. 구체적인 예로 나무, 폐의 폐포, 신경 조직의 스냅스, 삼각주와 강바닥 등에서 나타나는 공간적이고 지질적인 뻗침, 심장박동의 시간적 반복 양상, DNA의 꼬임을 들 수 있다(Mandelbrot, 1982; Gleik, 1987; Goldberger et al.,1990; Lipsitz & Goldberger, 1992; Goldberger, 1996; Goldberger et al., 2002; KeIso, 2002; Mitchell, 2009; Ball, 2009; Lieberman-Aiden et al., 2009). 특히 프랙탈은 생물물리 현상의 발현이 초기 조건과 뒤이어 발생하는 동요에 의하는 경우 적절하다. 따라서 시공간상으로 복잡한 양상을 가진 구조의 기원에 대한 가설을 만들고 개념화하는 데 특히 유용한 방식이며, 질병 분포를 상상하는 데 마찬가지로 도움이 된다(Philippe, 1993; Krieger, 1999a; Mutch & Lefevre, 2003).

생태사회 이론의 차원 분열/프랙탈 비유의 핵심은 사회적·생물적 특징이 각 수준과 모든 수준에서 통합적으로 뒤얽혀 있다는 사실을 역동적으로 포착한다는 점이다(〈그림 7-2〉). 1936년 생물학자 조지프 니덤(Joseph Needham)은 "살아 있는 유기체 안에는 움직일 수 있는 공간적 구조가 없지만 실재하는 유기체는 시공간적 구조이며, 시공간적 구조는 움직임 그 자체"라고 하면서(Needham, 1936: 6) 프랙탈의 기원을 잘 설명하고 있다. 사회적·생물적 역사는 '비계'를 만들고 '덤불'의 가지를 치면서 드러나게 되며, 사회와 인구집단의 건강을 묘사하는 '유기적' 혹은 '기계적' 비유의 문제점을 피하게 해준다(Lopez, 2003). 그 대신 근본적으로 얽혀 있는 프랙탈 구조는 '비계'를 통해 인간의 목적적 행동을 전달한다(Lajoi, 2005). 이와 동시에 프랙탈은 형상화된 이미지로 역사가 깊은 '생명의 나무'를 활용했다. 생명의 나무는 세계 도처의 수많은 신화적 전통에 나타날 뿐만 아니라(Cook, 1988; Tudge, 2005: 7), 1859년 찰스 다윈이 종의 계통적 연결을 진화의 역사 속에서 보여주기 위하여 처음 제안하였다(Darwin, 1859 [2004]: 140~141, 162~163; Eldredge, 2005: 103~109). 종과 종 분화에 관한 지식이 점차 늘어가는 상황을 생생하게 묘사하는(Graves, 2003; Maddison & Schulz, 2007) 다윈의 '나무'는 점점 자라나서 이제는 무성한 '덤불'이 되었다. 일부 생물학자는 지구 상에서 가장 흔한 유형인 단세포생물들 사이에서 발생하는 '수평' 유전자 교환 등도 알려지는 때에 '나무'나 '덤불'이 진화 관계를 포착하기에 적절하냐는 의문을 품기도 하였다(Doolittle & Bapteste, 2007; Lawton, 2009). 그러나 '덤불'은 여전히 시공간 내에서 발현된 생물적 유기체를 비롯한 통합적 관계

사이의 역동적 개념을 지속적으로 전달하고 있다. 즉 생태적 사고의 중심에 있는 바로 그 현상이다. 세포 내 소기관에서 발생하는 현상은 질병의 집단 분포에 관한 현상이자 사회와 생물 간 상호작용의 일부로서 나타나는 현상이기도 하다. 그만큼 '사회적인' 것과 '생물적인' 것은 깔끔하게 분리될 수 없다(Krieger, 1994). 따라서 다른 이론과 뚜렷하게 구분되는 생태역학 이론의 특징은 (연구의 대상이 되는 인구 집단과 이를 연구하는 과학자 모두의) 사회적·진화론적·생태적 맥락과 관련하여 역학 분석의 개념 틀을 짜는 것이 선택적인 사안이 아니라 반드시 해야 한다는 입장을 취한다는 점이다.

3. 정치생태학(political ecology): 유용한 모형

질병 분포에 대해 생태사회 이론(ecosocial theory)이 제안하고 있는 지적·실험적 의제는 야심 차다. 그러나 이러한 접근방식이 인정되고 또한 실현 가능하다는 제안은 일반적인 정치생태학(political ecology)하에서 점차 성장하고 있는 학술적 흐름이다(Atkinson, 1993; Greenberg & Park, 1994; Keil et al., 1998; Low & Gleeson, 1998; Escobar, 1999; Stonich, 2001; Whiteside, 2002; Forsyth, 2003; Robbins, 2004; Neumann, 2005; Paulson & Gezon, 2005; Biersack & Greenberg, 2006; Taylor, 2008). 생태사회 이론과 마찬가지로 정치생태학은 1990년대 중반에 등장했지만(Atkinson, 1993; Greenberg & Park, 1994; Forsyth, 2003; Neumann, 2005; Biersack, 2006), 최근까지 정치생태학의 초점은 공중보건이 아니었기 때문에, 나 또한 생태 이론을 개념화한 지 10여 년이 지난 2007년이 되어서야 정치생태학의 맥락에 친숙하게 되었다.

간단히 말하면, 생태사회 이론처럼 정치생태학 역시 어떻게 사회적 조건이 생물·물리적 현실로 표현되었는가를 이해하기 위한 이론화에 상당히 몰두했다. 그러나 문자 그대로 지구의 지역, 지방, 세계적 생태에서 생태학 절차의 정치경제학적 결정요인에 실질적인 초점을 맞추었다(Greenberg & Park, 1994; Keil

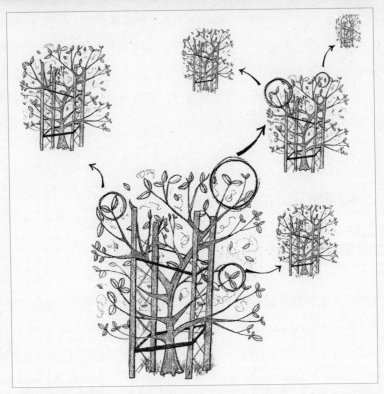

자료: Kreiger(1994).

생태사회 비유

- 896~987쪽: "두 마리의 '거미', 즉 사회와 생물학을 가진 '거미줄' 비유를 강화하는
  것은 생태사회 비유를 개발하기 위한 한 걸음의 진전일지 모른다. 역사와 행동역량
  의 개념을 재발견할 것이며, 질병의 사회적·생물적 결정요인의 기원을 숙고하는 일
  의 중요성을 강조할 것이다. 그러나 '거미'의 이미지는 지나치게 단순화한 것이며
  이 이미지는 복잡한 기원과 '거미' 자신의 성질을 올바르게 정의하지 못할 수 있다.
  질병과 건강 수준이 왜 그리고 어떻게 발생하는지에 대한 통찰없이, 순전히 사회적
  으로 조건화된 진화하는 생물적 파라미터 내에서 사회적으로 생산되는 것으로 간주

하는 것은 거의 도움이 되질 못한다. '거미'를 새로운 '블랙박스'로 축소하는 것은 기존의 한계점을 강조할 뿐이다. '거미'를 설명함으로써 생의학, 개인주의 세계관이 만들어낸 '거미줄'의 체현을 해결할 수 있는 것도 아니다. '거미줄'은 인구집단의 질병 양상을 개인의 합으로 여기는 역학자의 오래된 습관을 거스르거나 거스르려고 하지 않는다. '거미'를 추가한다고 해서 근본적인 문제를 해결하지는 못한다.

이를 설명하기에 가장 적절한 대안 이미지는 다른 사회집단이 매일 강화시키고 변화시키려고 노력하는 사회의 '비계' 비유에 계속 자라나는 진화의 '덤불'을 더하여 인간 삶의 제한점과 가능성을 의미하는 것이다. 복잡하게 꼬인 양상들은 모든 수준에 존재하고, 세포 이하의 초미시 단위에서부터 사회에 이르기까지 무한히 반복되고 있음을 알아야 한다. 인구집단 수준의 상이한 역학적 특성은 상호연계되고 다양한 노출과 감수성의 양상을 반영하는 것으로 볼 수 있으며 변화하는 형태의 역동적 휘감김에 의해 작동하게 된다. 이 그림은 사회로부터 생물이 분리되거나, 생물이 사회로부터 분리되는 것을 허용하지 않는 그림이다. 또한 행동역량을 모호하게 하지 않고, 역사를 감추기보다는 아우르는 그림이다.

이 그림은 건강과 질병의 사회적 양상을 이해하기 위해 모든 수준의 사회, 생물이 계속 얽히고 분리될 수 없음을 인정할 것을 주장한다. 차원 분열/프랙탈의 특성을 통해 이 그림은 개체가 사회로부터 분리되는 것을 용인하지 않고, 더 작게 환원할 수 없는 인간의 개성을 손상시키는 것 또한 받아들이지 않는다. 이처럼 복잡하게 엉켜 있는 구조의 일부는 사회 구조, 문화적 규범, 생태 환경, 유전적 유사성과 다양성 등이 특별한 조합으로 만들어낸 역학적 특성으로 보일 수 있다. 더 구체적인 수준에서는 사회적으로 정의된 범주 속에 소속되어 있음으로 해서 연결된 특정 집단은 이러한 복잡한 구조 특성을 가지고 있다. 크리스티나 로렐(Cristina Laurell)이 만든 인상적인 문구 '계급의 전체적 모습(class physiognomies)'은 이러한 집단의 뚜렷이 구별되는 특성을 잘 보여준다.

더욱 구체적인 수준에서 개인 사이의 건강과 질병의 고유성은 사회, 생물적 영향의 상호작용이 반영되면서 점점 더 분명해진다. 또다른 수준에서 우리는 기관계의 정상 기능과 장애의 관계, 세포의 성장과 분화 관계, 대사 과정의 관계를 통해서 이와 동일한 형태의 영향을 확인할 수 있다. 수준 간에 내재하고 있는 관계를 강조함으로써, 이 그림은 주어진 수준에서 나타나는 양상을 이해하려 할 때, 주어진 수준 외의 여러 수준을 함께 고려할 것을 요구하고 있다. 또한 특정한 수준에서 연구가 이루어지는 것과 무관하게 질문을 폭넓게 던질 필요가 없음을 강조한다."

• 899쪽: "오늘날 역학은 정교하고 포괄적인 역학이론이 없고 심지어 이론의 부재를 인식하고 있기 때문에 고통받고 있다. 과학은 대신 인간의 건강 상태와 질병을 비롯한 특정 문제에 적용할 수 있는 방법론의 모음으로 여겨지며 학습되고 있다.

이론의 부재를 극복하기 위하여 여기에서 제안하고 있는 그림은, 인구집단에서 나타나는 건강, 질병, 안녕의 양상을 좋은 방향으로 바꾸어나가기 위한 지식을 만들고 알리려는 과학으로써 역학의 핵심적인 목표와 영역에 관한 논의를 자극하기 위한 의도를 가진다. 이 그림은 생태사회 이론의 틀을 발전시킴으로써 역학이론의 발달을 꾀하는 시도를 하고 있으며, 생물학은 인간의 존재와 사회적 삶을 위한 토대가 되었지만 사회적 삶은 생물학의 흥망성쇠 경로를 만들었다는 관점을 보다 명백히 보여주고 있다. 따라서 이 그림은 역학자가 인구집단의 건강을 증진하고 병인론을 제대로 이해하기 위해서, 사회적으로 분화된 집단과 건강의 관계를 가장 먼저 그리고 가장 많이 왜 봐야 하는지를 강조한다. 그렇게 함으로써 이 그림은 생의학, 개인주의 세계관에 기반을 둔 역학자의 불완전하고 치우친 시각을 드러낸다."

et al., 1998; Escobar, 1999; Stonich, 2001; Forsyth, 2003; Robbins, 2004; Neumann, 2005; Paulson & Gezon, 2005; Biersack & Greenberg, 2006). 정치생태학은 여러 주제 중에서도 경제발전, 기업식 영농, 산업 오염, 전 지구적 기후변화, 어업 경영, 삼림 파괴, 물에 대한 권리, 물 사용, 토지 보유권, 토지 몰수, 토지의 질 저하, 원주민 자원 몰수, 생물자원탐사, 소비자 문화, 지속 가능한 무역 등에 대한 사회적 결정요인과 생태적 영향을 주로 다루고 있다(Keil et al., 1998; Robbins, 2004; Neumann, 2005; Pauslon & Geizon, 2005; Biersack & Greenberg, 2006).

생태사회 이론과 마찬가지로 정치생태학의 지향은 여러 개의 시공간 척도, 장소, 수준에서 표현된 권력, 재산, 특권에 대한 갈등을 비롯한 역동적 상호작용을 분석하는 것이다. 나아가 정치생태학 분석이 가지고 있는 특징은 (모든) 수준들이 언제나 완벽히 내포될 필요는 없으며, 상호작용들(interactions)은 수준들(levels)을 생략할 수 있고, 수준, 시공간 척도, 분석이 이루어지는 배경에 따라 상호작용을 해석하는 방식이 달라진다는 점인데, 이것은 다른 생태적 이론화와 유사하다(Greenber & Park, 1994; Neumann, 2005; Hvalkof, 2006; Lansing et al., 2006; Taylor, 2008). 또 생태사회 이론과 비슷한 입장으로 정치생태학은 반드시 성찰적이고 비판적인 과학(a reflexive and critical science)이 되어야 하며, 연구자는 과학적 발견이 어떤 사회적 맥락 속에서 이루어지는지에 대해 주의를 기울여야 하고, 마찬가지로 조사가 함의하는 사회적·생태적 의미에도 관심을 가져야 한다는 것이다(Escobar, 1999; Forsyth, 2003; Neumann, 2005; Biersack, 2006; Palsson, 2006). 당연하게도 초기에 정치생태학을 이론화하는 과정에는 마르크스주의의 영향을 받았다(Cockbum & Ridgeway, 1979; Greenberg & Park, 1994; Robbins, 2004; Biersack, 2006). 즉 변증법적 역사 유물론(dialectical historical materialism)의 다양한 변형 이론으로부터 영향을 받았고 이는 6장에서 논의한 '건강과 질병의 사회적 생산의 정치경제학(the political economy of health and social production of disease)'이라는 틀(framework)이 발전해나가는 상황과 유사했다.

정치생태학이 수행하는 지적 작업의 핵심은 사회현상과 생태현상을 연결하는 통합이론을 만드는 것이다. 따라서 생태사회 이론의 입장에서 단지 사회 과정에 국한되거나, 생물물리학 과정에 한정되는 이론화는 만족스럽지 못하다. 1994년에 창간된 《정치생태학회(Journal of Political Ecology)》지 창간호의 권두언에 나왔던 말처럼, 통합이론을 만들어내는 목표를 달성하기 위한 핵심적인 두 가지 설명 틀이 있는데 "① 권력의 분포를 생산 활동과 생태학과 연결할 필요성을 고집하는 정치경제학(political economy)과, ② 생물 - 환경 간의 관계에 대한 더 넓은 시각을 제공하는 생태학적 분석(ecological analysis)"이 그것이다 (Greenberg & Park, 1994: 1). 하지만 〈글상자 7-6〉의 사례에서와 같이 정치생태학 내에서의 개념화 작업은 설명 틀을 단순히 대충 꿰어 맞추기보다는, 설명 틀의 상호보완성과 부적절한 인과 가정을 분석하는 것이다.

생태사회 이론처럼 정치생태학의 개념 작업은 다음을 필요로 한다. ① 현재의 사건까지를 포함하는 사회적·진화적·지구물리학적 역사의 긴 범위(long reach), ② 역사적 우연성(historical contingency)을 반영하는 변이(variations), ③ 교차 수준의 이론화(cross-level theorizing)와 시공간 척도(spatiotemporal scale)의 복잡성(complexities)이 그것이다. 비록 벅찰지 모르지만, 이러한 접근방법은 '잠재적으로 오해의 소지가 있는 단순화된 가정들(potentially misleading simplifying Assumptions)'이 도입되는 순간을 적어도 명확하게 밝혀낸다. 저명한 정치생태학자인 로더릭 노이만(Roderick Neumann, 1954~)은 이와 같은 도전

에스코바(A. Escobar), 『천성 이후: 비본질주의 정치생태학으로의 걸음』(Escobar, 1999)

- 3쪽: "정치생태학은 역사, 생물, 문화 조정에 대한 수많은 설명(articulation) 반드시 필요한지를 살펴보는 연구로 정의할 수 있다. 이러한 정의는 자연, 환경, 문화의 흔한 범주, 즉 문화생태학, 생태인류학, 환경적 사고 등에 의존하는 것도 아니고, 사회학에 기원을 둔 자연과 환경, 즉 자연 생산에 관한 마르크스주의 이론에 의지하는 것도 아니다."

- 14~15쪽: "비본질주의 관점은 생물체를 하찮은 존재로 만들지 않으면서 자연을 이론화할 수 있는가? (⋯) 신다윈주의, 현대 유전학, 분자생물학이 경시하고 있는 (아주 작은) 생물체에 대하여 생물학이 다시 관심을 갖는 현상과, 인간 인류학을 유기체 생물학 안의 다시 맥락화하는 것은 새로운 통합을 하는 데 필수적 요소이다. 정치생태학의 핵심 목표는 사회적 변화, 환경, 발달을 연결하는 동력을 이해하고 그 협주에 참여하는 것이다."

그린버그(J. B. Greenberg), 『캘리포니아만 상류 어업의 정치생태학』(Greenberg, 2006: 121~147)

- 126쪽: "(⋯) 상품에 대한 마르크스주의 분석은 어떻게 노동력이 자연을 상품으로 변화시켰는지에 대해서만 초점을 맞추고 있을 뿐, 놀랍게도 살아 있는 개체가 어떻게 번식하고, 땅이나 물과 같은 물질에 대한 주장이 어떻게 만들어지고 정당화되었는지에 대한 관심은 거의 없었다.

정치생태학은 이와 같은 문제를 해결하기 위한 한 방도를 제공하는 것처럼 보인다. 적응적 진화생태학의 체계 내에서 자연과 인간의 관계의 틀을 짰던 초기 문화생태학과는 달리, 정치생태학은 어떻게 인간 사회가 자연을 이용하고 변화시키는지 이해하려고 노력한다. 정치생태학은 자연과학으로부터 유래한 적응, 항상성, 기능, 닫힌 생태계에 대한 틀린 가정으로 인간 문화를 설명하려는 시도를 대신하여, '인간화된' 자연이 만들어지고, 변화되고, 관리된다는 사실을 통해 인간의 제도와 활동에 초점을 맞춘다. 또한 정치경제학이 자본과 국가의 역사적 교차점을 살펴보는데, 정치생태학은 여기에 자연을 추가로 고려한다. 그렇게 함으로써 전통적 정치경제학이 가졌던 자연 세상에 대한 무관심에 항의하고, 이전의 생태적 평형이나 통합의 형태에 대한 불필요한 가정을 설정하는 일을 피하도록 한다. 즉 실제 정치경제가 시간이 흐르면서 어떻게 자연과 상호작용하는지를 검토하는 것이다."

로빈스(P. Robbins), 『정치생태학: 비판적 소개』(Robbins, 2004)

• 211~212쪽: "척도를 도입함으로써 척도가 없이 멀리 위치하여 거의 상호작용을 하지 않는 (소작농, 국가, 세계보건기구와 같은) 참여자에게도 '명령계통'을 부여할 수 있다.

하지만 이런 방식을 이용하여 서로를 강제하는 동시에 지형을 만들어내는, 다양한 자연의 생산자, 일례로 농장, 실험실, 사무실 간의 관계를 이해할 수 있을까? 일련의 설명은 연결과 관계를 다루기에는 적합하지 않은 개념적 틀에 지나지 않는다. 연결망에 대해 비교해부학처럼 생각하는 방식에서 벗어나는 것은 보다 적합한 설명방식을 갖는 한 방법이 될 것이다. (…)"

노이만(R. P. Neumann), 『정치생태학 만들기』(Neumann, 2005)

• 65쪽: "마지막으로 비평형(non-equilibrium) 생태학에서는 생태 변화 분석에서 시공간적 척도를 강조하고 있다.

우선 시간 또는 공간상의 거리와 생태학적 영향의 강도 사이의 관계가 선형적이라거나 정규적이라고 가정할 수 없다. 활동이나 사건으로부터의 거리가 감소한다고 해서 영향력이 반드시 감소하는 것은 아니다. 특히 생물물리 체계가 사회경제체계와 동반될 때 그러하다. 두 번째로, 비평형 생태학은 자신 있게 체계가 균형 잡혀 있다고 주장하기에 앞서, 얼마나 큰 척도가 필요한지에 대한 의문을 먼저 제기한다. 세 번째로 복잡한 자연계에서 다른 생물적, 비생물적 과정에 의해 생겨나는 다양한 변화의 속도가 다른 시공간적 척도에서 동시에 일어나고 있다고 제안한다. 작은 척도의 사건은 더 큰 척도의 변화를 만들어내기 위해 연속적으로 진행될 수 있다."

발코프(S. Hvalkof), 『희생자의 진보: 페루 아마존의 정치경제학』(Hvalkof, 2006)

• 225쪽: "미국인이자 브라질인인 인류학자 폴 리틀(Paul E. Little)은 척도를 가로지르는 사회 관계를 묘사하기 위하여 프랙탈 비유를 사용한다. 지역 행동역량은 더 큰 국제 체계에 연결되고, 때로는 그들 특정 지역의 관심을 끌기 위해 척도를 건너 뛰기도 한다. 그는 이렇게 썼다.

"이러한 연결성은 말끔하게 조직되거나 기계적으로 움직여지지 않으며, 휘발성이 높고 불규칙적이며, 역사적 순간, 척도를 가로지르는 연결의 강도, 세기, 인접한 특정 이슈에 따라 바뀌기도 한다.

나는 이것을 프랙탈 힘 관계라고 부른다. 이 관계는 한편으로는 매우 불규칙하고 예측 불가능하며, 또다른 한편으로는 다른 사회 척도에서 작동하고 있는 사회집단의 공통 관심사를 추구하며 때로는 부분적으로 달성하기 때문이다"(Little, 1998: 13).

랜싱 등(J. S. Lansing, J. Schoenfelder, V. Scarborough), 『래퍼포트의 장미: 생태 인류학의 구조, 행동역량, 역사적 불확정성』(Lansing et al., 2006: 325~357)

• 353쪽: "몇 시간 그리고 몇 일의 단위로 세바투 지역의 농부의 테라스 혹은 물의 신전에서 늘상 하는 일을 관찰하는 인류학자는 인간의 활동역량(human agency)이 어느 정도인지 비교적 명확히 안다. 쌀 농사를 위해 고정된 활동, 의식 활동 때문에 선택은 꽤나 제한적으로 보인다. 하지만 매월 관개(the Subaks) 모임에는 잠재된 활동역량이 있다는 강한 느낌이 든다. 우려의 목소리, 계획의 수립, 결정의 수행 등이 그것이다.

이러한 선택 범위를 제약하는 요소는 농부가 거주하는 객관적 실재, 가공된 풍경의 테라스, 관개 시스템, 물의 사원으로부터 기인한다. 매일 단위의 시간 척도에서는 이 세계는 고정되어 있고, 영원한 것처럼 보인다.

하지만 고고학적인 시간관점에서는 이와 같은 현실은 인간의 활동역량에 의해 진화되는 것처럼 보인다. 정말로 현재 농부의 세계에서 과거 세대의 노동 산물이 아닌 것은 없다고 해도 과언이 아니다."

에 대한 견해를 밝히며 다음과 같은 것들을 관찰하였다(Neumann, 2005: 10).

이와 같은 포괄적 접근의 위험성은 다루기 힘들 정도로 복잡할 뿐만 아니라 이론적으로도 뒤죽박죽인 정치생태학을 낳게 된다는 것이다. 하지만 이 위험성은 최소화될 수 있다. 거기에는 일관성을 가진 범위를 제공할 수 있는 기초적인 철학적·이론적 시작점이 있으며, 동시에 탐험, 차이, 논쟁을 위한 여지를 상당히 남기게 된다. 첫 번째로, 인간과 환경 간 관계에 관한 다양한 규모의 분석을 수행할 때 복잡성(complexities)의 문제는 피할 수 없다. 하지만 복잡성을 감소시키나 억누르는 대신, 다른 시간과 공간 척도에서 작동하고 있는 '교차과정(intersection processes)'을 뽑아내는 것에 주안점을 두는 접근법을 강조한다. 이러한 접근방법을 통해, 두 가지 상황이 동일한 수준의 중요성과 영향력을의 같은 수준에서 가지는 동일한 과정의 집합을 공유하는 것은 아니지만, 같은 과정의 집합을 가지는 일은 없다. '어느 정도의 사회 과학적 일반화를 위한 역할'은 남겨둘 수 있다. 두 번째로, 정치생태학이 직면하고 있는 주된 도전은 물질적(material) 요소와 담론적(discursive) 요소를 통합하고, 정치 차원과 생태 차원을 통합하는 것이다. 이전에 제안한 바와 같이, **비판적 실재론**(critical realism)은 생물 - 물리적 세계(bio-physical world)의 존재론적 독립성(ontological independence)을 인정하는 자연 - 사회(nature-society) 관계에 관한 철학적 바탕을 제공하고, 동시에 자연적세계(natural world)에 대한 우리의 이해가 부분적(partial)이고 상황적(situational)이며 우연적(contingent)일 수 있다는 것을 인지하도록 한다.

생태사회 이론의 종류가 가지고 있는 문제의 유사성을 통해 사회, 역사, 지리적 맥락에서 생물 과정을 분석하는 복잡한 지적 문제의 다른 측면에 맞물려있는 서로 다른 학자가 각각 독립적으로 자신의 아이디어를 사고하고 검정할수 있는 공통적인 개념적 접근의 집합을 구성했다는 것을 알 수 있다. 비록 이론화 과정에서 나타나는 공통점이 그 생각의 유효성을 입증할 만한 타당한 증거가 되지는 못하더라도, 유사성은 유용할 뿐만 아니라, 이질적 분야의 연구가어떤 광범위한 존재론적·인식론적 가정의 공통적 집합을 통해 유사하게 만들어질 수 있음을 설명해준다.

그러나 지금까지 스스로를 정치생태학자라 자처하는 이들은 생태적 현상에주목하였으며, 인구집단의 건강과 역학적 개요를 이론 개발이나 현장 연구의주된 관심으로 삼지 않았다. 그렇기는 하지만 정치생태학과 사회역학 연구의연계는 1970년대로 거슬러 올라가서 추적할 수 있다. 1977년 메레디스 투센(Meredith Turshen)이 발표한 「질병의 정치생태학(The Political Ecology of Disease)」(Turshen, 1977) 논문은 초기 사례라 할 수 있다. 이 논문은 6장에서 언급한 《급진적 정치경제 리뷰(Review of Radical Political Economy)》 학술지의 혁신적인 호에 실렸으며, '건강의 정치경제학' 연구를 촉발시키는 데 유용한 역할을 하였다(Stark et al., 1977). 이 글에서 투센은 의학 생태학과 임상의학 패러다임에 대한 마르크스주의자적 비판을 하였고, 1984년에 자신이 출간한 『탄자니아 질병의 정치생태학(The Political Ecology of Disease in Tanzania)』이라는 책에 다듬어 실었다. 하지만 1980년대 중반이 되어서야 공중보건학, 역학, 정치생태학의 이론적 관계를 체계적으로 탐색하기 시작한 소수의 문헌이 등장하기 시작했다(Baer, 1996; Mayer, 1996). 이후 지난 몇 년 동안 통합적 틀을 적용하여 생태 이론을 연구한 수많은 문헌이 등장하였고, 이들은 정치생태학과 사회역학 사이를 개념적으로 연결시키기 위한 공을 들였으며, 실제 연구에 이를 적용하기 시작하였다(Porto & Martinez-Alier, 2007; Porto, 2007; Baer & Singer, 2009). 이와 관련한 연구 사례로는 캐나다 최초로 원주민 인구집단을 대상으로 건강의 사회적·생태적 결정요인을 연결한 연구(Richmond et al., 2005), 텍사스 휴스턴의 공기 질과 건강 관련성 연구(Harper, 2004), 노스캐롤라이나에서의 납 오염 연구가 있다(Hanchette, 2008). 이러한 초기 연구에 질병 분포에 대한 생태사회 이론의 구체화와 체계적인 표현이 더해진다면 역학을 그야말로 새로운 수준으로 도약시킬 수 있는 잠재력을 가지게 될 것이다.

4. 한 바퀴 돌아 제자리로(coming full circle):
맥락 속에서 우리 외부와 내부 세계의 통합적 연결 그리고 역학

질병 분포에 대한 사회정치, 심리사회, 생태사회 이론의 집합이 확실해짐에 따라서 역학연구의 수행과 개념화에 여전히 주류인 생의학과 생활습관 접근 방법에 대한 실행 가능하고 필수적인 대안이 존재하게 되었다. 생물학과 행동은 탈맥락화의 필요도 없고 그렇게 되어서도 안 된다. 두 가지 모두 중요하다. 그 대신 대안 이론이 증명하듯이 주류 관점 중 편협한 개인주의, 환원주의, 반역사적 가정으로 환원되거나 제약되지 않으면서 맥락 내에서 건강 관련 생물학과 행동을 분석하는 것은 가능하며 또한 유용하다.

나아가 생태사회 이론에서 강조되었고 정치생태학에서 반복한 것처럼, 질병 분포에 대한 '사회'적 설명 대 '생물'적 설명으로 대립시키거나 사회적 설명만을 강조하는 것은 문제가 있다. 그 대신 사회적·생태적·시공간적·지질학적·역사적 맥락 모두가 중요한데, 특정 질환, 특정 노출, 무수히 많은 사회적·생물적 과정을 통해 일어나는 체현에서도 그러하다. 생태이론에서 강조하였듯이, 개선 방안을 찾는 수단으로 생태학을 고려할 때 역학자가 가지게 되는 이점은 오랫동안 자연, 생명, 그 안의 집단과 유기체의 상호작용으로 여겨졌던 생태학과 관계를 맺게 되는 것이다. 이 장을 통해 역학자가 적용할 수 있는 단 하나 또는 단순한 생태적 관점은 존재하지 않음을 명확히 알 수 있게 되었다.

(우리는) 진지하게 체현(embodiment)과 생태학(ecology)을 받아들임으로써 더 큰 관점을 얻게 되었고, 이 관점은 실질적으로 단지 비유가 아니라 정치경제학적 맥락 내에서 우리 내부와 외부 세계를 통합적으로 연결하는 것을 새롭게 또는 다시 볼 수 있게 하였다. 2장에서 논의한바, 질병 분포 연구 초기의 역학 이론은 관찰 불가능한 신체 내부의 작동 원리를 관찰 가능한 환경 특성을 통해 상상하려는 특성을 가지고 있었다. 21세기에는 내부 세계와 외부 세계를 순차적이 아니라 동시에 구체적으로 살펴볼 수 있는 엄청나게 높아진 가능성과 역량이 생겨났기 때문에 역학자에게 연결들(connections)에 대한 이해를 향상하기 위한 지적·실질적 작업이 더욱 중요해졌다. 생태사회 이론이 상정한 것처럼(Krieger, 2005a), 인구집단 질병 양상의 현황과 변화를 사회적·생태적 조건의 생물적 발현으로 간주한다는 것은 애초에 우리가 생물적 존재로 살도록 하는 생물물리적 과정을 창조할 수는 없어도 이 과정의 존재를 입증할 용어들(terms)은 갖추게 되었음을 의미한다(Krieger, 1994). 우리 사회와 생물학의 제약과 가능성 안에서, 특히 현재의 기후 변화 시대에서, 문제는 인간이 자연뿐 아니라 인간과 다른 종의 역학 특성을 '인간화(humanized)'해오고 있다는 것이다.

생태사회 이론과 관련 이론 틀이 제기한 개념적·실질적·방법론적 도전은 지적으로 흥분되는 일일 뿐만 아니라 진정으로 중요한 것이다. 왜 그럴까? 다음 마지막 장에서 살펴보겠지만, 만약 우리가 잘못된 이론을 가진다면 우리는 큰 피해를 야기할 수 있기 때문이다. 하지만 우리가 올바른 이론을 세우거나 적어도 더 나은 것을 사용한다면, 질병 분포를 설명하는 타당한 지식을 생산하고 그것을 좋은 방향으로 바꿀 기회를 얻을 수 있을 것이다.

역학이론의 중요성
위해, 지식, 행동, 사람들의 건강

　이 마지막 장에서는 이 책을 뒷받침하고 있는 "우리는 왜 질병의 확산에 관한 과거, 현재, 미래의 역학이론에 대해 이토록 관심을 가지는가?"라는 질문에 또 다른 방법으로 해답을 모색해보고자 한다. 결국 어떤 것이 소위 '근거'에 해당하며 어떤 방법으로 접근할 것인가 하는 이론적 논쟁은 과학적 연구에서 매우 일반적인 연구방법이며, 사실 과학연구의 가장 중요한 핵심 활동이다 (Cohen, 1985; Ziman, 2000; Mjøset, 2; Sober, 2008). 관심 현상에 대하여 최대한 지적으로나 경험적으로 견고하고, 신뢰할 만하면서도 일관적이며, 포괄적인 해석을 하고자 노력하는 것이 과학연구의 표준 방식으로 오랫동안 사용되어왔던 것처럼 역학연구 분야 또한 예외여서는 안 된다.

　그러나 역학이 다른 과학연구와 다른 차이점은 중요한 문제이다. 어떠한 질병의 발생에 대한 실질적인 해석에 관한 이론적 논쟁은 단순히 수수께끼를 맞추는 문제가 아니며, 대학의 상아탑에서나 이루어지는 순수한 학문적인 논쟁도 아니다. 역학연구가 다른 영역의 연구와 구별되는 차이점은 '여러 시공간에 걸친 질병, 장애, 사망, 건강의 인구분포와 그 결정요인과 방해요인'과 같은 우리의 연구 분야와 밀접한 관련이 있다(Krieger, 2001a: 1장). 우리는 적어도 "해는 입히지 말라(Do no harm)"는 히포크라테스 선서의 오랜 전통적 구절을 도덕적으로 지성적으로 지킬 의무가 있다(The Oath, 1983: 67; Nutton, 2004: 66~69). 또한 역학연구 수행에서 각 해당 국가의 임상시험에 관한 해당 법률과 규정뿐만 아니라 1964년 헬싱키 선언의 『인간을 대상으로 하는 의학연구에 관한 윤리적 원칙(World Medical Association)』(1964[2008])을 필수적으로 준수해야 함은 이러한 의무를 충분히 명확하게 해주고 있다.

하지만 역학연구 분야에서는 단순히 역학연구에 참여하는 개인에게 해를 끼치지 않도록 하는 의무 이상의 책임이 따라야 한다고 주장하고자 한다. 또한 누가 혹은 무엇이 관찰된 질병 부담과 건강상태, 질병, 안녕 분포에 대하여 책임이 있는지를 이해하고 그에 대한 대응책을 수립하려는 노력에, 역학이론과 그러한 이론이 활력이 되어 이루어지는 역학연구가 어떠한 방식으로 기여를 하는지도 쟁점사안이다.

따라서 역학이론이 왜 중요한지에 대해 완결을 짓기 위해 이 장에서는 어떠한 역학이론의 선택에 따라 사람들의 건강에 해를 끼쳤는지 아니면 도움이 되었는지 차이를 만들었던 예를 몇 가지 살펴보고자 한다.

1. 먼저 해를 끼치지 말라. 그다음 이로운 일을 하라(First, Do No Harm and Do Some Good): 왜 이론이 중요한지 보여주는 몇 가지 사례

질병의 예후에 대한 다양한 연구와 각종 역학이론을 망라한 다음 네 가지 사례를 통하여, 사회적 맥락이 배제된 생의학 접근방식이나 단지 사회적 노출에 초점을 둔 사회적 접근방식에만 의존했을 때의 한계점이 무엇인지, 그리고 맥락 내에서 사회와 생물학을 모두 고려한 이론이 어떻게 더 나은지에 대해서 설명하고자 한다.

1) 사례 1: 호르몬 요법, 심혈관 질환, 유방암: 건강의 사회적 결정요인을 배제하는 생의학 접근방법이 낳은 의원성 질환(iatrogenic disease)

미국과 다른 선진국에서 호르몬 요법이 매우 유행하기 시작한 것은1960년대였다(Seaman & Seaman, 1977; McCrae, 1983; Lock, 1993; Seaman, 2003; Krieger et al, 2005; Stefanick, 2005; Houck, 2006; Watkins, 2007). 호르몬 요법이 폐경기 증상을 완화하고, 1966년에 미국에서 광범위하게 영향력을 미쳤던 책의 제목으로 널리 알려진(Wilson, 1966) "여성성을 영원히(Feminine Forever)" 지켜줄 것이라는 기대가 있었는데, 이 책은 이후 아에스트(Ayerst)라는 제약회사에서 후원을 받아서 출판된 것으로 밝혀졌다(Seaman & Seaman, 1977)(〈글상자 8-1〉 참조). 이 시기에 호르몬 부족이 폐경을 야기한다는 아이디어는 폐경이 에스트로겐과 같은 여성 호르몬을 투여하여 치료할 수 있으며 치료되어야 한다는 생의학 관점으로 변형되었다(U. S. Federal Security Agency, 1950; Ayerst Labs, 1960; Rhoades, 1965; Wilson, 1966; Castallo, 1967; Seaman & Seaman, 1977; McCrea, 1983; Seaman, 2003; Krieger et al., 2005; Houck, 2006; Watkins, 2007; Foxcroft, 2009).

이러한 치료법의 배경에는 1900년대 초반 의사가 폐경기 여성에게 암소의 난소에서 추출한 약을 처방한 적이 있었다(Seaman, 2003; Stefanick, 2005; Houck, 2006; Watkins, 2007). 암소의 난소에 존재하는 수많은 물질과 그 용량에 대해서 관리가 되지 않았던 것을 고려할 때, 그 결과가 엇갈린 효과로 나타난 것은 당연했다. 1930년대 실험실 기반의 새로운 기술이 발달함에 따라 제약회사는 소위 '여성 호르몬 요법(female sex hormone therapy)'이라고 부르는 좀 더 신중하게 제조된 제품을 생산하여 판매하게 되었다(Oudshorn, 1994; Houck, 2006; Watkins, 2007). 지금 와서 생각해보면 아이러니하게도 실험실 연구를 통해 에스트로겐의 발암성을 처음 발견하게 되었다. 그 시장을 더욱 확대하는 문을 활짝 열게 된 것은 1942년 미국 식약처(U.S. Food and Drug Administration, FDA)가 프리마린(Premarin)이라는 에스트로겐 단일 호르몬제를 폐경을 치료하는 용도로 허가해준 사건이었다(Seaman, 2003; Stefanick, 2005; Watkins, 2007).

**미국 연방보안국(Federal Security Agency) 공중보건서비스(Public Health
Service), 『폐경(Menopause)』, *Health Information Series* No. 15(워싱턴 DC,
미국 정부인쇄국, 1950)**

- 1쪽: "폐경이란 월경기간의 종료를 의미하는 것으로 임신을 할 수 있는 기간이 끝나
  는 것을 의미한다. 이는 또한 갱년기 혹은 삶의 변화로도 불린다. 이는 여성이 자신
  의 신체적 에너지의 가장 절정기를 지나는 나이에 이르러서는 임신을 할 수 없도록
  함으로써 여성을 보호하는 자연의 계획이다."
- 2쪽: "대부분의 (폐경기) 여성은 증상이 매우 적고 가벼우며, 일부는 전혀 증상이 나
  타나지 않고, 일부의 경우에만 매우 심각한 수준의 불편함을 겪는다.
  이러한 증상은 난소에서 생산되는 여성 호르몬의 분비 중단으로 인한 것이다. 이러
  한 증상은 질병으로 인하여 난소를 수술로 제거한, 수술적 폐경(surgical meno-
  pause)의 경우에도 동일하게 나타난다. 수 개월 혹은 1~2년이 지나면 신체는 스스
  로 적응을 하게 되어 이러한 증상은 사라지게 된다. 이러한 적응 기간 동안 홍조 등
  의 증상이 나타날 수 있다.
  현대의 의학적 치료법은 효과적으로 이러한 폐경으로 인한 증상을 완화시킨다. 의
  사는 환자에게 난소 호르몬(혹은 호르몬과 유사한 기능을 하는 합성 의약품)을 함
  유한 의약품을 투여한다. 즉 다시 말해 의사는 자연적으로 더는 생산하지 않는 호르
  몬을 환자의 몸에 다시 투입하는 것이다. 환자의 몸이 스스로 적응을 하고 홍조나
  다른 증상이 더는 발현되지 않을 때까지 이러한 치료법을 지속한다. 이러한 치료법
  은 수 개월에서 1년 혹은 2년간 지속된다. 의학적 치료는 폐경과 함께 자주 나타나
  는 정신적인 증상인 불안감이나 우울감의 원인 치료에 도움이 된다."
- 3쪽: "폐경기 동안에 겪는 감정적·신체적 우려에 대하여 주변의 친척이나 이웃에게
  상의하지 않도록 한다. 그들은 의학적 지식이 없어 도와줄 수 없기 때문이다. 또한
  그들은 옛날부터 전해 내려오는 폐경과 관련된 미신을 전해줌으로써 더욱 걱정을
  하게 만들 수도 있다. 의사 혹은 병원이 제공하는 정보, 조언, 의학적 치료를 신뢰하
  라. (…)
  폐경이 완전히 인생을 바꾸는 것이 아니라는 것을 명심하라. 정상적인 성적 욕구는
  그대로 유지되며, 여성은 폐경 이후에도 오랫동안 성에 대한 일반적인 반응을 유지
  하게 된다. 폐경은 절대 비정상적인 것이 아니며, 폐경 이후에도 행복한 결혼생활을
  유지하지 못할 이유가 없다."
- 3쪽: "폐경기가 시작된다고 인지하는 순간 여성은 의사나 병원과 상의를 해야 한다.

(…) 현대 여성은 의사의 조언을 따름으로써 신체적·정신적 불편함을 최소화하면서 그 시기를 지날 수 있다."

윌슨(R. A. Wilson), 『여성성을 영원히(Feminine Forever)』(New York: M. Evans (Lippincott 보급, 1966년 출판)

- 18쪽: "(…) 폐경은 운명이나 심리상태의 변화가 절대 아니며 사실상 결핍성 질환이다. 매우 간단한 비유를 하자면, 폐경을 당뇨병과 유사한 상황으로 생각할 수 있다. 두 질환 모두 신체 화학 작용에 특정 물질이 부족하여 발생한다. 당뇨병 치료를 위해서 우리는 인슐린의 형태로 부족한 물질을 공급해주며 유사한 논리가 폐경에도 적용될 수 있는데, 즉 부족한 호르몬을 대체해주는 것이다."
- 25쪽: "요약하자면, 현대사회에서의 폐경은 반드시 주요한 의학적 문제로 인식되어야 한다는 것이다. 여성은 어쨌든 여성성을 지킬 권리가 있다. 여성은 일생의 절반을 성적으로 중성으로 살 수는 없다. 폐경에 대한 의학적 치료는 따라서 사회적이며 도덕적인 의무인 것이다."
- 43~44쪽: "(…) 가임기 여성은 관상동맥 심혈관 질환이나 고혈압에 대해서는 사실상 면역이 있으나, 여성 호르몬이 줄어드는 폐경기의 여성은 이러한 이점을 상실하게 되며 유사한 연령의 남성과 비슷한 수준의 심장질환이나 뇌졸중 위험을 지니게 된다. 이러한 현상은 여성이 임신 기능을 상실함에 따른 2차적 효과라고 할 수 있다. 첫 번째 효과는 매우 단순하다. 자연적 호르몬이 고갈됨에 따라 전체 (여성) 생식계 기능도 쇠퇴한다. 가슴은 축 처지면서 수축하며 자궁은 경직되고 유연성이 없어진다. 이러한 취약한 상태는 종종 만성 염증을 유발하고, 피부가 갈라져서 감염이 되거나 성교를 불가능하게 만든다.

  그 밖에 폐경으로 인한 신체적인 변화로는 불안, 짜증, 염려, 근심, 홍조, 수면 중 식은땀, 관절통, 우울, 심계항진, 병적인 울음, 허약, 현기증, 심한 두통, 집중력 저하, 기억력 감퇴, 만성적 소화불량, 불면증, 빈뇨, 피부 가려움, 안구, 코·입의 건조, 요통 등이 있다.

  다양한 폐경의 증상을 살펴볼 때, 폐경으로 인하여 초래되는 변화는 단지 생식기관에만 국한되지 않는다. 유기체 전체의 화학적 균형이 흐트러지기 때문에, 폐경은 전체 신체를 훼손하기도 한다. 나는 그러한 육체적·정신적 고통이 너무 견딜 수 없는 지경이어서 자살까지 한 사례를 알고 있다.

  모든 여성이 이처럼 극단적으로 폐경기를 경험하는 것은 아니지만, 어떠한 여성도 이러한 신체의 퇴행이라는 공포에서 벗어날 수는 없다. 모든 여성은 폐경으로 인한 이러한 극심한 고통과 무능력이라는 위협을 마주치게 되어 있다."
- 62~63쪽: "에스트로겐은 여성적인 매력과 안녕을 의미하는 호르몬으로 정의할 수

있다. 에스트로겐은 혈류를 타고 온몸 전체에 흐르기 때문에 그 효과는 사실 매우 다양하다. 여성을 성적으로 매력적이고 생식능력이 있게 해줄 뿐만 아니라, 신체 내 뼈의 강도를 유지시켜주고, 피부와 머리카락의 윤기를 유지시켜준다. 또한 에스트로겐은 고혈압, 심질환, 뇌졸중 발생을 예방하고, 당뇨병과 방광의 질환을 예방하며, 신장이 신체 내 조직액의 조절에 매우 중요한 물질인 염분을 소변을 통하여 잃지 않도록 한다.

에스트로겐은 뇌저에 위치한 뇌하수체에 작용하는 정교한 기전을 통해 여성의 감정 상태에 직접적인 영향을 미친다. 여성에게 에스트로겐은 일, 학업, 야망, 인간으로서 성취할 수 있는 최고의 위치에 도달하려는 탁월함을 향한 강한 열망을 자극하는 신비한 생활력의 전달체로 작용한다.

물론 어떤 여성의 성취를 에스트로겐의 덕으로만 돌릴 수는 없다. 에스트로겐은 변덕스러운 행운의 특성까지 지배할 수는 없다. 에스트로겐이 아무리 풍부하다 하더라도 유전이나 사고, 환경, 어린 시절의 교육, 경제적 여건 등과 같은 여러 가지 우여곡절을 이겨내야 한다. 하지만 적어도 에스트로겐은 여성에게 나타난 행운의 기회를 잘 활용할 수 있는 입장으로 데려다 놓을 수는 있다. 그 여성의 구체적인 활동 영역이 집, 사업, 예술, 전문직 무엇이든 본인의 완전한 몫의 에스트로겐을 가지고 있지 않다면 자신에게 주어진 기회에 부응하며 살 수 없다."

- 158쪽: "에스트로겐 요법은 암을 유발하는 것과는 매우 거리가 멀며, 오히려 예방하는 효과가 있다."

- 163~164쪽: "에스트로겐과 암의 관련 신화를 낳은 부적절하며 비논리적인 동물실험, 유방암, 생식기 암의 발병률과 에스트로겐의 신체 내 농도 간의 반비례 현상, 즉 젊은 층의 높은 에스트로겐 농도와 낮은 암 발생률, 나이 든 층의 낮은 에스트로겐 농도와 높은 암 발생률 등의 사실을 에스트로겐을 의심하는 논의를 들을 때에 명심하도록 하라.

  여성의 호르몬, 특히 에스트로겐과 프로게스테론을 풍부하게 유지하는 것이 유방암이나 생식기 암과 같은 악성의 병변의 발생을 줄인다."

보스턴 여성 건강 도서 총람(Boston Women's Health Book Collective). 『우리 몸, 우리 자신(Our Bodies, Ourselves)』 개정증보판(뉴욕 Simon & Schuster 출판, 1976)

- 327쪽: "17장 폐경. 많은 여성에게 폐경은 중립적 혹은 긍정적 경험으로 여겨져 왔음에도, 폐경으로 인한 신체적·정신적 변화는 종종 잘못 이해되고 있거나 혼란스럽다. 심지어 신체적 증상이 매우 적거나 잘 조절되고 있는 경우에서도 그 시기를 겪은 여성을 향한 사회의 태도로 인하여 폐경은 필요 이상으로 부정적인 경험으로 종종 인식된다. 전형적인 폐경기 여성에 대한 통속적 이미지는 지쳐 있고, 성마르며,

성적 매력이 없고, 같이 살기 힘들며, 비이성적으로 우울하며, 자신의 번식 능력의 종료라는 변화를 마지못해 겪고 있는 등 주로 부정적인 것이었다."

- 328쪽: "통상적으로 사회는 섹슈얼리티(sexuality)를 아기를 가질 수 있는 능력과 동일시함으로써 폐경을 섹슈얼리티의 끝, 즉 성적인 즐거움뿐만 아니라 성생활의 완전한 끝이라는 의미로 잘못 인식하고 있다."

- 330쪽: "평균적으로 여성 다섯 명 중 약 한 명은 폐경으로 인한 증상을 전혀 겪지 않거나 아주 제한된 증상만을 경험한다. 대부분의 여성은 어느정도 성가신 증상을 경험하지만, 이러한 증상은 사실 대부분의 경우 치료가 불필요하다. 우리는 그러한 증상이 정상적 활동을 방해하는 경우에만 도움을 구해야 하는데, 특히 지속적이고 끊임없는 고통은 우울증을 초래할 수 있기 때문이다."

- 330~332쪽: "에스트로겐 대체요법은 (…) 폐경을 결핍성 질병으로 보는 의사는 에스트로겐 대체요법의 유용성을 강하게 주장한다. 반면 다른 의사는 보다 신중하게 접근할 것을 권한다.
  에스트로겐 대체요법은 심각한 위험성을 가지고 있다. 가장 현저하게는 에스트로겐 대체요법이 자궁내막암과 연관이 있다는 것으로 특히, 1년 이상 에스트로겐을 복용한 여성에게서 위험을 증가시킨다. (…) 알약이 대부분 그렇듯이 에스트로겐 약을 복용함으로써 혈관 내 혈전 생성, 고혈압의 위험이 증가된다. (…) 에스트로겐 대체요법과 관련한 다양한 연구가 필요하며, 특히 골다공증, 심장질환, 암, 정신 우울에 대한 영향은 더 많은 연구가 요구된다. 현재의 불확실성으로 인하여 많은 여성이 에스트로겐 대체요법에 대해서 매우 조심스러우며, 그 증상이 심각하고 다른 금기 사유가 없을 때에만 사용하고 있는 것이 현실이다."

- 333쪽: "폐경을 앞두고 있거나 이제 막 시작한 여성의 경우, 폐경기에 겪게 되는 증상에 대한 자료가 매우 부족하다는 것을 알게 된다. 대부분의 연구는 '임상 표본집단', 즉 극심한 증상으로 인하여 의학 치료를 선택하거나 선택할 수밖에 없었던 소수의 여성을 대상으로 수행되었다. 결론적으로 말하자면 우리는 폐경기를 겪으면서도 전혀 의학적 도움을 찾지 않은 여성에게 폐경이 어떻게 나타나는지에 대해서 아는 것이 거의 없다."

페티티 등(D. B. Petitti, J. A. Perlman, S. Sidney), 「폐경기 여성의 에스트로겐의 사용과 심장질환」, *N Engl J Med* (1986; 315: 131~132)

- 131쪽: "최근 완료된 에스트로겐을 복용한 폐경기 여성의 심혈관 질환으로 인한 사망률과 입원율에 대한 연구(Walnut Creek Contraceptive Drug Study)는 심혈관 질환과 폐경기의 에스트로겐 사용과의 연관성 연구의 결과가 상반되는 이유를 밝히는 데 도움을 줄 수 있을지도 모른다.

월넛크리크 지역 주민의 피임약 사용 연구(Walnut Creek Contraceptive Drug Study)에 대한 자세한 내용은 다른 곳에 소개되어 있다. 간단히 설명을 하자면 1960년대 후반과 1970년대 초반에 18세부터 54세 1만 6638명의 여성이 연구에 참여하여 모집된 시점부터 1978년까지 경구용 피임약, 다른 성 - 스테로이드 호르몬제의 사용에 대한 정보를 거의 매년 제공하였다. 이 연구의 분석은 1983년 12월 31일까지의 사망 추적조사 자료를 이용한 것이다."

- 132쪽: "흡연, 알코올 섭취, 고혈압 병력으로 보정한 후 폐경기 에스트로겐을 복용한 여성의 (연령 보정) 심혈관 질환 사망의 상대적 위험도는 0.5였다. (···) 사고, 살인, 자살로 인한 사망의 (연령 보정) 상대적인 위험도는 성 - 스테로이드 호르몬을 한 번도 사용하지 않았던 여성보다 폐경기 에스트로겐을 복용한 여성 집단에서 상당히 낮게 나타났는데, 이러한 낮은 위험도는 흡연, 알코올 섭취, 케틀레 지수(Quetelet index, 비만 지표의 하나. — 옮긴이), 고혈압 병력을 보정한 이후에도 여전히 유지되었다..

폐경기 에스트로겐 복용이 사고, 살인, 자살로 인한 사망에 대하여 가지는 보호적 효과에 대한 생물적으로 가능한 설명은 없다. 이 코호트 연구에 참여한 폐경기 에스트로겐 복용 여성이 그렇지 않은 여성에 비해 더욱 건강했기 때문으로 보이는데, 이는 정량되지도 않고 보정이 될 수도 없는 것이다. 에스트로겐 복용집단에서 더 건강한 여성이 포함되는 선택 [바이어스]는 다른 인구집단과 필수적으로 공유하는 특성이 아니다. 만약 에스트로겐 복용 집단과 미복용 집단을 선택할 때 선정방식에 어느 정도의 차이가 있었다면, 현재까지 출간된 연구에서 나타나는 이질적인 결과를 이해할 만하다. 그러한 선택의 문제에 직면했을 때 폐경기 에스트로겐 복용의 효과에 대한 의문에 타당성 있게 답을 하기 위해서는 무작위 비교 임상시험을 이용하는 방법밖에는 없다."

로젠버그(L. Rosenberg), 「호르몬 대체요법: 다시 생각할 필요성」, *Am J Public Health*(1993; 83: 1670~1673)

- 1670쪽: "수백만 명의 폐경기 여성이 호르몬 보조제를 복용하고 있다. 여러 관찰 연구의 결과, 제한 없는 에스트로겐의 투여는 심혈관 질환과 골절의 위험을 감소시키는 반면에 자궁내막암과 유방암의 위험도 어쩌면 증가시키는 것으로 나타났다. 무작위 비교 임상 시험의 정보가 부재한 상황에서 심혈관 질환에 대한 명백하게 긍정적인 효과 중 얼마만큼이 단지 더 건강한 여성이 에스트로겐을 더 복용하는 경향 때문인지는 모른다. 프로게스틴과 함께 복용한 에스트로겐이 심혈관계에 미치는 영향에 대해서는 알려져 있지 않으며, 이러한 요법은 유방암에 걸릴 위험을 증가시킬 수도 있다. 단일 원인이나 예방, 하나의 기관계에만 초점을 맞추어 건강과 질환

에 대해 접근하는 방식은 매우 제한적일 수밖에 없다. 암에 걸릴 위험을 증가시키지 않으면서도 심혈관 건강과 근골격계의 건강을 향상시킬 수 있는 이용할 수 있는 다른 대안적 방법도 많이 있다. 따라서 호르몬 보조제의 사용이 과연 적절한 것인지에 대해 다시 고려해볼 필요가 있다."

- 1671쪽: "호르몬 보조 요법을 이용하는 또 하나의 이유는, 폐경이 치료가 필요한 결핍성 질병으로 보는 일부 사람의 주장 때문이다. 폐경기의 여성에게 '에스트로겐 결핍'이라는 용어를 사용하는 것은 좋은 예가 될 수 있다. 만약 초점을 내인성 에스트로겐과 골절, 심질환 예방 효과에만 맞추어서 본다면, 폐경기 여성은 실제로 폐경기 전의 여성과 비교해볼 때 내인성 에스트로겐의 양이 부족한 것은 사실이다. 그러나 그 초점을 예를 들어 초경을 일찍 시작하거나 폐경이 늦은 경우의 여성에게 더 빈번하게 발생하는 유방암의 원인으로 옮겨서 생각해본다면, 내인성 에스트로겐은 유방암의 측면에서 폐경기 전 여성은 에스트로겐의 과다 상태(hyperestrogenic)이며 폐경기 이후의 여성이 보다 적절한 수준의 에스트로겐을 가지고 있는 것이 된다. 이러한 접근방식은 자궁내막암, 난소암, 자궁 섬유종 등과 같은 다른 질환에도 똑같이 적용할 수 있다.(⋯)"

여성건강주도연구자집단(Writing Group for the Women's Health Initiative Investigators), 「건강한 폐경기 여성을 대상으로 한 에스트로겐과 프로게스틴 병합 요법의 위험과 유효성 연구: 무작위 대조 임상 연구의 주요 결과」, *JAMA*(2002; 288: 321~333)

- 321쪽: 초록의 내용

배경: 수십 년 동안 관찰 연구 근거가 축적되었지만, 건강한 폐경기 여성의 호르몬 요법 사용에 대한 위험성과 유효성의 균형은 여전히 불확실하다.

목적: 이 연구는 미국에서 가장 흔하게 사용하는 복합 호르몬 제제의 주요 유효성과 위험성을 평가하고자 시행되었다.

연구 설계: 여성건강주도연구(Women's Health Initiative)는 에스트로겐, 프로게스틴 성분의 복합 호르몬 제제의 영향에 대하여 1993~1998년 미국 내 40개 임상센터를 통해서 임상시험 시작 이전에 손상되지 않은 자궁을 가지고 있었던 50~79세 폐경기 여성 1만 6608명을 모집하여 8.5년을 계획하여 수행한 무작위 대조 임상시험이다.

중재 방법: 참가자 중 8605명은 합성 말 에스트로겐 0.625mg/d과 아세트산 메드록시프로게스테론 2.5mg/d 복합제 한 알을, 대조군 8102명은 위약을 투여받았다.

주요 결과지표: 1차 결과지표는 관상동맥심질환인 비치명적 심근경색, 관상동맥질환 사망이었으며, 1차 부작용 지표로는 침윤성 유방암을 측정하였다. 위험과 유효성의 균형을 측정하는 세계 지표(global index)는 위 두 가지 결과지표에 뇌졸중, 폐

색전증, 자궁내막암, 대장암, 고관절 골절, 다른 원인으로 인한 사망이 추가적으로 포함되었다.

결과: 약 5.2년간 추적한 이후 2002년 5월 31일 자료와 안전성 모니터링 이사회(data and safety monitoring board)는 에스트로겐과 프로게스틴 복합요법의 임상시험을 중단할 것을 권고하였는데, 그 이유는 침윤성 유방암에 대한 가설 검정 통계 결과가 치료 중지 한계 기준을 초과하였으며 세계 지표에 대한 통계 수치도 위험이 효과를 넘어섰기 때문이다. 이 보고서는 2002년 4월 30일까지의 주요 임상 결과지표에 대한 자료를 포함하는데, 추정된 상대위험비(HRs)와 95% 신뢰구간은 다음과 같았다. 관상동맥질환은 286개 사례에서 발생하였고 상대위험비 1.29 (1.02~1.63), 폐색전증은 101개 사례에서 발생하여 상대위험비 12.13(1.39~3.25), 직장암은 112개 사례에서 발생하여 상대위험비 0.63(0.43~0.92), 자궁내막암은 47개 사례에서 발생하여 상대위험비 9.83(0.47~1.47), 고관절 골절은 106개 사례에서 발생하여 상대위험비 0.66(0.45~0.98), 다른 원인으로 인한 사망은 331개 사례에서 발생하여 상대위험비 0.92(0.74~1.14)였다. 구성 결과지표에 대한 위험비와 95% 신뢰구간은 각각 (동맥, 정맥성 질환을 포함한) 모든 심혈관 질환 1.22(1.09~1.36), 모든 암 1.03(0.90~1.17), 모든 골절 0.76(0.69~0.85), 총사망률 0.98(0.82~1.18), 세계 지표 1.15(1.03~1.28)를 나타내었다. 에스트로겐과 프로게스틴 복합요법으로 인한 만인년(person-year)당 절대 초과위험(absolute excess risk)은 관상동맥질환 일곱 명, 뇌졸중 여덟 명, 폐색전증 여덟 명, 침윤성 유방암 여덟 명이었다. 반면 만인년당 절대 위험감소는 직장암 여섯 명, 고관절 골절 다섯 명이었다. 세계 지표에 포함된 질병의 절대 초과위험은 만인년당 19명이었다.

결론: 건강한 폐경기 미국 여성을 평균 5.2년 추적 조사한 결과 에스트로겐과 프로게스틴 복합제의 사용이 전반적으로 건강에 미치는 위험성은 유효성을 상회하였다.

미국 국립보건원 과학현황패널(NIH State of the science), 「공식 성명: 폐경에 의한 다양한 증상 관리」 Ann Int Med (2005; 142: 100~1013)

- 1005쪽: "폐경은 여성의 삶에서 정상적인 노화의 한 부분으로 발생하는 자연적 과정이다. 많은 여성이 전혀 증상이 없거나 약간의 증상만을 경험하고 폐경 단계를 지나간다. (…) 이 보고서에서는 현존하는 과학 근거를 바탕으로 폐경의 증상을 밝혀내고 이에 대한 치료에 대해 평가하는 것에 초점을 맞추었다."

- 1005쪽: "에스트로겐 단독 혹은 프로게스틴과 함께 복용하는 요법은 폐경으로 인한 증상 완화 요법으로 수십 년간 사용되어왔다. 1980년대와 1990년대 역학연구는 에스트로겐을 포함하는 요법이 여성의 심장질환이나 다른 심각한 질병을 예방하는 데 도움이 될 수도 있다는 사실을 제안하였다. 여성건강주도연구는 에스트로겐 단

독 혹은 프로게스틴과 병용 요법이 과연 여성의 심장질환이나 치매와 같은 만성 질환을 예방할 수 있는가를 알아보기 위하여 고안된 폐경기(연령 범위: 50~79세, 평균 연령: 63.2세) 여성을 대상으로 설계된 대규모 임상연구이다. 그러나 에스트로겐과 프로게스틴 병용요법을 받은 집단은 유방암 발병에 대한 위험성이 증가함에 따라 조기에 종료를 하였다. 이 집단의 경우 혈전, 뇌졸중, 심장 질환의 발생도 증가하였다. 이러한 연구 결과는 폐경기 여성의 증상치료를 위해 에스트로겐을 사용하는 것이 과연 안전한가에 대한 심각한 의문을 제기하였다. 많은 여성이 호르몬 대체요법을 중단하였으며, 일부 여성은 다른 대체요법을 찾기 시작하였다. 폐경기 증상을 완화하기 위한 대체요법에서 호르몬제의 사용으로 초점이 이동했음을 반영하기 위하여 우리는 다양한 제제와 용량의 에스트로겐과 프로게스틴 병용요법을 포함하는 폐경기 호르몬 요법(manopausal hormone therapy)이라는 용어를 사용할 것이다."

- 1010쪽: "1. 폐경은 50대 초반의 여성에게 자연적으로 월경이 영구적으로 멈추는 현상이다. 많은 여성이 폐경으로 인한 증상을 전혀 경험하지 않거나 아주 약간의 증상만을 겪으며, 의학적 치료를 필요로 하지 않는다. (…) 6. 증상과 관련된 폐경의 자연사와 성가신 증상을 치료하는 요법에 대한 유효성과 안전성을 명확히 정의하기 위해서는 더 많은 연구가 필요하다. 특히 자연사에 대한 연구는 과학적인 측면과 정책적인 측면에서도 중요하다. 얼마나 많은 여성이 폐경과 관련된 증상을 전혀 혹은 일부만 겪고 지나가는지, 얼마나 많은 여성이 스스로 폐경기를 견뎌내는지에 대한 이해는 여성에게 권리를 부여하고, 독립성을 높여주는 보건학적 정보가 될 것이다. (…)"

- 1010쪽: "현대 미국 사회에서 폐경은 치료해야 하는 것으로 받아들여지고 있다. 폐경이 정상적이고, 건강한 여성의 삶의 한 단계라는 것을 강조하기 위한 정보를 만들고 배포하며, 치료가 필요한 질환이 아니라는 인식을 확대, 보급하기 위한 노력이 필요하다. 의학적 환자 사례나 차후 임상시험은 폐경으로 인한 심각하고 지속적인 증상을 경험하는 여성에게만 국한하도록 하여야 할 것이다. 이러한 여성이 전문 치료를 받는 데 장애요인이 있다면 제거하여야 할 것이다."

그리하여 호르몬 대체요법(hormone replacement therapy)의 대량 생산과 판매에 속도가 붙기 시작하였고 성적, 생식적 건강을 위해 의사가 호르몬제를 처방하여 여성의 복용이 점차 증가되기 시작하였으며 1960년 미국 식약처는 이를 경구용 피임제로 허가하기에 이르렀다(Gordon, 1976; Seaman & Seaman, 1977; Oudshom, 1994; Seaman, 2003; Houck, 2006; Watkins, 2007). 그 당시 일부 연구자는 호르몬 요법을 찬성하는 과학적인 근거의 온당성에 대해 의문을 표하면서, 호르몬 요법으로 인한 위험성에 대해서 우려를 표하기도 하였으나 대세를 바꾸기에는 역부족이었다(Krieger et al., 2005; Houck, 2006; Watkins, 2007).

1960년대 호르몬 요법의 사용이 증가하면서 그 효과에 대한 가설도 증가하였고, 이는 호르몬 요법이 단순한 '회복(restorative)' 효과만이 아니라 '예방(preventive)'적인 것으로 재구성되기에 이르렀다. 이러한 개념의 변화는 (사망률이 점점 증가하여 1960년대 초반쯤 대부분 국가에서 주요한 사망원인이 되었던) 심혈관 질환 역학에서 여성과 남성의 차이가 인지됨에 따라 더욱 확신을 심어주게 되었다(Marmot & Elliott, 2005). 구체적으로 말하자면 심혈관 질환의 발생 연령이 여성보다 남성에서 더 어렸으며, 총사망률과 심혈관 질환 사망률도 남성에서 더 높았던 것이다(Bush, 1990; Epstein, 2005; Stamler, 2005). 성 호르몬이 생식과 관련된 건강뿐만 아니라 생식과 무관한 건강이나 다른 행태적·인지적 특성을 포함하여 수많은 여성과 남성의 차이의 원인이라고 주장하는 생의학 관점에 근거하여(Dreifus, 1977; Ruzek, 1978; Hubbardet al., 1982; Oudshorn, 1994; Fee & Krieger, 1994) 이러한 개념 틀은 여성 호르몬이 심혈관 질환에 대한 예방적 효과를 지닌다고 단정하기에 이르렀다.

1960년대 중반의 '관상동맥 약물 프로젝트(Coronary Drug Project)'는 에스트로겐의 심혈관 질환 예방 효과에 관한 첫 번째 임상시험으로 남성만을 대상으로 시행되었다(Coronary Drug Project, 1970; Coronary Drug Project, 1973). 그 결과는 예상을 완전히 깨버렸다. 프리마린(Premarin)을 투여한 남성 집단에서 예상치 않게 높은 심혈관 질환, 즉 혈전색전증과 심근경색으로 인한 사망률이 나타나서 에스트로겐 투여 집단에 대한 연구는 1970년대 중반 갑작스럽게 중단되었다(Coronary Drug Project, 1970; Coronary Drug Project, 1973; Petitti, 2004; Stefanick, 2005). 그 바로 직후에 발표된 역학연구는 자궁내막암 발생률의 증가에 (에스트로겐 단독) 호르몬 요법의 관련을 보고하면서 호르몬 요법 사용에 대한 열정을 한층 더 꺾어놓았다(Seaman & Seaman, 1977; McCrae, 1983; Seaman, 2003; Stefanick, 2005; Houck, 2006; Watkins, 2007).

에스트로겐으로 인한 자궁내막암의 발생을 예방하기 위하여 프로게스틴을 추가한 에스트로겐과 프로게스틴 복합 제제가 1980년대 도입되면서 반전이 시작되었다(Seaman & Seaman, 2003; Stefanick, 2005; Houck, 2006; Watkins, 2007). 1980년대의 많은 관찰 연구는 호르몬 요법의 사용이 여성의 골다공증, 심혈관 질환의 위험 지표, 실제 심혈관 질환 발생위험 감소와 연관성을 보이는 것으로 보고하였다(Seaman & Seaman 2003; Stefanick, 2005; Houck, 2006; Watkins, 2007). 또한 1990년대 초반 메타분석을 포함한 주요 역학연구 문헌 고찰은 호르몬 요법이 예방 의약품으로서 합당하다는 결론을 내렸다(Stampfer & Colditz, 1991; Grady et al., 1992). 그럼에도 많은 역학연구 논문은 큰 영향을 미치지는 못하였지만 관찰연구 자료에 바탕을 둔 인과 추론의 위험성을 경고하였고 유방암 발생 위험에 대해서 우려를 제기하였다(Petitti et al., 1986; Barrett-Connor, 1992; Brinton & Schairer, 1993; Rosenberg, 1993). 결국 1991년과 1992년 현존하는 인간 대상 관찰연구, 동물시험, 실험실 연구결과 근거를 토대로 미국 식약처와 미국 의사협회(American College of Physicians)는 각각 호르몬 요법을 심장질환 예방의 목적으로 사용할 것을 권고하였다(Seaman, 2003; Stefanik, 2005). 그들은 유방암 발생 위험은 심혈관 질환이라는 미래의 더 큰 위험과 비교하여 중요성이 적다고 주장하였다.

그러나 건강한 미국 여성을 대상으로 실시한 가장 대규모의 무작위 비교 임상 시험이었던 2002년 여성건강주도연구(Women's Health Initiative)의 연구 결과에 의해 그러한 호르몬 요법의 통상적인 사용[의 논리]은 무너지게 되었는데(WHI; Writing Group/WHI, 2002), 이 연구는 1998년 더 작은 규모로 진행되었던 심장과 에스트로겐/프로게스틴 연구(Heart and Estrogen/progestin Study)(Hulleyet al., 1998)와 이후의 후속 연구(Grady et al., 2002)의 결과와 마찬가지로, 호르몬 요법은 심혈관 질환의 위험을 감소시키는 것이 아니라 실은 증가시킬 수도 있고, 장기간 에스트로겐 프로게스틴 혼합 호르몬 요법 사용시 유방암 발생 위험을 증가시킨다는 예상과는 반대의 사실을 발견하였다. 이 연구 결과의 발표는 호르몬 요법의 처방과 판매의 전 세계적인 극적 감소를 촉발하였는데, 미국의 경우 연구결과 발표 전과 비교하여 2004년에 호르몬 요법 사용이 약 50% 이상 감소하였다(Ettinger et al., 2003; Hersh et al., 2004; Buist et al., 2004; Majumdar et al., 2004; Haas et al., 2004; Stefanick, 2005; Kelly et al., 2005; Kim et al., 2005; Wei et al., 2005; Hing & Brett, 2006; Guay et al., 2007).

　그러한 사실은 또한 역학연구 문헌에서 관찰연구와 임상연구 결과 간 차이의 원인에 대한 뜨거운 논쟁을 불러일으켰다(Humphreyet al., 2002; Grodsteinet al., 2003; Stampfer, 2004; Vandenbroucke, 2004; Barret-Connor, 2004; Kuller, 2004; Petitti, 2004; Lawleret al., 2004a; Prenticeet al., 2005a; Barrett-Connoret al., 2005; Willettet al., 2006; Manson & Bassuk, 2007; Barrett-Connor, 2007; Banks & Canfell, 2009). 전혀 다른 상반된 가설이 제안되었다. 첫째는 교란(confounding), 선택 바이어스(selection bias), 측정 오류(measurement error)가 관찰 연구의 결과를 편향되게 만들었다는 것이며, 둘째 여성건강주도연구에 참여한 여성은 관찰연구 대상 여성에 비하여 연령이 높기 때문에 죽상경화증을 가지고 있을 가능성이 더 높기 때문에 임상 결과가 잘못 이해될 수 있다는 것이다. 즉 죽상동맥경화가 호르몬 요법의 혼란변수라는 것이다. 시간차 가설(timing hypotheis)로도 알려진 후자 가설의 경우, 가장 근래에 실시된 여성건강주도 연구 자료 재분석에 의해 반박되었다(Prentice et al., 2009). 게다가 1998년과 2005년 사이 [심지어 권위 있는 미국 산부인과 학술지(American Journal of Obstetrics and Gynecology)를 포함한] 18개의 의학 학술지에 실린 호르몬 요법을 옹호하고 위험성을 경시한 26개의 동료 검토 후 출판된 논문이 프레마린 제조사인 와이어스(Wyeth) 제약회사의 지원을 받아 유령 저자에 의해 비밀스럽게 쓰였거나, 이름을 올린 저자가 거의 또는 아예 집필에 참여하지 않았으며, 신빙성을 위해 참여를 부탁받은 것이라는 새로운 법적 증거가 드러남에 따라 논쟁은 한층 더 가열되었다(Singer, 2009).

　이러한 일련의 사건에 역학이론은 어떻게 적용될 수 있을까? 핵심적으로 누가 무엇을 연구하였고, 누가 무엇을 소외시켰는지를 드러내는 것이 그런 지점이다. 이 사례에서는 여러 경쟁적 관점이 생의학 모형과 사회역학 모형을 겨루게 하였다.

눈에 띄는 점은 1980년대 후반부터 일부 역학연구자는 장기간 호르몬 요법의 심장질환 예방효과에 대해 선택 바이어스와 사회 계급의 교란 효과의 조합 때문이 아닌가 하는 의문을 제기하기 시작하였다는 것이다(Petitti et al., 1986; Rosenberg, 1993). 이러한 우려가 나타난 뒷 배경에는, 그 뒤의 후속 연구 (Humphrey et al., 2002; Nelsonet al., 2002; Lawloret al., 2004b; McPherson & Hemminki, 2004)에서 충분히 검증되었듯이 (어린 시절과 현재) 부유하고, (외부 호르몬 투여를 받을 수 있는 건강상태를 포함하여) 더 좋은 건강을 가지고 있는 여성이 호르몬 요법을 처방받거나 (호르몬 요법을 구매할 수 있는) 가능성이 더 높고, 심혈관 질환에 걸릴 확률이 가장 낮다는 사실이 있었다(Krieger, 2003a; Petitti, 2004; Krieger et al., 2005; Barrett-Connoret al., 2005; Rossouw, 2006). 이와 같이 사회역학 관점에 근거하고 있는 대안적 가설은, 그럼에도 생의학 접근방법의 연구자에 의해서 저평가되었는데, 그 이유 중 하나는 사회 계급의 교란 효과는 한두 가지 사회경제적 변수를 통제함으로써 충분히 제거할 수 있다고 믿었기 때문이다(Stampfer & Colditz, 1991; Grodstein et al., 2003; Stampfer, 2004). [대안적 가설은] 2002년 여성건강주도연구가 결과를 발표한 이후에야 진지한 관심을 받게 되었다. "사회경제적 지위가 중요한 교란요인이 될 수 있다"는 주장이 논쟁이 되다가(Grodstein et al., 2003; Stampfer, 2004) 상식적인 명제로(Petitti & Freedman, 2005; Barrett-Connor et al., 2005; Watkins, 2007; Banks & Canfell, 2009) 재빠르게 인식이 전환한 것은 매우 주목할 만 하다.

호르몬 요법에 대한 사회역학 비판을 생의학 관점이 무시한 대가는 유방암 발생률에서 찾아볼 수 있다. 여성건강주도연구의 결과에 고무되어 2002년부터 2005년 사이 미국, 유럽, 호주의 자료를 이용하여 분석한 새로운 역학연구는 관찰된 유방암 사례 중 약 10%에서 25% 정도를 호르몬 요법이 차지한다고 추정하였다(Beral et al., 2003; Bakken et al., 2004; Coombs et al., 2005a; Coombs et al., 2005b). 1장 〈그림 1-2〉(Krieger, 2008a)에서 보듯이 2006년부터 2009년 사이 수행된 14개 인구집단 기반 연구 중 여덟 개는 미국(Clarket et al., 2006;

Ravdin et al., 2007a; Ravdin et al., 2007b; Clarket et al., 2007; Hausauer et al., 2007; Stewart et al., 2007; Jemal et al., 2007; Glass et al., 2007), 다섯 개는 유럽(Bouchardy et al., 2006; Katalinic & Rawal, 2008; Kumle, 2008; Verkooijen et al., 2008; Parkin, 2009), 하나는 호주(Canfell et al., 2008)에서 이루어졌는데, 유방암 발생률이 해마다 감소하는, 예상과는 다른 주목할 만한 결과를 보고하였다. 이는 특히 50대 이상의 에스트로겐 수용체 양성 유방암 환자에게서 두드러지게 나타났다. 모든 연구자가 이러한 추세가 나타난 이유로 2002년 7월 여성건강 주도연구가 발표된 후 호르몬 요법 사용이 극적으로 감소된 사실을 들었다.

이러한 유방암 발생의 감소가 호르몬 요법 사용의 감소와 인과적으로 상관이 있는지 활발히 연구되고 있다는 사실은 놀라운 일이 아니다. 이 가설이 장점을 가지고 있음을 제안하는 일군의 연구는 관찰한 추세가 유방암 발견이나 다른 중요 위험요인의 변화에서 기인하지 않았음을 보여준다(Smigal et al., 2006; Hausauer et al., 2007; Jemal et al., 2007; Glass et al., 2007; Chlebowski et al., 2009; Roberts, 2009). 적어도 미국에서 유방암 발생률의 감소는 호르몬 요법을 사용한 가능성이 가장 높은 여성, 즉 부유한 주에 거주하는 에스트로겐 수용체 양성의 백인 여성에게서만 나타났으며 더 가난한 주에 살거나 유생인종인 나머지 여성에게서는 뚜렷한 감소가 보이지 않는 새로운 결과가 제시되었다(Krieger et al., 2010). 호르몬 요법을 포함해서 스테로이드가 어떻게 유방암의 촉진요소로 작용할 수 있는가를 고려하면서 호르몬 요법 중단과 유방암 발생 위험 감소 사이의 짧은 시간 간격에 대한 생물적 타당성을 묻는 또다른 일군의 근거를 통해 이 가설을 한층 더 지지되었다(Bradlow & Sepkovic, 2004; Dietel et al., 2005; Yager & Davidson, 2006; Cordera & Jordan, 2006; Ravdin et al., 2007b).

한편 최근 호르몬 요법 사용과 의원성 유방암 사이의 연관성과 관련해 혼재된 연구결과는 복잡한 호르몬계를 잘못 이해한 약학적 조작(pharmacologic manipulation)의 위험성을 잘 보여준다(Seaman, 2003; Krieger et al., 2005; Krieger, 2008). 강력한 호르몬을 건강한 여성에게 투약함으로써 유방암을 예방하려 했던 과거와 현재의 제안들(Hendersen et al., 1993; Pike & Spicer, 2000; de Waard &

Thij ssen, 2005; Medina,2005; Tsubura et al., 2008)을 살펴볼 때 반드시 기억해야 할 경고이다(Krieger et al., 2010). 또 다른 한편으로는 폐경을 '질병'으로서 협소하게 생물적 개념화함으로써 진화적 관점에서는 오히려 이롭거나 무해할 수 있는 대안적 가능성을 어떻게 무시하게 하였는지, 건강에 대한 이런 개념화의 결과는 하나의 건강 결과가 아닌 다수의 건강결과와 관련하여 해석되어야 함을 강조한다(Leidy, 1999; NIH, 2005).

또한 남성과 여성의 행동과 생물학을 설명하는 기본 토대로 성 호르몬을 다루는, 오래되고 문제적인 환원주의적 이론화도 나타났다(Oudshom, 1994; Fee & Krieger, 1994; Doyal, 1995; Krieger et al., 2005; Payne, 2006). 이 이론 관점은 7장에서 다루었듯이(〈표 7-1〉 참조) 성 관련 생물학과 젠더 생물학의 건강 결과를 명확하기 구분하는 사회역학 연구에 의해 도전을 받아왔다(Fee & Krieger, 1994; Doyal, 1995; Krieger, 2003b; Payne, 2006). 하나 또는 다른 것이 적절한지, 모두가 적절한지, 아니면 어떤 것도 적절하지 않은지를 고민하는 것의 중요성을 알려주는 추가적인 예가 1장에 있던 두 그림이다. 먼저 〈그림 1-2〉는 유방암과 관련하여 20세기 미국의 백인 여성의 연령에 따른 유방암 발생률의 장기적인 추세를 보여주는데, 특히. 55세 이상 여성에서만 급격히 증가했다가 다시 감소한 것이 잘 나타나 있다(Krieger, 2008a). 두 번째로 〈그림 1-3〉은 19세기 중반부터 20세기 중반까지 잉글랜드와 웨일스 지역에서 질환별 남성 대 여성 사망 비율의 변화를 보여준다(Morris, 1955; Morris, 1957: 1~2). 두 경우 모두 여성의 발생률과 남성과 여성 간 위험도 차이의 시간에 따른 변화는 내재적으로 '고정된' 성 관련 특성으로 단순히 설명할 수 없다. 즉 외부 노출 변화가 역할을 했음에 틀림없다.

따라서 다음과 같은 질문을 제기할 만하다. 성에 따라 다른 특별한 분자라기보다 세포 증식에 영향을 주는 하나의 특정한 호르몬으로 개념화된 '성 호르몬'이 있다면 호르몬 대체 요법으로 부드럽게 묘사되는 여성 호르몬 수준의 약리적 변화를 피할 수 있었을까? 발암 위험을 포함하여 세포 증식을 고려한다면 호르몬 조작이라고 보는 것이 보다 타당하지 않을까(Krieger et el., 2005). 또한 호르몬 요법 사용의 촉진에는, 건강의 정치경제 관점에 의해 뚜렷히 드러난 숨은 요인인 '보이지 않는 기업가'의 역할도 관련되었다(Krieger et al., 2005). (이 사건의) 더 큰 의미는, 생의학 분야의 사회역학 이론 개념틀에 대한 무시는 그야말로 사람들의 건강에 해가 될 수 있다는 것이며, 경쟁 이론의 틀로 만들어진 결과에 대한 논쟁, 즉 생의학과 경쟁하는 사회역학 관점이 서로 함께 논쟁을 함으로써, 새로운 통찰력과 더 효과적이고 이로운 결과를 낳을 수 있다는 것이다.

2) 사례 2: 위궤양, 스트레스, 헬리코박터균, 알레르기 — 심리사회적 관점과 생의학적 관점의 극단이 남긴 감수성과 치료의 의도하지 않은 효과라는 질문

두 번째는 반대의 사례로 오직 사회적 결정요인에만 관심을 집중하고 연관된 생물·물리 노출을 간과할 때 나타난 것이다. 반대의 상황인 탈맥락화된 생의학 접근방법을 전적으로 사용할 때와 마찬가지로, 이는 병인적 단서를 놓치고 예상치 않은 문제점을 지닌 치료법이 널리 사용될 가능성이 있다. 위궤양, 심리사회 스트레스, 헬리코박터 파일로리균(H. pylori)에 대한 유명한 이야기를 사례로 들 수 있다(Thagard 1999: 39~97, 364~366; Atherton, 2006).

간단히 언급되었듯이 20세기 대부분의 시간 동안 위궤양의 원인은 심리사회 이론의 교의를 따라 '스트레스'로 여겨졌다. '스트레스'가 위산분비를 증가시켜 위벽에 구멍을 내고 결과적으로 위궤양을 야기한다는 것이 그 가설이었다(Richardson, 1985; Levenstein, 2000; Grob, 2003). 위궤양을 '문명화로 인한 질환'으로 개념화하면서 20세기 초 산업국가의 위궤양 사망률 증가와 뒤이은 감소는 20세기 삶의 속도가 빨라짐에 따라 초기에는 부담을 받다가 곧 적응이 된 것으로 해석되었다. 치료법으로는 수술과 식단 조절뿐만 아니라 스트레스 완화요법도 있었다(Grob, 2003). (위궤양 사망률의 양상은) 1962년 머빈 수서(Mervyn Susser, 1921~)와 제나 스타인(Zena Stein, 1921~)(Susser & Stein, 1962; Susser & Stein, 2002)이 발표한 선구적 연구에서 출생 코호트의 위험도 변화를 반영된 것으로 밝혀지게 된다(〈그림 8-1〉).

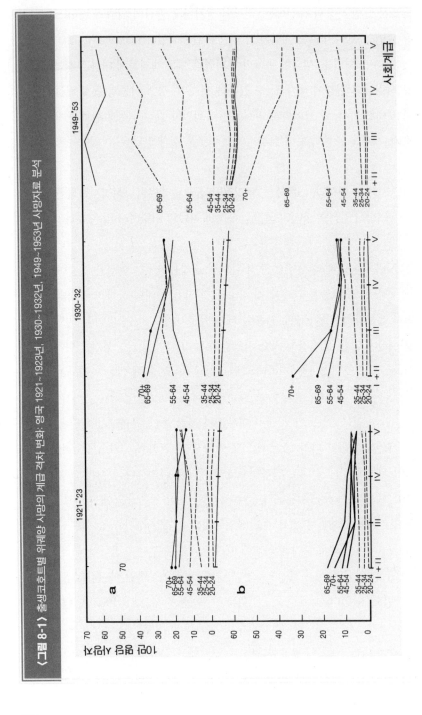

〈그림 8-1〉 출생코호트별 위계양 사망의 계급 격차 변화: 영국 1921~1923년, 1930~1932년, 1949~1953년 사망자료 분석

* 계층 I + II = 전문직, 관리직, 기술직, 계층

계층 III = 숙련직

계층 IV = 부분 - 숙련직

계층 V = 비숙련직

자료: Susser & Stein(1962: 118).

계급 간 차이의 변화에 대한 설명과 해석(이 경우 시간, 즉 역사적인 세대에 따라 불변하는 고정된 격차를 반대하는 주장)

• 116쪽: 사회계급

지난 세 번의 인구조사에서 사회 계급별 사망률 변화에 대한 분석은 기존 연령이 상승하는 남성의 모습을 보여주는데, 이는 각 세대가 자신 세대의 고유한 위험을 가지고 있음을 의미한다. 잇따른 조사에서 인구조사 간격만큼 시간이 흐르며 그 간격만큼 나이가 드는 각 연령집단에서 사망률 양상의 어느 정도 반복되는 것을 확인할 수 있다.

이 통계는 남성의 절대로 1921년 인구통계조사에서 최초로 분석 가능하였다(Morris and Titmuss, 1944). 1921년에서 1923년 사이에 위계양으로 인한 사망률은 55세 이하의 경우 높은 계급으로 갈수록 증가를 보였다. 이러한 기울기는 55세에서 70세 사이에서는 평탄한 다가 70세 이상부터는 반대가 되었다. 10년 후 1930년에서 1932년의 조사시기에는 65세 이하에서 높은 계급으로 갈수록 사망률의 증가가 두렷하였으며 65세 이후부터는 그 반대가 되었는데, 이는 이전 조사보다 10년만큼 나이가 더 올라갔기 때문이다. 1949년부터 1952년 사이의 조사에서는 70세까지 사망률이 높은 계급에서 더 크게 나타나고 이후로 평탄해졌다. …노인 사망률은 주의해서 해석해야 하지만, 이러한 경향은 기대에 맞아떨어진다.

그러나 배리 마셜(Barry Marshall, 1951~)과 로빈 워런(Robin Warren, 1937~)이 1984년 위염, 위궤양 환자의 위에서 (훗날 헬리코박터 파일로리로 불리게 되는) 정체불명의 세균을 발견하면서(Marshall & Warren, 1984), 인과 연구의 방향이 바뀌기 시작하여 1994년 미국 국립보건원(NIH)의 의견문서는 헬리코박터 파일로리가 위궤양의 주원인이라고 기술하기에 이르렀다(NIH, 1994). '문명화'는 더나은 위생과 함께 향상된 위생으로 다시 해석되기 시작하였는데, 위생을 통해 생애 초기의 분변 - 구강 전파 위험을 낮출 수 있고 유병률 감소에 따라 감염 노출 연령이 높이게 된다는 것이다. 게다가 감염이 더 늦게 될 경우 위궤양 위험이 높기 때문에 20세기 초 산업국가의 출생 코호트에서 위궤양 발생이 증가한 것으로 보았다(Sonnenberg et al., 2002; Leung, 2006; Atherton, 2006). 항생제를 통한 성공적인 위궤양 치료는 인과론과 치료에서 생의학 접근방법의 정당성을 입증했고, 심리사회 접근방법은 해로운 감염원을 박멸할 수 없는 심리, 영양 치료를 권고하면서 불신이 커졌다(NIH, 1994; Thagard, 1999; Danesh, 1999; Marshall, 2002; Leung, 2006; Kandulskiet al., 2008).

하지만 다음의 두 가지 고찰은 '생의학은 정답'이고 '심리사회 이론은 오답'이라고 간단히 결론내릴 수 없다는 사실을 말해준다. 하나는 인과론과 관련되어 있고 다른 하나는 의학적 중재인데, 모두 치유력이 있으며 예방 효과를 가진다. 인과론을 먼저 살펴보면, 한 가지 의미 있는 사실은 헬리코박터 파일로리에 감염된 사람 중 약 15%에서 20%에서만 위궤양이 나타난다는 것이다(Levenstein, 2000; Atherton, 2006; Choung & Talley, 2008; Kandulski et al., 2008). 게다가 인도 등 일부 국가에서는 감염률이 매우 높지만 지역에 따른 위궤양 발생률 차이가 매우 뚜렷하다(Akhter et al., 2007; Leong, 2009). 미생물에 감염된 모든 사람이 병을 앓지는 않으며, 실제로 도처에 감염원이 있음에도 집단에 따라 발병률의 차이가 있다는 이 잘 알려진 현상은, 다음과 같은 잘 알려진 질문을 떠올리게 한다. 감염이 질병으로 발전하려면 어떤 추가적인 조건이 필요한 것일까?

헬리코박터 파일로리 관련 문헌에서 제안된 한 가지 가설은 숙주의 다형성

(polymorphism)과 위에서 기생하는 매우 높은 유전적 다양성을 지닌 세균 (Dykhuizen & Kalia, 2008)과 헬리코박터 파일로리 종 사이에 '일치(match)'가 필요하다는 유전적 감수성에 초점을 맞추고 있다(Leung, 2006; Atherton, 2006; Kandu1ski et al., 2008; Snaith et al.,2008). 하지만 또다른 근거는 '스트레스' 가설을 재출현시키고 더 정교하게 만들었다(Levenstein, 2000; Levenstein, 2002; Choung & Talley, 2008). '스트레스'가 위궤양을 직접적으로 유도한다고 생각했던 이전의 주장과는 대조적으로 새로 수정된 두 개의 '스트레스' 질병 발생 경로는 해로운 스트레스가 행동과 생리를 헬리코박터 파일로리 감염에 대한 감수성을 증가시키는 쪽으로 변화시켜 결국 질병을 야기한다는 사실을 상정하였다. 두 가지 경로 중 하나는 스트레스에 의해 궤양 발생 위험을 증가시킨다고 증명된 알코올, 아스피린 섭취의 증가이다. 다른 하나는 스트레스가 상처 회복과 관련된 면역 반응을 손상시키는 것이다(Levenstein, 2000; Levenstein, 2002; Choung & Talley, 2008). 이와 같이 비록 심리사회적으로 부정적인 노출은 헬리코박터 파일로리 감염에 기인한 위궤양 발생에 필수적인 조건도 아니고 그 자체만으로는 시간에 따른 발생률 변화를 설명할 수는 없지만, 그렇다고 해서 질환 발생과 아예 무관하다는 것을 의미하는 것은 아니다. 유전적 '일치'와 심리사회 가설 모두 옳을 수 있다(즉 길항적이 아니라 상보적으로, 각각은 기전의 다른 부분을 설명할 수 있다).

두 번째로 (전부는 아니지만) 일부 새로운 연구는 헬리코박터 파일로리 감염을 치료하거나 예방하는 적절한 의학적 방법에 대해 의문을 나타내는 것으로, 어렸을 때 감염되지 않았던 사람에게 천식 발생위험도가 더 크다는 보고를 하였다(Jarvis et al., 2004; Chen & Blaser, 2007; Blaser et al., 2008; Kandulski et al., 2008). 헬리코박터 파일로리가 구석기 시대 이래로 줄곧 인간의 (위)장에 기생하는 세균이라는 점을 포함하여(Atherton, 2006; Blaser et al., 2008; Dykhuizen & Kalia, 2008) 장기간의 역사, 진화적 관점을 기반으로 하여 새로운 해석을 하였는데, 헬리코박터 파일로리 또는 다른 관련 미생물에 어린 나이에 노출되는 것은 건강한 면역계의 발달과 기능에 중요한 역할을 할 수도 있다는 것이었다.

이는 '위생 가설(hygiene hypothesis)'로도 알려져 있다(Jarvis et al., 2004; Atherton, 2006; Chen & Blaser, 2007; Blaser et al., 2008). 추가적으로 (전부는 아니지만) 일부 연구는 헬리코박터 파일로리 항생제 치료를 받은 성인은 위산도에 영향을 주는 헬리코박터 파일로리를 제거한 결과 위식도성 역류, 바렛 식도, 식도암의 위험성이 높을 수도 있다고 제안하였다(Ahmed & Sechi, 2005; Atherton, 2006; Kandulski et al., 2008). 따라서 궤양을 가진 성인 환자를 치료하기 위해 항생제로 헬리코박터 파일로리를 박멸하거나 예방접종으로 아이의 감염을 예방하는 것을 강조하는 생의학 접근방법은 헬리코박터 파일로리 관련 질병을 피할 수는 있겠지만 다른 결과를 야기할 수도 있는 것이다(Chen & Blaser, 2007; Blaser et al., 2008). 호르몬 요법과 마찬가지로 생의학의 '마법 총알 (magic bullets)'은 환원주의 분석이 기대했던 목표 이외의 다른 것까지 공격할 수 있으며, 이는 비환원주의 접근방법에서 더 쉽게 포착되어 고찰될 수 있는 가능성을 가지고 있다.

첫 번째 사례와 마찬가지로 두 번째 사례에서도 튼튼한 가설과 적절한 중재를 위해서 비판적인 사회, 생물, 진화, 역사적 사고가 꼭 필요함을 확인할 수 있었다. 이 중 하나라도 빠지게 되면 불완전한 이해를 할 수밖에 없으며 잠재적으로 해로운 결과를 낳을 수 있다.

3) 사례 3: 당뇨병과 원주민 건강: '절약 유전자(thrifty genes)', 가상 역사 (fictional history), 세대를 가로지르는 사회·생태 부정의의 생물학적 체현 (biological embodiment)으로 가능할 수 있는 인종화된 질병(racialized disease)

20세기 중반 북반구 국가 원주민 (전부는 아니지만) 일부에서 나타났던 당뇨병의 갑작스러운 급증 현상에 대한 역학 분석(Joe & Young, 1993; Young, 1994; Kunitz, 1994; Young, 2000; Gohdes & Action, 2000; Ferriera&Lang, 2006; Gracey & King, 2009; King et al., 2009; Cunningham, 2009)은 왜 역학이론에서 인과론 분석에 중요한지를 보여주는 세 번째 사례가 될 수 있다. 인구집단 건강과 건강 불

형평 양상의 현황과 변화 역사를 선택적으로 혹은 잘못 예로 들거나 (생태적인 것을 포함하여) 사회, 생물물리 결정인자를 함께 다루지 않는 것과 같이 질병 분포에 대한 역학이론의 잘못된 인과적 추론이 끼치는 폐해가 논란의 대상이다.

1962년 유전학자 제임스 닐(James V. Neel, 1915~2000)은 그의 표현에 의하면 "문명화의 축복을 즐기게 된"(Neel, 1962: 357) 사람에게 왜 당뇨병 발생률이 증가하는지 퍼즐을 풀어보고자 "다소 구어적이긴 하지만 의미심장한 용어"인 '절약유전형(thrifty genotype)'이라는 독창적인 가설을 세웠다(Neel, 1962: 354). '진화의학'과 '유전자 환경 상호작용' 이론의 생의학, 생활습관 버전의 전조였던 닐의 이론은 인간이 수렵채집인으로 생활해온 대부분의 기간 동안 '기근과 풍요'의 주기적 반복을 경험했다는 가정에 기반을 두고 있는데, 어떠한 참고문헌 근거도 없이 주장한 것이었다(〈글상자 8-2〉 참조).

닐은 에너지를 절약하여 대사하는 성향을 지닌 개체는 '기근의 시기'에 '추가 지방 비축'을 하기 때문에 생존에 더 유리한데(Neel, 1962: 355), 식품 가용성이 높아진 상황에서 이 형질은 해롭게 작용할 수 있다고 가정하였다. 이 가정은 『당뇨: 절약유전형은 진화에 따라 위해하게 되는가?』에 잘 기술되어 있다 (Neel, 1962: 353). 비만의 증가와 그에 따른 당뇨병의 위험이 증가한 것은, 문명이 '새로운 유형의 스트레스'와 좌식 생활에 대한 선호 증가를 불러옴에 따라 현대의 사람은 원시 사회에 비하여 인슐린 길항 기전 자극을 증가시키는 경고 상황에 대하여 신체적 활동 반응을 덜 하게 된 생리적 결과라고 주장하였다 (Neel, 1962: 359; Neel, 1962: 357)(〈글상자 8-2〉 참조).

닐은 연구하고 있던 다른 유전 조건(Lindee, 2001)인 '열대말라리아 풍토병이 많은' 지역 사람의 겸상세포 선택설과 '절약유전형' 선택설을 비교하면서, '몇 가지 우생학적 고려'라는 제목의 단락을 마지막으로 그의 논문을 마무리하였다(Neel, 1962: 359). 그는 '명백한' 우생학적 고려라고 한 것과는 반대로, "인구 숫자의 압박이 점점 증가하면서 지구에서 식량 부족사태가 일어날 것"이라고 추측하면서, 그러한 조건하에서는 '절약 유전자'가 또 한 번 생존에 유리하기 때문에 '현대 의학'이 '당뇨병 표현형'을 '보존'하기 위한 노력을 기울이는 것이

'절약 유전자(Thrifty Gene)' 가설: 1962년 닐의 최초 주장과 1999년 수정한 주장

1962년 제임스 닐(James V. Neel, 1915~2000), 「당뇨: 절약유전형은 진화에 따라 위해가 되는가?」(Neel, 1962; 14: 353~362)

- 353쪽: "인구집단 유전학자에게 당뇨병은 오랫동안 수수께끼였다. 상대적으로 흔한 질병으로, 종종 재생산기 혹은 그 이전에 발병이 되어 번식을 방해하기도 하며, 대부분의 가족에서는 하나의 단순한 열성 혹은 불완전 열성 유전자일 정도로 간단한 매우 명확한 유전적 근거를 지니고 있다. 만약 인간의 역사에서 오랫동안 질병의 발생빈도가 높았다면, 이러한 상황에 [질병 발생빈도가 높은 것에] 반하는 조건인 분명하고 강력한 유전적 선택에 직면해 있으면서 어떻게 이런 상황이 설명될 수 있을까? 이러한 빈도가 최근에 높아진 것이라면 환경 속의 도대체 무엇이 이러한 결과를 만들었을까?"

- 354쪽: "(…) 식품 섭취와 이용에 극도로 효율적이라는 의미에서, 구어적이긴 하지만 인상적인 용어를 생애 초기의 당뇨병 유전형을 정의하기 위해 빌리자면 '절약' 유전형이라고 할 수 있다. 이 '절약'에 대한 정밀한 생리학 근거는 사실 불확실하다. 분명한 가능성은 존재한다. 랑게스한스섬을 자극했을때 정상인보다 환자가 더 오래 기능하는 것을 [랑게르한스섬은 인슐린을 분비하며, 인슐린은 혈당을 낮추는 기능을 한다. ─ 옮긴이] 확인한다면, 지나치게 혈당량이 낮아져서 배고픔과 과도한 식품섭취를 유도할 것이다. (…)"

- 355쪽: "고려해볼 두 번째 기전은 췌장이 혈당량을 높이는 데 더 빠르게 반응을 하는 것이다. 이 이론에서 한 가지 기억해야 할 것은 지구 상에서 인간이 살아왔던 99% 이상의 시간 동안 사냥꾼 혹은 채집자로 살아오며 매우 배고프거나 매우 풍요롭게 먹어오기를 반복해왔다는 것이다. 즉 잔뜩 배부르게 먹는 시기와 식품섭취가 매우 제한되었던 시기가 번갈아가며 반복되어왔다. 식후 췌장의 반응이 감소하였던 사람은 기근의 기간에 추가적 지방을 저장할 수 있었을 것이다. (…)"

- 357쪽: "우리는 현재 상대적으로 높은 당뇨병 빈도 문제에 직면해 있다. (…) 더욱 많은 사람이 문명화의 축복을 향유하게 됨에 따라 당뇨의 빈도가 실제로 증가했다는 세 가지 주장이 있다. 먼저 비만은 원시 문화에서 우리의 시대보다 전반적으로 드문 현상이었다. 발달한 식욕을 이상적으로 충족시키기란 어려운 일이었으며, 원시시대 사람은 신체적으로 더 많이 움직이고 평균적으로 열량을 덜 섭취함으로써 인슐린 생산을 덜 자극하였다. 이는 결과적으로 길항제를 만드는 기전이 덜 자극받

았음을 의미한다. 두 번째 부신피질 스테로이드는 준임상적 당뇨병과 관련되는데, 잘 알려진 포도당 생성에 대한 역할과 함께 길항제 생산의 자극을 통해서 관련될 가능성이 있다. 경고 상황에 대한 부신피질의 반응에 따라서 과거에 비해 현재 운동 활동이 줄었기 때문에 인간 진화과정으로 확립된 생리적 균형에 혼란이 생겼음을 가정할 수 있다. 세 번째로 잘 알려져 있는 아드레날린의 포도당 동원에 의해 야기되는 신체 활동이 원시시대에 비해 훨씬 줄어들었다는 것이다. 이는 인슐린을 더욱 많이 만들도록 요구하기 때문에 또다시 인슐린 길항 기전을 더욱 자극하는 기회가 된다. 마지막 두 주장은 당뇨병을 '스트레스 질환'이라는 애매한 영역에 위치시키는 경향이 있다. 실제로 이 효과에 대한 현재의 생리적 근거는 적어도 위궤양이나 관상동맥 고혈압을 스트레스성 질환으로 여기는 만큼은 설득력이 있다."

- 359~360쪽: "앞의 주장이 사실이라면 당뇨병은 현대의학이 겪고 있는 윤리적 딜레마 중 하나를 강조하는 셈이다. 만약 서구 사회에서 높게 나타나는 당뇨병의 원인이 되는 식생활과 문화적 요인이 전 지구 상으로 퍼져나가 지속될 운명이라면, 현대의학이 당뇨병을 전파하는 셈이며, 이는 유전적 진화를 방해하는 것이다. 그러만 만약 반대로 인구 증가로 인한 부담이 고조되어 생활 수준이 낮아지고 식품의 가용성이 주기적으로 변하게 된다면, 이러한 풍요의 전환 시기에는 당뇨의 유전형을 보존하는 것이 인간의 관심사가 될 것이다. 다음은 일견 '명백한' 우생학 사고로 보이는 접근방법에 주의가 필요함을 잘 설명해주는 예이다."

- 주의: ① 닐은 수렵채집인이 일상적으로 '기근과 풍요'를 겪었다는 근거나 문서를 제시한 적이 없으며 원주민의 당뇨병에 대한 어떠한 문헌도 제시한 바가 없다. 그러나 ② 닐의 세 가지 근거 중 두 개가 현대의 스트레스 질환으로서 당뇨병에 초점을 맞추었음에도 '절약 유전자' 가설의 적용 사례는 원주민 집단과 원주민이 아닌 집단의 유전형 차이로 해석될 수 있는 '기근과 풍요'의 선택 효과와 관련한 것이었다(사례 2에서 위궤양을 '스트레스' 질환이라고 한 것을 참조하라).

1998~1999년 닐의 가설 인증: 여전히 옹호하는 입장

Ⓐ 닐. 『절약유전형(the "thrifty genotype")』(Neel, 1998: 57: 52~59)

- S3쪽: "미국 인디언에게서 인슐린 비의존성 당뇨병 발생에 미치는 생활습관의 역할을 효과적으로 보여주는 사례는 남부 애리조나의 피마 인디언과 이와 매우 가까운 인구집단인 북부 멕시코의 시에라 마드레산의 피마 인디언의 예이다. 두 집단은 약 700~1000년 전에 서로 분리된 것으로 추측된다. 이 인구집단에 대해서 행해진

연구의 결과는 인디언 보호구역에 사는 미국 인디언의 높은 인슐린 비의존성 당뇨병 질환 발생이 단순히 민족적 소인에 의한다는 주장에 대해 어떤 근거도 제공하지 않았고 오히려 생활습관의 변화를 반영하는 것임에 틀림없다."

- S4쪽: "인슐린 비의존성 당뇨병의 이해 수준이 향상되었음에도, 환경적 요인이 촉발하는 유전적 부적응의 특성은 여전히 불명확하게 남아 있다. 인슐린 비의존성 당뇨병에서 손상된 유전자의 위치를 확인하고 특성을 알아내려는 현재의 노력 강도를 고려했을 때, 지금 그 특성을 짐작하는 것은 가치가 없어보인다. 그러나 '절약유전형'의 개념은 처음에 도입되었을 때만큼 여전히 유효하다. (⋯)"

⑧ 닐 등(J. V. Neel, A. B. Weder, S. Julius), 「유전 항상성 장애 증후군으로서 2형 당뇨병, 본태성 고혈압, 비만: 21세기로 진입한 절약유전형」(Neel, Weder & Julius, 1998; 42: 44~74)

- 45~46쪽: "애리조나 피마 [인디언의] 문화적 적응을 한 미국 인디언에서 인슐린 비의존성 당뇨병과 비만이 출현한 전형적 사례가 되었다. 관개 농업에 필수적인 물을 초기 서부 개척자가 광포하게 유용하여 어쩔 수 없이 정부의 배급품을 받도록 강요를 당한 피마족은 당연하게 고지방이며 매우 정제된, 정부 제공의 식품에 적응을 하였고, 동시에 농업 윤리를 버리도록 강요당했다. 현재 성인의 체질량지수 수치는 평균적으로 $33.4 \pm 7.5 \ Kg/m^2$이며 남성의 37%와 여성의 54%가 인슐린 비의존성 당뇨병을 가진다. 대조적으로 멕시코의 피마족은 여전히 훨씬 더 전통적인 생활습관을 추구하고 있다. 평균 체질량지수는 $24.9 \pm 4.0 \ Kg/m^2$이며(36 ± 13세) 여성 19명 중 단 두 명이(48 ± 14세), 남성 16명 중 한 명이 당뇨를 앓고 있다. 멕시코 피마족의 식단은 대부분 콩, 옥수수, 감자로 이루어지며, [이 재료는] 전통적이고 육체적 노동의 결과로 얻어진다."

- 49쪽: "(⋯) 풍요 또는 기근에 대해 강조했던 초기의 '절약유전형' 가설은 선조의 생활양식으로부터 기술적으로 고도화되고 빠르게 흘러가는 삶으로의 전환에 대한 생리적 적응을 전반적으로 지나치게 단순화한 관점이라는 것이 결과적으로 분명하게 드러났다."

- 60~61쪽: "인슐린 비의존성 당뇨병, 본태성 고혈압, 비만에 대한 최근의 다양한 성취는 초기 절약유전형 가설 개념을 변형하고 좀 더 확장하여 제시하고 있다. 이제 이 질환은 이전의 적응성 다인자 유전형에서 기인한다고 개념화하는 것이 바람직해 보이며, 이러한 적응적 다인자 유전형의 통합적 기능을 통해 그들의 환경을 완전히 바꾸었다. 여기서 일부 용어 문제가 해결되어야 한다. '절약유전형'이라는 용어는 목적에 잘 부합하였으나 현대 유전의학의 복잡성이 증가함에 마주하게 되었다. (⋯) 이 질환 각각의 궁극적인 유전적 복잡성은 증후군이라는 단어가 적절하도록

만들었다. 아마 이러한 질환을 모두 묶어서 '유전 항상성 장애 증후군', 더 구어적 표현으로 '문명화 증후군' 혹은 '변화된 생활습관 증후군'이라고 부를 수 있으며 다른 질병도 추가할 수 있을 것이다.

이러한 관점은 용어 문제를 야기한다. 이 세 가지 질환에 관련된 유전자가 발견되고 확인됨에 따라 현재 암 유전학 분야에서 발생했었고 또 여전히 발생하고 있는 유전적 용어 상 실수를 반복하지 말도록 하자. 비록 다양한 악성 암들에 연관된 유전자가 원시 암 발생 유전자(proto-oncogene)이고, 적절한 돌연변이를 거쳐 암 유전자(oncogene)가 된다라고 말하는 것이 편리하겠지만, 이 유전자는 대부분 정상적인 세포 활동에 매우 중요한 역할을 수행하는 세포 주기의 한 부분이거나 항상 존재하는 유전자이다. 역할을 명백히 밝혀낼수록 명확한 사고를 할 수 있을 것이다. 항상성에 장애가 있는 증후군과 관련된 유전자의 성질을 밝힐 때에도 마찬가지의 논의가 적용될 것이다. 그들은 "인슐린 비의존성 당뇨병 유전자" 혹은 "고혈압 유전자"가 아니며, 결국 이러한 단순 용어의 사용을 피하고 유전자의 기능에 대한 적절한 명칭을 개발한다면 바람직한 관점을 발전을 더 촉진시킬 수 있을 것이다."

'절약 유전자' 가설의 근거와 전제에 대한 반증

베니섹과 왓슨(D. C. Benyshek, J. T. Watson), 『절약유전형의 식품 부족 가정에 대한 고찰: 수렵, 농경 사회의 식품안정성에 대한 교차문화적 민족지학 해석』
(Benyshek & Watson, 2006; 131: 120~126)

• 120쪽: "'절약유전형' 가설은 40년 전 닐이 최초로 제안한 이후([1962] *Am. J. Hum. Genet*. 14: 353~362) 생의학 인류학에서 표준 개념 중 하나로 굳게 자리잡았다. 수많은 최고의 과학, 의학 저널에서 지속적으로 인용되어왔다는 사실로 증명되듯이 당뇨병, 유당 불내성, 기타 대사 질병 등의 진화적 기원 연구에 끼친 영향은 절대 저평가될 수 없다. 그러나 수렵인이 정착 농경인보다 더 주기적이고 심각한 식품 부족에 시달렸을 것이라는 근본적인 가정은 여전히 검증되지 않은 채로 남아 있다. 이 연구는 민족지학 기록에 보고된 94개의 수렵, 농경 사회의 가용한 식품의 양과 기근의 주기, 범위에 대해 문화 간 통계 비교를 통해서 이 가정을 검증하였다. 그 결과 산업시대 이전의 수렵인과 근대의 수렵인, 농경인 사이에서 이용 가능했던 식품의 양, 기근의 주기와 정도에서 통계적으로 의미가 있는 차이가 없었다(p < 0.05). 이 결과는 수렵인의 일반적 식품 불안정성, 영양 상태, 절약유전형 가설의 토대에 대해 의문을 제기하는 문헌에 하나를 더 추가하게 된 셈이다: 과거 수렵인의 식품 부족이 가정되었기 때문에 절약 대사가 선택된 것이기 때문이다."

파라디스 등(Y. C. Paradies, M. J. Montoya, S. M. Fullerton), 「인종차별적 유전학과 복합질환 연구: 절약유전형 다시 보기」(Paradies, Montoya & Fullerton, 2007; 50: 203~227)

- 212~213쪽: "비록 기근이 절약유전형 선택이 필요한 사망률 차이를 만들어내지는 못한다고 주장해왔지만, 그럼에도 에너지 균형, 저장, 대사 효율성이 지난 수백만 년간 대부분의 인간집단에서 선택적인 장점이 되어왔다는 것은 타당한 설명인 듯하다. 따라서 인종차별적 절약 유전자 가설에서는 왜 유럽인은 다른 인종/민족 집단과는 다르게 2형 당뇨병을 그다지 겪지 않았는지 설명하기 위해 이 선택 압력을 뒤집을 강력한 환경적 추동력을 필요로 한다. 1만 년 전 일부 인간사회에서 지배적인 생존 수단이었던 농업이 이러한 추동력이 될 수 있다고 제안되었다.

    농업을 환경적 추동력으로 제안하는 것 이면에는 농업의 출현으로 인해 충분한 식량 공급이 이루어졌다는 가정이 뒷받침하고 있다. 그러나 농경사회가 기근, 풍요라는 주기를 겪지 않았다는 증거는 거의 없다. (…) 게다가 일부 수렵채집사회 역시 기근, 풍요 주기가 나타나지 않았다. 예를 들어 현재 매우 높은 2형 당뇨병 유병률을 보이는 나우루 등 다른 태평양 지역 인구 집단은 1년 내내 식량 공급이 매우 풍족한 저인구밀도의 열대섬에 거주했다.

    현재 절약유전형을 지니고 있다고 생각되는 수많은 소외된 인종/민족집단들이 수천 년간 농경생활을 해왔다는 사실은 이러한 단순한 진화 이야기를 더욱 복잡하게 한다. 예를 들어 이 절약유전형 가설에 반복적으로 등장하는 피마 인디언은 2000년 이상 집중적으로 농업에 종사해왔다."

페리에라 등(M. L. Ferriera, T. Sanchez, B. Nix), 「사람들을 감동시키기: 문화적 재건과 캘리포니아주의 포타워트 건강 마을」(Ferriera & Sanchez, 2006: 459~492)

- 467~469쪽: "미국 인디언 건강서비스(United Indian Health Services, UIHS)에서 일하는 유록족 봉사자는 이렇게 말했다. "내가 미국 인디언이라는 것은 내가 당뇨병이 있거나 혹은 앞으로 당뇨병을 앓을 것이다고 말하는 것이다." 그러나 최근 유록족에 대한 자료를 통계적으로 분석한 결과 당뇨병과 인디언 혈통 사이에는 매우 약한 부정적 상관관계가 있었다. (…) 당뇨병과 혈통 사이의 피어슨 상관계수는 -0.218 (p < 0.001)이었는데 이는 혈통이 높아질수록 당뇨의 빈도는 감소한다는 의미이다. (…)

    인디언 혈통 구조가 당뇨의 위험성을 결정한다고 언급하면서도 당뇨병의 발생과 개체의 유전적 혼합물 간의 연관성을 밝혀낸 연구는 사실상 거의 없다. 대부분의 연구는 '인디언의 혈통'이라는 말을 당연하게 여기며, 당뇨병 역학에서 이를 유전적 인과관계의 관련을 성립시키는 데 중요한 변수로 사용한다. 여기서의 질문은 물론 사회적 정체성 중 하나라는 것인데, 왜냐하면 인디언사무국 웹사이트에 가장 빈번하게 올라오는 질문인 '누가 인디언인가?'라는 질문과 밀접하게 관련된다. 길라강 피마족 인디언 인구집단의 경우 부족 혈통으로 인정받으려면 최소 1/4은 인디언 혈통이어야 하며, 오클라호마의 체로키족에서는 1/2048인 부족 구성원도 있다. 유전적으로 보자면 '인디언 혈통'은 피마족과 체로키족 구성원에게 명백하게 다른 의미인 것이다."

하지만 '절약유전형' 가설은 계속된다

국립 당뇨병, 소화기, 신장병 연구소(National Institute of Diabetes and Digestive and Kidney Diseases), 「피마 인디언: 비만과 당뇨(The Pima Indians: obesity and diabetes)」(2009) [http://diabetes.niddk.nih.gov/DM/pubs/pima/obesity/obesity.htm(Accessed: July 22, 2009)].

피마족 인디언을 대상으로 지난 30년간 수행한 연구는 비만이 당뇨병 발생의 중요한 위험요인이라는 것을 입증하는 데 도움이 되었다. 피마족 인디언의 성인 중 절반이 당뇨병을 앓고 있고 이 중 95%가 과체중이다.

피마족 인디언의 도움으로 진행된 연구를 통해 과체중 사람이 체중이 증가하기 전 동일한 체중의 사람에 비해 대사율이 더 느리다는 사실을 밝혔다. 이 낮은 대사율은 고지방식, 지방을 유지하려는 유전적 성향과 함께 피마족 인디언에서 나타나는 유행병적 과체중 현상을 일으킨다고 과학자는 믿고 있다.

식이는 유전적 기질과 더불어 건강한 생활습관에서 중요한 요인이다. 따라서 당뇨병과 비만의 예방법을 조사하기 위해 전통적인 사막 농작물이 피마족 인디언의 대사에 미치는 영향에 대한 연구가 수행되었다. 과학자는 많은 피마족 인디언이 과체중인 이유를 설명하기 위해 유전학자 제임스 닐이 1962년에 제안한 '절약 유전자' 이론을 이용하였다. 닐의 이론은 수천 년의 시간 동안 피마족 인디언과 같이 농경, 사냥, 채집에 의존해 온 인구 집단은 기근과 풍요를 번갈아가며 반복적으로 경험한다는 사실에 기반을 둔다. 닐은 인간이 이러한 극단적인 변화에 적응하기 위해 기근의 시간 동안 굶어 죽지 않도록 풍요의 시간 동안 지방을 저장하도록 하는 절약 유전자를 생성시켰다고 주장하였다.

연구소의 피닉스 역학, 임상 연구소의 방문 과학자인 에릭 라부신(Eric Ravussin)은 1984년 이래 피마족 인디언의 비만을 연구해왔다. 그는 절약 유전자 이론이 피마족에게 잘 적용된다고 믿었다.

라부신에 따르면 피마족 인디언은 상류에 정착한 미국 농부가 물의 흐름을 유용하였던 19세기 후반까지 전통적인 생활과 경제 제도를 상당히 유지해왔었다. 그러나 그 때 2000년 전통의 관개 농업이 붕괴하면서 가난과 영양실조 심지어 아사를 일으켰다. 피마족은 미국 정부가 그들의 생존을 위해 지원한 라드, 설탕, 흰 밀가루에 의존해야 했다.

그렇지만 제2차 세계대전은 아메리카 인디언에게 엄청난 사회적·경제적 변화를 가져왔다. 군에 들어간 사람은 코카시안 사회에 편입되었다. 다른 많은 미국 인디언도 공장 일을 하기 위해 인디언 보호구역으로부터 도시로 이주했으며 1940~1944년 동안 현금 수입은 두 배 이상 증가한 것으로 추정되었다.

전쟁과 경제 호황이 끝나자 대부분의 북미 원주민은 다시 보호구역으로 돌아왔지만, 더 큰 사회와의 접촉 경험은 피마족의 생활 양식에 지대한 영향을 끼쳤다. 라부신은 제2차 세계대전 이후 태어난 피마족 인디언에게 건강에 유해한 체중증가가 발생한 것은 놀라운 사실이 아니라고 말했다.

동일한 세기 동안 세계 각지의 사람은 더 많은 번영과 여가시간을 누리게 되었으며 육체적 활동은 줄어들었다. 1920년대 이후 모든 미국인은 더 많은 지방과 당을 섭취하고 녹말과 섬유는 더 적게 섭취해왔다. 가장 큰 변화는 지방의 섭취에서 발생하였다. 1890년대 전통적인 피마족 인디언의 식단은 오직 15%의 지방과 대부분의 녹말, 섬유질로 구성되어 있었지만, 현재는 피마족 식사의 약 40%의 열량이 지방으로부터 얻어진다. 전쟁 이후 전형적인 미국인 식단이 인디언 보호구역 지역에서도 더 쉽게 구할 수 있게 됨에 따라 사람은 더욱 과체중이 되었다.

라부신은 "비만을 해결할 수 있는 유일한 방법은 지방을 적게 섭취하고 운동을 규칙적으로 하는 것"이라고 말했다.

라부신은 최근 멕시코의 시에라 마드레 산악지대의 한 시골 지역에서 선조가 살았던 방식과 비슷하게 살고 있는 피마족 사회를 방문했다. 이 멕시코의 피마족은 애리조나의 피마족 인디언과 유전적으로 동일하다. 라부신에 의하면 연구대상이던 35명의 멕시코 피마족 중에서 당뇨병을 앓는 환자는 오직 세 명뿐이었으며 전반적으로 그 집단은 과체중이 아니었다.

"우리는 멕시코 피마족에 대한 이 연구로부터 만약 애리조나의 피마족 인디언이 높은 강도의 육체노동, 적은 지방, 높은 탄수화물 식단과 같은 전통적 생활로 돌아갈 수 있다면, 대부분의 건강에 해로운 과체중의 비율과 정도를 감소시킬 수 있을 것이라는 사실을 알았다"라고 라부신은 말했다.

라부신은 다음과 같이 덧붙였다. "하지만 변하기 어려운 유전적 영향과 같은 요인때문에 말처럼 쉬운 일이 아니다. 우리의 연구는 이러한 요인에 초점을 맞추어 영구적인 체중 감소를 가져올 수 있는 가장 효과적인 방법을 찾는 것이다."

칸딥(L. M. Candib), 「취약 인구집단의 비만과 당뇨: 근위, 원위 원인의 반영」
(Candib, 2007; 5: 547~556)

- 550쪽: "절약유전형. 이 가설은 복부 지방을 저장함으로서 칼로리를 보존하는 능력은 인간 역사에서 식량 부족 기간 동안 이러한 유전형이 선택적으로 살아남을 수 있도록 유전적 강점을 제공한다고 가정한다. 모든 인간은 칼로리 부족 상황에서 생존하기 위한 유전적으로 결정된 기전을 가지고 있을 가능성이 있는데, 일부 사람은 다른 이에 비해 더 절약하는 유전형을 갖고 있어서, 열량 섭취가 높아졌을 때 결과적으로 비만의 확률이 더 높아지게 된다. 사회경제적 변화에 따라 열량 섭취가 증가하고 육체 활동이 줄어들면 지방을 몸에 저장하려는 유전적 경향은 건강에 위험요소가 된다. 이 내장 지방은 인슐린 저항성, 궁극적으로 당뇨병 발생과 직접적으로 관련이 있다. 이 가설은 인종과 유전자를 혼동할 가능성과 당뇨병을 설명할 때 보건의 사회적 결정요인들을 무시하고 당뇨를 설명하는 생물적 결정주의 때문에 비판을 받아왔지만, 다양한 유전적 변이로부터 발생하는 복부 지방 축적의 독특한 인종적 양상은 입증할 수 있었다. 백인 유럽인과 비교해서 원주민 미국인, 원주민 캐나다인, 마오리족, 아시아 태평양 지역의 섬 주민, 다른 원주민, 개발도상국의 인종 집단은 당뇨병 발생에 더욱 취약하며 이는 기아를 견딜 수 있는 사람이 유전적으로 선택되었기 때문일 것이다. 왜 유럽의 역사에서 기근의 시대가 있었음에도 유럽인 중 당뇨병의 비율이 더 낮은지는 추측의 대상인데, 아마도 아마 기근의 양상이나 지역에 따라 식품 부족을 해결하는 방법이 다르거나, 당뇨병 발생위험이 가장 높은 사람이 바깥으로 이주했기 때문일 것이다."

보겔과 모툴스키(F. Vogel, A. G. Motulsky), 「인간과 의학 유전학」(Vogel & Motulsky, 2004)

"수십 년 전(1962년) 닐은 2형 당뇨병이 '절약유전형'에 의해 야기된다는 가설을 제안했다. 그는 당뇨병의 기저가 되는 한 개 혹은 여러 유전자가 오래 지속된 식량 부족과 기아 상태에 대하여 적응된 것일 수 있다고 했다. 탄수화물 동원력을 증가시키는 유전자는 자신의 운반체가 [즉, 인간이] 살아남아 번식하도록 해주었다. 이 가설을 지지하는 상세한 근거가 존재한다. 인도는 대부분의 국민이 오랫동안 식량 부족을 겪은 국가이다. 인도로부터 이주를 하여 풍족한 환경에서 살고 있는 사람은 더 높은 비율로 2형 당뇨병을 겪고 있다. 일부 미국 인디안 부족에서 현재의 서구 미국식 식단 조건하에서 당뇨병과 비만이 매우 흔하다. 2형 당뇨병은 유전적으로 결정되어 있지만, 과다한 영양섭취를 피함으로써 종종 예방 가능하다."

정당할 것이라고 주장하였다(Neel, 1962: 369~360)(〈글상자 8-2〉 참조).

1962년 발표한 최초의 논문에서 닐은 원주민에 대해 아무런 언급도 하지 않았었으나, 이후 1982년에 발표한 매우 영향력 있었던 논문에서 언급하였다(Neel, 1982). 닐이 처음 의도한 바는 '서구 사회'에서 높아지는 당뇨병의 발생률을 설명하는 것이었다(Neel, 1962: 359). 그럼에도 '절약 유전자' 가설은 당뇨병이 이전에는 극도로 드물었거나 아예 존재하지 않았던 20세기 미국 인디언과 호주 원주민 사이에서 빠르게 높아진 당뇨병의 발생률을 설명하기 위해 (1960년대 중반부터) 신속하게 퍼져나갔다(Knowler et al., 1983; Knowler et al., 1990; Knowler et al., 1993; Ravussin et al., 1994; Young, 1994; Swinburn, 1996; McDermott,1998; Bennett, 1999; Paradies et al., 2007). 그러고는 곧 "생의학 인류학(biomedical anthropology)의 표준 개념 중 하나"가 되었고(Benyshek & Watson, 2006: 120)(〈글상자 8-2〉 참조), 당대의 수많은 참고 서적에서 상세하게 서술되어 있는 것에서 알 수 있듯이, 전 세계 원주민의 당뇨병 역학을 설명하고 '유전자 - 환경 상호작용'의 예를 설명하는 교과서와 같은 지위를 얻었다(예를 들어 Williams, 2003; Vogel & Motulsky, 2004; Hetzel et al., 2004; Inzucchi & Sherwin, 2007; Leonard, 2008)(〈글상자 8-2〉 참조). 이 가설은 1965년 피마(Pima)족 인디언을 대상으로 구축한 미국 인디언의 당뇨병에 대해 가장 오래 지속된 미국 국립보건원과 인디언 건강서비스의 공동 연구에서도 찾을 수 있다(NIDDK, 2009)(〈글상자 8-2〉 참조).

그러나 '절약유전형' 가설이 인기가 있음에도, 닐 자신도 인정하게 되었듯이 많은 근거에 의해 원주민에게 적용하는 경우뿐만 아니라 핵심 가정도 반박되게 되었다(〈글상자 8-2〉 참조). [가설의] 세 가지 주요 결함은 다음과 같이 요약될 수 있다.

• **잘못된 가정 1**: 당뇨병에 대한 위험성은 특정 '당뇨병 유전자'에 의해 결정되며, 이 유전자는 원주민 인구집단에서 더 널리 퍼져 있다.

우선 닐이 가정한 당뇨병이 "명확한 유전적 근원을 가지고 있고, 많은 가족의 경우 단 하나의 열성 혹은 불완전 열성 유전자로 생각할 수 있을 만큼 단순한 것"(Neel, 1962: 353)이라는 것은 당대의 연구에 의해 반박되었다. 그 대신 연구의 결과로 에너지 섭취와 소비에 관련된 다양한 생물적 경로에서 발현되는 무수히 많은 후보 유전자를 밝혀냈다(Vogel & Motulsky, 2004; Hetzel et al., 2004; Prentice et al., 2005b; Paradies et al., 2007; Inzucchi & Sherwin, 2007; Prentice et al., 2008). 즉 유전자가 관계없다는 것이 아니라 특정한 '절약유전형'이 존재한다고 상정하는 것이 틀렸다는 것이다. 두 번째로 40년 이상 철저하게 조사했지만, 심지어 이질적인 인구집단에서 완전히 다른 후보 유전자에 대한 연구가 행해졌을 때조차도 다양한 원주민 인구집단에서 당뇨병의 발생을 단독으로 예측할 수 있는 어떠한 '토착 유전자'군이 발견되지 않았다(McDermott, 1998; Ferriera & Lang, 2006; Paradies et al., 2007; 캐나다[Hegele et al., 2003]; 오스트레일리아[Busfield et al., 2002]). 비록 근거가 부족하다고 해서 사실이 아닌 증거라고 말할 수는 없겠지만, 그럼에도 (다른 유형의 건강불형평에서와 마찬가지로) 중요한 것은 유전자의 빈도가 아니라 발현이라는 함의를 가진다(Krieger, 2005a).

• **잘못된 가정 2: 기근의 위험성은 '원시' 사회에서 가장 높았다.**

닐이 참고문헌 없이 자주 반복해서 언급한, 인간 역사의 99% 이상을 차지하는 '원시' 수렵채집사회가 '기근과 풍요'의 주기를 겪었고 이와 달리 농경사회는 겪지 않았다고 주장한 바(Neel, 1962: 355)는 역사적, 당대의 근거로 인해 사실이 아니라고 밝혀졌다. 그의 주장을 반박하는 근거는 닐이 가설을 제안한 그 당시에도 있었고 그 이후 점차 증가해왔다(Sigerist, 1951[1979]; Crosby, 1986; Swinbum, 1996; Ströhle & Wolters, 2004; Prentice et al., 2005; Speakman, 2006; Benyshek & Watson, 2006; Paradies et al., 2007; ÓGráda, 2009). 예를 들어 한 경험적 연구는 "산업화 이전의 (수렵) 채집인, 최근의 수렵채집인, 농경인 사이에 가용한 식품의 양, 식량 부족의 빈도나 정도의 차이가 존재하지 않는다"는 것을 발견하였다(Benyshek & Watson, 2006: 120). 게다가 이집트, 메소포타미아, 중국 등 고대 농경 문명은 기근에 시달렸을 뿐만 아니라(Sigerist, 1951[1979]; Prentice et al., 2005b; Ó Gráda, 2009) 인구집단과 농업 부분에서 전문가인 인류학자 마크 네이선 코헨(Mark Nathan Cohen)은 다음과 같이 요약하였다(Cohen, 1989: 97).

인도, 러시아, 중국, 프랑스, 유럽의 대부분 국가는 적어도 19세기까지 역사는 빈번하고 심각한 기근을 겪었는데 보다 작은 나라에 비해 크거나 유사한 정도는 아니었다. 이 중 대부분은 기후에 의한 것이 아니라 중앙 행정의 실패나 중앙 행정 때문에 지워진 부담에 인한 것이었다.

비록 기근이 사망률과 비교하여 생식력과 대사에 미치는 잠재적 선택적 효과에 대한 논쟁이 계속되고 있지만, '원시' 사회와 '기근과 풍요' 주기에 대한 닐의 초기 가정은 여전히 최근 문헌에도 무비판적으로 반복 사용되고 있지만 지속적으로 반박되어왔다(Lindsay & Bennett, 2001; Zimmet & Thomas, 2003; Chakravarthy & Booth, 2004; Candib, 2007; Kuzawa et al., 2008; Leonard, 2008; Servio et al., 2009).

• **잘못된 가정 3**: 원주민이 현대사회에 진입하여 기근의 위험성은 줄어들었고 열량 섭취량은 늘어났다.

식민화 이전의 원주민이 단순히 수렵채집민이고 식민화 이전에만 기근을 겪고 그 이후에는 겪지 않았다는 가정은 분명히 틀렸다(Crosby, 1986; Weatherford, 1988; Viola & Margolis, 1991; Nabokov, 1991; Kunitz, 1994; Jackson, 1993; Mann, 2005; Carson et al., 2007). 예를 들어 1970년대 이후 전 세계에서 혹은 그것이 아니라면 적어도 미국 인디언 중 당뇨병 유병률이 가장 높다고 언급되어왔던 미국 남부 애리조나의 피마족 인디언(Bennett et al., 1971; Knowler et al., 1983; Knowler et al., 1990; Smith et al., 1993; Bennett, 1999)은 자신의 선조인 호호캄 인디언처럼 1535년 스페인 사람이 당도하기 이전에도 수 세기 동안 농경사회를 이루고 있었다(Castetter & Underhill, 1935; Smith et al., 1993; Sheridan, 2006). 그 대신 다른 미국 인디언 부족과 마찬가지로 19세기 말부터 20세기 초에 기근이 시작되게 된다. 이는 보호구역으로 인디언을 강제이동시킨 미국의 정책의 결과인데, 이러한 정책 이후 인디언은 미국 정부가 배급하는 '식량'과 '일용품' 식품에 의존하도록 강요되었는데 이 식품은 당시 인디언 학교를 강제로 다녔던 아이의 식품과 마찬가지로 양과 질에서 부적절하기 짝이 없었다. 예를 들어 주로 밀가루와 고기이며 채소, 신선한 과일, 달걀, 우유는 거의 없었다(Nabokov, 1991; Smith et al., 1993; Jackson, 1993; Sheridan, 2006; Omura, 2006; Lang, 2006; Martinez et al., 2009).

제2차 세계대전 이후 보호구역 안이나 밖의 가난한 미국 인디언이 저렴한 저영양 고열량 식품에 의존하게 되고 적절한 가격에 높은 질의 식품을 접하기 어려워졌던 것은 비단 원주민에게만 해당되지 않았다. 선진국, 중진국의 가난한 사람에게도 흔한 일이었으며(Joe & Young, 1993; Snip, 2000; Ferriera & Lang, 2006; Candib, 2007) 이로 인해 비만과 당뇨병의 위험성은 증가했다(Tanumihardjo et al., 2007; Larson et al., 2009; Gracey & King, 2009). 차이점은 강도와 세대 압축적 시간 간격이었다. 시간 간격은 즉 전통 식품에서부터 기근, 다시 '서구화된 식단'이라 불리는 빈곤으로 이어지는 간격과 전통에서부터 현물 경제로의 변화 간격을 말한다. 유사하게 태평양에 사는 원주민은 (가난한 도시 거주자 중에서) 당뇨병 유병률이 20세기에 들어 갑자기 높아졌는데(Hales & Barker, 1992; Kunitz, 1994; Gracey &King, 2009; Cunningham, 2009) 이들은 식민화 이전에 기근을 겪었을 가능성이 낮다. 나우루족의 사례도 이러한 점을 잘 설명하고 있다. 낮은 인구밀도와 1년 내내 열대 식물, 생선을 쉽게 이용할 수 있었음을 고려할 때(Baschetti, 1998; Paradies et al., 2007) 외부 문화와 접촉하기 이전에도 식량이 충분했다고 할 수 있다. 하지만 제2차 세계대전 동안 일본의 지배를 받으면서 '강제노역, 추방, 기아'를 경험하게 되었고 "종전 후 인(phosphate) 수출로 번영을 누리게 되면서 앉아서 일하게 되고 비만을 겪고 당뇨를 앓게 된" 것이다 (McDermott, 1998).

이처럼 현대 사회로 강제로 편입되기 전과 후의 원주민의 다양한 경험과 그에 따라 나타난 건강 양상을 볼 때, 단순한 일반화의 여지가 없음에도 원주민에게서 '절약유전형'이 선택적으로 나타나기에 충분할 만큼 오랜 기간의 '기근과 풍요'가 있다는 가정은 성립할 수 없다. 그들이 식민화 이전에만 기근을 겪었으며 단순히 '풍요'의 시대가 뒤따랐다는 가정 역시 마찬가지이다(Young, 1994; Kunitz, 1994; Ferriera & Lang, 2006; Carson et al.,2007; Gracey & King, 2009; King et al., 2009; Cunningham, 2009).

닐은 사망하기 직전인 1998년과 1999년, '절약 유전자' 가설에 대한 반박을 인식하면서 일련의 논문을 발표했는데, 하나는 길고(Neel et al., 1998) 다른 하나는 축약된(Neel, 1999) 것이었다. 여기서 그는 좀 누그러진 태도로 그의 가설을 변호하였다(〈글상자 8-2〉 참조). 종합하면 이 논문으로 1982년 처음 발표한 그의 가설을 대체하였고, "20년 전 당시에는 이해할 수 없던 대체적 생리 기전"을 포함하였으며(Neel, 1982: 284), "내가 '절약유전형'에 대해 그럴듯하게 이야기했었지만, 사실 엄밀한 유전적 기반과는 거리가 있었"다고 명백히 인정했다(Neel, 1982: 290). 16년이 지난 후 절약유전형 용어와 '기근과 풍요'에 대한 강조가 "지나치게 단순"했다는 것을 인정하면서(Neel et al., 1998: 49), 닐은 '미국 인디언'에게 2형 당뇨병의 "강력한 민족적 소인이 있다는 근거는 없다"(Neel et al., 1998: 45)고 결론을 내렸다. 그 대신 그는 피마족에서 당뇨병이 급속도로 증가했던 이유로서 정착자의 용수 유용을 통한 농업 문화의 파괴를 포함하여 강요된 '문화적 적응'을 생각했다(Neel et al., 1998: 46)(〈글상자 8-2〉 참조).

닐은 인슐린 비의존성 당뇨, 즉 2형 당뇨병은 복잡한 유전적 특질을 가진 병인학적·발생학적으로 이질적인 것임을 주장하면서, 따라서 단순하게 '인슐린 비의존성 당뇨 유전자'라고 부르는 것을 경계하였다. 더 나아가서 암 유전자는 대부분 정상 세포 활동에서 중요한 역할을 함에도 마치 그들이 오로지 암에만 관련된 것처럼 특정 유전자를 '원시 암 발생 유전자(proto-oncogene)' 혹은 암 유전자(oncogene)로 명명함으로 인해 명확한 생각이 어려워지게 된 '암 유전학'의 오류를 피하는 것이 매우 중요하다고 언급하였다. 그러나 '환경'의 병인학적 중요성, 특히 식이와 신체활동과 연관된 환경의 중요성을 논의했음에도, 닐은 당뇨, 비만, 고혈압과 같은 유사 질환은 '유전 항상성 장애 증후군' 혹은 더 구어적으로는 '문명화 증후군' 또는 '변화된 생활습관 증후군'으로 개념화되어야 하고 여기에는 다른 질병이 더 포함될 수 있다고 지속적으로 주장하였다(Neel et al., 1998: 61)(〈글상자 8-2〉 참조).

현재 절약유전형 가설을 대체하는 가설로는 1992년 니콜라스 헤일스(C. Nicholas Hales, 1935~2005)과 데이비드 바커(David J. P. Barker, 1938~)가 처음 제안한 이후 지속적으로 수정·보완되고 논의되었던(Hales & Barker, 1992) 절약 표현형(thrifty phenotype) 가설이 있다(Swinburn, 1996; Hales et al., 1997; Bennett, 1999; Hales & Barker, 2001; Lindsay & Bennett, 2001; Prentice et al., 2005b). 이 대체 가설은 생애 과정 관점을 전제로 하여(6장 참조) (출생 전 그리고 출생 후) 생애 초기의 좋지 않은 영양상태는 "당 - 인슐린 대사에서 영구적인 변화를 만들어내고, 이는 비만, 노화, 신체적 비활동의 효과와 합쳐져서 2형 당뇨병을 결정하는 가장 중요한 요인이 된다"고 가정하였다(Hales & Barker, 2001: 5). 일례로 세대 간 부족한 영양상태를 공유한다거나 비만, 당뇨인 어머니로부터 태어난 태아의 생리적 특성과 같이 가족력의 세대 간 위험성 전달이 비(非)유전적으로 가능한 것이다(Hillier et al., 2007; Smith et al., 2009).

영양실조가 "여러 세대를 거쳐 집단의 유전적 구성을 변화시키는 선택 압력"으로 작용한다는 절약유전형 가설과는 반대로(Lindsay & Bennett, 2001: 24), 절약 표현형 가설은 현재의 생애 초기 노출에 초점을 맞추며 일반적인 유전자의 발현에 관련된 생리 기전을 제안한다. 사실상 유전형과 질병을 모두 '탈인종화' 시키기 때문에 이 가설은 당대의 자료에 의해 지지받지 못했던(McDermott, 1998; Ferriera & Lang, 2006; Paradies et al., 2007), 원주민 사람들을 구성하는 매우 이질적 인구집단에서 특이하게 공통으로 나타나는 당뇨병에 소인성을 지닌 특정 유전형이 있다는 주장을 고집할 필요가 없었다. 원주민의 절약 유전자를 찾기 위해서 계속적으로 자원을 소모하면서 의문을 불러일으키는 대신, 절약 표현형 가설은 최근, (즉 19세기 후반부터 21세기까지) 부정적 환경이 건강을 해치는 영향으로 관심의 초점을 이동시켰다(Hales & Barker, 1992; McDermott, 1998; Speakman, 2006; Paradies et al., 2007).

다양한 원주민에서 나타나는 다양한 정도의 과다 발생과 증가하는 당뇨병 발생률의 20세기와 21세기의 시공간 양상을 설명하기 위해 거의 반세기 동안 부정확한 역사를 전제로 한 '절약 유전자'를 우선시함으로 인하여 야기된 피해 에는 어떤 것이 있을까? 가장 먼저 과학자와 보건의료 종사자가 일반적인 (혹은 정상적) '서구' 식품에 대해 원주민의 유전적으로 결정되는 취약성에 초점을 둠에 따라 가장 우선시 되어야 할 예방이 2차적인 것으로 격하된 것이다 (McDermott, 1998; Ferriera & Lang, 2006). 그 대신 (비록 원주민에게 적절한 의료서 비스 제공을 삭감하는 전형적인 재정적 제한 내에서이지만) 임상 치료와 당뇨에 대한 자기관리 노력이 우선시되었다(Knowler et al., 1990; Knowleret al., 1993; Gohdes & Acton, 2000; Roubideaux et al., 2000; Wilson et al., 2005; Wamer, 2006; Pavkov et al., 2008). 필요한 사람에게 의료서비스가 반드시 제공되어야 하지만, 중요한 점은 인종차별적 절약유전형 관점은 1차 예방의 가능성을 무시하면서 [임상 치료가] 할 수 있는 일의 전부라고 여겨버린 것이다.

두 번째로 절약 유전자 가설이 널리 퍼트린 필연적인 결과는 "인디언은 당뇨 병에 걸리게 되어 있다"는 숙명적인 관점이다(Ferriera & Lang, 2006: 15; see also McDermott, 1998; Unnatural Causes, 2009). 당뇨병과 원주민을 다룬 수많은 책 중 하나에서 언급하였듯이 "환자와 그 가족은 당뇨가 유전적이고 자신들의 혈통 에 있는 것이라면, '할 수 있는 것은 아무것도 없다'고 생각해버렸다"(Ferriera et 떠. 2006: 470). 제임스 저스티스(James W. Justice)는 피마족과 가까운 토호노 오 오덤(Tohono O'odham) 인디언을 대상으로 연구를 수행하였는데, 그는 약 30년 간 연방 재정 지원을 받으며 미국 피마족 인디언의 당뇨병을 대상으로 수행한 연구에 대해 1994년 슬프게도 다음과 같이 말하였다(Justice 1993: 73).

당뇨병을 찾아내고 초기에 치료를 시작할 수 있다고 우리가 노력해왔음에도 우리 새로운 원주민 주도 계획은 근거 없는 유전적 결정주의를 거부하며, 당뇨병 을 예방하고 예후를 개선시키는 혁신적 접근방법을 개발하고 있다. 역사를 되찾 고, 전통 생활, 식품을 되찾고, 건강의 사회적 결정요인을 줄이기 위한 건강 중재를 재설정하고, 보건의료체계를 문화적으로 안전하고 포용적으로 다시 설계하고 있다. 토호노 오오덤, 피마, 마리코파족 인디언의 경우 피닉스를 포함하여 인디언 보호구역이 아니며 원주민의 것이 아닌 토지, 교외, 도시에 물을 공급하는 80년 넘게 걸린 싸움에서 마침내 승리함으로써 길라 강의 물을 이용하여 다시 농사를 지을 수 있게 되었다(Castetter & Underhill, 1935[1978]; Kraker, 2004; Applied Research Center, 2005; Sheridan, 2006; Archibold, 2008; TOCA, 2009; Unnatural Causes, 2009; Martinez et al., 2009)(〈글상자 8-3〉 참조). 이러한 계획이 시행된 지 얼마 되지 않았기 때문에 이전의 노력이 거두지는 못했던 성공을 쟁취할 수 있을지 말하기에는 너무 이르다. 그럼에도 실제 사회, 역사, 지리, 생태 맥락과 관련한 시공간적 척도와 수준을 고려한 역학이론과 그렇지 않은 역학이론의 분석적 접근방법과 실질적 공중보건 영향력의 뚜렷한 차이이다.

4) 사례 4: 근시안적 분석 - 건강불형평의 추세 분석에서 타당한 시간 틀을 축소하고 탈정치하는 것의 영향

네 번째이자 마지막 사례는 개인 그 자체가 직접적이지는 않지만 개인에게 영향을 줄 수 있는 집단과 정책 수준의 여러 해악(harm)에 관련된 것이다. 예시로는 다음과 같은 질문에 초점을 맞춘 실증적인 논쟁과 더불어서 사회역학 내에서 여러 다른 이론적 추세와 관련된 최근의 논쟁이 있다. 인구집단의 건강 수준이 증진됨에 따라 상대적/절대적 건강의 사회적 불평등이 더 커질까 아니면 작아질까?(Shaw et al., 1999; Phelan & Link, 2005; Mechanic, 2005; Kunitz & Pesis-Katz, 2005; Cutler et al., 2006; Kunitz, 2006; Siddiqi & Hertzman, 2007; Krieger et al., 2008a; Beckfield & Krieger, 2009)

가장 교육을 많이 받고 가장 부유한 집단은 새로운 지식과 기술을 가장 잘 이용할 수 있기 때문에 사망률이 감소함에 따라 절대적은 아닐지라도 상대적인 건강 격차는 증가하게 마련이라는 것이 미국의 최근 자료를 기반으로 하여 점차 널리 퍼지고 있는 관점이다(Phelan & Link, 2005; Mechanic, 2005; Cutler et

당뇨병 유병률: 1950년 이전에는 없다가 이후 세계 최고에 이르기까지

1950년대 중반 이전

"과거 정부 보고서에 따르면 토호노 오오덤의 건강 문제로 영아 사망률, 영양실조, 다른 문제는 언급이 되었지만 당뇨병은 언급되어 있지도 않았고, 1949년 토호노 오오덤 부족의 경제 계획에도 언급되어 있지 않았다. 클라우스와 존슨이 1952~1953년 토호노 오오덤의 건강 상태에 대한 첫 광범위한 조사를 수행하였다. … 이 조사에서 토호노 오오덤에서 100명 중 다섯 명, 피마족의 경우 1000명 중 아홉 명이 당뇨병이 있는 것으로 보고되었다"(Justice, 1994: 74).

1960~1980년대

25세 이상 성인에서 당뇨병 유병률(인구 1000명당)(Justice, 1994: 77, 79)

	1965년	1985년
남자	153.9	257.8
여자	144.7	373.0

21세기

"(…) 토호노 오오덤 부족은 세계에서 당뇨병 유병률이 가장 높았고, 성인 중 50% 이상이 성인기에 발생하는 당뇨병을 앓고 있다"(Applied Research Center, 2005: 41).

생태, 경제적 맥락

1600년대 후반 유럽인을 마주하기 전까지

"예수회 선교사 에우제비오 프란시스코 키노가 1690년대 초반 피메리아 알타 지역을 누비고 다니던 때, 그와 그의 여행 동료였던 후안 마테오 만제는 리오 데 라 콘셉시온(Río de la Concepción)과 파파보타스(Papabotas)를 따라 소바스족(Sobas)을 포함하여 여러 오오덤 인구집단을 식별했다(Papagos [Tohono O'odham])(…)"(Sheridan, 2006: 26).
"키노와 그의 동료가 오오덤의 산타크루스를 말을 타고 추적하기 전, 소노란 사막의 몇 안 되는 강과 지천을 따라 살며 세 가지의 상보적인 생존 전략을 추구했는데, 모두 식물, 동물, 기후에 대한 복잡한 지식에 의존하는 것이었다. 봄과 여름 동안 범람한 지역 혹은 소협곡 삼각주에서 농사를 짓는다. 1년 내내 야생 식물을 거두고 야생동물을 사냥한다. 비가 충분히 많이 내리면 침전물이 씻겨가고 강이 흐르면서, 황무지에 있는 재배종에 물이 공급된다. 더위와 가뭄이 농작물을 말라 죽게 하면 오오덤은 황무지가 만들어내는 씨앗과 과일, 뿌리, 줄기에만 의존한다.

그들의 농업은 소노란 사막 지역의 식물 생리학과 미세 기후에 대해 3000년간 쌓여온 지식에 기반을 두고 있었다. 산타크루스, 산페드로, 막달레나 알타 콘셉시온 지역의 오오덤은 관개 농업을 실행했고, 덤불 둑을 만들어서 흙으로 만든 운하를 통해 물을 돌려서 농지로 이동시켰다. 길라(Gila) 강가에 사는 오오덤은 둑과 수로를 만들기 위해 에너지를 소모할 필요가 없었을 것이다. 그 대신 길라강의 계절적 범람이 끝나고 난 후 습지대와 섬 등에 씨앗을 뿌리기만 하면 되었다"(Sheridan, 2006: 34).

"역사적인 토호노 오오덤의 식량 체계. 전통적 식량 체계는 지역 경제를 지탱시키고, 사람들의 육체적 건강상태를 책임졌으며, 토호노 오오덤 문화의 물질적 기반을 제공했다. 수 세기 동안 토호노 오오덤과 그들의 선조는 소노론 사막의 매우 건조한 땅에서 식량을 생산하는 매우 적합한 전략을 조합했다. 이러한 전통적인 토호노 오오덤 식량 체계의 세 개의 부분은 다음과 같다.

악친(Ak Chin) 농사 - 여름 우기에 따라오는 범람된 물을 이용하여 양분이 풍부하고 짧고 더운 성장 철에 잘 적응한 작물을 심었다. 이 식량의 대부분은 신선할 때 바로 먹었고 그해의 나머지 기간 동안에 먹기 위해 보존하였다.

야생 식량 채집 - 1년 내내 황무지는 다양한 야생 식량을 제공해주었다. 이 야생 식량에는 선인장 싹, 다양한 선인장 열매, 메스키트 콩 꼬투리와 도토리 등이 있었다. 이 식량의 대부분은 1년 내내 먹기 위해 저장하였다.

사냥 - 황무지의 동물 역시 중요한 영양 공급원이었다. 토끼, 사슴, 하발리나, 기타 황무지 거주 생물은 오오덤 땅에서 자라고 수집되는 중요한 식품 공급원이었다. 여름 우기의 범람하는 물에 기반을 둔 농사와 야생 식량 채집, 사냥은 오오덤에 풍부하고 다양한 영양을 공급해주었다.

이러한 활동과 전통 춤과 같은 문화적 지원은 건강한 음식을 제공하는 동시에 육체적 활동과 체력 수준을 높여주었다"(TOCA, 2009).

20세기

"토호노 오오덤 지역사회행동(Tohono O'odham Community Action, TOCA)는 소노라 사막의 심장부에 있는 4600평방마일의 토호노 오오덤보호지역에 있는 애리조나주 셀스 지역에 기반을 둔다. 이 부족은 현재 약 2만 4000명으로 이루어져 있다. 1900년대 중반까지 오오덤은 1000년이 넘는 시간 동안 개발해왔던 전통적인 농경 방식을 따랐었다. 하지만 일련의 정부 정책이 이러한 방식을 지속할 수 없도록 그들의 역량을 심각하게 약화시켰다. 연방 식량 프로그램은 가공된 식품을 도입했고 전통 음식을 대체하였다. 오오덤 사람들은 오오덤을 둘러싼 대규모 관개 목화 농장의 노동자로 일하도록 권고를 받았고, 이로 인해 많은 가정이 1년에 약 6개월에서 8개월 가량을 자신의 집을 떠나 있게 됨으로써 자신의 농장은 관리할 수 없게 되었다. 근처 지역의 개발은 수표면을 낮추었고, 정부의 홍수 조절 프로젝트로 물이 매우 귀하게 되고 범람한 물은 중요한 땅으로부터 제거되었다. 이러한 파괴적인 변화에 더하여 많은 수의 아이가 강제적으로 기숙학교로 보내졌고, 그곳에서 자신 문화에 관여하고 자신의 언어를 말하는 것에 대하여 심각하게 처벌받았다. 이러한 모든 요인으로 인해 지식과 전통 전달에 단절을 낳았다.

이러한 변화는 오오덤 농업에 대참사를 가져왔다. 1920년대 지역의 빈번한 여름 우기에 잘 맞는 관개 작업을 통해 약 2만 에이커의 범람 지대가 경작되었다. 하지만 1949년경에는 오직 2500에이커만이, 2000년경에는 몇 에이커만이 경작되었다. 또 다른 중요한 변화가 있었다. 보호구역은 극도로 시골이었고 모든 미국 보호구역 중에서 1인당 소득이 가장 낮았다. 토호노 오오덤 지역은 세계에서 당뇨병 비율이 가장 높다는 것을 보여주었고, 성인 50% 이상이 성인기에 시작된 당뇨병을 앓았다. 식단과 지역사회에 나타난 주요한 변화가 당뇨병 유행에 분명한 역할을 했다"(Applied Research Center, 2005: 41).

"대부분의 구성원이 농업, 사냥, 채집 사회로부터 임금 노동자가 되는 사회로의 점진적인 변화는 1930년까지 매우 천천히 일어났다. 1930년대, 보호구역 바깥의 목화 농업은 육체노동을 필요로 했고, 1939년경에는 보호구역 거주자가 벌어들이는 수입의 1/3이 이 일로부터 나왔다. (…) 1960년경 보호구역 토호노 오오덤 파파고스가 버는 돈은 대부분은 보호구역 외부에서의 일이나 인디언 사무국 복지 프로그램과 같은 외부 기관에서 지급해주는 수당에 의한 것이었다. (…) 식품을 사기 위한 임금 노동이 자리 잡은 이후, 보호구역 안과 주변의 여섯 개 교역소는 그들의 물품 목록을 바꾸었다. 1949년까지도 대부분의 상점은 콩, 시럽, 설탕, 밀가루, 커피, 라드, 분말, 통조림 우유만을 취급했었는데, 1960년대 초에 이르러서는 이러한 보호구역 상점이 탄산음료와 같은 고열량의 포장된 당, 캔디, 감자칩, 케이크 등을 팔기 시작했다. 이 식품 중 어느 것도 1941년 로스(Ross)의 식습관 조사나 1954년 반 클레프트가 수행한 16개의 가정의 '교역소'에서의 구매 습관 심층조사에 언급되지 않았다. (…) 1959년 미국 농림부의 잉여농산물 식품 프로그램에 의해 마침내 정제된 밀가루, 설탕, 당 함량이 높은 통조림 과일 등이 이용 가능해졌고, 1965년에는 매우 광범위하게 퍼졌다"(Justice, 1994: 115~117).

"100년 전 상류 농부가 유용하였던 길라강은 피닉스 남쪽 몹시 건조한 평원인 이곳에서 거의 말라버리면서, 농업을 했던 수 세기 동안 오직 그 물에만 의존해왔던 인디언 집단을 빈곤과 기아 속으로 몰아넣었다. (…) 대부분의 물은 19세기 말 수로가 전환되어 길라강은 세류로 변했다. 이는 오늘날에도 여전히 볼 수 있는 정교한 배수로 시스템을 통해 수 세대 동안 강을 이용하여 번영을 누렸던 선조를 가진 종족에게는 놀라운 급변화였다. 연방정부에 의해 1928년 완성된 쿨리지 댐의 건설은 잃어버린 물을 회복시키려는 의도였지만 보호구역은 그런 큰 규모의 농업으로 돌아갈 수 있는 충분한 물을 받지 못하였다. 이후의 수로 변경은 또한 보호구역의 북쪽을 흐르며 마찬가지로 농사를 도와주었던 솔트강도 마르게 했다. 물이 사라지고 미파족이 정부의 배급을 주식으로 삼음에 따라 따라, 비만, 알코올 중독, 당뇨병 등이 폭발적으로 증가하였다(⋯)"(Archibold, 2008).

21세기

"토호노 오오덤 지역의 1인당 소득은 6998달러로서 모든 미국 보호구역 중 가장 낮고 미국 전체는 2만 1994달러이다. 가정 소득의 중위값은 2만 1223달러로 모든 가정의 41.7%, 아이가 있는 가정의 50.6%가 빈곤 수준 이하이다. 미국 평균은 5만 46달러이며, 미국 전체의 평균값은 각각 9.2%, 13.6% 수준이다. 성인 인구의 31.3%만이 현재 고용되어 있다"(TOCA, 2009). "토호노 오오덤의 성인 중·고등학교 졸업자는 채 절반이 되지 않았는데, 이는 미국 원주민 부족 중 가장 낮은 것이다"(TOCA, 2009).

인과 분석

"지역사회 당뇨병의 주된 원인은 주로 전통 식품으로 구성되었던 식단의 변화와 지속적인 토호노 오오덤 식량 체계의 파괴이다"(TOCA, 2009).

중재

토호노 오오덤 지역사회행동 프로그램

"지역사회행동(TOCA)의 목표는 식품 체계를 개발하고 사람이 더 건강한 선택을 할 수 있도록 장려하는 것이다. 식품 체계 프로젝트는 세 가지 장려책, 즉 건강, 문화, 경제에 초점을 맞춘다. 전통적인 식품과 작물은 건강의 이로움 이외에도 오오덤의 문화적 특성과 밀접하게 관련되어 있다. 많은 프로그램은 전통의 계승을 장려하는 일을 한다. 전통 식품을 생산하고 공급하는 일을 장려하고 있다"(Applied Research Center, 2005: 44).
"지역사회행동의 토호노 오오덤 식품 체계와 건강 계획은 세계에서 가장 높은 당뇨병 비율과 싸우는 동시에 경제적 기회를 창출해준다. 지역사회에 전통 식품 생산을 다시 도입함으로써 지역사회의 건강 개선, 문화의 재부활, 경제적 기회를 북돋우고 있다. (…) 이 프로그램은 작업 농장을 세우고, 오오덤의 일상적 식품의 재료를 재배하고, 노래, 이야기, 경작, 수확, 가공처리 방법을 활발히 기록하며, 지역사회 안과 병원, 학교, 노인 점심제공점심 제공 프로그램에 전통 식품을 제공하고 있다(…)"(TOCA, 2009).

농사를 위해 강을 되찾기

"(…) 피마족과 마리코파스족의 길게 우거진 땅은 상류의 몰몬 농부가 길라강으로부터 대량의 물을 빼앗았던 1800년대 후반부터 시들기 시작했다. (…)

길라강 인디언 공동체는 1925년 소송을 시작했고, 물에 대한 권리를 수량화하려는 노력에 수백만 달러를 지출하였다. 원래 이 종족은 보호구역의 경계를 형성하는 길라강과 솔트강에 권리를 주장했다가, 1974년 거의 200만 에이커 피트에 달하는 길라강의 연간 유수량 전체에 대해 소송을 걸었다(에이커 풋은 한 가족이 1년에 사용하는 물과 비슷한 양이다). 도시 수자원 관리자인 톰 버차크(Tom Buschatzke)에 따르면, 만약 그들이 소송을 지속했다면 빠르게 성장하는 피닉스의 물 공급에 큰 위협이 되었을 것이라고 한다. 피닉스는 이 위협을 매우 심각하게 받아들여서 1988년 법무부서 내에 변호사, 준법률가, 역사가, 수문학자로 구성된 판결 담당 부서를 만들어 길라강 공동체와 다른 부족과 합의를 이끌어내려 노력했다. (…)

8년이나 걸리기는 하였으나 결국 그 도시는 애리조나 수자원 부서, 중앙 애리조나 수자원 보호지구, 인디언사무국, 인디언 개간국, 관개 지구, 다른 대도시와 합동으로 마침내 길라강 지역사회와 합의에 도달하였다"(Kraker, 2004).

"(…) [합의는] 여러 가지 다른 수원지로부터 연간 65만 3500에이커 피트의 물을 보호구역에 제공하기로 하였는데, 여기서 콜로라도강을 개발하는 중앙 애리조나 프로젝트가 가장 많은 부분을 제공한다. 또한 이 합의문에는 관개시스템을 다시 만들고 배수, 물 모니터링, 기타 혜택을 제공하기 위해 필요한 6억 800만 달러도 포함한다. (…) 보호구역은 37만 2000에이커의 40%인 15만 에이커를 경작하기로 논의했다. (…) 젊은 층, 노년층의 당뇨병을 퇴치하기 위한 프로그램은 많지만, 좋지 못한 건강이라는 유산을 되돌리는 것은 많은 노력이 필요할 것이다…" 우리가 그 물을 잃어버렸을 때, 우리는 수세대의 농사를 잃어버리는 것과 마찬가지였다"라고 지역사회의 정원사인 재닛 하스커(Janet Hasker)가 말했다. "그러자 다음과 같은 태도가 생겼다. "그들이 우리에게 빚지고 있다. 이 배급을 받을 것이다. [물을 가져갔기 때문에, 대신 주는 대체 식품 등을 받아왔다는 이야기]" 이제 우리는 처음부터 다시 천천히 조금씩 시작해야 한다"(Archibold, 2008).

al., 2006). 대조적으로 (캐나다처럼) 다른 국가의 자료를 검토했던 다른 연구자는 인구집단의 건강 개선은 주로 낮은 집단의 건강 수준을 '위로 끌어'올려서 이루어지기 때문에(Siddiqi & Hertzman, 2007: 592) 사망률이 감소함에 따라 건강불형평이 평탄해진다고 가정하였다(Siddiqi & Hertzman, 2007). 하지만 북아메리카와 유럽의 자료를 오랜 시간 조사한 다른 연구자는 하나의 일반적인 양상이 예측될 수 없다고 주장한다. 그 대신 인구집단 건강 증진을 가져다주고 건강불형평의 정도에 영향을 줄 수 있는 조건은 역사적으로 사회적 맥락과 공중보건, 정치·경제적 우선순위에 따라 달라진다고 말한다(Shaw et al., 1999; Kunitz & Pesis-Katz, 2005; Kunitz, 2006; Krieger et al., 2008a; Beckfield & Krieger, 2009). 이론적인 수준에서 현저한 차이점은 6장과 7장에서 논의하였듯이, 탈정치화되고 반역사적인 인구집단 건강 관점을 전제로 한 가설과 정치·역사 맥락에 명백한 관점의 가설 사이에 있다.

이러한 논쟁은 깊은 정책적 함의를 지닌다. 예를 들어 만약 건강불형평의 증가가 인구집단의 건강 개선을 필연적으로 동반한다면 건강불형평에 초점을 맞추는 것이 전체적 추세에 대한 관심에 비해 부차적이어야 하며, 건강불형평을 바로잡기 위한 '낙수 효과' 접근법을 주장할 것이다(Cutler et al., 2006). 반대로 전체 인구 집단의 건강 개선이 가장 가난한 사람이 더 많은 이득을 얻는 것으로부터 주로 기인하는 것이라면 인구집단의 건강 개선이 허락하는 한 건강불형평은 감소되어야 할 것이다(Siddiqi & Hertzman, 2007). 이 경향은 필연적으로 함께 움직인다. 그러나 만약 전체 인구집단의 건강과 건강불형평의 크기 사이에 관계가 더욱 변화무쌍하다면 이는 두 가지 문제와 모두 씨름할 자원이 필요하다는 것을 의미한다(Krieger et al., 2008a; Beckfield & Krieger, 2009).

지난 50년 동안의 미국의 조기 사망률, 즉 65세 이전의 사망과 각 주별 소득 수준, 인종/민족에 따른 유아 사망률 경향을 보여주는 1장의 〈그림 1-1Ⓐ〉와 〈그림 1-1Ⓑ〉는 이러한 논의에 통찰력을 제시해준다(Krieger et al., 2008a). 이 그림은 이전에 미국에서 행해진 분석의 일부를 다룬 것인데, 이러한 분석은 자료의 제한으로 인해 1980년 이후의 경향에 초점을 맞추어 시행한 주로 인종/

민족 간 사망률 차이에 관한 것이었으나, 일부는 사회경제적 자료를 포함하기도 했고, 또 일부 소수는 1968년까지 거슬러 올라가기도 하였으며, 두 가지 연구는 1960년과 1969년 이후의 자료를 연계하여 이용하기도 하였다(Pappas et al., 1993; Singh & Yu, 1995; Singh & Yu, 1996a; Singh & Yu, 1996b; Schalick et al., 2000; Levine et al., 2001; Hillemeier et al., 2001; Kington &Nickens, 2001; Williams, 2001; Singh & Siapush, 2002; Singh, 2003; Ronzio, 2003; Satcher et al., 2005; Murray et al., 2006; Singh & Kogan, 2007; Ezzati et al., 2008). 미국 내 사망률의 인종/민족, 사회경제적 불형평에 대한 이전의 모든 연구는 총사망률이 감소함에 따라 사망률의 사회적 불형평은 증가하였다는 가설을 뒷받침는 경향이 있었다.

대조적으로 1장의 그림에 나타나 있는 연간 사망률 자료는 1960년부터 2002년까지를 포함하는데 이 시기는 사회경제적, 인종/민족에 따라, 의료와 관련된 불평등을 포함한 모든 종류의 불평등을 감소시키려는 의도로 새로운 미국 연방 정책이 시행된 1960년 중반 전후의 시기를 포함하였다(Davis & Schoen, 1978; O'Connor, 2001; Fairclough, 2001; Conley & Springer, 2001; Turncock & Atchison, 2002; Quadagno & McDonald, 2003; Navarro & Muntaner, 2004; Duncan & Chase-Lansdale, 2004; Kunitz & Pesis-Katz, 2005; Krieger et al., 2008a). '빈곤퇴치 전쟁'을 구성하는 다양한 연방 정책, 1964년 시민권법, 노인의료보험(Medicare)과 의료부조(Medicaid), 지역보건소의 설립 등이 그 예이다(Davis & Schoen, 1978; Cooper et al., 1981; O'Connor, 2001; Fairclough, 2001; 'Turncock & Atchison, 2002; Quadagno & McDonald, 2003; Duncan & Chase-Landsdale,2004; Almond et al., 2006; Navarro & Muntaner, 2004; Smith, 2005; Lefkowitz, 2007). 또한 그 기간은 복지 상태를 '되돌리기' 위한 1980년대 이후의 정책을 포함하여, 정부 정책에 관한 활발한 논쟁과 변화, 빈곤퇴치를 위한 지출, 시민권 운동이 이루어졌던 기간을 포함한다(O'Connor, 2001; Fairclough, 2001; Turncock & Atchison, 2002; Henwood, 2003; Duncan & Chase-Landsdale, 2004; Navarro & Muntaner, 2004; Auerbach et al., 2006; Beckfield & Krieger, 2009).

〈그림 1-1Ⓐ〉와 〈그림 1-1Ⓑ〉에 제시된 결과에 의한 선험적 예측(1960~

2002년)은, 연구기간 동안 사회적 변화는 1980년대 이후 건강불형평이 심화되기 이전에 사회경제적, 인종/민족 건강불형평의 감소로 체현되고 나타날 것이라는 것이었다. 1966년부터 1980년 사이의 더 자세한 분석에 나타난 바와 같이(Krieger et al., 2008a), 조기사망률의 상대적·절대적 사회경제적 불형평은 전반적으로 줄어들었고, 특히 미국 내 유색 인종에서 두드러졌다. 그 이후 1981년부터는 조기사망률과 관련된 상대적, 절대적인 사회경제적 차이는 더욱 커지기 시작하였다. 유아 사망의 경우에서도 비슷한 경향이 발생하였다. 건강 행태나 의학적 치료의 변화로 단순히 설명될 수 없는 이러한 양상은 인구집단의 건강 증진 그 자체가 상대적이든 절대적이든 건강 불평등의 증진이나 감소를 수반한다는 관점을 논박한다.

이러한 사실이 주는 최종적 함의는 인종/민족 집단 내 혹은 집단 간의 사망률의 사회경제적 불형평의 사회적 양상은 역사에 따라 달라진다는 것이다. 즉 맥락이 중요하다(Shaw et al., 1999; Kunitz & Pesis-Katz, 2005; Kunitz, 2006; Krieger et al., 2008a; Beckfield & Krieger, 2009). 1966년부터 1980년까지의 결과와 1981년부터 2002년까지의 결과를 비교하면, 초기의 경향은 희망을 품게 만든다. 후반부의 결과는 미국의 사회경제적, 인종/민족적 건강 격차를 없애려는 '2010년까지 건강한 사람을(Healthy People 2010)'의 목표 달성에 어두운 전조를 제시하고 사실 달성하지 못하였다(U.S. DHHS, 2000). 역사적·사회정치적 맥락에 맞춰진 질병 분포의 역학이론에 의해 시행되는 연구에 의해 이러한 양상을 확인할 수 있다. 관련 있는 역사 기간을 간과하는 것이 정책 형성과 여러 영역에 미치는 해로운 결과는 분명하다. 올바르게 이해시키는 것이 중요하다. 죽음은 불가피하지만, 이른 죽음과 그 속에 나타나는 커져만 가는 불형평은 그렇지 않다.

5) 선택된 사례에 대한 요약: 역학이론의 오류, 위해, 핵심 중요성

만약 위의 네 사례가 독립된 문제였다면, 영향력이 특정 피해에 '제한적'으로 나타날 것이다. 하지만 그렇지 않다.

대신 그리고 이전의 장에서 말하였듯이, 역학자가 학문이 생겨난 이래로 부적절하고 잘못된 설명을 하기 때문에 문자 그대로 특정 개인에게 가해지는 해, 막을 수 있었던 고통, 질병, 사망을 피하지 못하는 위해를 야기할 수 있는 사실을 오랫동안 생각해왔다. 역학연구가 좋기만 한 것이 아니라 해를 끼칠 잠재성을 인식하고 있다는 것은 역학 교과서에 빈번히 나타나는 '1종 오류(type I error)'와 '2종 오류(type II error)'에 대한 필수적인 논의를 통해 잘 알려져 있다 (예를 들어 1장 참조). 두 종류의 오류는 가설의 경험적 통계검정과 관련하여 개념화되어 다음과 같이 정의된다(Porta, 2008: 85).

- 1종 오류(알파 오류): 귀무 가설을 잘못 기각하는 오류. 즉 차이가 없는데도 있다고 선언하는 경우.
- 2종 오류(베타 오류): 틀린 귀무 가설을 기각하는 데 실패하는 오류. 즉 실제로는 차이가 있는데도 차이가 없다고 선언하는 경우.

이러한 오류의 흔한 원인으로 흔히 고려되는 것에는 다양한 종류의 계통적 오류(systematic error), 여러 형태의 교란 요인, 부적절한 표본 크기 등이 있다.

하지만 1990년대 후반 이후 오류에 대한 논의는 또다른 수준으로 이루어져서 다음과 같이 정의되는 세 번째 유형의 오류가 역학연구에 추가됨으로써 문자 그대로 또 다른 수준의 오류에 대한 논의를 불러일으켰다(Porta, 2008: 85).

- 3종 오류(type III error): 연구 질문이 집단 간 혹은 기간 간 차이의 원인 분석인데 집단 내 혹은 개인 간 차이의 원인으로 잘못 설명하는 경우. 특정 집단 내의 개인 간 위험 차이는 다른 두 집단 사이의 평균 위험도 차이와 원인이 같지 않을 수도 있다.

샤론 슈와르츠(Sharon Schwartz)와 케네스 카펜터(Kenneth Carpenter)가 1999년 도입한(Schwartz & Carpenter, 1999) 이 정의는 1종 오류와 2종 오류가 올바른 혹은 틀린 답을 얻을 수도 있는 방법을 모두 설명하지는 않는다는 사실을 인정하는 것이다. 3종 오류 정의의 선도자격은 저명한 생물통계학자 프레데릭 모스텔러(Frederick Mosteller, 1916~2006)가 1948년에 제안한 '세 번째 종류의 오류', 즉 "("귀무가설이 틀릴 수 있기 때문에") 잘못된 이유로 귀무 가설을 올바르게 기각하는 것"을 포함한다(Mosteller, 1948: 61). 1957년에 알린 킴벌(Allyn W. Kimbal)이 제시한 정의, "잘못된 문제에 대해 올바른 답을 줌으로써 저질러진 오류"(Kimball, 1957: 134)는 슈와르츠와 카펜터의 접근에 더욱 유사하다. 실제로 역학자 메이저 그린우드(Major Greenwood, 1880~1949)가 1935년에 설득력 있게 관찰한 것처럼 자연은 "항상 당신이 던지는 질문에 대해 진실하게 답하는데, 당신이 물어보려 했던(meant to ask) 질문이 아니라 당신이 물어본(did ask) 그 질문에 대해서 말이다"(Greenwood, 1935: 67).

3종 오류의 확장된 정의를 제공하는 데에서 슈와르츠와 카펜터는 6장에서 논의된 것처럼 제프리 로스가 제시한 발생의 원인과 사례의 원인이 반드시 같지 않다는 사회역학 이해를 토대로 하였다(Rose, 1985). 또한 3종 오류는 "개인을 대상으로 하는 중재의 효과에 대하여 수집된 근거는 건강 불평등을 줄이는 방향성의 정책에는 도움이 되지 않을 수도 있다"(Davey Smith et al., 2001)는 유사한 인식과도 밀접한 관련이 있다. 노숙자, 비만, 유아 사망률의 개임 수준 대 사회 수준의 결정 인자에 대한 지속적인 토론에 의해 자극받았던 슈와르츠와 카펜터는 특정 집단 내 개인 수준의 위험성 차이 분석을 위해 고안된 연구를 통해 사망률이 왜 시간에 따라 변화하고 집단 간에 차이가 나는지를 인과적으로 설명할 수 있다고 종종 잘못 해석되기도 한다는 것에 대하여 우려를 하였다(Schwartz & Carpenter, 1999). 예를 들어 개체 간 유전적 다양성은 특정 시점에 특정 집단 내 체질량 지수의 개체 간 다양성을 설명하는 데 기여할 수도 있지만, 그러한 개인 수준의 유전적 다양성이 자체적으로 "유전적 다양성은 그렇게 빨리 변하지 않는데도" 왜 집단 내 비만율이 그렇게 빨리 높아지는지를 설명할 수 없다. 그 대신 높아지는 비율을 설명하기 위해서 "시간 간격 사이에 무엇인가 다른 변화가 발생했다(예를 들어 더 먹도록 유인하는 광고의 침투력이 높아지거나, 단위 면적당 패스트 푸드 음식점의 수가 증가했다거나, 앉아서 하는 취미활동에 대한 노출이 많아졌다)"는 사실에 대한 자료가 필요하다(Schwartz & Carpenter, 1999:

1178). 따라서 슈와르츠와 카펜터는 유효한 역학 연구는 "모든 조직 수준(all levels organization)의 위험요인을 모두 고려하는 것이 필요"하며 "그러한 노출을 검사하기 위해 명시적 고려, 다른 표본 집단, 측정, 개념 틀"이 필요하다고 주장했다(Schwartz & Carpenter, 1999: 1179).

달리 말하자면 슈와르츠와 카펜터가 설명한 3종 오류를 피하려면 역학이론을 이용할 필요가 있다. 어떤 특정한 연구가 고려 중인 가설을 유효하게 검증할 수 있는지 규명하려는 시도 이전에 우선 검증될 가설을 이끄는 이론의 역할이 쟁점이 된다. 방법론의 선택은 질문에 따라 다르기 때문에 방법론의 정확성 하나만으로는 충분하지 않다(Morris, 1957: 14; Krieger, 2007). 따라서 "역학 이론에 주의를 기울이고, 실제 시점의 실제 사회에서 질병 분포에 대한 다양한 결정요인에 대해 심오하게 이론화시키는 것은, 일부 보수적인 평론가가 언급하였듯이 단지 '정치적으로 올바른 학문인가'의 문제가 아니라(Satel, 2000) '올바른 학문을 하는가'의 문제이며(Krieger, 2005a), 역학이 가장 잘 답할 수 있는 질문에 대하여 제대로 답을 하는가의 문제이다."

따라서 이제 확실해졌듯이 역학이론은 좋은 것을 위해서도, 나쁜 것을 위해서도 중요하다. 그것은 피해를 일으킬 수 있는 잠재력 때문만이 아니라 유익한 변화의 가능성을 자극하는 가치 있는 지식으로 이어질 수 있기 때문에 중요하다. 그렇지 않다면, 모리스의 말을 바꿔 얘기하자면 역학이 무슨 소용이 있겠는가?(Morris, 1957)

2. 앞을 내다보기: 역학이론, 사람들의 건강, 신체가 말하는 이야기

모리스가 『역학의 활용』(Morris, 1957), 맥마흔 등이 『역학 방법론』(MacMahon et al., 1960)을 출판한 이래 반세기 동안 역학은 크게 성장하였다(Boslaugh, 2008; Susser & Stein, 2009). 역학자는 모리스가 1957년에 요약했던 역학의 '일곱 가지 활용방법'을 따르면서(Morris, 1957: 96)(6장 〈글상자 6-2〉 참조) 그간 공공의 건강에 적극적으로 기여해왔다. 그 업적을 열거하자면 다음과 같다. 지역사회, 국가, 전 지구적 수준에서 당대의 그리고 변화하는 건강과 질병 분포에 대한 가치 있는 지식 창출, 이 양상을 뒷받침하는 원인을 설명하기 위한 인과관계 규명 연구 수행, 보건의료서비스 수요를 계량화하고 제공되는 서비스의 효과를 평가, 건강하게 '사는 법'과 개인과 지역사회가 건강하게 사는 것을 방해하는 장애물을 밝혀내는 데 도움을 준 것이 그것이다.

다른 학문 분야와 마찬가지로 역학 또한 그 학문 본질에 대한 무수히 많은 논쟁에 휩싸여왔다. 학문 분야의 신뢰성에 대한 의문을 잠정적으로 제기하는 주요 논쟁을 지난 10년간 많은 사례에서 볼 수 있었는데, 앞에서 다루어진 호르몬 요법, 비타민 보충제, 다른 미량 영양소의 사용 등 잠재적 이로움과 해로움에 대해서 관찰 연구와 무작위 임상시험 결과가 왜 일치하지 않는지 논란이 있었다(Davey Smith & Ebrahem, 2001; Lawler et al., 2004a; Lawler et al., 2004b; Lawler et al., 2004c; von Elm & Egger, 2004; Ebrahem & Clarke, 2007). 최근에는 왜 많은 유전적 관련성 연구 결과가, 관찰연구에서처럼 재현 불가능하지 않음에도 일관되지 않는지에 대한 의문이 제기되기도 하였다(Mayes et al., 1989; Davey Smith & Ebrahem, 2001; von Elm & Egger, 2004; Pocock et al., 2004; Ebrahim & Davey Smith, 2008; Little et al.,2009a; STROBE, 2009; STREGA, 2009). 관찰 연구의 경우, 불일치에 대한 원인을 역인과 관계, 측정 오류, 선택 오류 등의 문제에 더하여 교란 요인을 적절하게 통제하지 못했던 탓으로 돌려왔다(Davey Smith & Ebrahem, 2002; Ebrahem & Clarke, 2007; STROBE, 2009). 결국 유전 연구는 작은 표본 크기, 부적절한 특성의 연구 대상 선택; 편향된 분석(STREGA, 2009), 어쩌면 심지어 잘못된 가설 설정 등의 문제를 겪는 것처럼 보인다(Dickson et al., 2010). 개리 타우베(Gary Taubes) 같은 손꼽히는 외부 비평가는 논란과 상반되는 근거에 대응하여 무작위 임상시험의 역학근거만이 신빙성이 있다고 주장하기까지 하였다(Taubes, 1995; Taubes, 2007).

하지만 학문 분야 내에서 더 현실적이고 섬세한 주장에 따르면 다양한 연구 설계에 대한 필요성이 주장되었는데, 연구 설계는 각자 제한점과 강점을 갖고 있으며 특정한 질문에 답을 할 수 있게 고안된 것이다(Davey Smith et al., 2001; Barreto, 2004; Vandenbroucke, 2008). 예를 들어 무작위 시험은 질병의 원인을 조사하기에 부적당하며, 연령 - 기간 - 코호트 효과의 존재나, 질병이 시간에 따라 변화하는지 여부와, 그렇다면 왜 그러는지에 대한 중요한 역학 질문을 다룰 수 없는 것이다. 마찬가지로 관찰 연구는 의도된 치료가 의도한 효과를 낳는지 평가하기에 적절하지 않다. 게다가 두 종류의 연구 모두 어떠한 변수가 노출, 결과, 교란 요인, 매개 요인, 효과중재 요인으로 포함되어야 하는지, 어떻게 측정되어야 하는지를 설정해주기 위해 관심 있는 현상 사이의 가능한 인과관계를 설명해야 하는 도전에 직면하고 있다. 또한 이 두 연구는 누구를 연구 대상에 포함시키고 포함시키지 않을지에 따라서 관찰한 노출과 결과의 범위를 왜곡하고, 이를 통해 노출과 결과 관계까지 왜곡시킬 수 있는 선택·오류/바이어스라는 심오한 문제를 중요하게 다루어야 한다(Porta, 2008: 225~226). 이러한 바이어스는 결과가 "어느 정도로 적용될 수 있고, 관련성을 지니며, 연구에 참여하지 않았던 인구 집단이나 집단에 일반화될 수 있는지"(Porta, 2008: 252)에 대한 판단뿐만 아니라 결과의 내적 타당성 자체도 심각하게 위태롭게 만든다. 더 직설적으로 말해서 내적 타당성이 가장 중요하고 일반화에 대한 우려보다 우선된다는 주장은 포함된 연구 집단이 질문하고자 하는 가설에 대해 유효한 검증을 해줄 수 있을 때에만 맞는 이야기이며 이론은 이러한 결정을 내리는 데 반드시 필요하다.

최근의 문헌은 꼼꼼한 검토를 통하여 역학의 성공과 실패에 대하여 총정리를 하면서(Davey Smith & Ebrahem, 2001; Ness, 2009)(〈글상자 8-4〉참조) 연구 대상, 연구 설계, (적절한 공변량을 포함한) 측정, 가설 검정과 올바른 답을 얻기 위해 필요한 모델링 방법 등과 관련한 다양성(multiplicity)의 중요함에 주의를 환기시켰다. 최근 역학에 대한 비판을 해결하기 위한 건설적인 발걸음에는 몇몇 새로운 계획이 있는데, 여기에는 STROBE(STrengthening the Reporting of Observational Studies in Epidemiology)와 STREGA(STrengthening the REporting of Genetic Association Studies) 지침이 있으며 두 가지 모두 주요 역학, 생의학 학술지에 발표되었다(Egger et al., 2007; von Elm et al., 2007a~2007g; Vandenbroucke et al., 2007a~2007c; von Elm et al., 2008; STROBE, 2009; Little et al., 2009a~2009g; STREGA, 2009). 역학 연구의 발견 결과를 제시하는 방법의 엄격성과 투명성을 증진시키려는 의도를 가지고 이 권고사항은 연구 수행 방식에 대한 높은 기준을 설정하였다.

하지만 역학연구의 강점과 약점에 대한 당시의 토론 중 어느 것도, 또 새롭게 등장한 STROBE와 STREGA 지침 중 어느 것도 질병 분포에 대한 역학이론이 연구 가설, 방법, 결과 해석에 가지는 적절성에 대한 명쾌한 논의를 포함하지 않는다. 유사하게 변수 간 관계를 그래픽으로 부호화하는 비순환 방향성 그래프(Directed Acyclic Graphs) 등을 사용하는 것과 같은(Greenland et al., 1999; Robins, 2001; Hérnan, 2002; Glymour, 2006; Fleisher & Diez Roux, 2008; Richiardi et al., 2008) 인과 관계 분석과 추론을 개선시키기 위한 새로운 노력도, 전개되는 인과 과정을 이해하는 데 배경지식이 필요하다고 인정하고 있음에도, 왜 그리고 어떻게 그들이 인과적으로 연결 혹은 경우에 따라 복잡하게 얽혀 있는지에 대해서는 고사하고 고려하는 변수를 결정하는 요인에 대해서도 답을 주지 못하고 있다. 1장에서 살펴본 바와 같이 동시대의 역학 교과서 역시 많은 지침을 제공해주지 않는다.

대신 역학자는 마치 가설이 이론 틀에 무관한 것처럼, 또 질병의 인구집단 분포와 위험요인의 결정요인을 인과적으로 이론화하는 접근방법이 자명하기 때문에 어떤 분석도 요하지 않거나 특이적 영감의 문제, 혹은 이데올로기적 성향인 것처럼 이론적으로 충분치 않은 다양한 '변수'를 가지고 좀 더 조심스럽게 구조화된 인과관계를 제멋대로 만들고 있다. 하지만 가정의 투명성이 과학연구의 타당성을 위해서 필수적이라면, 질병 분포의 역학이론에 대한 명백한 관심은 이 분야에 반드시 필요하다. 그리고 위의 예시에서 확실하게 나타났듯이 이러한 이론을 무시하는 대가는, 헛된 노력으로 나타나든 사람 생명의 죽고 삶의 문제로 나타나든 클 수 있다.

하지만 다양한 수준에서 희망의 여지가 있다. 지난 20년간 질병 분포의 역학이론에 대한 관심이 새로워졌다는 것은 분명하며(6장과 7장 참조) 이는 사회역

업적	실패
데비 스미스와 에브라힘, 「역학, 이제는 그만둘 시점인가?」(Davey Smith & Ebrahem, 2001; 30: 1-11)	데비 스미스와 에브라힘, 「역학, 이제는 그만둘 시점인가?」(Davey Smith & Ebrahem, 2001; 30: 1-11)
① 폐암(과 다른 질환)의 원인인 흡연(2쪽)	① 위궤양에 대한 시간 변화, 출생 코호트 효과, 가능한 위험 요인에 관련하여 역학 연구가 광범위하게 수행되었지만, 헬리코박터 파일로리를 핵심 원인으로 밝혀내는 데 아무 역할을 하지 못함(4~5쪽)
② 성인병의 태아 기원에 대한 근거와 "사회생리학의 재탄생"(2~3쪽)	
③ "세계의 더 빈곤한 지역"에 응용되었던 역학: 천연두 박멸, 예방접종 확대, 위생상태 개선 (예, 관우물과 변소)(3쪽)	
2009년 《역학회보(Annals of Epidemiology)》 '역학의 업적'에 대한 특별호에 포함된 주제 (Ness, 2009)	② 관찰역학 근거에 기반을 둔 보호효과를 무작위 임상시험 등 중재연구가 반박함(5~6쪽).
① 엽산으로 예방 가능한 이분척추증과 무뇌증 발생 위험 감소를 위한 엽산 첨가(Oakley, 2009)	a. 호르몬 대체 요법과 심혈관 질환의 위험성: 관찰연구 = 보호효과, RCT = 위험도 증가
② 간세포암종을 예방하기 위한 B형 간염 백신 (PalmerBeasler, 2009), 낮은 수준의 납 노출이 건강에 미치는 효과(Needleman, 2009)	b. 베타카로틴과 심혈관 질환 위험도: 관찰연구 = 보호효과, RCT = 위험도 증가
③ 새로운 인유두종 바이러스 백신의 개발과 관련하여 어떤 종류의 인유두종 바이러스가 어떤 종류의 암을 일으키는지에 대한 설명 (Koutsky, 2009)	c. 비타민 E와 심혈관 질환의 위험도: 관찰연구 = 보호효과, RCT = 위험도 증가
④ 유아 돌연사 증후군의 예방 가능한 원인으로 엎드린 수면 자세(Dwyer &: Ponsoby, 2009)	d. 비타민 C와 심혈관 질환의 위험도: 관찰연구 = 보호효과, RCT = 위험도 증가
⑤ 노출도가 높아도, 인간 에이즈 바이러스에 감염되지 않는 개체의 확인, '선천적' 보호능력을 부여하는 면역적·유전적 특징(Detels, 2009)	e. 섬유질 섭취와 대장암의 위험도: 관찰연구 = 보호효과, RCT = 위험도 증가
⑥ 심혈관계, 기타 만성 질환에 대하여 신체 활동이 건강에 미치는 이점(Blair &: Morris, 2009)	
⑦ 사망 위험도 증가를 포함하여 대기오염이 건강에 미치는 영향(Dockery, 2009)	

학의 회생과 건강, 질병, 건강불형평의 사회적 양상의 현황과 변화를 설명하고 변화시키려는 노력에 정보를 주기 위한 이론 틀, 개념, 모형, 방법을 개발하는 데에 초점을 맞춤으로써 주로 이루어졌다(Krieger, 1994; Krieger, 2001b). 이러한 접근의 일부는 특정한 (건강행태를 포함한) '위험요인'에 초점을 맞춘 연구와 생물적 측면을 가볍게 여겨왔지만, 다른 접근방법의 일부는 생의학, 생활습관 관점의 탈맥락화된 분석 양식을 거부하기는 하였어도 분명히 생물물리적·행동학적 과정과 연관되었다. 이 이론 틀은 생애 과정과 세대 간 전이되는 다양한 수준의 사회적으로 형성된 노출 요인, 감수성, 저항성과 관련하여 질병 발생 과정과 발생률을 개념화하면서, 생의학보다 생물학에, 생활양식보다 행동에 무엇이 더 존재한다고 가정하였다. 사회, 생태, 역사 맥락의 체현으로 질병 분포를 분석하는 신선한 접근방법을 제공함으로써 이 새로운 작업은 현재의 불형평에 대한 대안이 가능하다는 것과 우리가 실용적 용어로 뚜렷하게 이를 볼 수 있게 해주는 이론이라는 것이 확실하다.

결국 레이먼드 윌리엄스(Raymond Williams, 1921~1988)가 '이론'의 여러 의미에 대해 어원학적 설명으로 살펴보았듯이(1장 〈글상자 1-1〉 참조), 이론화 행위는 "항상 실행과 실제적인 관련이 있다. 행해진 것, 관찰된 것, 그 상호작용에 대한 (체계적) 설명"이다(Williams, 1983a: 317). 윌리엄스에게 이론이 가진 변화의 힘은 "설득력 있는 절망보다 실제적인 희망"이 만들어질 때 나타난다(Williams, 1983b: 240). 해결되지 않은 문제에 대하여 생각하고, 해결하는 새로운 방법을 개념적이든 방법론적이든 현실적이든 제공함으로써, 이전에는 연관되지 않았던 현상이나 생각 간의 연결고리를 드러내어, 최근의 용어로는 "또 다른 세계가 가능하다"(World Social Forum, 2001)는 깨달음을 불러일으켜서 가능하다. "쉬운 답이 없다는 말은 여전히 발견 가능하고 가용한 어려운 답이 있다는 말과 같으며, 우리가 만들고 공유하는 것을 배울 수 있는 것이 그것"(Williams, 1983b: 268~269)이라는 윌리엄스의 결론은 이론을 발전시키고 적용하고 그 경험으로부터 배우기 위한 창조적이고 협력적인 노력을 촉진시키는 것이며 낙담과는 거리가 먼 것이다. 이는 또한 과학 연구로부터 얻어진 지식을

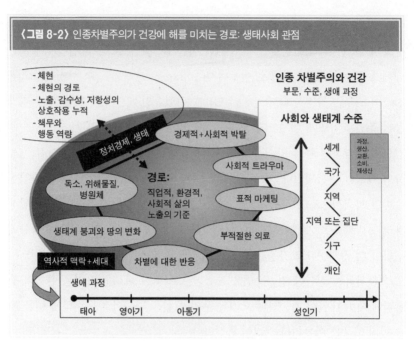

〈그림 8-2〉 인종차별주의가 건강에 해를 미치는 경로: 생태사회 관점

인종 차별주의와 건강
부문, 수준, 생애 과정

사회와 생태계 수준

- 체현
- 체현의 경로
- 노출, 감수성, 저항성의
  상호작용 누적
- 책무와
  행동 역량

정치경제, 생태

경제적 + 사회적 박탈

세계
국가
지역
지역 또는 집단
가구
개인

과정,
생산,
교환,
소비,
재생산

사회적 트라우마

독소, 위해물질,
병원체

경로:
직업적, 환경적,
사회적 삶의
노출의 기준

표적 마케팅

생태계 붕괴와 땅의 변화

부적절한 의료

역사적 맥락 + 세대

차별에 대한 반응

생애 과정

태아   영아기   아동기   성인기

자료: Krieger(1999/2000); Krieger(2010a).

사람이 의미 있고, 건강하며, 품위 있는 삶을 살 수 있는 능력의 실질적인 개선
으로 바꾸어내고자 했던 사람에게만큼이나 역학자와 다른 과학자의 연구를 위
해 적절한 조언이다.

따라서 나는 역학이론에 대한 뚜렷한 관심을 통해 만들어낼 수 있는 차이를
기술(description), 인과 분석, 실행의 측면에서 세 가지 개념적이고 경험적인 사
례를 제시해보고자 한다. 이러한 예는 다음과 같다.

• 〈글상자 8-5〉 공중보건 감시체계에서 사회계급, 인종/민족, 성별에 대한 자료
• 〈글상자 8-6〉 건강불형평의 결정요인으로서 차별(〈그림 8-2〉 참조)
• 〈글상자 8-7〉 생태적 맥락에서 건강 형평을 위한 새로운 국가 정책과 전 지
  구적 권고사항

나는 각 사례에서 다양한 사회역학 이론 틀의 적용이 어떻게 지식의 심각한

차이를 드러냈고, 인구집단 건강수준을 개선시키고 건강 형평을 증진시키기 위해 가용한 질문, 자료, 이해, 근거의 범위를 확장시켰는지 보여줄 것이다.

끝맺음으로, 역학은 복잡한 학문이며 우리의 몸이 이야기하는 바를 명확하게 또는 모호하게 할 수 있는 대단한 능력을 소유하고 있다. 학문으로서 역학은 이 행성 위에 발을 딛고 있는 인간의 존재와 생명의 많은 측면과 깊게 관련이 있기 때문에 훌륭한 지적 연구과제이며, 지속된 경험이 어떻게 사회의 역학적 특성으로 바뀔 수 있는지 끊임없이 붙잡고 해결하고자 하는 것이기도 하다. 과거의 역사와 현재의 상태에서 쉽게 볼 수 있는 것처럼 어떠한 지식을 학문이 제공하는가는 사용된 방법에 의존하는 것이 아니라 사용되는 질병 분포 이론에 따라 달라진다. 실제 역사·정치·생태적 맥락 속에서 실제 사람들에 의해 만들어지기 때문에, 질병 분포에 대한 역학이론은 이러한 이론이 개발되고, 사용되고, 경쟁을 겪은 사회의 기술적 수준과 경쟁적 관점을 반영하는 비유와 기전에 기반을 둔다. 역학연구를 형성하는 이론의 그 중요한 역할에 대한 인식은 그결과 무엇과 누가 관찰된 질병 분포에 대한 책임이 있는가뿐만 아니라 어떻게 관찰, 분석, 해결되는가와 관련하여 책임과 행동역량에 대한 문제를 제기한다.

역학자가 (그리고 다른 사람도) 자신 학문 분야의 역사와 질병 분포의 이론을 아는 것은 필수적이다. 그러한 지식은 오류를 피할 수 있게 도와주며, 새로운 생각을 떠올릴 수 있게 해주고, 학문에 실질적인 기여를 하는 연구에 대하여 방법론만큼이나 개념에 대해서도 비판적인 입장을 취하게 해준다. 제기된 질문과 해석뿐만 아니라 무시되는 질문과 해석도 중요하다. 의식 있게 역학이론을 사용하고 다양한 이론의 지식에 근거한 논쟁을 함으로써 질병을 예방하고, 건강형평 등을 증진하며, 공공의 건강을 개선하는 데 유용한 역학 지식을 생산하는 더 좋은 기회를 잡을 수 있다. 유행병이 덮쳤을 때 사람들을 다시 일어서도록 하는 것이 무엇인지 알아내기 위해서 가능한 가장 명확한 사고를 가지고 최선을 다하는 것이 우리의 직업적인 의무이다. 사람들의 건강과 그것을 설명하는 일에 대한 우리의 헌신은 그것을 요구한다. 역학이론을 받아들이고, 확장하고, 토론하고, 발전하는 것이 바로 그것의 가장 좋은 시작점이다.

〈글상자 8-5〉 기술에서 역학이론이 만들어낼 수 있는 차이점: 계급, 인종/민족, 성별, 전 세계 건강불형평의 네 사례를 이용하여, 공중보건 감시자료를 개념화하고, 차이를 찾아내며, 그 차이를 메우기 위해 사회역학 개념 틀을 이용하여 사람들의 건강에 대해 "더 진실에 가까운 그림을 그리기

공중보건 감시: 목적

(인구동태통계, 질병등록체계, 건강조사 등) 공중보건감시체계는 에드거 사이든스트리커(Edgar Sydenstricker, 1881~1936)가 1920년대 미국 최초의 인구 기반 유병률 연구를 고안할 때처럼(Sydenstricker, 1930) "위생학자가 오랫동안 보고 싶어 했던 것, 즉 적절한 관점에 기반을 두고 진실된 색으로 그려진 종합적인 공중보건상황에 대한 그림을 보게 해주어야 한다"(Sydenstricker, 1952: 280).

문제에 대한 개념적 설명

『공중보건자료 만들기: 패러다임, 정치, 정책』(Krieger, 1992)

- 412쪽: "묻지 않는다면 알 수 없고, 모른다면 행동할 수 없다. 이 기본적인 격언은 미국 공중보건자료의 성격과 관리에 대해 현재와 오래 지속되어온 논란의 핵심에 위치한다. 국가 인구동태통계, 질병 등록, 병원기록, 개인 연구 등 자료에서 사회 계급에 대한 정보를 일상적으로 빼먹고, '인종'과 '성별(sex)'을 필수적인 생물적 변수로 다루며, 이를 민족과 젠더와 지속적으로 융합시키고, 계급 불평등, 인종차별주의, 성차별 등의 사회 현실에 대한 만연한 침묵이 문제가 되는 사안이다.

  공중보건자료에서 사용되는 측정에 대한 우려는 존엄성과 건강을 위한 매일의 투쟁과 매일의 삶의 소란 속에서는 없는 것 같지만, 이 자료가 수집되고 보고되는 방식은 보건의료 전문가와 대중이 공중보건문제를 어떻게 인식할지와 다양한 공중보건문제들에 대하여 지지 혹은 반대할지에 대하여 지대한 영향을 끼칠 수 있다. 영아사망률을 '소수'의 문제라 명하고 인종/민족 간 사망률 차이에 관련된 자료만 제시한다면 가난한 백인은 시야에서 사라지게 될 것이다. 반면 그것을 '가난'의 문제로 명명하고 소득에 따라 계층화된 자료를 내놓는다면 각 소득 수준에서 피부색에 대한 인종차별의 영향이 시야에서 숨겨지게 된다; 영아의 '인종' 혹은 사회경제적 위치를 오직 엄마의 특징으로만 한정지으면 아빠의 특징과 가정의 계층이 영아의 사망률에 기여하는 바도 또한 비슷하게 관찰될[사라질] 것이다. 필연적으로 어떠한 특정

접근법도 건강의 사회적 불평등을 이해하고 변화시키는 우리의 능력에 영향을 줄 것이다.

공중보건자료의 생성, 즉 보건의료전문가와 제도가 특정한 형식으로 자료를 획득하고 제시할지를 결정하는 과정은 정치적 고려로 가득하지만 비정치적 용어로 묘사된다. 이는 최근 두 개의 국가단위 성 연구가 취소된 것에서 예로 볼 수 있듯이 정치는 드물지만 명백하게 투명하다. 하지만 일반적으로 어떤 종류의 자료를 포함시키고 배제할 것인가에 대한 의식적이고 비의식적인 결정은 질병 인과관계에 대한 지배적인 이론에 기반을 두며, 이 이론과 당시의 정치적 관심 사이의 관련성은 종종 과학적 지식은 '객관적'이고 '중립적'이라는 주장에 의해 모호해져 버린다."

- 422쪽: "과학은 객관적이기도 하며 편파적이기도 하다. 이 사실을 회피할 수는 없다. 계급을 빼버리고 인종에 초점을 맞추며 인종과 성을 민족과 젠더를 참조하지 않은 채 주된 생물적 특징으로만 다루는 이른바 중립적인 관점은 사회계급, 인종차별주의, 성차별주의로 가득한 일상적인 현실에 관련된 변수 없이 공중보건자료를 증가시키려는 공공연한 노력만큼이나 철저하게 정치적이라고 할 수 있다. 이 겉보기에만 '비정치적인' 관점은 질병의 인구집단 양상의 모든 차이를 해결할 수 없다는 점에서 근본적으로 타당하지 않고, 공중보건을 이해하고 증진시키려는 우리의 과학적 노력과 전문가적 의무를 막는다."

세계보건기구 건강의 사회적 결정요인 위원회. 『한 세대에 격차를 줄이기: 건강의 사회적 결정요인에 대한 행동을 통한 건강 형평성』(WHO CSDH, 2008)

- 20쪽: "자료가 없다는 것은 문제에 대한 인식이 존재하지 않는다는 것을 종종 의미한다. 건강수준, 그 분포, 건강의 사회적 결정요인에 대한 좋은 근거는 문제의 규모를 이해하고 활동의 영향을 평가하며 개선을 관찰하는 데 필수적이다."

- 181쪽: "최소의 건강 형평 감시체계는 국가 내의 사회경제적, 지역별 사망률과 유병률에 대한 기본적인 자료를 제공한다. (⋯) 건강 성과에 대한 자료는 집단의 평균뿐만 아니라 다음과 같은 지표에 의해 계층화되어서 제시되어야 한다.
성별, 최소한 두 개의 사회적 지표 예를 들어 교육, 수입/부, 직업 계급, 인종/민족), 최소한 하나의 지역 지표(예를 들어 도시/시골, 지방), 사회적 집단 간 절대적 건강 불평등에 대한 하나 이상의 총괄 측정 지표, 상대적 건강 불평등에 대한 하나 이상의 총괄 측정지표가 그것이다. 원주민 건강에 대한 질 높은 자료는 해당 지역에서 이용 가능해야 한다."

문제에 대한 경험적 근거

『건강의 사회경제적 불평등을 측정할 수 있을까? 미국 보건부의 자료 수집과 보고 절차에 대한 조사』(Krieger et al., 1997) 연구 초록(481쪽)

"연구목표. 미국 인구동태통계와 질병 등록 자료를 이용하여 건강의 사회경제적 불평등의 지속적 측정 가능성과 장애요인을 평가하기 위해 저자는 특정한 사회경제적 변수에 대한 현재의 자료 수집과 보고 실례를 조사하였다.

방법. 1996년 저자는 국립보건통계센터에 자료를 제공하는 55개의 보건부 통계사무국에 자가기입식 설문을 보내 출생, 사망신고서, 암, 결핵, 에이즈 등록자료에 대해 어떠한 종류의 사회경제적 자료를 수집하는지, 어떤 종류의 사회경제적 자료가 일반적으로 보건부 출판물에 보고되었는지를 확인하였다.

결과. 보건부는 대부분의 암등록자료에서 암사망진단서에 직업에 대한 자료를 지속적으로 수집하였다. 출생, 사망진단서로부터 교육 수준에 대한 자료를 수집했다. 어떠한 자료에서도 수입에 대한 정보는 모으지 않았고, 고용상태와 건강보험 보유 여부혹은 공적부조 수령에 대해서도 거의 자료를 수집하지 않았다. 사회경제적 자료가 수집될 때에도 (출생 신고서 상 어머니의 교육 수준을 제외하고) 대체로 출판된 보고서에는 포함되지 않았다. 사회경제적 자료를 수집하고 보고하는 데서 장애요인은 자원의 부족, 자료의 기밀성과 정확성에 대한 우려 등이 있었다. 하지만 모든 자료는 거주지 주소를 포함하고 있었는데, 이는 그 기록이 지역 코드화되어 총인구조사 기반의 사회경제적 자료와 연계될 수 있다는 것을 의미한다.

결론. 미국과 연방의 인구동태통계와 질병등록은 건강의 추세를 모니터하고 건강의 사회적 불평등을 감소시키기 위한 노력을 개선하기 위해 지속적으로 사회경제적 자료를 수집하고 공표해야 한다."

생태사회적 이론에 영향을 받은 문제 해결을 위해 고안된 프로젝트

『중요 보고: 미국 공중보건 격차 지역코딩 프로젝트』(Krieger et al., 2004)

문제	대부분의 미국 보건감시체계에서 사회경제적 자료의 부족함
왜 문제 인가?	이 자료 없이 우리는 ① 미국 건강의 사회경제적 불평등을 관찰할 수 없고 ② 건강의 인종/민족적, 성별 불평등에 대한 기여를 확인할 수 없으며, ③ 국가 적으로 건강의 사회적 불평등을 없애는 중요한 목표를 어떻게 달성할 수 있 을지에 대한 대중의 관심, 토론, 활동에 활기를 불어넣어 줄 수 없다(2010 건 강한 사람들 총괄 목표 #2).
가능한 해결책	공중보건감시자료를 지형 코딩하고 인구조사를 통한 지역 기반 사회경제적 측정자료(ABSMs)를 사용하여 관할 내 발병 사례와 인구집단의 특성을 파악 하고, 지역에 기반을 둔 사회경제적 위치를 측정함으로써 계층화된 발생률 계산을 가능케 하는 것.
부족한 지식	어떤 지리 수준에서 어떤 지역 기반 사회경제적 측정(ABSMs)을 사용하는 것이 미국의 전반적인 그리고 다양한 인종/민족, 성별 집단 내에서의 건강의 사회경제적 불평등을 관찰하기 가장 적절한지 알려져 있지 않음.
방법론 연구: 공중보 건 격차 지역 코 딩 프로 젝트	우리는 이에 따라 어떤 지역 기반 사회경제적 측정이 어떤 수준의 지형, 즉 인구조사 기본집단[BG], 인구조사표준지역[CT], 우편번호[ZC]이 미국 건강 의 사회경제적 불평등을 관찰하기 적절한지 확인하기 위해서 공중보건 격차 지역코딩 프로젝트를 실시했다. 1990년 인구조사자료와 두 개의 뉴잉글랜드주, 즉 매사추세츠와 로드아일 랜드의 공중보건감시체계에 기초하여 우리는 다음과 같은 자료를 분석하였 다. ① 일곱 가지 성과지표: (총사망률, 원인별 사망률 등) 사망률, (모든 지 역 발생률, 지역별 발생률 등) 암 발생, 저체중아, 아동 납 중독, 성 매개 감 염, 결핵, 비치명적 무기 관련 부상, ② 18종류의 지역 기반 사회경제적 측정 이 그것이다. 우리는 이러한 분석을 세 개의 지리적 수준 모두에서 전체 인 구와 다양한 인종/민족, 성별 집단에 대하여 모두 실시했다.
핵심 발견	우리의 핵심 방법론적 발견은 건강의 사회경제적 불평등을 관찰하기 가장 적절한 지역 기반 사회경제적 측정은 인구조사표준지역(CT) 빈곤 수준이었 다. 왜냐하면 이는 ① 전체 집단과 다양한 인종/민족 - 성별 집단에 대해 광 범위한 건강지표에서 예측된 사회경제적 차이를 일관되게 탐지해내고 ② (BG와 ZC에 비하여) 지역 기반 사회경제적 자료와 가장 최대로 부호화와 연 계가 가능하며 ③ 쉽게 이해되며 주 보건사무국 직원들이 쉽게 이해할 수 있 고 실제로 사용 가능하기 때문이다. 이 측정도구를 사용함으로써 우리는 실 제적으로 연구된 모든 결과 지표에 대한 사회경제적 차이의 강력한 근거를 제공할 수 있었고, 공통적인 측정을 통해 ① 이 측정결과에 대하여 조정을 하 는 것만으로도 백인에 비해 흑인과 히스패닉계 사람에서 관찰되는 높은 위 험도를 낮추었다는 점과, ② 만약 유일하게 10년 전부터 『2000년 건강한 사 람들』의 목표를 지속적으로 달성하였던 집단인 가장 덜 가난한 인구조사표

	준지역(CT)만큼 모든 이가 표준화되었다면 절반 이상의 성과지표에 대해서 전체 사례의 절반 이상을 예방할 수 있었을 것이다.
권고 사항	미국 공중보건감시자료는 인구조사표준지역 수준의 '빈곤선 이하 인구비율' 지표를 이용하여 지역코딩하고 정규적으로 분석하여 건강의 사회적 격차를 추적하는 노력을 향상하고, 그 문제를 해결하려는 책임을 높여야 한다.
이 방법 론을 통 해 보고 서를 발 표한 주 보건 당국	『워싱턴주 건강: 인종과 민족, 가난, 교육에 따른 건강 격차를 해결하기 위한 주단위 평가』 2004년 9월, http://www.doh.wa.gov/HWS 『2007년 버지니아주 보건부 역학 특징(Epidemiologic Profile)』 http://www.vdh.Virginia-9OV/epidemiology/DiseasePrevention/Profile2007.htm 『2008년 버지니아주 건강형평 보고서』 http://www.vdh.state.va.us/healthpolicy/2008report.htm 『2008년 메사추세츠주 사망』 http://www.mass.gov/dph/repi
관련 출판물	Krieger et al., 2001; Krieger et al., 2002a; Krieger et al., 2002b; Krieger et al., 2003a; Krieger et al., 2003b; Krieger et al., 2003c; Krieger et al., 2003d; Krieger et al., 2005b; Subramanian et al., 2005; Krieger, 2006; Subramanian et al., 2006a; Subramanian et al., 2006b; Rehkopf et al., 2006; Chen et al., 2006; Krieger et al., 2007; Krieger, 2009

사례 2. 공중보건 감시체계 내 인종/민족 자료-사회역학 접근방법을 통해 자료의 정치성 폭로: PAHO, 브라질, 미국(Krieger, 2000; Nobels, 2000; PAHO, 2002; Krieger, 2004b; Paixão, 2004; Travassos & Williams, 2004; Romera & da Cunha, 2006)

범아메리카건강기구(Pan American Health Organization, PAHO): 민족 출신 자료를 수집하고 발표해야 하는 근거와 결측자료로 인한 문제

『문화 다양성과 통계적 건강정보의 분해(Cultural diversity and disaffregation of statistical health information)』(PAHO, 2002)

• 2쪽: "민족 출신(ethnic origin)에 따라 자료를 수집하고 배포하는 것은 의료서비스에 대한 접근성과 건강 상태의 불평등을 찾아내고 관찰하며 점진적으로 없애는 데 필수적이다. 이 정보는 예방, 홍보, 치료 프로그램이 효율적이 되도록 하고 평등을 달성하게 하는 통합적인 규범을 만드는 노력에 매우 중요하다.
민족 출신에 대한 질 높은 적절한 자료와 분석의 부족은 대부분의 국가에서 나타나는 문제이다. 정보체계의 존재 여부는 근거기반 의사결정에서 제한된 자원을 적절하게 배분하고 중재의 효율성을 평가하기 위해 필수적이다."

- 3쪽: "이 프로젝트의 목적은 ① 자료수집과 분석 능력을 향상시키고 ② 아프리카계 인구집단과 원주민의 건강에 대한 집합적 지식을 확대시켜주는 새로운 정보를 만들어내는 것이다."

브라질: 부적절하거나 결측된 인종, 또한 경제적 측정도 문제

문제에 대한 개념적 설명:
파이상(M. Paixão), 「일출을 기다리며: 당대 브라질 내 아프리카 후손 집단의 (위태로운) 사회적 상황에 대한 설명」(Paixão, 2004)

"브라질 내 아프리카 후손의 경제적, 사회적 상황에 대한 통계자료 분석은 심각한 인종적 불평등을 보여주는데, 이는 '인종 민주주의' 신화와 같은 사회통념에 따라 전통적으로 부인되어왔다. 믿을 만한 통계자료의 부재는 이 신화의 힘을 더욱 강력하게 만들어왔다. 최근 만들어진 통계자료는 흑인 운동의 압박에 따른 결과이다. 브라질 내 아프리카 후손의 인구학적 조사가 수행되었고 사회 지표는 피부색/인종, 소득 수준, 교육, 건강 상태로 나누어졌다. 브라질 내 아프리카 후손과 백인에 대한 자료를 분해한 특정 인간 발달 지표 분석은 아프리카와 세계 어느 다른 나라와 비교해서도 심각한 인종 불평등을 보여주었다. 브라질 내 흑인 집단은 여전히 집단적·사회적 권리가 없으며 브라질의 유럽 후손 집단의 생활수준과 비교해 엄청난 차이가 있다."

경험적 근거:
로메라와 다쿠냐(E. Romera & C. B. da Cunha), 『브라질 사망 정보체계 내 영아 사망률과 관련한 사회경제적, 인구학적 자료의 질』(Romera &: da Cunha, 2006)

"이 연구는 브라질 사망 정보체계 내의 영아 사망률과 관련하여 사회경제적, 인구학적 자료의 질을 평가하려는 목적에서 이루어졌다. 이 글은 시스템이 국가 내 여러 주에서 영아 사망률 불평등을 관찰할 수 있는 가능성을 평가하였다. 접근성, 시기 적절함, 방법론적 명확성, 불완전성, 일관성이 질적 평가의 지표로 사용되었다. 선택된 변수는 다음과 같다. 인종, 출생 시 체중, 임신 연령, 의료적 관리, 출산 경력, 어머니의 교육 정도, 연령, 직업 등이다. 또한 이 연구는 영아 사망률에 대한 정보체계의 작업 문서와 과학 문헌을 검토하였다. 자료 불완전성의 비율은 지역별과 주별로 계산되었으며, 로지스틱 회귀분석을 사용하여 (불)완전성에 영향을 줄 수 있는 요인을 밝혀냈다. 자료의 접근성과 대부분 변수의 적절성이 있음에도 체계는 심각한 질적 문제를 보여주었다. 결측치와 관련하여 매뉴얼 상의 혼란스러운 지침, 엄마 직업의 오분류, 정보제공자의 인종/민족에 대한 자료 결여, 불완전한 정보의 높은 비율 등이 그것이다. 이 체계는 영아 건강 불평등을 최소화시키는 조치를 관찰, 평가, 계획하는 데 믿을 만한 자료원으로 보이지 않는다."

미국: 인종/민족 자료 배제에 반대하는 주장과 비판적 분석의 필요성

크리거, 「자료, '인종', 정치: 캘리포니아주 법령 54의 역학적 중요성」(Krieger, 2004b)

"사회정의와 공중보건을 위한 자료는 속담에도 나오는 양날의 검과 유사하다. 사회의 부당함에 대한 우리의 주장을 근거 안에 기반을 두고자 한다면 우리는 양적이든 질적이든 간에 반드시 자료를 사용해야 한다. 하지만 자료가 간단히 존재하는 것은 아니다. 문자 그대로의 '자료'의 정의는 '주어지는 것'인 데 반해, 자료는 필요한 자료를 얻으려 하는 사람의 생각과 노동을 거쳐서 적절하게 계획되며 수집된다. 게다가 역학의 경우 이상적인 것과는 거리가 먼 범주로 나뉜 인구집단 자료를 사용해야 한다. 왜냐하면 자료를 변형시키고 축적할 수 있는 힘을 가진 사람의 가정은, 자료를 사용하여 건강의 사회적 불평등을 설명하고 이를 반대하고자 하는 사람과 다르기 때문이다. 캘리포니아주 법령 54(California ballot initiative Proposition 54)와 관련하여 최근 발생한 이슈는 이러한 긴장을 교훈적으로 강조하고 있다. 공식적으로 '인종, 민족, 피부색, 국가 출신에 의한 분류'라고 지정되었지만 이전에 성공적인 차별철폐정책 행동인 법령 209를 후원했던 지지자에게 '인종 개인정보 보장안(Racial Privacy Initiative)'으로 불리는 법령 54는 정부 단체에 의해 인종/민족 자료가 수집되고 사용되는 것을 금지시키려고 했다. 지지자는 "고정관념을 깨자"라는 표어 아래 "인종에 근거해서 특혜를 주는 정부의 정책을 끝내고, 21세기 미국에서는 들어설 여지가 없는 17세기의 인종 분류 체계를 종식시킬 수 있다"고 주장했다.
'인종'을 구분하는 시대에 뒤떨어진 방식을 철폐하고자 하는 접근법이 겉으로 보기에는 '진보적'이지만, 법령 54는 이 자료가 없다면 얼마나 큰 공적 손해, 특히 공중보건과 관련된 손해로 이어질지 밝혔던 공중보건 옹호자와 연구자 연합체의 주도로 패배하였다(64% 반대).
(…) 강력하게, 법령 54의 지지자와 반대자 모두 인종 차별주의와 인종이 '선천적' 특징이라는 비과학적 신념을 비난했다. 하지만 지지자는 '인종'은 '진짜'가 아니라는, 즉

'생물적'이 아니라는 이유에서 인종/민족 자료의 수집을 반대한 반면, 반대자는 이 입장이 인종 차별과 강탈의 사회적·개인적 역사를 반영하는 사회적으로 구축된 범주로서의 '인종'에 대한 사회적 현실을 명백히 무시하였다고 반박했다.

따라서 이 모순은 날카롭고 피할 수 없으며 사회적 불평등의 흔적을 지니고 있는 범주를 이용한 모든 연구들에 영향을 미친다. 건강의 사회적 격차에 대한 자료는 오랫동안 ① '선천적' 열등성, ② '문화적' 열등성, 또는 ③ 사회적 불평등의 체현된 결과 등의 근거로 해석되어왔다. 맥락이 없는 "고정관념을 넘어선 사고"는 없다. 인종/민족에 따른 건강 불평등의 경우, '피부색'이 더는 인간 존엄과 인간 권리 거부에 대한 신호가 될 수 없으며, 우리는 모두에게 평등한 다인종 사회에서 살아갈 것이고 자료도 이를 보여주고 있다. '주어진' 공중보건자료의 이면에 있는 권력과 불평등의 문제를 드러내야만, 우리는 공중보건의 기반을 구성하는 사회정의와 인간 권리를 증진시킬 자료를 정직하게 다룰 수 있을 것이다."

사례 3. 국제적 건강 통계자료 생성: 자료의 큰 결함은 지속적으로 존재했음
(Hedman et al., 1996; DESA, 2006; Lin et al., 2007; Jara, 2007)

건강문제를 포함해 왜 성별 통계가 중요한가

헤드만 등(B. Hedman, F. Perucci, & P. Sundström), 『통계의 생성/젠더화: 변화를 위한 도구』(Hedman et al., 1996)

• 9쪽: "모든 사회 영역에서 남성과 여성의 상황에 대한 통계자료와 지표는 평등을 높이는 데 중요한 도구이다. 젠더 통계는 완전한 평등을 향한 진척을 감시하고 정책을 형성하는 데 고정관념을 제거하는 중요한 역할을 한다. 적절한 젠더 통계자료의 생산은 다양한 통계 자료원과 영역뿐만 아니라 전체적 공식 통계체계와도 관련이 있다. 개념, 정의, 분류, 방법의 개발과 개선을 의미하기도 한다."

스미스(M. K. Smith), 『건강 프로그램에서 젠더 형평의 증진: 감시와 평가』(Smith, 2001)

• 95쪽: "지난 10년간 정부와 국제 공여자가 지원한 빈곤퇴치 전략에서 보건의료 투자가 매우 중요한 역할을 한다는 국제적 인식이 높아져 왔다. 이와 동시에 주류 건강 프로그램 형성과 정책에서 젠더 분석의 필요성에 대하여 국가 차원의 논란이 증

가하고 있다. 이전에는 여성과 젠더 문제에 대한 우려가 여성의 재생산에만 좁게 초점을 맞춤에 따라, 여성의 필요, 돌봄 역할, 보건 서비스 접근과 이용을 고려하기보다 모자보건서비스에만 제한되었다. 이 새로운 의제에서 젠더 감수성이 높은 감시와 평가는 필수적인 부분이다. 어떤 특정 프로젝트나 프로그램이 지역사회의 모든 구성원에게 도달하며 그들 모두에게 비슷한 영향력을 준다는 가정에 의문을 갖는 것이 젠더 연구에서 주요 원칙이다."

1996~2006년 결측 자료의 정도

헤드만 등, 『통계의 생성/젠더화: 변화를 위한 도구』(Hedman et al., 1996)

• 77쪽: "다음은 (젠더에 의해 계층화된) 자료가 특별히 부족한 주제이다" (주의: 건강 결과 지표는 굵은 글씨이며, 나머지는 모두 건강의 사회적 결정요인임)

• **남성 생식력** • 가구의 구성과 구조 • **질병과 사망의 원인** • 국내, 국제 이주	• 학교 자퇴율 • 교육 수준 • 고학력 분야 • 신용거래에 대한 접근 • 토지에 대한 접근 • 비공식영역	• 자급 농업 • 무보수 노동 • 시간 사용 • 개인, 가구 소득 • 소득 통제 • 빈곤	• **여성에 대한 폭력/ 가정 폭력** • 경제적 의사 결정 • 지역 수준에서 의사 결정 • 가구 수준에서 의사 결정 • 가구 내 자원의 분배

그리고 10년 후 여전히 결측치가 있다.

「2005년 세계의 여성: 통계의 진전」(DE5A, 2006)

• 21~22쪽: "1995~2003년의 기간 동안 많은 국가와 지역에서 남성과 여성, 소년과 소녀 사망자 수 등 기본적인 통계도 보고되지 않았다. 1995년부터 2003년 사이 조사된 204개 국가와 지역의 1/3 이상이 한 번도 성별 사망자 수를 보고하지 않았다. 같은 기간 동안 약 절반 정도가 원인, 성별, 나이에 따른 사망률을 한 번도 보고하지 않았다. (…) 성별 사망자를 보고하는 국가 비율이 가장 낮은 지역은 아프리카이다. 전체 인구 중 35%에 해당하는 비율인 55개국 중 18개 국가만이 1995년부터 2003년 사이 최소한 한 번 성별 사망자 수에 대한 자료를 보고했다. 아시아에서는 전체 중 약 55%의 비율에 해당하는 33개국, 오세아니아는 전체 중 76%의 비율에 해당하는

7개국이 성별 사망률을 보고했다. 북아메리카, 남아메리카, 유럽의 경우 성별, 연령별 보고는 대부분의 국가에서 이루어졌다. (…)"

- 22~23쪽: "북경행동강령(Beijing Platform for Action)에 따르면, 남아선호사상이 성별 사망률의 차이를 만들어내는 한 요인이다. 그 결과로 일부 국가에서는 100명당 다섯 명꼴로 남성이 여성에 비해 더 많다. 남아선호사상은 여전히 많은 사회에서 뿌리 깊게 남아 있으며 여자아이는 영양, (백신 등과 같은) 예방적 치료, 의료서비스에 대한 접근성 등이 더 낮다. 여자아이의 높은 사망률을 해결하고 제거할 수 있도록 어느 지역에서 여자아이의 사망률이 높은지를 알기 위해서는 성별 영아 사망에 대한 자료가 필요하다. 1995~2003년 기간 동안 전체 영아 사망 수는 143개 국가에서 보고된 반면, 성별 영아 사망률은 더 적은 국가, 즉 전 세계의 40%인 114개국에서만 보고되었다. 아프리카와 아시아에서 적게 보고되고 다른 지역에서 높게 보고되는 양상은 성별 영아 사망의 경우에도 마찬가지로 나타났다."

- 27쪽: "일반적으로 국가는 다음과 같은 두 집단 중 하나에 해당된다. 강한 통계 역량을 지니고 있어 거의 매년 성별, 연령, 원인별 사망률을 보고할 수 있거나 통계 역량 부족으로 1975년 이래 발전이 거의 없는 경우이다. 게다가 국가의 성별, 연령별 사망률 자료 보고와 국가의 발전 수준은 명확한 관계가 있다. 이는 적어도 부분적으로는 덜 개발된 지역에서 출생과 사망을 기록하는 시민등록체계 기능이 부재한 결과라고 할 수 있다. 그렇지만 주목할 만한 개선도 있었다. 인간에이즈바이러스/에이즈로 인한 사망의 보고는 훨씬 나아졌다. 추가로 다중지표군집조사(Multiple Indicator Cluster Surveys)와 인구통계건강조사(Demographic and Health Surveys) 등 국제 프로그램의 시행은 사망, 이환, 장애에 대한 국가단위 자료의 가용성을 향상하는 데 기여했다."

린 등(V. Lin, S. Gruszin, C. Ellickson, J. Glover, K. Silburn, G. Wilson, C. Poljski), 「젠더 형평과 건강 지표의 비교 평가」(Lin et al., 2007)

- S19쪽: "방법: 주류 건강 체계 내에서 젠더 형평을 분석하기 위해 포괄적인 건강 정보 체계가 ISO(2001)에 의해 개발되었다. 주요 국제 단체에 의해 사용 중인 1095개의 지표를 이 체계에 적용하여 기술적 질과 젠더 감수성을 평가받았다."

- S21~522쪽: "— 영아 사망률처럼 기본 건강지표를 포함하는 대부분의 일반적인 지표는 성 또는 연령에 의해 구분되어 보고되지 않았고, 비교 지표와 같이 보고되지도 않았고, 시간에 따라 보고되지도 않았다. 비록 기대 수명, 교육, 노동, 민주주의 등에 대한 지표에서 성별 분리되었지만.

— 연령별 분석 지표가 거의 없고 민족이나 사회경제적 집단별로 분리된 지표도 없었다.
— 특정 성별에만 측정된 대부분 지표는 여성에 대한 것이었으며, 재생산 가능한 연령대의 여성에 국한되어 있거나 (예를 들어 분만, 출생과 같은) 재생산 관련 결과 지표에 대해 설명한다. 반면 가임기에 해당되지 않는 여성, 즉 노년 여성 또는 어린 소녀에 대한 건강 문제나 비가임기 상태와 관련된 (예를 들어 정신적 건강) 자료는 대부분 결측되었다.
— 비교 지표는 남성에 대해 여성을 비교하였는데 남성을 기준으로 사용하였고, 대부분 (문해력, 교육, 고용를 포함하여) 단지 여섯 개의 주제에서만 발견되었다.
— 시간에 따른 변화를 평가할 수 있는 시간 요소를 포함하는 지표는 거의 없었다."

사례: 화상 통계

스미스(M. K. Smith), 『건강 프로그램에서 젠더 형평의 증진: 감시와 평가』(Smith, 2001)

• 98~99쪽: "북이집트의 건강 프로젝트인 아슈트 화상 센터(Assuit Burns Centre)의 젠더 민감 모니터링 운동은 여성이 화상에 특별히 취약하고 의료서비스 접근성의 부족한 사실을 드러내면서 북이집트의 빈곤 시골 지역에서 성별 화상 규모에 대해 면밀한 이해를 할 수 있도록 해주었다. (…) 북이집트 내 화상에 대한 젠더 분석은 주로 요리하고 빵을 굽는 등 가사일을 하는 동안 화상을 당하는 사람이 주로 여성이라는 것을 우리에게 알려주었다. (…) 미관 손상이나 장애 같은 화상의 신체적 후유증은 남성이나 여성에게 똑같지만 사회적 후유증은 다르다. 화상 흉터를 가진 여성은 사회적 삶에 영향을 주는 여러 편견에 마주하게 된다. 예를 들어 화상을 당한 미혼 여성은 결혼하지 못하기도 하며, 여성적 아름다움과 육체적 노동 능력에 대해 성별 기대를 요구하는 사회로부터 이방인으로서 평생을 살게 될 수도 있다."

사례 4. 국가 간, 국가 내 건강불형평과 사회적 결정요인을 가시화하는 새로운 접근방법(Worldmapper, 2008; Gapminder, 2008)

지도: 1장 〈그림 1-4Ⓐ〉부터 〈그림 1-4Ⓗ〉까지: 월드매퍼 프로젝트에서 얻은 지도 (Worldmapper, 2008)
가용한 사회인구, 건강 자료를 이용하여 변수가 정하는 만큼 국경을 다시 그리는 참

신한 방법을 적용한 월드매퍼 프로젝트에서 얻은 지도는 건강의 국제적 불평등에 대한 새로운 시각을 제시하고, 이 문제를 해결하려는 움직임에 박차를 가하도록 하고자 의도되었다. 비록 이 지도가 그 자체로는 불형평이 '왜' 존재하는지에 대한 답을 주지는 못하지만, 이 '왜'라는 질문에 활력을 불어넣기 위해 이 지도를 만들고 병치시키는 데 사용된 이론적 관점이 가장 중요한 핵심이다. 이 지도를 만든 사람 중 한 명인 대니 돌링(Danny Dorling, 1967~)은 아래와 같이 말하였다. "지도를 그린다는 것은 우리의 상상을 좀 더 세계의 건강 불평등 정도와 범위를 이해하도록 맞물리는 방법 중 하나이다. (…) 내가 가장 중요하다고 생각하는 것은 우리가 우리 행성의 해부도를 이러한 방식으로 다시 그릴 때 마음에 품는 새로운 사고 방식이다. 행동하기 위해서 우리는 무엇을 볼 수 있어야 할까?"

도표: 1장의 〈그림 1-5〉에서 〈그림 1-6〉까지: 갭마인더 프로젝트에서 얻어진 도표
　　　(Gapminder, 2008)

사회역학 방향성에서 활력을 얻었듯이 한스 로슬링(Hans Rosling, 1948~)에 의해 개발되어 갭마인더 프로젝트에서 얻어진 이 도표는 국제적 건강불형평의 자료를 표현하는 또 다른 새로운 방법을 제공한다. "지속 가능한 성장과 국제연합 새천년 개발목표(UN Millennium Development Goals) 달성"을 증진하기 위한(Gapminder, 2008) 유사하거나 다른 1인당 소득 수준이나 시간에 따른 소득 수준에서, 국가 안이나 국가 간의 건강불형평의 다양한 정도를 나타내는 숫자를 뚜렷이 표기함으로써 건강불형평 정도의 다양성과 불가피한 크기는 없다는 것을 강조한다. 자료 제시로 얻어지는 '왜'라는 질문은 건강의 사회적 결정요인과 관련되며 역사적·지리적 불확정성에 조응하는 이론의 방향성을 반영한다. 로슬링은 다음과 같이 언급하였다(Barone, 2007).
"대부분의 사람은 오직 두 종류의 국가만 알고 있다. 서구와 제3세계가 그것이다. 반면 나는 200개 유형의 국가에 대해 알고 있다. 각 국가의 국민총생산, 교육 수준, 아동 사망률, 주요 수출 품목 등을 알고 있다. 세계의 생활 조건은 연속적이다. (…) 우리는 어떻게 세계에서 가장 가난한 한 명에서부터 20억에 이르는 사람의 조건을 더 잘 측정하고 소통할 수 있을지 알고 싶어 한다. (…) 아무런 사진도 보고서도 없는, 페니실린으로 치료할 수 있는 질병이 매달 해일처럼 있다."

1980년대 이후 차별과 건강을 다루는 역학연구의 급격한 증가에 대한 개인적 성찰 − 앞에 놓여 있는 작업

내가 1980년대 후반과 1990년대 초반에 건강 불평등의 결정요인으로 차별에 대해 역학연구를 처음 하기 시작했을 때(Krieger, 1990; Krieger et al., 1993; Krieger & Sidney, 1996: Krieger, 2003) 이 주제에 대한 역학 연구는 없었다. 희박한 연구는 그나마 심리학 분야의 논문이었고 인구집단 기반으로 이루어지지 않았다. 이 중요한 차이를 역학 분석으로 찾아내어 다룰 수 있게 한 것은 사회적 질병 발생 [이론]이었다(6장 참조). 그렇지만 나는 곧 그것이 사회적 불평등이 어떻게 생물학적으로 표현되는지에 대해 지침이 충분하지 못하다는 것을 깨달았고, 이는 생태사회 이론을 개발하려는 나의 노력에 박차를 가해주었다(Krieger, 1994)(7장 참조).

1999년에 나는 차별과 건강에 대한 첫 번째 주요 《역학 리뷰》 논문을 발표했고(Krieger, 1999) 이 논문에서 차별이 건강에 악영향을 끼칠 수 있는 다섯 가지 중요한 경로를 설명하기 위해 생태사회 이론을 사용했다. ① 경제적·사회적 박탈/결핍, ② 독성 물질과 해로운 환경조건, ③ 사회적으로 가해진 트라우마, ④ 해로운 제품의 집중적 마케팅, ⑤ 부적절하거나 질 낮은 건강 관리가 그것이다. 여기에 하나를 더하자면 ⑥ 원주민 집단이 자신의 토지와 그에 따르는 전통적 경제로부터 구조적으로 멀어지는 생태계의 악화이다(아래와 7장 참조)(Krieger, 1999; Krieger, 2003c; Krieger, 2009; Krieger 2010a).

이 고찰 문헌을 쓰면서 건강과 차별의 자가 보고(self reported) 경험 간 연관성에 대한 가설을 명백하게 검정한 21개의 인구집단 기반 연구를 찾아낼 수 있었다. 이 21개의 연구 중 세 개는 여러 유형 차별을 다루었고, 15개는 인종차별에 초점을 맞추었으며(1984년에 처음 출판), 세 개는 성차별(1990년에 처음 출판), 네 개는 성적 정체성 기반 차별(1994년에 처음 출판), 나머지 한 개는 장애에 대한 차별(1998년에 출판)에 초점을 맞추었다. 조사된 건강 지표는 신체 건강에서부터 정신, 건강행태에까지 이른다.

1990년대 초반 이후 이 영역에서 사회역학 관점의 영향력이 늘어나는 것을 반영하듯, 차별이 건강에 끼치는 영향에 대한 역학연구의 속도가 매우 빨라졌다. 지금까지 많은 연구가 인종 차별과 건강에 초점을 맞추어왔으며 최근 발표된 세 개의 《역학 리뷰》

논문에서도 확인할 수 있는 바와 같이 논문의 숫자가 빠른 속도로 늘어나고 있다. 하나는 2003년 발표되었으며 53개의 연구를 포함하는데 이 중 절반 이상인 24개가 2000년 혹은 그 이후에 이루어졌다(Williams et al., 2003). 다른 하나는 2006년에 출판되었으며(Paradies, 2006) 2004년까지의 138개의 연구를 포함하였고, 세 번째 논문은 2009년 발표되었고 2005년부터 2007년 사이에 미국 국립의학도서관검색도구(PubMed)에 색인된 115개의 논문을 포함하고 있다(Williams & Mohammed, 2009). 처음에 인종/민족 차별과 건강 사이의 연관을 조사하는 연구는 거의 대부분 미국에서만 독점적으로 이루어졌다. 그렇지만 지금은 범위가 전 세계적이며 라틴아메리카나 유럽 국가, 남아프리카, 뉴질랜드, 호주 등을 대상으로 이루어지고 있다(Krieger, 1999; Williams et al., 2003; Paradies, 2006; Williams & Mohammed, 2009).

인종 차별과 건강에 대한 역학연구에 대한 관심의 증가는 전 생애와 세대를 가로지르는 다양한 수준에서 인종 차별을 연구하는 방법을 발달시키고 정교하게 만들었다. 인종별 주거 분리, 보건의료제도, 정부정책 수준에서 개인의 자가 보고 등의 사례가 있다. 네 가지 리뷰 논문, 즉 2004년의 인종 차별을 측정하는 방법에 초점이 맞추어진 미국 국립연구위원회 논문과(National Research Council, 2004) 최근의 세 리뷰 논문(Kressin et al., 2008; Pager & Sheperd, 2008; Pachter & Garcia, 2009)에서 논의되었듯이(Krieger, 1999; Williams et al., 2003; Paradies, 2006; Williams & Mohammed, 2000) 연구자는 현재 인종차별의 다양한 수준과 측면을 측정하기 위해 다양한 방법과 도구를 사용하는데, 일부는 유효하고 일부는 아니다. 역학연구가 개인, 기관, 사회적 수준에서 어떻게 차별을 가장 잘 측정할 것인가에 대한 현재의 논란을 다루기 위해서는 창조적이고 엄밀한 경험적 연구가 필요하다. 이러한 도전과제를 해결하려는 연구가 현재 진행 중이다(Williams & Mohammed, 2009; Kressin et al., 2008; Carney et al.,2010, Sharrif-Marco et al., 2009; Krieger et al., 2010).

전체적으로 차별과 건강에 대한 역학연구가 아마도 더는 걸음마 단계는 아니겠지만(Krieger, 1999; Krieger, 2003c) 방법과 개념적으로 여전히 매우 초기 단계이다. 현존하는 연구가 일관되지 않는 결과로 가득 차 있는 것도 놀랄 일이 아니며 다양한 연구 사이에서 특정한 결과를 지지하는 탄탄한 발견이 이제 막 나타나기 시작한 상태이다. 단독적이든 아니면 복합적으로든, 다양한 유형의 차별이 건강에 미치는 결과를 연구하는 데 개념적·방법적·실질적인 도전과제를 다루는 역학연구가 빠르게 전 지구적 범위로 성장할 것이라는 예측은 충분히 가능한 예상이다(Krieger, 2010a).

Ⓐ 「더 나은 건강을 위한 열 가지 방법」: 생의학, 생활습관 접근방법 대비 건강의 사회
적 결정요인 접근방법의 권고사항에 대한 풍자적 대조

영국 병원장이 권하는 건강을 위한 우선적 열 가지 방법(Donaldson, 1999)	대안: 타운센드 국제빈곤연구센터 (Gordon, 1999)
① 금연할 것. 되도록 담배를 끊으라. 끊을 수 없다면 양을 줄이라.	① 가난해지지 말 것. 가난하다면 너무 오래 가난한 상태를 유지하지 말 것.
② 채소와 과일이 풍부한 균형 잡힌 식단을 따를 것.	② 가난한 지역에서 살지 말 것. 그렇다면 이사하라.
③ 육체적으로 활동적인 생활을 할 것.	③ 장애를 갖지 말며, 장애아동을 갖지 말 것.
④ 스트레스를 관리할 것. 예를 들자면 이야기를 나누고 쉴 수 있는 시간을 만들 것.	④ 스트레스가 많고 보수가 적은 육체적 노동을 하지 말 것.
⑤ 술을 마실 때에는 적당히 마실 것.	⑤ 축축하고 질이 낮은 주거지에서 살거나 집 없이 살지 말 것.
⑥ 햇빛으로부터 노출을 조심하며 화상을 입지 않게 아이를 보호하라.	⑥ 사회적 활동과 휴가를 갈 수 있을 정도의 경제적 여유를 가질 것.
⑦ 안전한 성생활을 영위하라.	⑦ 한부모가 되지 말 것.
⑧ 암 선별검사를 받을 것.	⑧ 권리가 있는 모든 복지혜택을 요구할 것.
⑨ 도로에서 안전하게 운행하기: 교통법 규를 준수.	⑨ 개인 승용차를 소유할 정도로 여유 있을 것.
⑩ 응급처치의 ABC를 배울 것: 기도 확보 (A) - 호흡(B) - 순환(C).	⑩ 사회경제적 위치를 높이기 위해 교육을 기회로 삼을 것.

Ⓑ 1998년 영국 애치슨 보고서(Independent Inquiry, 1998)를 위해 제안된 『건강
불평등을 줄이기 위한 열 가지 단계』는 개임 수준 생의학과 생활습관 연구가 우세
함을 반영하였고, 이에 대한 사회역학의 비판

로렌스(Laurance J), 『건강 평등을 위해 전문가가 꼽은 10단계』(Laurance, 1998)	데비 스미스 등(G. Davey Smith, S. Ebrahem, S. Frankel) 『정책이 어떻게 근거를 형성하는가: '근거 기반' 사고는 저하된 정책 결정을 야기할 수 있다』(Davey Smith et al., 2001)

"장관이 최우선으로 강조한 빈자와 부자 사이의 건강 차이를 좁히는 열 가지 최선책이 전문가 위원회에서 만들어졌다. 목록을 만든 전문가 집단에는 영국의 두 주도적 의학저널인 《란셋(Lancet)》과 《영국 의학잡지(British Medical Journal)》의 편집장이 포함되었는데, 이들은 건강 불평등에 대한 일련의 연구를 평가하고 성공 가능성에 따라 평가지표를 순위로 매겼다. (…) 영국 의학잡지 편집장 스미스는 전문가 세금과 복지체계 조정과 같은 거시적 변화보다는 상대적으로 작은 의학적 중재에 집중되어 비판받을 수 있다고 말하였다. 하지만 그것이 가장 근거가 강력했던 부분이었다."

① 니코틴 껌과 패치는 국가건강체계(NHS)에서 무료여야 한다. 금연 확률을 두 배로 올려준다.

② 취학 전 교육과 보육: 아이를 위한 장기적 장점이 있다는 강력한 근거가 있음.

③ 식수의 불소화사업: 충치 감소 효과.

④ 차의 범퍼를 부드러운 재질로 사용하는 것과 같은 사고 예방: 젊은이의 사망에 가장 중요한 원인이 사고이다.

⑤ 약물에 대한 학교교육: 어린 학생이 약물에 중독되는 것을 막을 수 있다.

⑥ 모유수유와 정신 건강을 증진과 같은 분만에 대한 지원: 장기적으로 이익이라는 근거가 있음.

⑦ 국가건강체계에 소수인종의 접근성 개선: 예를 들어 연결 노동자를 임명하기.

⑧ 엽산을 밀가루에 첨가하기: 아이의 이분척추증을 예방한다. 심장질환과 알츠하이머까지 예방할 수도 있다는 근거가 있음.

⑨ 학교에서 우유 무상 급식.

⑩ 흡연에 대한 경고: 생명을 구한다는 좋은 근거가 있음.

"증거에 기반을 둔 건강정책을 누가 원치 않겠는가? '근거 기반 의학'과 '근거 기반 정책'은 그만큼 확실하고 자명하게 바람직한 우수성을 갖고 있기에 건강 불평등을 해소시키는 것과 관련하여 그들의 적절함에 의문을 품는 것은 적절하지 않은 것처럼 보인다. 그러나 이 용어는 너무 친숙한 나머지 어떠한 종류의 자료가 특정 유형의 결정에 대한 적절한 근거를 제공하는지에 대한 중요한 의문점을 잊어버리기 쉽다. 개인에 초점이 맞추어진 중재의 혜택에 대한 근거는 건강 불평등을 줄이는 정책의 지침을 주는 데 도움이 되지 않을 수 있다. (…)

애치슨 조사의 목적은 단지 전체적으로 건강에 이득이 되는 것을 넘어 건강 불평등을 감소시키는 권고사항을 만드는 것이었다. 제안한 대부분의 중재에는 건강 불평등 감소의 결과를 보여준 수준 높은 설계의 연구가 없었다. (…)

(…) 건강의 광범위한 결정요인에 대한 간헐적 수사적 관심이 있음에도 근거 기반 연구는 개인적 중재에 제한되었다. 코클란 라이브러리(Cochrane Library)는 국가적 재분배 재정 정책의 효과에 대한 체계적인 리뷰나 시행을 포함하지 않을 것이며, 실업을 감소할 수 있는 경제적 투자에 대해서도 마찬가지다.

이 정책과 근거 사이 부조화가 암암리에 지닌 특성은 평가 집단이 지식이 많은 해설자처럼 무시하는 척하면서 문제는 알고 있다는 사실이다. [애치슨보고서 제안사항을] 평가한 집단은 『건강 평등을 위한 10단계』를 시작할 때 "우리의 권고는 상당히 의학적인데, 의학이 근거가 많기 때문이다"고 언급했다."

© 21세기의 새로운 사례로서 인구집단 건강 개선과 건강 형평 등의 증진을 위한 국가 정책과 국제적 권고사항: 생의학과 생활습관 접근방법을 넘어 사회역학 관점으로 이동

스웨덴의 새로운 공중보건정책(2003)	세계보건기구 건강의 사회적 결정요인 위원회(2008)
개념 접근	개념 서술
스웨덴 국가 보건 기구. 『스웨덴의 새로운 공중보건 정책에 대해: 스웨덴을 위한 국가공중보건 목표』 수정판: 2003. (Swedish NIPH, 2003)	『한 세대에 격차를 줄이기: 건강의 사회적 결정요인에 대한 행동을 통한 건강 형평성(Closing the Gap in a Generation: Health Equity Through Action on the Social Determinants of Health)』
5~6쪽: "제2차 세계대전 이후 수십 년 동안 건강의 쟁점은 점점 더 의학적이고 전문적으로 되어갔다. 신약의 발견과 반박할 수 없는 의학적 진보를 통해 모든 주요 의학 문제가 의사와 의료서비스의 능력에 따라 해결되리라는 강력한 믿음을 가지게 되었다. 건강 정책은 지속적으로 팽창하는 병원 영역에 어떻게 재정을 할당해야 하고, 어떻게 인력을 채용해야 할 것인가를 중심으로 하는 논쟁과 함께 점차적으로 의료관리 정책이라는 문구와 동의어가 되어갔다. 예방적 건강관리는 점차 뒷자리로 밀려났다.	viii쪽: " …가장 가난한 사람은 질병에 시달리며 이른 나이에 사망한다. 하지만 좋지 못한 건강은 극빈자에만 한정되지 않는다. 모든 국가에서 건강과 질병이 사회적 격차를 보인다. 사회경제적 위치가 낮을수록 건강 역시 좋지 않다.
공중보건은 1980년대 이후 점차 강력한 입지를 되찾기 시작했다. 에이즈의 확산은 의료서비스가 주요 건강 문제를 해결하리라는 신념에 치명적 타격을 가했고, 대신 많은 사람은 점차적으로 늘어나기만 하는 의료비가 공중보건 개선에 실질적으로 기여하는지에 대해 의문을 품기 시작했다. 스웨덴 사회에서조차 커지고 있는 계급 격차에 대한 인식은 공중보건 정책에 대해 다시 생각하는 작은 계기가 되었다. (…)	이럴 필요가 없으며 이것은 옳지 않다. 건강의 구조적인 차이가 적절한 행동으로 피할 수 있다고 하는 것은, 간단히 말해 불공평한것이다. 우리가 건강 불평등이라 이름 붙이는 것이다. 이러한 불공평을 바로잡는 것, 국가 별로나 국가 내에서 건강과 관련하여 거대하고 해결될 수 있는 차이는 사회 정의의 문제이다. 건강 불평등을 해소하는 것은 건강의 사회적 결정요인에 대한 위원회의 입장에서 도덕적으로 반드시 해야 하는 것이다. 사회 부정의는 대규모로 사람들을 죽이고 있다."
	1쪽: "위원회는 건강의 사회적 결정요인에 대해 총체주의적 관점을 취한다. 빈자의 좋지 못한 건강, 국가 내에서 건강에 존재하는 사회적 차이, 국가 간 뚜렷한 건

(…) 이전부터 질병이나 건강 문제를 목표의 기반으로 삼아왔다면 이제는 대신 건강 결정요인을 선택하여야 한다. 건강 결정요인은 사회 내 혹은 우리의 생활 조건 내에서 좋거나 나쁜 건강에 기여하는 요인이다. …

결정요인을 기본으로 사용하는 장점은 정치적 결정을 통해 목표에 접근 가능해지며 사회적 지표에 의해 영향받을 수 있다는 것이다. 예를 들어 심장마비의 숫자를 줄이려는 것처럼 질병에 관련된 목표를 세운다면 이를 달성하기 위해 어떠한 조치가 효과적일지에 대해서는 어떠한 지침도 제공받을 수 없다. … 건강 결정요인을 기본으로 사용하면 대다수의 공중보건연구가 의료 서비스의 범주 바깥에서 이루어져야 한다는 것을 의미한다. 건강에 영향을 주는 대부분의 요인은 의학 역량과 지식의 영역 너머에서 찾아야 한다.

실업률, 사회 안전, 주거지역 분리, 음주 습관 등에 영향을 주는 것에 관해서라면, 지방 의회와 다른 민주주의 기구에서 행해진 결정이 의료 영역에서 행해지는 노력보다 훨씬 더 중요한 역할을 한다. … … 가장 중요한 목표는 전체 집단에 대해 동등한 조건으로 좋은 건강을 위한 환경을 만드는 것이다."

강 불평등은 힘, 소득, 상품, 서비스의 불공평한 분포, 결과적으로 국가적, 전 지구적으로 사람이 사는 (의료와 교육, 학교에 대한 접근성, 직장의 환경과 여가, 집, 지역사회, 마을 혹은 도시와 같은) 환경에서 나타나는 불공평함과 번영하는 삶을 누릴 수 있는 기회의 불공평함에 의한 것이다.

이 건강에 악영향을 끼치는 불균등한 분포는 결코 '자연적' 현상이 아니라 나쁜 사회 정책, 프로그램, 불공평한 경제적 제도, 나쁜 정치 등의 해로운 조합에 의한 결과이다. 구조적 결정요인과 일상에서의 환경적 조건이 함께 건강의 사회적 결정요인을 구성하며, 국가 내 그리고 국가 간 건강 불평등의 주요 부분에 책임이 있다. …

… 전 세계 인구집단의 사회경제적 발전 요구, 건강 형평성, 기후변화의 긴급성 간의 균형을 이루는 세계적 지역사회의 일부로 건강 형평성에 대한 우리의 우려가 다루어져야 한다."

정책	권고 사항
6쪽: "공중보건 연구를 위한 11개의 종합적 목표" ①사회 참여와 영향 ②경제적, 사회적 안전 ③아동, 청소년기 동안 안전하고 바람직한 환경 ④더 건강한 직업 생활	2쪽: "위원회의 중요한 권고사항" ①일상의 생활 환경을 개선하라 ②권력, 돈, 자원의 불평등한 분배를 해결하라 ③문제를 측정하고 이해하고, 행동의 영향력을 평가하라

⑤ 건강하고 안전한 환경과 농산물

⑥ 좋은 건강을 증진시키는 건강, 의료관리

⑦ 감염병에 대한 효율적인 보호

⑧ 안전한 성생활과 좋은 생식 건강

⑨ 육체 활동 증가

⑩ 좋은 식습관과 안전한 음식

⑪ 담배와 술 소비 감소, 불법 약물과 도박이 없는 사회, 과도한 도박의 해로운 효과 감소

7쪽: "앞선 여섯 개의 목표는 일반적으로 구조적 요인으로 여겨지는 것을 설명하는 것이다. 즉 대중의 의견을 형성하고 여러 수준에서 정치적인 결정을 내림으로써 1차적으로 영향을 받는 사회와 우리의 환경의 조건이다. 반면 아래 다섯 개 목표는 개인이 스스로에게 영향을 미치는 생활습관에 관한 것이지만 사회 환경은 일반적으로 이에 매우 중요한 영향을 미친다."

세부 구조

3~9쪽: "일상의 생활 환경을 개선하라"

— "공평한 출발(출생)"

— "건강한 장소와 건강한 사람"

— "좋은 고용과 적절한 일"

— "일생에 걸친 사회적 보호"

— "보편적 건강보장"

10~19쪽: "권력, 돈, 자원의 불평등한 분배에 대해 반항하라."

— "모든 정책, 체계, 프로그램 내에서의 건강 평등"

— "공정한 자원 분배"

— "시장의 책임"

— "성 평등"

— "정치적 권한 부여 – 참여와 발언권"

— "좋은 글로벌 거버넌스"

20~21쪽: "문제를 측정하고 이해하고, 행동의 영향력을 평가하라."

— "건강의 사회적 결정인자: 감시, 연구, 훈련"

22쪽: 행동역량

"공공영역의 활동에서의 정부의 역할은 건강 형평성에서 매우 기본이 된다. 하지만 그 역할은 정부 혼자의 것만이 아니다. 오히려 그것은 지역, 세계적 수준에서 무엇이 건강 형평성에 필요한지에 관한 연구에 의해 도움을 받아, 민간 영역 활동가와의 협업을 통해, 시민 사회의 참여와 공공정책 수립이라는 민주적 절차를 통해 이루어진다. 그래야 건강 형평성에 대한 실질적인 행동이 가능하다."

역학연구 의제에 가지는 함의	역학연구 의제에 가지는 함의
6쪽: "어떻게 결정요인이 건강에 영향을 주는지 명확히 밝히는 것은 중요하다. 경제적 불평등이 증가하는 것과 공중보건이 열악해지는 것 사이에는 관계가 있지만, 이 관계 뒤에 숨어 있는 기전은 확실하게	178~179쪽: "건강 불평등의 숨어 있는 원인은 이해될 필요가 있으며, 어떤 유형의 개입이 이 문제를 해결하기 가장 적절한지 알기 위해 근거가 필요하다. 근거의 기반은 몇 가지 측면에서 강화될 필요가

밝혀진 바가 없다. 이는 결과적으로 공중보건에 대한 논의가 경제적 논의에 비해 대중적으로 그만큼 중요하게 여겨지지 못했다는 것을 의미한다. 건강 결정요인에 기반을 둔 공중보건 목표를 만들어내는 일은 공중보건연구가 매우 지식 기반이 되어야 함을 필요로 한다."

20쪽: "건강 분야에서 수행되는 연구의 대부분은 기본적인 의학 연구나 혹은 질환에 대한 연구, 질병의 과정, 그에 대한 치료에 대한 것이다. 이 연구의 많은 부분은 제약회사에 의해서 아니면 다른 의료 분야에서 경제적 이익을 쫓아 재정적 지원을 받는다.

예방적 방법에 대한 연구는 훨씬 적게 행해지며 좋지 않은 건강에 대한 사회적 기전을 다루는 연구는 거의 없다. 후자의 연구는 전체 연구의 정말 작은 분율만을 차지할 뿐이다. 연구 정책은 기본적인 보건 문제를 해결하는 데에서 의료 서비스에 대한 과도한 신뢰와 의료적 치료 분야에 존재하는 강력한 경제적 이익을 반영한다. 의학 분야 내에서 깊게 뿌리 박힌 개인적, 생물학적 접근 방법이 지배적이어서, 사회적으로 결정되는 건강의 차이는 상대적으로 거의 연구되지 않거나 많은 경우 완전히 무시되는 결과를 가져왔다. 건강과 건강하지 못함의 사회적 원인에 대한 연구와 장기적 역량 구축이 상당히 필요하다. 건강의 사회적 결정요인에 대한 활동의 유형과 다양한 보건정책의 효율성에 대한 연구가 필요하다. 효율적인 지식 기반 예방적 조치가 체계적으로 개발되어야 한다.

스웨덴의 직업생활, 사회 연구위원회와의 협력을 통해 공중보건기구(Institute of Public Health)는 스웨덴의 공중보건 연있다. 먼저 가장 큰 건강 증진은 건강의 사회적 결정요인의 개선으로부터 출발함에도, 대부분의 건강 연구와 (지원)은 생의학에 초점이 맞추어져 있다. 건강의 사회적 결정요인에 대한 학제 간, 다학제성 연구가 더 필요하다. …

게다가 건강의 사회적 결정요인에 대한 근거는 맥락에 따라 달라질 수 있다. 불평등에 대한 반응은 문화, 사회의 역사 등을 포함하는 큰 범위의 요인을 반영할 것이며 맥락이 건강의 불평등과 중재의 효율성에 갖는 영향력을 이해하기 위해서는 질적, 양적 자료를 모두 포함하는 풍부한 근거 기반을 요구한다. 근거는 엄격한 전통적인 근거 계층 구조에 기반을 두기보다 목적에 대한 적합성, 말하자면 질문에 대해 설득력 있게 답하는지 등으로 평가받을 필요가 있다."

196쪽: "위원회의 연구를 통해 대단히 중요하며 필요한 연구의 일부는 다음과 같다.

① 평균적 인구집단 건강의 결정요인과 건강 결정요인:
  - 사회적 계층화와 건강 결과 사이 관계의 원인을 이해하기
  - (예를 들어 성별, 인종, 수입과 같은) 계층화 양상과 건강 불평등 사이 상호작용 이해하기
  - 국가 간, 국가 내 건강과 건강 불평등에 대해 초국가적인 정치, 경제, 사회 체계의 영향을 계량화하기
② 전 지구에서 지역까지 건강 형평성과 건강의 사회적 결정요인을 다루는 중재
③ 정책 분석…
④ 감시와 측정:
  - 건강 불평등을 감시하고 측정하며,

구를 분석하고 개선방향을 제안해왔다."	집단 수준 중재의 영향을 평가하기 위한 새로운 방법 개발"
정책에 대한 최신 정보와 맥락에 대한 추가적인 배경지식이 필요하다면 참고: ① 스웨덴 국가 공중보건 기구. 공중보건 정책 — 11목표들. 2009년 3월 12일에 수정(Swedish NHIP, 2009) ② Sundin j, Willner W. 스웨덴에서의 사회 변화와 보건: 250년의 정치와 현실. (2007) (Swedish NHIP, 2007) ③ Wall S, Persson G, Weinehall L. 스웨덴의 공중보건: 사실, 비전, 교훈들 (2003) (Wall et al., 2003)	WHO CSDH 최종보고서에 있는 최신 정보와 해설이 필요하다면 참고: ① WHO 집행의사회 결의안: "보건의 사회적 결정 인자에 대한 행동을 통한 보건 불평등 줄이기"(EB 124.46)(WHO, 2009) ② UCL 내 의학의 역사를 위한 웰컴 트러스트(Wellcome Trust) 센터: "WHO와 보건의 사회적 결정인자: 이론과 정책 그리고 현실을 평가하기"(Wellcome Trust, 2008)

◉ 서문 _ 왜 역학 이론에 관한 책이 필요한가? ─────────

Eldredge N. *The Pattern of Evolution.* New York: W.H. Freeman & Co., 1999.

Gould SJ. *The Structure of Evolutionary Theory.* Cambridge, MA: The Belknap Press of Harvard University Press, 2002.

Krieger N. Epidemiology and the web of causation: has anyone seen the spider? *Soc Sci Med* 1994; 39: 887-903.

Krieger N. Theories for social epidemiology in the 21 st century: an ecosocial perspective. *Int J Epidemiol* 2001; 30: 668-677.

Mayr E. *The Growth of Biological Thought: Diversity, Evolution, and Inheritance.* Cambridge, MA: The Belknap Press of Harvard University Press, 1982.

◉ 1장 _ 역학 이론은 존재하는가? ──────────────

Abramson JH. Re: "Definitions of epidemiology." *Am J Epidemiol* 1979; 109: 99-101.

Allen GE. Eugenics. In: *Encyclopedia of Life Sciences.* Chichester: John Wiley & Sons, Ltd, 2001. http://www.els.net/ (doi: l0.1038/npgels.0003485). (Accessed: July 9, 2008)

Altbach PG. et al(eds.). *Textbooks in American Society: Politics, Policy, and Pedagogy.* Albany, NY: State University of New York Press, 1991.

American College of Epidemiology. Ethics Guidelines. January 2000. Available at: http://www.acepidemiology.org/policystmts/EthicsGuide.htm. (Accessed: July 16, 2008).

Anderson RN, Rosenberg HM. *Age Standardization of Death Rates: Implementation of the Year 2000 Standard.* National Vital Statistics Reports: Vol 47, no. 3. Hyattsville, MD: National

Center for Health Statistics, 1998.

Apple MW, Christian-Smith LK. *The Politics of The Textbook*. New York: Routledge, 1991.

Archer A, Bhaskar R, Collier R, Lawson T, Norrie A. *Critical Realism: Essential Readings*. London: Routledge, 1998.

Banton MP. *Racial theories*. 2nd ed. Cambridge: Cambridge University Press, I 998.

Barbeau E, Krieger N, Soobader M.-J. Working class matters: Socioeconomic deprivation, race/ethnicity, gender and smoking in the National Health Interview Survey, 2000. *Am J Public Health* 2004; 94: 269-278.

Bennett T, Grossberg L, Morris M(eds.). *New Keywords: A Revised Vocabulary of Culture and Society*. Malden, MA: Blackwell Publishing, 2005.

Ben-Shlomo Y, Kuh DH. A lifecourse approach to chronic disease epidemiology: conceptual models, empirical challenges, and interdisciplinary perspectives. *Int J Epidemiol* 2002; 31: 285-293.

Berkman L, Kawachi I(eds.). *Social Epidemiology*. Oxford, UK: Oxford University Press, 2000; pp. 3-12.

Blake W. Auguries of innocence. (1800-1803); In: Ostriker A(ed.). *The Complete Poems of William Black*. Harmondsworth: Penguin, 1977; pp. 506-510.

Brandt A. The Cigarette Century: *The Rise, Fall, and Deadly Persistence of the Product that Defined America*. New York: Basic Books, 2007, pp. 360, 393.

Braun L, Fausto-Sterling A, Fullwiley D, Hammonds EM, Nelson A, Quivers W, Reverby SM. and Shields AE. Racial categories in medical practice: how useful are they? *PLoS Med* 2007; 4: 3271. doi: 10.1371/journal.pmed.0040271

Brenner S. Autobiography: Sydney Brenner, The Nobel Prize in Physiology or Medicine 2002. Available at: http://nobelprize.org/nobel_prizes/medicine/laureates/2002/brenner-autobio.html (Accessed: July 12, 2008).

Burchard EG, Ziv E, Coyle N, et al. The importance of race and ethnic background in biomedical research and clinical practice. *New Engl J Med* 2003; 348: 1170-1175.

Byrne MM. Uncovering racial bias in nursing fundamentals textbooks. *Nurs Health Care Perspect* 2001; 22~299-303.

Carpiano RM. and Daley DM. A guide and glossary on postpositivist theory building for population health. *J Epidemiol Community Health* 2006; 60: 564-570.

Carrington D. Reading the book of life. BBC News Online, May 30, 2000. Available at: http://news.bbc.co.uk/1/hi/in_depth/sci_tech/2000/human_genomen60893.stm (Accessed: July 12, 2008).

Chase A. *The Legacy of Malthus: The Social Costs of the New Scientific Racism*. New York: Knopf, 1977.

Chia KS, Reilly M, Tan CS. et al. Profound changes in breast cancer incidence may reflect changes into a Westernized lifestyle: a comparative population-based study in Singapore and Sweden. *Int J Cancer* 2005; 113: 302-306.

Clemmesen J. Carcinoma of the breast symposium: 1. Results from statistical research. *Br J Radiology* 1948; 11: 583-590.

Cohen IB. *Revolution in Science*. Cambridge, MA: Harvard University Press, 1985.

Collins HM. Scientific knowledge, sociology of. In: Smesler NJ, Baltes PB(eds.). *International Encyclopedia of the Social & Behavioral Sciences*. Elsevier, 2001; pp. 13741-13746. doi: 10.1016/B0-08-043076-7/03156-9 (Accessed: August 23, 2008).

Daintith J(ed.). *A Dictionary of Science*. Oxford: Oxford University Press, 2005.

Daston L. and Gallison P. *Objectivity*. New York: Zone Books, 2007.

Daston L. How probabilities came to be objective and subjective. *Historia Mathematica* 1994; 21: 330-344.

Daston L. On scientific observation. *Isis* 2008; 99: 97-110.

Davey Smith G, Egger M. Commentary: understanding it all — health, meta-theories, and mortality trends. *Br Med J* 1996; 313: 1584-1585.

Davis RM, Wakefield M, Amos A. and Gupta PC. The hitchhiker's guide to tobacco control: a global assessment of harms, remedies, and controversies. *Annu Rev Public Health* 2007; 28: 171-194. doi: 10. l 145/annurev.publhealth.28.021406.144033

Desrosieres A. T*he Politics of Large Number: A History of Statistical Reasoning*. (transl. Camille Naish). Cambridge, MA: Harvard University Press, 1998.

Dunn JR. Speaking theoretically about population health. *J Epidemiol Community Health* 2006; 60: 572-573.

Duster T. Lessons from history: why race and ethnicity have played a major role in biomedical research. *J Law Med Ethics* 2006; 34: 487-496, 479.

Eldredge N. *Darwin: Discovering the Tree of Life*. New York: WW Norton & Co, 2005.

Eldredge N. *The Pattern of Evolution*. New York: W.H. Freeman & Co, 1999.

Evans AS. Re: "Definitions of epidemiology." *Am J Epidemiol* 1979; 109: 379-382.

Fleck L. *Genesis and Development of a Scientific Fact*. Chicago: University of Chicago Press, 1979(1935).

Fleck L. On the crisis of "reality" (1929). In: Cohen RS, Schnelle T(eds.). *Cognition and Fact-Materials on Ludwig Fleck*. Boston: D. Reidel Pub Co., 1986; pp. 47-57.

Frerichs RR. and Neutra R. Re: "Definitions of epidemiology." *Am J Epidemiol* 1918; 108: 74-75.

Frow J. Theory. In: Bennett T, Grossberg L, Morris M(eds.). *New Keywords: A Revised Vocabulary of Culture and Society*. Malden, MA: Blackwell Publishing, 2005; pp. 347-349.

Gadenne V. Causation (theories and models): conceptions in the social sciences. In: Smesler NJ, Baltes PB(eds.). *International Encyclopedia of the Social & Behavioral Sciences*. Elsevier, 2002; pp. 1561-1567. doi: l0.1016/B0-08-043076-7/00697-5 (Accessed: July 9, 2008).

Gannett L. What's in a cause? The pragmatic dimensions of genetic explanations. *Biology Philosophy* 1999; 14: 349-374.

Gapminder. Available at: http://www.gapminder.org/; (Accessed: July 5, 2008).

Gibson JJ. *The Ecological Approach to Visual Perception*. Boston: Houghton Mifflin, 1979.

Gilbert SF. *Developmental Biology*. 6th ed. Sunderland, MA: Sinauer Associates, 2000.

Gilbert W. A vision of the grail. In: Kevles DJ, Hood L(eds.). *The Code of Codes: Scientific and*

Social Issues in The Human Genome Project. Cambridge, MA: Harvard University Press, 1992; pp. 83-97.

Gilbert W. Autobiography: Walter Gilbert, The Nobel Prize in Chemistry 1980. Available at: http://nobelprize.org/nobel_prizes/chemistry/laureates/1980/gilbert-autobio.html (Accessed: July 12, 2008).

Gould S. *The Hedgehog, The Fox, and The Magister's Pox: Mending the Gap between Science and the Humanities*. New York: Harmony Books, 2003.

Gould SJ. *The Mismeasure of Man*. Rev. and expanded. New York: Norton, 1996.

Gould SJ. *The Structure of Evolutionary Theory*. Cambridge, MA: The Belknap Press of Harvard University Press, 2002.

Gould SJ. *Time's Arrow, Time's Cycle: Myth and Metaphor in the Discovery of Geological Tzme*. Cambridge, MA: Harvard University Press, 1987.

Graham H. *Unequal Lives: Health and Socio-economic Inequalities*. Berkshire, England: Open University Press, 2007.

Greenland S. Induction versus Popper: substance versus semantics. *Int J Epidemiol* 1998; 27: 543-548.

Grene M, Depew D. *The Philosophy of Biology*. Cambridge, UK: Cambridge University Press, 2004.

Groff R(ed.). *Revitalizing Causality: Realism about Causality in Philosophy and Social Science*. London: Routledge, 2008.

Hacking I. *An Introduction to Probability and Inductive Logic*. Cambridge: Cambridge University Press, 2001.

Hacking I. *The Taming of Chance*. Cambridge: Cambridge University Press, 1990.

Hanson NR. *Patterns of Discovery: An Inquiry into the Conceptual Foundations of Science*. Cambridge: Cambridge University Press, 1958.

Haraway D. *Primate Visions: Gender, Race, and Nature in the World of Modern Science*. New York: Routledge, 1989.

Haraway DJ. *The Haraway Reader*. New York: Routledge, 2004.

Harding S(ed.). *The "Racial" Economy of Science: Towards a Democratic Future*. Bloomington, IN: Indiana University Press, 1993.

Harris B, Ernst W(eds.). *Race, Science, and Medicine, 1700-1960*. London: Routledge, 1999.

Holton G. and Brush SG. *Physics, the Human Adventure: From Copernicus to Einstein and Beyond*. 3rd ed. New B~unswick, NJ: Rutgers University Press, 2001.

Holton GJ. *Thematic Origins of Scientific Thought: Kepler to Einstein*. Rev ed. Cambridge, MA, 1988. Harvard University Press.

Hubbard R. *The Politics of Women's Biology*. New Brunswick, NJ: Rutgers University Press, 1990.

Jackson JP. and Weidman NM. *Race, Racism, and Science: Social Impact and Interaction*. Santa Barbara, CA: ABC-CLIO, 2004.

Keith B, Ender MG. The sociological core: conceptual patterns and idiosyncrasies in the structure and content of introductory sociology textbooks, 1940-2000. *Teaching*

Sociology 2004; 32: 19-36.

Keller EF. *Making Sense of Life: Explaining Biological Development with Models, Metaphors, and Machines.* Cambridge, MA: Harvard University Press, 2002.

Keller EF. *Refiguring Life: Metaphors of Twentieth-Century Biology.* New York: Columbia University Press, 1995.

Keller ER. Nature, nurture, and the Human Genome Project. In: Kevles DJ, Hood L(eds.). *The Code of Codes: Scientific and Social Issues in The Human Genome Project.* Cambridge, MA: Harvard University Press, 1992; pp. 281-299.

Kevles DJ. *In The Name of Eugenics: Genetics and the Uses of Human Heredity.* Cambridge, MA: Harvard University Press, 1995.

Krieger N, Rehkopf DH, Chen JT, Waterman PD, Marcelli E, Kennedy M. The fall and rise of US inequities in premature mortality: 1960-2002. *PLoS Med* 2008 5(2): e46. doi: 10.1371/journal.pmed.0050046.

Krieger N, Strong EF, Makosky C, Weuve J. Breast cancer, birth cohorts, & Epstein-Barr virus: methodological issues in exploring the "hygiene hypothesis" in relation to breast cancer, Hodgkin's disease, and stomach cancer. *Cancer Epidemiol Biomarkers Prevention* 2003; 12: 405-411.

Krieger N, Williams DR. Changing to the 2000 Standard Million: are declining racial/ethnic and socioeconomic inequalities in health real progress or statistical illusion? *Am J Public Health* 2001; 91: 1209-1213.

Krieger N. A glossary for social epidemiology. *J Epidemiol Community Health* 2001; 55: 693-700. (200lc)

Krieger N. Commentary: society, biology, and the logic of social epidemiology. *Int J Epidemiol* 2001; 30: 44-46. (2001b).

Krieger N. Epidemiology and social sciences: towards a critical reengagement in the 21st century. *Epidemiologic Reviews* 2000; 11: 155-163.

Krieger N. Epidemiology and the web of causation: has anyone seen the spider? *Soc Sci Med* 1994; 39: 887-903.

Krieger N. Hormone therapy and the rise and perhaps fall of US breast cancer incidence rates: critical reflections. *Int J Epidemiol* 2008; 37: 1-11.

Krieger N. Shades of difference: theoretical underpinnings of the medical controversy on black-white differences, 1830-1870. *Int J Health Services* 1987; 17: 258-279.

Krieger N. Stormy weather: "race," gene expression, and the science of health disparities. *Am J Public Health* 2005; 95: 2155-2160.

Krieger N. The making of public health data: paradigms, politics, and policy. *J Public Health Policy* 1992; 13: 412-427.

Krieger N. Theories for social epidemiology in the 21st century: an ecosocial perspective. *Int J Epidemiol* 2001; 30: 668-677. (200la)

Krieger N. Ways of asking and ways of living: reflections on the 50th anniversary of Morris' ever-useful Uses of Epidemiology. *Int J Epidemiol* 2007; 36: 1173-1180. (2007a)

Krieger N. Why epidemiologists cannot afford to ignore poverty: a commentary for the "Global

Theme Issue on Poverty and Human Development." *Epidemiology* 2007; 18: 658-663 (2007b).

Lakoff G. and Johnson M. *Metaphors We Live By.* Chicago: Chicago University Press, 1980.

Lavery J.V. et al(eds.). *Ethical Issues in International Biomedical Research: A Casebook.* Oxford: Oxford University Press, 2007.

Lawrence SC. and Bendixen K. His and hers: male and female anatomy texts for U.S. medical students, 1890-1989. *Soc Sci Med* 1992; 35: 925-934.

Lewontin R. *The Triple Helix: Gene, Organism and Environment.* Cambridge, MA: Harvard University Press, 2000.

Lewontin RC, Rose S. and Kamin LJ. *Not In Our Genes: Biology, Ideology, and Human Nature.* New York: Pantheon Books, 1984.

Lieberson S. Einstein, Renoir, and Greeley: some thoughts about evidence in sociology. *Am Social Review* 1992; 57: 1-15. ·

Lilienfeld AM, Lilienfeld DE. Epidemiology and the public health movement: A historical perspective. *J Public Health Policy* 1982; 3: 140-149.

Lilienfeld DE. Definitions of epidemiology. *Am J Epidemiol* 1978; 107: 87-90.

Link BG, Phelan J. Social conditions as fundamental causes of disease. *J Health Social Behav* 1995; 35: 80-94.

Lock M., Gordon D(eds.). *Biomedicine Examined.* Dordrecht: Kluwer Academic Pub., 1988.

Longino HE. The social dimensions of scientific knowledge. In: *Stanford Encyclopedia of Philosophy*(2006), Zalta EN(ed.). URL = http://plato.stanford.edu/entries/scientific-knowledge-social/(Accessed: July 9, 2008).

Maasen S, Mendelsohn E, Weingart P(eds.). *Biology as Society, Society as Biology: Metaphors.* Dordrecht: Kluwer Academic Publishers, 1995.

MacCormac ER. *A Cognitive Theory of Metaphor.* Cambridge, MA: MIT Press, 1985.

Macgillivray IK, Jennings T. A content analysis of exploring lesbian, gay, bisexual, and transgender topics in foundations of education textbooks. *J Teacher Education* 2008; 59: 170-188.

Machamer P, Wolters G(eds.). *Thinking about Causes: From Greek Philosophy to Modern Physics.* Pittsburgh, PA: University of Pittsburgh Press, 2007.

Maclure M. Karl Popper and his unending quest: an epidemiologic interpretation. *Epidemiology* 1995; 6: 331-334.

MacMahon B. Breast cancer at menopausal ages: an explanation of observed incidence changes. *Cancer* 1957; 10: 1037-1044.

Martin J, Harre R. Metaphor in science. In: Miall D.S(ed.). *Metaphor: Problems and Perspectives.* Sussex, NJ: The Harvester Press, 1982; pp. 89-105.

Mawson AR. On not taking the world as you find it-epidemiology in its place. *J Clin Epidemiol* 2002; 55: 1-4.

Mayr E. *The Growth of Biological Thought: Diversity, Evolution, and Inheritance.* Cambridge, MA: The Belknap Press of Harvard University Press, 1982.

McMichael AJ. People, populations, and planets: epidemiology comes full circle. *Epidemiology*

1995; 6: 633-636.

Melnechuck T. Notes of a conversation with Dr. Sydney Brenner, December 17, 1968. Available at: http://profiles.nlm.nih.gov/JJ/B/B/L/NL_/jjbbln.ocr (Accessed: July 11, 2008).

Mendelsohn E, Weingart P. and Whitley R(eds.). *The Social Production of Scientific Knowledge.* Dordrecht, Holland: D. Reidel Pub., 1977.

Mendelsohn KD, Nieman LZ, Isaacs K, Lee S. and Levison SP. Sex and gender bias in anatomy and physical diagnosis text illustrations. *JAMA* 1994; 272: 1267-1270.

Mjøset L. Theory: conceptions in the social sciences. In: Smesler NJ, Baltes PB(eds.). *International Encyclopedia of the Social & Behavioral Sciences.* Elsevier, 2002; pp. 15641-15647. doi: 10.1016/B0-08-043076-7/00702-6 (Accessed: July 9, 2008).

Monod J. *Chance and Necessity: An Essay on the Natural Philosophy of Modern Biology.* (translated from the French by Austryn Wainhouse). New York: Vintage Books, 1972.

Mooney C. *The Republican War on Science.* New York: Basic Books, 2005.

Morabia A(ed.). *A History of Epidemiologic Methods and Concepts.* Basel: Birkhliuser Verlag, 2004.

Morning A. Reconstructing race in science and society: biology textbooks, 1952-2002. *Am J Sociol* 2008; 114(Sl): S106-Sl37.

Morris JN. Uses of epidemiology. *Br Med J* 1955; 2: 395-401.

Morris JN. *Uses of Epidemiology.* Edinburgh: E. & S. Livingston Ltd., 1957.

Moyal JE. Causality, determinism and probability. *Philosophy* 1949; 24: 310-317.

Muntaner C, Nieto FJ. and O'Campo P. The Bell Curve: on race, social class, and epidemiologic research. *Am J Epidemiol* 1996; 144: 531-536.

Najman J. Theories of disease causation and the concept of general susceptibility: a review. *Soc Sci Med* 1980; 14: 231-237.

Osherson S. and Amarasingham L. The machine metaphor in medicine. In: Mishler EG, Amarasingham L, Hauser ST, et al(eds.). *Social Contexts of Health, Illness, and Patient Care.* Cambridge: Cambridge University Press, 1981; pp. 218-249.

Oxford English Dictionary(OED). *OED online.* Available at: http://dictionary.oed.com.ezpl.harvard.edu/ (Accessed: July 9, 2008).

Pearce N, Crawford-Brown D. Critical discussion in epidemiology: problems with the Popperian approach. *J Clin Epidemiol* 1989; 42: 177-184.

Pearce N. Traditional epidemiology, modern epidemiology, and public health. *Am J Public Health* 1996; 86: 678-683.

Popay J. Whose theory is it anyway? *J Epidemiol Community Health* 2006; 60: 571-572.

Popper K. *Popper Selection*(edited by David Miller). Princeton, NJ: Princeton University Press, 1985.

Popper K. *The Logic of Scientific Discovery.* New York: Basic Books, 1959.

Proctor R. *Racial Hygiene: Medicine Under the Nazis.* Cambridge, MA: Harvard University Press, 2003.

Rabinoff M, Caskey N, Rissling A, Park C. Pharmacologic and chemical effects of cigarette additives. *Am J Public Health* 2007; 97: 1981-1991.

Rabow MW, Hardie GE, Fair JM. and McPhee SJ. End-of-life care content in 50 textbooks from multiple specialities. *JAMA* 2000; 283: 771-778.

Rose H. and Rose S(eds.). *Ideology of/in the Natural Sciences,* with an introductory essay by Ruth Hubbard. Cambridge, MA: Schenkman. 1980.

Rosenberg CE, Golden J(eds.). *Framing Disease: Studies in Cultural History.* New Brunswick, NJ: Rutgers University Press, 1992.

Rothman K(ed.). *Causal Inference.* Chestnut Hill, MA: Epidemiology Resources Inc., 1988.

Rothman KJ, Adami H-O. and Trichopolous D. Should the mission of epidemiology include the eradication of poverty? *Lancet* 1998; 352: 810-813.

Rothman KJ. *Modern Epidemiology.* Boston, MA: Little, Brown and Compa.ny, 1986.

Roughgarden J. *Evolution's Rainbow: Diversity, Gender, and Sexuality in Nature and People.* Berkeley, CA: University of California Press, 2004.

Russo F, Williamson J(eds.). *Causality and Probability in the Sciences.* London: College Publications, 2007.

Scott J. and Marshall G(eds.). *Oxford Dictionary of Sociology.* Oxford: Oxford University Press, 2005.

Shapin S. Science. In: Bennett T, Grossberg L, Morris M(eds.). *New Keywords: A Revised Vocabulary of Culture and Society.* Malden, MA: Blackwell Publishing, 2005; pp. 314-317.

Shulman S. *Undermining Science: Suppression and Distortion in the Bush Administration.* Berkeley, CA: University of California Press, 2006.

Sober E. *Evidence and Evolution: The Logic Behind the Science.* Cambridge: Cambridge University Press, 2008.

Stallones RA. To Advance Epidemiology. *Ann Rev Public Health* 1980; 1 : 69-82.

Stern A. *Eugenic Nation: Faults and Frontiers of Better Breeding in Modern America.* Berkeley, CA: University of California Press, 2005. (2005a)

Stern AM. Sterilized in the name of public health: race, immigration, and reproductive control in modern California. *Am J Public Health 2005;* 95: 1128-1138. (2005b)

Stigler SM. *The History of Statistics: The Measurement of Uncertainty Before 1900.* Cambridge, MA: Belknap Press of Harvard University Press, 1986.

Susser M. Choosing a future for epidemiology: II. From black boxes to Chinese boxes and ecoepidemiology. *Am J Public Health* 1996; 86: 674-677.

Susser M. Epidemiology in the United States after World War II: the evolution of technique. *Epidemiol Rev* 1985; 7: 147-177.

Susser M. Epidemiology Today: "A Thought-Tormented World." *Int J Epidemiol* 1989; 18: 481-488.

Susser M. The logic of Sir Karl Popper and the practice of epidemiology. *Am J Epidemiol* 1986; 124: 711-718.

Terris M. The epidemiologic tradition: The Wade Hampton Frost Lecture. *Public Health Reports* 1979; 94: 203-209.

Tompkins CJ, Rosen AL. and Larkin H. An analysis of social work textbooks for aging content:

how well do social work foundation texts prepare students for our aging society? *J Social Work Educ* 2006; 42: 3-23.

Topham J. A textbook revolution. In: Frasca-Spada M, Jardine N(eds.). *Books and The Sciences in History.* Cambridge: Cambridge University Press, 2000; pp. 317-337.

US Census. *Geographic Areas Reference Manual.* Available at: http://www.census.gov/geo/www/garm.html (Accessed: July 4, 2008).

Vagero D. Where does new theory come from? *J Epidemiol Community Health* 2006; 60: 573-574.

Van Speybroeck L, Ven de Vijver G. and De Waele D. *From Epigenesis to Epigenetics: The Genome in Context.* New York: the New York Academy of Sciences, 2002.

Victora CG, Huttly SR, Fuchs SC. and Olinto MTA. The role of conceptual frameworks in epidemiological analysis: a hierarchical approach. *Int J Epidemiol* 1991; 26: 224-227.

Watson JD. A personal view of the project. In: Kevles DJ, Hood L(eds.). *The Code of Codes: Scientific and Social Issues in The Human Genome Project.* Cambridge, MA: Harvard University Press, 1992; pp. 164-173.

Watson JD. *The Double Helix: A Personal Account of the Discovery of the Structure of DNA.* New York: Atheneum, 1968.

Weber M. Determinism, realism, and probability in evolutionary theory. *Phil Sci* 2001; 68: S213-S224.

Williams R. *Keywords: A Vocabulary of Culture and Society.* Rev. ed. New York: Oxford University Press, 1983.

Worldmapper: The World As You've Never Seen it Before. Available at: http://www.worldmapper.org/index.html (Accessed: July 5, 2008).

Young R. *Darwin's Metaphor.* Cambridge: Cambridge University Press, 1985.

Ziman J. *Real Science: What it is, and What it Means.* Cambridge, UK: Cambridge University Press, 2000.

● 2장_ 균형으로서의 건강

Ackerknecht E. Natural diseases and rational treatment in primitive medicine. *Bull Hist Med* 1946; 19: 467-497.

Akerejola G. B(Eminefo III, Ologori of Ogori). *The History of Ogori* (Occasional Publication No. 22).

Ibadan, Nigeria: University of Ibadan, Institute of African Studies, 1973.

Austin MM. and Vidal-Naquet P. *Economic and Social History of Ancient Greece: An Introduction.* Berkeley, CA: University Of California Press, 1977.

Baer HA, Singer S, Susser I. *Medical Anthropology and the World System: A Critical Perspective.* Westport, CT: Bergin & Garvey, 1997.

Bannerman RH, Burton J, Wen-Chieh C(eds.). *Traditional Medicine and Health Care Coverage: A Reader for Health Administrators and Practitioners.* Geneva, Switzerland: World

Health Organization, 1983.

Bastien JW. Differences between Kallawaya-Andean and Greek-European humoral theory. *Soc Sci Med* 1989; 28: 45-51.

Bastien JW. *Drum and Stethoscope: Integrating Ethnomedicine and Biomedicine in Bolivia.* Salt Lake City, UT: University of Utah Press, 1992.

Bastien JW. *Mountain of the Condor: Metaphor and Ritual in an Andean Ayllu.* Prospect Heights, IL: Waveland Press, 1985.

Beckfield J. and Krieger N. Epi +demos+ cracy: a critical review of empirical research linking political systems and priorities to the magnitude of health inequities. *Epidemiol Review* 2009; 31: 152-177.

Bodde D. *Chinese Thought, Society, and Science: The Intellectual and Social Background of Science and Technology in Pre-Modern China.* Honolulu: University of Hawaii Press, 1991.

Buck C, Llopis A, Najera E. and Terris M(eds.). *The Challenge of Epidemiology: Issues and Selected Readings.* Washington, DC: Pan American Health Organization, 1988.

Bynum W. *The History of Medicine: A Very Short Introduction.* Oxford: Oxford University Press, 2008.

Canguilhem G. *The Normal and the Pathological.* Translated by Carolyn R. Fawcett in collaboration with Robert S. Cohen; with an introduction by Michel Foucault. New York: Zone Books, 1991.

Crandon-Malamud L. *From the Fat of Our Souls: Social Change, Political Process, and Medical Pluralism in Bolivia.* Berkeley, CA: University of California Press, 1991.

Curtin P, Feierman S, Thompson L. and Vansina J. *African History: From Earliest Times to Independence.* London: Longman, 1995.

Cusicanqui SR. *"Oppressed but not Defeated": Peasant Struggles among the Aymara and Qhechwa in Bolivia, 1900-1980.* Geneva: United Nations Research Institute for Social Development, 1987.

Davidson B. *West Africa Before the Colonial Era: A History to 1850.* London: Longman, 1998.

de Tichaer RW. Medical beliefs and practices of the Aymara Indians. *JAMWA* 1973; 28: 133-139.

Edelstein L. Greek medicine in its relation to religion and magic. *In:* Temkin O. and Temkin C. L(eds.). *Ancient Medicine: Selected Papers of Ludwig Edelstein.* Baltimore, MD: Johns Hopkins University Press, 1967; pp. 205-246(1967d).

Edelstein L. The dietetics of antiquity. *In:* Temkin O, Temkin CL(eds.). *Ancient Medicine: Selected Papers of Ludwig Edelstein.* Baltimore, MD: Johns Hopkins University Press, 1967; pp. 303-316(1967a).

Edelstein L. The Hippocratic physician. *In:* Temkin O, Temkin CL(eds.). *Ancient Medicine: Selected Papers of Ludwig Edelstein.* Baltimore, MD: Johns Hopkins University Press, 1967; pp. 87-110(1967c).

Edelstein L. The relation of ancient philosophy to medicine. *In:* Temkin O, Temkin CL(eds.). *Ancient Medicine: Selected Papers of Ludwig Edelstein.* Baltimore, MD: Johns Hopkins University Press, 1967; pp. 349-366.(1967b)

Evans-Pritchard EE. *Witchcraft, Oracles and Magic among the Azande*. Abridged with an introduction by Eva Gillies. Oxford, UK: Clarendon Press, 1976.

Evans-Pritchard EE. *Witchcraft, Oracles, and Magic among the Azande*. Oxford, UK: Clarendon Press, 1937 (1965).

Eyler JM. *Victorian Social Medicine: The Ideas and Methods of William Farr*. Baltimore, MD: The Johns Hopkins University Press, 1979.

Fairbank JK. *China: A New History*. Cambridge, MA: The Belknap Press of Harvard University Press, 1992.

Falola T. and Heaton MM. *A History of Nigeria*. Cambridge: Cambridge University Press, 2008.

FarrW. Lecture on the history of hygiene. *Lancet* 1835-1836; 1: 773-780.

Feierman S, Janzen M. *The Social Basis of Health and Healing in Africa*. Berkeley, CA: University of California Press, 1992.

Fernandez Juarez G. *Los Kallawayas: Medicina Indígena en Los Andes Bolivianos*. Cuenca: Ediciones de la Universidad de Castilla-La Mancha, 1998.

Galeano E. *Open Veins of Latin America: Five Centuries of the Pillage of a Continent*. (transl. by Cedric Belfrage). New York: Monthly Review Press, 1973.

Gillies E. Causal criteria in African classifications of disease. In: Loudon JB (ed). *Social Anthropology and Medicine*. London: Academic Press, 1976; pp. 358-395.

Green E. C. *Indigenous Theories of Contagious Disease*. Walnut Creek, CA: Altarnira Press, 1999.

Greenwood M, *Epidemiology: Historical and Experimental*. The Herter Lectures for 1931. Baltimore, MD: The Johns Hopkins Press, 1932.

Grmek MD(ed.). *Western Medical Thought from Antiquity to the Middle Ages*. Cambridge, MA: Harvard University Press, 1998.

Grmek MD. *Diseases in the Ancient Greek World*. Baltimore, MD: Johns Hopkins University Press, 1983 (1989).

Gwei-Djen L. and Needham J. *Celestial Lancets*. Cambridge: Cambridge University Press, 1980.

Hodgson MGS. *Rethinking World History: Essays on Europe, Islam, and World History*. Cambridge: Cambridge University Press, 1993.

Hoizey D. and Hoizey M.J(transl. P. Bailey). *A History of Chinese Medicine*. Vancouver: University of British Columbia, 1993.

Hsu E(ed.). *Innovation in Chinese Medicine*. Cambridge: Cambridge University Press, 2001.

Hughes CC. Public health in non-literate societies. In: Galdston I(ed.). *Man's Image in Medicine and Anthropology*. New York: New York Academy of Medicine International Universities Press, 1963; pp. 157-233.

Isichei E. *A History of Nigeria*. London: Longman, 1983.

Iwu MM. *African Ethnomedicine*. Enugu, Nigeria: CECTA Ltd, 1986.

Jouanna J. *Hippocrates* (transl. MB. DeBevoise). Baltimore, Md.: John Hopkins University Press, 1999.

King H(ed.). *Health in Antiquity*. London: Routledge, 2005.

King H. *Hippocrates' Woman: Reading the Female Body in Ancient Greece*. London:

Routledge, 1998.

King H. Women's Health and Recovery in The Hippocratic Corpus. In: King H(ed.). *Health in Antiquity*. London: Routledge, 2005; pp. 150-161.

Klein HS. *A Concise History of Bolivia*. Cambridge: Cambridge University Press, 2003.

Kolata AL. *Valley of the Spirits: A Journey into the Lost Realm of the Aymara*. New York, NY: John Wiley & Sons, 1995.

Krieger N. Epidemiology and social sciences: towards a critical reengagement in the 21st century. *Epidemiologic Reviews* 2000; 11: 155-163.

Kuriyama S. *The Expressiveness of the Body and the Divergence of Greek and Chinese Medicine*. New York: Zone Books, 1999.

Lehman D(ed.). *Ecology and Exchange in the Andes*. Cambridge, UK: Cambridge University Press, 1982.

Llanque D, Imizabal D, Mendoza S. *Medicina Aymara*. La Paz, Bolivia: Hisbol, 1994.

Lloyd GER(ed.). *Hippocratic Writings*. London: Penguin Books, 1983. (1983a)

Lloyd GER. *Demystifying Mentalities*. Cambridge: Cambridge University Press, 1990.

Lloyd GER. *Magic, Reason and Experience: Studies in the Origin and Development of Greek Science*. Cambridge: Cambridge University Press, 1979.

Lloyd GER. The female sex: medical treatment and biological theories in the fifth and fourth centuries B.C. *In:* Lloyd GER. *Science, Folklore, and Ideology: Studies in the Life Sciences of Ancient Greece*. Cambridge: Cambridge University Press, 1983; pp. 58-111. (1983b)

Lloyd GER. *The Revolutions of Wisdom: Studies in the Claims and Practice of Ancient Greek Science*. Berkeley, CA: University of California Press, 1987.

Lloyd GER, Sivin N. *The Way and The Word: Science and Medicine in Early China and Greece*. New Haven: Yale University Press, 2002.

Longrigg J. *Greek Rational Medicine: Philosophy and Medicine from Alcmaeon to the Alexandrians*. London: Routledge, 1993.

Loudon JB(ed.). *Social Anthropology and Medicine*. London: Academic Press, 1976.

Loza CB. *Kallawaya: Reconocimiento Mundial a Una Ciencia de Los Andes*. La Paz, Bolivia: FCBCB (Fundación Cultural, Banco Central de Bolivia): Viceministerio de Cultura, Bolivia: UNESCO, [2004?]

Machle EJ. *Nature and Heaven in Xunzi: A Study of the Tian Lun*. Albany: State University of New York, 1993.

Masood E. *Science & Islam: A History*. London: Icon Books, 2009.

Murray O. *Early Greece*. Cambridge, MA: Harvard University Press, 1978 (1993).

Needham J. *Science and Civilization in China, Volume 1: Introductory Orientations*. Cambridge: Cambridge University Press, 1954.

Needham J. *Science and Civilization in China, Volume 2: History of Scientific Thought*. Cambridge: Cambridge University Press, 1969.

Nutton V. *Ancient Medicine*. London: Routledge, 2004.

Nutton V. Healers in the medical market place: towards a social history of Graeco-Roman medicine. *In:* Wear A(ed.). *Medicine in Society: Historical Essays.* Cambridge: Cambridge University Press, 1992; pp. 15-58.

Oxford English Dictionary(OED). Available At: Http://Dictionary.Oed.Com.Ezpl.Harvard. Edu; Accessed: September 4, 2008.

Osheidu AB. *Historical Facts on Ogori. 2nd Ed. With Additions.* Ilorin: A. Baba Osheidu, 1980.

Pei W. Traditional Chinese Medicine. *In:* Bannerman RH, Burton J, Wen-Chieh C(eds.). *Traditional Medicine and Health Care Coverage: A Reader for Health Administrators and Practitioners.* Geneva: World Health Organization, 1983; pp. 68-75.

Pomeroy SB. *Goddesses, Whores, Wives, and Slaves: Women in Classical Antiquity.* New York: Schocken Books, 1975.

Porkert M. *The Theoretical Foundations of Chinese Medicine.* Cambridge, MA: Harvard University Press, 1974.

Pormann P, Savage-Smith E. *Medieval Islamic Medicine.* Edinburgh: Edinburgh University Press, 2007.

Porter D. *Health, Civilization and the State: A History of Public Health from Ancient to Modern Times.* London: Routledge, 1999.

Porter R. *The Greatest Benefit to Mankind: A Medical History of Humanity.* New York: W.W. Norton, 1997.

Powell A. *Athens and Sparta: Constructing Greek Political and Social History from 478 BC.* London: Routledge, 1988.

Ranger T. The influenza pandemic in Southern Rhodesia: a crisis of comprehension. In: Arnold D(ed.). *Imperial Medicine and Indigenous Societies.* Manchester: Manchester University Press, 1988; pp. 172-188.

Rosen G. *A History of Public Health.* (1958) Expanded edition (Introduction by Elizabeth Fee; Biographical essay and new bibliography by Edward T. Morman). Baltimore, MD: The Johns Hopkins University Press, 1993.

Saliba G. *Islamic Science and the Making of the European Renaissance.* Cambridge, MA: The MIT Press, 2007.

Schneider D, Lilienfeld DE, Winklestein WR Jr(eds.). *Public Health: The Development of a Discipline.* New Brunswick, NJ: Rutgers University Press, 2008.

Schull WJ, Rothhammer F(eds.). *The Aymara: Strategies in Human Adaptation to a Rigorous Environment.* Dordrecht, The Netherlands: Kluwer Academic Publishers, 1990.

Sealey R. *Women aru! Law in Classical Greece.* Chapel Hill, NC: The University of North Carolina Press, 1990; pp.1-11.

Sigerist HE. *A History of Medicine, 'Volume I: Primitive and Archaic Medicine.* New York: Oxford University Press, 1951.

Sigerist HE. *A History of Medicine, Volume II: Early Greek, Hindu, and Persian Medicine.* New York: Oxford University Press, 1961.

Sivin N. *Traditional Medicine in Contemporary China: A Partial Translation of Revised Outline of Chinese Medicine (1972) with an Introductory Study on Change in Present-day and Early Medicine.* Ann Arbor: University of Michigan, 1987.

Susser M, Stein Z. *Eras in Epidemiology: The Evolution of Ideas*. New York: Oxford University Press, 2009.

Taussig M. *The Devil and Commodity Fetishism*. Chapel Hill, NC: University of North Carolina Press, 1980.

Temkin O. *Galenism: Rise and Decline of a Medical Philosophy*. Ithaca, NY: Cornell University Press, 1973.

UNESCO. *Proclamation 2003: "The Andean Cosmovision of the Kallaway."* Available at: http://www.unesco.org/culture/ich/index.php?topic=mp&cp=BOTOC2;Accessed: November 7, 2008.

Unschuld P. *Chinese Life Sciences: Introductory Readings in Classical Chinese Medicine: Sixty Texts with Vocabulary and Translation, A Guide to Research Aids, and a General Glossary*. Taos, NM: Paradigm Publications: Distributed by Redwing Book Co., 2005.

Unschuld P. *Huang Di Nei Jing Su Wen: Nature, Knowledge, Imagery in an Ancient Chinese Medical Text, with an Appendix, The Doctrine of The Five Periods and Six Qi in The Huang Di Nei Jing Su Wen*. Berkeley: University of California Press, 2003.

Unschuld PU. *Medicine in China: A History of Ideas*. Berkeley, CA: University of California Press, 1985.

van den Berg H. and Schiffers N(eds.). *La Cosmovision Aymara*. La Paz, Bolivia: Hisbol, 1992.

van der Eijk PJ(ed.). *Hippocrates in Context: Papers Read at the XIth International Hippocrates Colloquium, University Of Newcastle Upon Tyne, 27-August 31, 2002*. Leiden: Brill, 2005.

van Lindert P. and Verkoren O. *Bolivia: A Guide to the People, Politics, and Culture*. London: Latin American Bureau, 1994.

Vaughan M. *Curing Their Ills: Colonial Power and African Illness*. Cambridge, UK: Cambridge University Press, 1991.

Vaughan M. Healing and curing: issues in the social history and anthropology of medicine in Africa. *Social History Medicine* 1994; 7: 283-295.

Veith I (transl). *Huang Ti Ne Ching Su Wen: The Yellow Emperor's Classic of Internal Medicine*. Berkeley: University of California Press, 1966.

Webster TBL. *Athenian Culture and Society*. Berkeley, CA: University of California Press, 1973.

Wilbur CM. *Slavery in China during the Former Han Dynasty 206 B.C.-A.D. 25*. Chicago: Natural History Museum, Anthropological Series V. 24-25, 1943.

Wilkins J. The social and intellectual context of *Regimen II*. In: van der Eijk PJ(ed.). *Hippocrates in Context: Papers Read at the XIth International Hippocrates Colloquium, University Of Newcastle Upon Tyne, 27-August 31, 2002*. Leiden: Brill, 2005; pp. 121-133.

Wong KC, Lien-Teh W. *History of Chinese Medicine*. Tientsin, China: The Tientsin Press, 1932.

Zmiewski P, Cheng-Yii L(eds.). *Fundamentals of Chinese Medicine*. Brookline, MA: Paradigm Publications, 1985.

AAA statement on race. *American Anthropologist* 1999; 100: 712-713.

AAPA statement on biological aspects of race. *American Anthropologist* 1999; 100: 714-715.

Academie de Medicine. *Rapport lu a l'Academie Royale de Midecine, dans les seances des 15 mai et 19 juin 1827, au nom de la Commission chargee d'examiner des documents de M. Chervin concernant la fievre jaune. Pub lie Textuellement d' apres l 'edition de l 'Academie, et accompagne de remarques par le Docteur Chervin.* Paris: F. Didot, 1828.

Ackerknecht EH. Anticontagionism between 1821 and 1867. *Bull Hist Med* 1948; 22: 562-593. (1948b)

Ackerknecht EH. Hygiene in France, 1815-1848. *Bull Hist Med* 1948; 22: 117-155. (1948a)

Ackerknecht EH. *Rudolf Virchow, Doctor, Statesman, Anthropologist.* Madison, WI: University of Wisconsin Press, 1953.

Agassiz L. The diversity of the origin of the human races. *Christian Examiner* 1850; 49: 110-145.

Aisenberg AR. *Contagion: Disease, Government, and the "Social Question" in Nineteenth-Century France.* Stanford, CA: Stanford University Press, 1999.

Alison SS. *An Inquiry into the Propagation of Contagious Poisons, by the Atmosphere: As also into the Nature and Effects of Vitiated air, its Forms and Sources, and other Causes of Pestilence ...* Edinburgh, Scotland: S. Maclachlan, 1839.

Alison SS. *Report on the Sanitary Condition and General Economy of the Town of Tranent, and the Neighbouring District in Haddingtonshire.* London, 1840. (1840a)

Alison WP. *Observations on the Epidemic Fever of MDCCCXLIII in Scotland, and its Connection with the Destitute Condition of the Poor.* Edinburgh, Scotland: W. Blackwood, 1844.

Alison WP. Observations on the Generation of Fever. Remarks on ... by Neill Arnott. London, UK: His Majesty's Stationery Office. 1840. (1840b)

Allen P. Etiological theory in America prior to the civil war. *J Hist Med Allied Sciences* 1947; 2: 489-520.

Anderson MJ. *The American Census: A Social History.* New Haven, CT: Yale University Press, 1988.

Anon. Cartwright on the Diseases, etc., of the Negro Race. *Charleston Med J* 1851; 6: 829-843, continued in 1852; 7: 89-98.

Arnold D(ed.). *Imperial Medicine and Indigenous Societies.* Manchester, UK: Manchester University Press, 1988.

Augstein HF(ed.). *Race: The Origins of an Idea, 1760-1850.* Bristol, UK: Thoemmes Press, 1996.

Augstein HF. From the land of the Bible to the Caucasus and beyond: the shifting ideas of the geographical origin of humankind. In: Ernst W, Harris B(eds.). *Race, Science and Medicine, 1700-1960.* London: Routledge, 1999; pp. 58-79.

Baecque A. *The Body Politic: Corporeal Metaphor in Revolutionary France, 1770-1800.* (transl. Charlotte Mandel). Stanford, CA: Stanford University Press, 1997.

Baer HA, Singer S, Susser I. *Medical Anthropology and the World System: A Critical Perspective*. Westport, CT: Bergin & Garvey, 1997.

Baker KM. *Condorcet: From Natural Philosophy to Social Mathematics*. Chicago, IL: University of Chicago Press, 1975.

Baker KM. The early use of the term "social science." *Annals of Science* 1969; 20: 211-226.

Baker LD. *From Savage to Negro: Anthropology and the Construction of Race, 1860-1954*. Berkeley, CA: University of California Press, 1998.

Baldwin P. *Contagion and the State in Europe, 1830-1930*. Cambridge, UK: Cambridge University Press, 1999.

Banton MP. *Racial Theories*. 2nd ed. Cambridge, UK: Cambridge University Press, 1998.

Beik D, Beik P. *Flora Tristan: Utopian Feminist: Her Travel Diaries and Personal Crusade. Selected, Translated, and with an Introduction to her Life*. Bloomington, IN: Indiana University Press, 1993.

Bendsyhe T. Preface. In: Blumenbach JF. *The Anthropological Treatises of Johann Friedrich Blumenbach, Late professor at Gottingen and court physician to the King of Great Britain, with Memoires of him by Marx and Flourens, and an account of his anthropological museum by Professor R. Wagner, and the inaugural dissertation of John Hunter, MD, on the Varieties of Man. Translated and editedfrom the Latin, German, and French originals, by Thomas Bendyshe, M.A., V.P.A.S.L.,fellow of King's College, Cambridge*. London: Published for the Anthropological Society, by Longman, Green, Longman, Roberts & Green, 1865; pp. vii-xiv.

Blane G. *Elements of Medical Logick, Illustrated by Practical Proofs and Examples; Including a Statement of the Evidence Respecting the Contagious Nature of the Yellow-Fever*. London: Thomas & George Underwood, 1819.

Blumenbach JF. *On the Natural Variety of Mankind* (1st ed, 1775). In: Blumenbach JF. *The Anthropological Treatises of Johann Friedrich Blumenbach, Late professor at Gottingen and court physician to the King of Great Britain, with Memoires of him by Marx and Flourens, and an account of his anthropological museum by Professor R. Wagner, and the inaugural dissertation of John Hunter, MD, on the Varieties of Man. Translated and edited from the Latin, German, and French originals, by Thomas Bendyshe, M.A., V.P.A.S.L., fellow of King's College, Cambridge*. London: Published for the Anthropological Society, by Longman, Green, Longman, Roberts & Green, 1865; pp. 65-145.

Boulay de La Meurthe H. *Histoire du cholera-morbus dans le quartier du Luxembourg, ou precis des travaux de la commission sanitaire et du bureau de secours de ce quartier, suivi de documens statistiques sur les ravages que la cholera ya exerces*. Paris, France: Renouard, 1832.

Bousfield MO. An account of physicians of color in the United States. *Bull Hist Med* 1945; 17: 61-85.

Boyd R. *The Coming of the Spirit of Pestilence: Introduced Infectious Disease and Population Decline among Northwest Coast Indians, 1774-1874*. Vancouver, Canada: University of

British Columbia Press; Seattle, WA: University of Washington Press, 1999.

Brock H. North America, a western outpost of European medicine. In: Cunningham A, French R(eds.). *The Medical Enlightenment of the Eighteenth Century.* Cambridge, UK: Cambridge University Press, 1990; pp. 194-217.

Buck P. People who counted: political arithmetic in the eighteenth century. *Isis* 1982; 73: 28-45.

Burton OM. *The History of Mathematics: An Introduction.* 4th ed. Boston: McGraw-Hill, 1999.

Bynum W. *The History of Medicine: A Very Short Introduction.* Oxford: Oxford University Press, 2008.

Byrne BB. *An Essay to Prove the Contagious Character of Malignant Cholera; with Brief Instructions for its Prevention and Cure.* Baltimore, MD: Carey, Hart & Co., 1833.

Cartwright SA. Alcohol and the Ethiopian; of the moral and physical effects of ardent spirits on the Negro race, and some account of the peculiarity of that people. *New Orleans Med Surg J* 1853; 10: 150--165. (1853b)

Cartwright SA. Ethnology of the Negro or prognathous race-A lecture delivered November 30, 1857, before the New Orleans Academy of Science. *New Orleans Med Surg J* 1858; 15: 149-163.

Cartwright SA. Remarks on dysentery among Negroes. *New Orleans Med Surg J* 1855; 11: 145-163.

Cartwright SA. Report on the diseases and physical peculiarities of the Negro race. *New Orleans Med Surg J* 1850; 7: 691-715.

Cartwright SA. Slavery in the light of ethnology. In: Elliott EN(ed.). *Cotton is King and Pro-Slavery Arguments (1860).* New York: Negro Universities Press, 1969 (reprinted); pp. 691-728.

Cartwright SA. The diseases and physical peculiarities of the Negro race (continued). *New Orleans Med Surg J* 1851; 8 (part 1): 187-194.

Cartwright SA. Philosophy of the Negro constitution. Elicited through questions propounded by Dr. C.R. Hall of Torquay, England, through Professor Jackson, of Massachusetts Medical College, Boston, to Saml. A Cartwright, M.D., New Orleans. *New Orleans Med Surg J* 1853; 9: 195-208. (1853a)

Cavalli-Sforza LL, Menozzi P, Piazza A. *The History and Geography of Human Genes.* Princeton, NJ: Princeton University Press, 1996.

Cavalli-Sforza LL. *Genes, Peoples, and Languages* (transl. Mark Seielstad). New York: North Point Press, 2000.

Chervin N. *Examen critique des pretendues preuves de contagion de la fievre jaune observee en Espagne, or Reponse aux alllegations de M. Pariset contre le rapport fait a l 'Academie Royale de Medecine, le 15 Mai 1827.* Paris: Chez J.-B. Bailliere, 1828.

Chervin N. *Reponse au discours de M. le Dr. Audouard: contre le rapport fait a l'Academie Royale de Medecine de Paris, le 15 Mai 1827, sur mes documents concernant la fievre jaune.* Paris: Crapelet, 1827

Cohen IB. A note on "social science" and on "natural science." In: Cohen IB(ed.). *The Natural*

Sciences and the Social Sciences: Some Critical and Historical Perspectives. Dordrecht, the Netherlands: Kluwer Academic Pub, 1994; pp. xxv-xxxvi. (1994a)

Cohen IB. *Revolution in Science.* Cambridge, MA: Belknap Press of Harvard University Press, 1985.

Cohen IB. The scientific revolution in the social sciences. In: Cohen IB(ed.). *The Natural Sciences and the Social Sciences: Some Critical and Historical Perspectives.* Dordrecht, the Netherlands: Kluwer Academic Pub, 1994; pp. 152-203. (1994b)

Cohen PC. *A Calculating People: The Spread of Numeracy in Early America.* Chicago, IL: University of Chicago Press, 1982.

Cole J. *The Power of Large Numbers: Population, Politics, and Gender in Nineteenth-Century France.* Ithaca, NY: Cornell University Press, 2000.

Coleman W. *Death is a Social Disease: Public Health and Political Economy in Early Industrial France.* Madison, WI: Univ of Wisconsin Press, 1982.

Coleman W. *Yellow Fever in the North: The Methods of Early Epidemiology.* Madison, WI: University of Wisconsin Press, 1987.

Cook ND. Disease and the depopulation of Hispaniola, 1492-1518. In: Kiple KF, Beck SY(eds.). *Biological Consequences of the European Expansion, 1450-1800.* Aldershot, Hampshire, Great Britain: Ashgate/Variorum, 1997; pp. 37-69 (originally published in: Colonial Latin American Review II, nos. 1-2 (San Diego, CA, 1993); pp. 213-245). (1997a)

Cook SF. The significance of disease in the extinction of the New England Indians. In: Kiple K.F. and Beck S. Y(eds.). *Biological Consequences of the European Expansion, 1450-1800.* Aldershot, Hampshire, Great Britain: Ashgate/Variorum, 1997; pp. 251-274 (originally published in: Human Biology XLY, no. 3 (Detroit, Ml, 1973); pp. 485-508. (Cook 1997b)

Crosby AW Jr. *Ecological Imperialism: The Biological Expansion of Europe, 900-1900.* Cambridge, UK: Cambridge University Press, 1986.

Crumpler R. *A Book of Medical Discourses.* Boston: Cashman, Keating & Co, 1883. Available at: http://pds.lib.harvard.edu/pds/view/2573819?n=2&s=4 (Accessed: November 26, 2008).

Cunningham A. and French R(eds.). *The Medical Enlightenment of the Eighteenth Century.* Cambridge, UK: Cambridge University Press, 1990.

Cunningham A. Thomas Sydenham: epidemics, experiment and the 'Good Old Cause.' In: French R, Wear A(eds.). *The Medical Revolution of the Seventeenth Century.* Cambridge, UK: Cambridge University Press, 1989; pp. 165-190.

Currie W. Report of the College of Physicians, in answer to the Governor's enquiries, respecting the origin of the late epidemic; and their directions for extinguishing latent infection. In: Currie W. *A Treatise on the Synochus Icteroides, or Yellow Fever: As it Lately Appeared in the City of Philadelphia: Exhibiting a Concise View of its Rise, Progress and Symptoms, Together with the Method of Treatment Found Most Successful; Also Remarks on the Nature of its Contagion, and Directions for Preventing* the Introduction of the Same Malady, in Future. Philadelphia, PA: Thomas Dobson, 1794; pp. 83-85.

Curtin PD. Death by Migration: Europe's Encounter with the Tropical World in the Nineteenth Century. Cambridge, UK: Cambridge University Press, 1989.

Curtin PD. Disease and Empire: The Health of European Troops in the Conquest of Africa. Cambridge, UK: Cambridge University Press, 1998.

Cuvier G. The Animal Kingdom: Arranged After its Organization; Forming a Natural History of Animals, and an Introduction to Comparative Anatomy (1817), by the late Baron Cuvier; translated and adapted to the present state of science. New ed., with considerable additions by WB. Carpenter and J.O. Westwood. London: H.G. Bohn, 1863; New York: Kraus Reprint, 1969.

D'Aulaire I, Daulaire I. D'Aulaires' Book of Greek Myths. Garden City, NY: Doubleday & Co. 1962.

Darwin C. The Origin of Species (1859). Edison, NJ: Castle Books, 2004.

Daston LJ. Rational individuals versus laws of society: from probability to statistics. In: Kriiger L, Daston LJ, Heidelberger M. The Probabilistic Revolution. Vol. 1. Ideas in History. Cambridge, MA: Cambridge University Press, 1987; pp. 295-304.

Delaporte F. Disease and Civilization: The Cholera in Paris, 1832. (transl. Arthur Goldammer; foreword by Paul Rabinow). Cambridge, MA: MIT Press, 1986.

Desmond A, Moore J. Darwin's Sacred Cause: How a Hatred of Slavery Shaped Darwin's Views on Human Evolution. London: Penguin Books, 2009.

Desrosieres A. The Politics of Large Numbers: A History of Statistical Reasoning. (transl. Camille Naish). Cambridge, MA: Harvard University Press, 1998.

Deutsch A. The first U.S. census of the insane (1840) and its use as pro-slavery propaganda. Bull His Med 1944; 15: 469-482.

Dewhurst K. Dr. Thomas Sydenham (1624-1689). His Life and Original Writings. Berkeley, CA: University of California Press, 1966.

Donnelly M. From political arithmetic to social statistics: how some nineteenth-century roots of the social sciences were implanted, in Heilbron J, Magnusson L, Wittrock B(eds.). The Rise of the Social Sciences and the Formation of Modernity: Conceptual Change in Context, 1750-1850. Dordrecht, the Netherlands: Kluwer Acad Pub, 1998; pp. 224-239.

Duffy J. Smallpox and the Indians in the American colonies. In: Kiple KP, Beck SV(eds.). Biological Consequences of the European Expansion, 1450-1800. Aldershot, Hampshire, Great Britain: Ashgate/Variorum, 1997; pp. 233-250 (originally published in: Bulletin of the History of Medicine XXV, no. 4 (Baltimore, MD, 1951); pp. 324-341).

Eknoyan G. Adolphe Quetelet (1764-1874)-the average man and indices of obesity. Nephrol Dial Transplant 2008; 23: 47-51.

Engels F. The Condition of the Working Class in England. (1845) Translated by W.O. Henderson and W.H. Chaloner. Stanford, CA: Stanford University Press, 1958.

Englander D. Poverty and Poor Law Reform in Britain: From Chadwick to Booth, 1834-1914. London: Addison Wesley Longman, 1998.

EmstW, Harris B(eds.). *Race, Science and Medicine, 1700-1960.* London: Routledge, 1999.

Eyler JM. *Victorian Social Medicine: The Ideas and Methods of William Farr.* Baltimore, MD: The Johns Hopkins University Press, 1979.

Falk LA. Black abolitionist doctors and healers, 1810-1885. *Bull Hist Med* 1980; 54: 258-272.

FarrW. Vital statistics. *British Annals of Medicine* 1837; 1 : 353-360.

Farr W. *Vital Statistics: A Memorial Volume of Selections from the Reports and Writings of William Farr (London: Offices of the Sanitary Institute, 1885). With an introduction by Mervyn Susser and Abraham Adelstein. Published under the auspices of the Library of the New York Academy of Medicine.* Metuchen, NJ: Scarecrow Press, 1975.

Fenner ED. Acclimation; and the liability of Negroes to endemic fevers of the south. *Southern Med Surg J* 1858; 14: 452-461.

Finlay CJ. The mosquito hypothetically considered as the agent of transmission of yellow fever. Read before the Royal Academy of Medical, Physical and Natural Sciences, sessions of August 15th, 1881. Reprinted. in: Buck C, Llopis A, Najera E, Terris M(eds.). *The Challenge of Epidemiology: Issues and Selected Readings,* Washington, DC: Pan American Health Organization, World Health Organization, 1988; pp. 60-66.

Flinn MW(ed.). *Report on the Sanitary Condition of the Laboring Population of Great Britain –* by Edwin Chadwick (1842). Edinburgh: Edinburgh University Press, 1965.

Floures M. Memoir of Blumenbach. In: Blumenbach JF. *The Anthropological Treatises of Johann Friedrich Blumenbach, Late professor at Gottingen and court physician to the King of Great Britain, with Memoires of him by Marx and Flourens, and an account of his anthropological museum by Professor R. Wagner, and the inaugural dissertation of John Hunter, MD, on the Varieties of Man. Translated and edited from the Latin, German, and French originals, by Thomas Bendyshe, M.A. , V.P.A.S.L,fellow of King's College, Cambridge.* London: Published for the Anthropological Society, by Longman, Green, Longman, Roberts & Green, 1865; pp. 49-63.

Forry S. On the relative proportion of centenarians, of deaf and dumb, of blind, and of insane, in the races of European and African origin, as shown by the census of the United States. *New York J Med* 1844; 2: 310--320.

Forry S. Vital statistics furnished by the sixth census of the United States, bearing upon the question of the unity of the human race. *New York J Med* 1843; 1: 151-167.

Frank JP. The people's misery: the mother of diseases. An Address, delivered in 1790. *Bull Hist Med* 1941; 9: 88-100.

French R, Wear A(eds.). *The Medical Revolution of the Seventeenth-Century.* Cambridge, UK: Cambridge University Press, 1989.

Frost WH(ed.). *Snow on Cholera, being a Reprint of Two Papers by John Snow, M.D. , together with a Biographical Memoir by B. W. Richardson, M.D. , and an Introduction by Wade Hampton Frost, M.D.* New York: The Commonwealth Fund, 1936.

Gaunt P. *Oliver Cromwell.* Oxford, UK: Blackwell Publishers with the Historical Association, 1996.

Gilmore J. *The Poetics of Empire: A Study of James Grainger's The Sugar Cane* (1764). London:

Athlone Press, 2000.

Glass DY. *Numbering the People: The Eighteenth-Century Population Controversy and the Development of Census and Vital Statistics in Britain.* Farnborough, Hants, UK: Saxon House, 1973.

Goodman P. *Of One Blood: Abolitionism and the Origins of Racial Equality.* Berkeley, CA: University of California Press, 1998.

Gould SJ. *The Mismeasure of Man, Rev. and expanded.* New York: Norton, 1996.

Grainger J. *An Essay on the More Common West-India Diseases and the Remedies which that Country itself Produces. To which are Added, Some Hints on the Management, &c., of Negroes. By a Physician in the West-Indies.* London: Printed for T. Becket and P.A. De Hondt, in the strand. MDCCLXIV (1764).

Graunt J. *Natural and Political Observations Made Upon the Bills of Mortality,* by John Graunt (1662), edited with an introduction by Walter F. Willcox. Baltimore, MD: The Johns Hopkins Press, 1939.

Greenwood M. *Some British Pioneers of Social Medicine.* London: Oxford University Press, 1948.

Grob G. Edward Jarvis and the Federal Census: a chapter in the history of nineteenth-century American medicine. *Bull Hist Med* 1976; 50: 4--27.

Guerrini A. Isaac Newton, George Cheyne and the 'Principia Medicinae.' In: French R, Wear A(eds.). *The Medical Revolution of the Seventeenth Century.* Cambridge, UK: Cambridge University Press, 1989; pp. 222-245.

Guy WA. On the health of nightmen, scavengers, and dustmen. *J Statistical Society London* 1848; 11: 72-81.

Guy WA. On the original and acquired meaning of the term "statistics," and on the proper functions of a Statistical Society: also on the question whether there be a science of statistics; and if so, what are its nature and objects, and what is its relation to political economy and "social science." *J Statistical Society* 1865; 28: 478-493.

Guy WA. On the value of the numerical method as applied to science, but especially to physiology and medicine. *J Statistical Society* 1839; 2: 25-47.

Hacking I. How should we do the history of statistics? *Ideology and Consciousness* 1981; 8: 15-26.

Hacking I. *The Emergence of Probability.* Cambridge, UK: Cambridge University Press, 1975.

Hacking I. *The Taming of Chance.* Cambridge, UK: Cambridge University Press, 1990.

Haller JS Jr. *Outcasts from Evolution: Scientific Attitudes of Racial Inferiority, 1859-1900.* Urbana, IL: University of Illinois Press, 1971.

Halley E. An estimate of the degrees of mortality of mankind, drawn from curious tables of the births and funerals at the City of Breslaw; with an attempt to ascertain the price of annuities on lives. *Philosoph Transactions* 1693; XVII: 483-492.

Hamilton E. *Mythology.* Boston: Little, Brown & Co. 1942 (reissued as: Hamilton E. *Mythology: Timeless Tales of Gods and Heroes.* New York: 1999).

Hamlin C. Finding a function for public health: disease theory or political philosophy. *J Health*

Politics Policy Law 1995; 20: 1025-1230.

Hamlin C. *Public Health and Social Justice in the Age of Chadwick. Britain: 1800-1854.* Cambridge, UK: Cambridge University Press, 1998.

Hankins FH. *Adolphe Quetelet as Statistician.* (1908) New York: Ams Press, 1968.

Harding S(ed.). *The "Racial" Economy of Science: Toward a Democratic Future.* Bloomington, IN: University of Indiana Press, 1993.

Harrison M. 'The tender frame of man': Disease, climate, and racial difference in India and the West Indies, 1760-1860. *Bull Hist Med* 1996; 70: 68-93.

Harrison M. *Climates & Constitutions: Health, Race, Environment, and British Imperialism in India, 1600-1850.* New York: Oxford University Press, 2002.

Haskell TL. *The Emergence of Professional Social Science: The American Social Science Association and the Nineteenth-Century Crisis of Authority.* Urbana, IL: University of Illinois Press, 1977.

Hays JN. *The Burdens of Disease: Epidemics and Human Response in Western History.* New Brunswick, NJ: Rutgers University Press, 1998.

Heilbron J, Magnusson L, Wittrock B(eds.). *The Rise of the Social Sciences and the Formation of Modernity: Conceptual Change in Context, 1750-1850.* Dordrecht, the Netherlands: Kluwer Acad Pub, 1998.

Hill C. *God's Englishman: Oliver Cromwell and the English Revolution.* New York: Harper & Row, 1972.

Hirsch A. *Handbook of Geographic and Historical Pathology, Vol I, Acute Infective Disease* (transl. from the second German edition by Charles Creighton). London: The New Sydenham Society, 1883.

Hobsbawm E. *The Age of Capital, 1848-1875.* New York: Vintage Books, 1996 (1975). (1996b).

Hobsbawm E. *The Age of Revolution, 1789-1848.* New York: Vintage Books 1996 (1962). (1996a)

Hobsbawm EJ. *Nations and Nationalism since 1780: Programme, Myth, Reality.* 2nd ed. Cambridge: Cambridge University Press, 1992.

Hopkins DR. *Princes and Peasants: Smallpox in* History~ with a foreword by George I. Lythcott. Chicago: University of Chicago Press, 1983.

Hosack D. *Observations on Febrile Contagion and on the Means of Improving the Medical Police of the City of New York. Delivered as an Introductory Discourse, in the Hall of the College of Physicians and Surgeons, on the Sixth of November. 1820.* New York: Elam Bliss, 1820.

Hull CH(ed.). *The Economic Writings of Sir William Petty, together with the Observations upon the Bills of Mortality more probably by Captain John Graunt. Vol I.* Reprints of Economic Classics. New York: August M. Kelley, 1963.

Humphreys M. *Yellow Fever and the South.* New Brunswick, NJ: Rutgers University Press, 1992.

James CLR. *The Black Jacobins: Toussaint L'Ouverture and the San Domingo Revolution,* 2nd ed., rev., New York: Vintage Books, 1989 (1938; 1963).

Jarvis E. Insanity among the colored population of the free states. *Am J Insanity* 1852; 8: 268-282.

Jarvis E. Insanity among the coloured population of the free states. *Am J Medical Sciences* 1844; 7: 71-83.

Jarvis E. Statistics of insanity in the United States. *Boston Med Surg J* 1842; 27: 116-121.

Kaplan JB, Bennett T. Use of race and ethnicity in biomedical publication. *JAMA* 2003; 289: 2709-2716.

Koren J(ed.). *The History of Statistics: Their Development and Progress in Many Countries. In Memoirs to Commemorate the Seventy-Fifth Anniversary of the American Statistical Association.* New York: Burt Franklin, 1918.

Krieger N, Bim AE. A vision of social justice as the foundation of public health: commemorating 150 years of the spirit of 1848. *Am J Public Health* 1998; 88: 1603-1606.

Krieger N, Davey Smith G. Bodies count & body counts: social epidemiology & embodying inequality. *Epidemiol Review* 2004; 26: 92-103.

Krieger N. Epidemiology and social sciences: towards a critical reengagement in the 21st century. *Epidemiologic Reviews* 2000; 11: 155-163.

Krieger N. Historical roots of social epidemiology: socioeconomic gradients in health and contextual analysis. (letter) *Int J Epidemiol* 2001; 30: 899-900. (200la)

Krieger N. Shades of difference: theoretical underpinnings of the medical controversy on black/white differences in the United States, 1830-1870. *Int J Health Services* 1987; 17: 259-278.

Krieger N. Stormy weather: "race," gene expression, and the science of health disparities. *Am J Public Health* 2005; 95: 2155-2160.

Krieger N. Theories for social epidemiology in the 21st century: an ecosocial perspective. *Int J Epidemiol* 2001; 30: 668-677. (2001b)

Kunitz SJ. *Disease and Social Diversity: The European Impact on the Health of Non-Europeans.* New York: Oxford University Press, 1994.

La Berge AF. *Mission and Method: the Early Nineteenth-Century French Public Health Movement.* Cambridge, UK: Cambridge University Press, 1992.

Lesky E. Introduction. In: Lesky E(ed.). *A System of Complete Medical Police: Selections from Johann Peter Frank.* Baltimore, MD: Johns Hopkins University Press, 1976; ix-xxiii.

Levesque GA. Boston's Black Brahmin: Dr. John S. Rock. *Civil War History* 1980; 54: 326-346.

Lewis RA. *Edwin Chadwick and the Public Health Movement, 1832-1854.* London: Longmans, Green and Co., 1952.

Lilienfeld AM(ed.). *Times, Places, and Persons: Aspects of the History of Epidemiology.* Baltimore, MD: Johns Hopkins University Press, 1980.

Lilienfeld AM, Lilienfeld DE. Epidemiology and the public health movement: A historical perspective. *J Public Health Policy* 1982; 3: 140-149.

Lilienfeld DE, Lilienfeld AM. Epidemiology: a retrospective study. *Am J Epidemiol* 1977; 106: 445-459.

Lilienfeld DE. John Snow: the first hired gun? *Am J Epidemiol* 2000; 152: 4-9.

Link EP. The civil rights activities of three great Negro physicians (1840-1940). *J Negro History* 1967; 52: 169-184.

Lurie E. Louis Agassiz and the Races of Man. *Isis* 1954; 45: 227-242.

Maclean C. *Evils of Quarantine Laws, and Non-Existence of Pestilential Contagion; Deduced from the Phaenomena of the Plague of the Levant, the Yellow Fever of Spain, and the Cholera Marbus of Asia.* London: T. & G. Underwood; Philadelphia, Carey & Lea, 1824.

Magnusson L. The language of mercantilism: the English economic discussion during the seventeenth century. In: Heilbron J, Magnusson L, Wittrock B(eds.). *The Rise of the Social Sciences and the Formation of Modernity: Conceptual Change in Context, 1750-1850.* Dordrecht, the Netherlands: Kluwer Acad Pub, 1998; pp. 163-188.

Mann CC. *1491: New Revelations of the Americas before Columbus.* New York: Knopf, 2005.

Marcus S. *Engels, Manchester & the Working Class.* New York: Vintage Books, 1974.

Martin J. Sauvage's nosology: medical enlightenment in Montpellier. In: Cunningham A, French R(ed.). *The Medical Enlightenment of the Eighteenth Century.* Cambridge, UK: Cambridge University Press, 1990; pp. 111-137.

Mayr E. *Toward a New Philosophy of Biology: Observations of an Evolutionist.* Cambridge, MA: Belknap Press of Harvard University Press, 1988.

McDonald JC. The History of Quarantine in Britain during the 19th century. *Bull Hist Med* 1951; 25: 22-44.

Mitchell JK. On the cryptogamous origin of malarious and epidemic fevers. Philadelphia: Lea and Blanchard, 1849. In: *Animacular and Cryptogamic Theories on the Origins of Fevers.* New York: Arno Press, 1977.

Morais HM. *The History of the Afro-American in Medicine.* Comwells Heights, PA: The Publishers Agency, Inc., under the auspices of The Association for the Study of Afro-American Life and History, 1978.

Morton SG. *CraniaAmericana; or, A Comparative View of the Skulls of Various Aboriginal Nations of North and South America: To which is Prefixed An Essay on the Varieties of the Human Species.* Philadelphia: J. Dobson, 1839.

Nardinelli C. *Child labor and the Industrial Revolution.* Bloomington, IN: Indiana University Press, 1990.

National Library of Medicine. Dr. Rebecca Lee Crumpler. Available at: http://www. nlm.nih. gov/changingthefaceofmedicine/physicians/biography _73.html (Accessed: November 26, 2008).

Nott JC, Gliddon GR. *Types of Mankind; or, Ethnological Researches, Based upon the Ancient Monuments, Paintings, Sculptures, and Crania of Races, and upon their Natural, Geographical, Philological, and Biblical History, Illustrated by Selections from the Inedited Papers of Samuel George Morton, and by Additional Contributions from L. Agassiz, W. Usher, and H. S. Patterson.* Philadelphia, Lippincott, Grambo, 1854. Reprinted: Miami, FL: Mnemosyne Pub. Co., 1969.

Nott JC. The mulatto a hybrid-probable extermination of the two races if the whites and blacks are allowed to intermarry. *Boston Med Surg J* 1843; 26: 29-32.

Nott JC. Thoughts on acclimation and adaptation of races to climates. *Am J Med Sciences* 1856; 32: 320-334.

Olson R. *The Emergence of the Social Sciences 1642-1792.* New York, NY: Twayne Publishers, 1993.

Oxford English Dictionary (OED). Available At: http://Dictionary.Oed.Com.Ezpl.Harvard. Edu (Accessed: September 4, 2008).

Painter NI. *The History of White People.* New York: W.W. Norton & Co., 2010.

Pelling M. *Cholera, Fever and English medicine, 1825-1865.* Oxford, UK: Oxford University Press, 1978.

Pendleton EM. Statistics of diseases of Hancock County. *Southern Medical Surgical Journal* 1849; n.s. 5: 647--654.

Petty W. *Political Arithmetick* (1676; published 1690), in: Hull CH (ed). *The Economic Writings of Sir William Petty, together with the Observations upon the Bills of Mortality more probably by Captain John Graunt. Vol I. Reprints of Economic Classics.* New York: August M. Kelley, 1963; pp. 233-313.

Petty W. *The Political Anatomy of Ireland* (1672; published 1690), in: Hull CH(ed.). *The Economic Writings of Sir William Petty, together with the Observations upon the Bills of Mortality more probably by Captain John Graunt. Vol I. Reprints of Economic Classics.* New York: August M. Kelley, 1963; pp. 121-231.

Pier GB. Chapter 114. Molecular Mechanisms of Microbial Pathogenesis. In: Fauci AS, Braunwald E, Kasper DL, Hauser SL, Longo DL, Jameson JL, Loscalzo J(eds.). *Harrison's Principles of Internal Medicine,* 17th Edition, 2008. Available at: http://www.accessmedicine.com.ezp-prodl.hul.harvard.edu/content.aspx?alD=2860470 (Accessed: November 16, 2008).

Pinckard G. *Notes on the West Indies, Written During the Expedition under the Command of the Late General Sir Ralph Abercromby: Including Observations on the Island of Barbadoes, and the Settlements Captured by the British Troops, upon the Coast of Guiana; Likewise Remarks Relating to the Creoles and Slaves of the Western Colonies and the Indians of South America: with Occasional Hints, Regarding The Seasoning, or Yellow Fever, of Hot Climates. Jn Three Volumes.* London: Printed for Longman, Hurst, Rees, and Orme, Paternoster-row, 1806.

Poovey M. *A History of the Modern Fact: Problems of Knowledge in the Sciences of Wealth and Society.* Chicago, IL: University of Chicago Press, 1998.

Porter D. *Health, Civilization and the State: A History of Public Health from Ancient to Modern Times.* London: Routledge, 1999.

Porter R. *The Greatest Benefit to Mankind: A Medical History of Humanity.* New York: W.W. Norton, 1997.

Porter TM. *Trust in Numbers: The Pursuit of Objectivity in Science and Public Life.* Princeton, NJ: Princeton University Press, 1995.

Powell JH. *Bring Out Your Dead: The Great Plague of Yellow Fever in Philadelphia Jn 1793;* reprinted with a new introduction by Kenneth R. Foster, Mary F. Jenkins, and Anna Coxe Toogood. Philadelphia: University of Pennsylvania Press, 1993 (1949).

Quetelet A. *Sur l'homme et le developpement de ses facultes, ou Essai de physique sociale.* Paris; Bachelier, 1835; for translation, see: Quetelet A. *A Treatise on Man and the Development of his Faculties* (1835). (transl. R. Knox). Edinburgh, 1842 (Reprinted: New York: Burt Franklin, 1968).

Rather L. J(ed.). *RudolfVirchow: Collected Essays on Public Health and Epidemiology.* Vol 1. Canton, MA: Science History Publications, 1985.

Richmond PA. American attitudes toward the germ theory of disease, 1860-1880. *J Hist Med Allied Sci* 1954; 9: 58-84.

Rock JS. I will sink or swim with my race. Speech delivered on March 5, 1858 in Boston as part of the annual Crispus Attucks Day observance ceremony and published in The Liberator on March 12, 1858. Available at: http://www.blackpast.org/?q=1858-john-s-rock-i-will-sink-or-swim-my-race(Accessed: November 26, 2008).

Roncaglia A. *Petty: The Origins of Political Economy.* Armonk, NY: ME Sharpe, Inc, 1985.

Rosen G. *A History of Public Health.* (1958) Expanded edition (Introduction by Elizabeth Fee; Biographical essay and new bibliography by Edward T. Morman). Baltimore, MD: The Johns Hopkins University Press, 1993.

Rosen G. *From Medical Police to Social Medicine.* New York: Science History Publications, 1974.

Rosenberg CE. Epidemiology in context. *Int J Epidemiol* 2009; 38: 28-30.

Rosenberg CE. Pathologies of progress: the idea of civilization as risk. *Bull Hist Med* 1998; 72: 714-730.

Rosenberg CE. *The Cholera Years: The United States in 1832, 1849, and 1866.* Chicago: University Press, 1962. Reprint, with a new afterword by author. Chicago: University of Chicago Press, 1987.

Rosenkrantz BG. *Public Health and the State. Changing Views in Massachusetts, 1842-1936.* Cambridge, MA: Harvard University Press, 1972.

Ross D. *The Origins of American Social Science.* Cambridge, UK: Cambridge University Press, 1991.

Rossignol H. Statistics of the mortality in Augusta, Georgia, from 1839 to 1848. *Southern Medical Surgical Journal* 1848; n.s. 4: 658-663.

Rothman K. *Modern Epidemiology.* Boston: Little Brown & Co, 1986.

Rousseau JJ. *Discourse on the Origin of Inequality* (1755). (Discours sur l'origine et les fondements de l'inegalite parmi Jes homes), translated by Donald A. Cress, introduced by James Miller. Indianapolis, IN: Hackett Pub Co., 1992.

Rueschemery D, Skocpol T(eds.), *States, Social Knowledge, and the Origins of Modern Social Policies.* Princeton, NJ: Princeton University Press, 1996.

Runes DD(ed.). *The Selected Writings of Benjamin Rush.* New York: Philosophical Society, 1947.

Rush B. *An Address on the Slavery of the Negroes in America.* Philadelphia: John Dunlap, 1773.

Reprinted by the Arno Press and New York Times, 1969.

Rush B. *Medical Inquiries and Observations (Vol 3): Containing an Account of the Bilious and Remitting and Intermitting Yellow Fever, as it Appeared in Philadelphia in the Year 1794: Together with an Inquiry into the Proximate Cause of Fever; and a Defence of Blood-Letting as a Remedy for Certain Diseases.* 3rd edition. Philadelphia, PA: Johnson & Warner, 1809. (1st ed: Philadelphia, PA: Thomas Dobson, 1796).

Saakwa-Mante N. Western medicine and racial constitutions: surgeon John Atkins' theory of polygenism and sleepy distemper in the 1730s. In: Ernst W, Harris B(eds.). *Race, Science, and Medicine, 1700-1960.* London: Routledge, 1999; pp. 29-57.

Schiebinger L. *Nature's Body: Gender in the Making of Modern Science.* Boston: Beacon Press, 1993.

Shattuck L. *Report of a General Plan for the Promotion of Public and Personal Health ... Relating to a Sanitary Survey of the State; The Shattuck Report.* Boston: Massachusetts Sanitary Commission, 1850 (reprinted by Harvard University Press, Cambridge, MA, 1948).

Shaw M, Miles I. The social roots of statistical knowledge. In: Irvine J, Miles I, Evans J. *Demystifying Social Statistics.* London: Pluto Press, 1981; pp. 27-38.

Sheridan RB. *Doctors and Slaves: A Medical and Demographic History of Slavery in the British West Indies, 1680-1834.* Cambridge, UK: Cambridge University Press, 1985.

Sherwood RE. *Oliver Cromwell: King in All but Name, 1653-1658.* New York : St. Mattin's Press, 1997.

Sigerist HE. Introduction to: The People's Misery: Mother of Diseases. An Address, Delivered in 1790 by Johann Peter Frank. *Bull Hist Med* 1941; 9: 81-87.

Silverberg H. Introduction: toward a gendered social science history. In: Silverberg H(ed.). *Gender and American Social Science: The Formative Years.* Princeton, NJ: Princeton University Press, 1998; pp. 3-32.

Sinclair J. *The Statistical Account of Scotland.* Edinburgh, Scotland: W. Creech, 1791-1799.

Smillie WG. *Public Health: Its Promise for the Future-A Chronicle of the Development of Public Health in the United States, 1607-1914.* New York: Macmillan Co., 1955.

Smillie WG. The period of great epidemics in the United States (1800-1875). In: Top FH(ed.). *The History of American Epidemiology.* St. Louis, MN: CV Mosby, 1952; pp. 52-73.

Smith JM. On the fourteenth query of Thomas Jefferson's Notes on Virginia. *The Anglo-African Magazine* 1859; 1: 225-238.

Smith JT. Review of Dr. Cartwright's report on the diseases and physical peculiarities of the negro race. *New Orleans Med Surg J* 1851; 8: 219-237.

Snow J. *On continuous molecular changes, more particularly in their relation to epidemic diseases: being the Oration delivered at the 80th anniversary of the Medical Society of London.* London: John Churchill, 1853.

Spector B. Noah Webster: his contribution to American thought and progress (introductory essay). In: Noah *Webster: Letters on Yellow Fever Addressed to Dr. William Currie, with an introductory essay by Benjamin Spector.* Supplement to the Bulletin of the History of Medicine. Baltimore, MD: Johns Hopkins Press, 1947; pp. 1-17.

Stanton W. *The Leopard's Spots: Scientific Attitudes Toward Race in America 1815-59.* Chicago, IL: University of Chicago Press, 1960.

Steckel RH, Floud R(eds.). *Health and Welfare During industrialization.* Chicago: University of Chicago Press, 1997.

Stepan N. *The Idea of Race in Science: Great Britain, 1800-1960.* London: Macmillan, 1982.

Stephen L, Lee S(eds.). *The Dictionary of National Biography,* Vol I. London: Oxford University Press, 1921-1922; pp. 290-292.

Sterling D(ed.). *We are Your Sisters: Black Women in the Nineteenth Century.* New York: W.W. Norton, 1994.

Stigler SM. *The History of Statistics: The Measurement of Uncertainty before 1900.* Cambridge, MA: Belknap Press of Harvard University Press, 1986.

Sydenham T. *Selected Works of Thomas Sydenham, M.D., with a short biography and explanatory notes by John D. Comrie.* New York: William Wood & Co., 1922.

Szreter S. Economic growth, disruption, deprivation, disease, and death: on the importance of the politics of public health for development. *Population Development Review* 1997; 23 : 693-728.

Takaki RT. *A Different Mirror: A History of Multicultural America.* Boston: Little, Brown & Co., 1993.

Terris M. Epidemiology and the public health movement. *J Public Health Policy* 1987; 8: 315-329.

Thornton R. *American Indian Holocaust and Survival: A Population History Since 1492.* Norman: University of Oklahoma Press, 1987.

Tidyman P. A sketch of the most remarkable Diseases of the Negroes of the Southern States, with an account of the method of treating them, accompanied by physiological observations. *Philadelphia J Medical Physical Sci* 1826; 12: 306-339.

Tomes N. American attitudes towards the germ theory: Phyllis Richmond Allen revisited. *J Hist Med Allied Sci* 1997; 52: 17-50.

Tristan F. *Flora Tristan's London Journal: A survey of London Life in the 1830s;* a translation of *Promenades dan Landres* (1840) by Dennis Palmer and Giselle Pincetl. London: George Prior Publishers, 1980.

Villalba J de. *Epidemiologia Espanola, o historia cronologica de las pestes, contagios, epidemias y epizootias que han acaecido en Espana desde la venida de Los Cartagineses hasta el ano 1801. Con noticia de algunas otras enfermedades de esta especie que han sufrido los Espanoles en otros reynos, y do los autores nacionales que han escrito sobre esta materia, asi en la peninsula como fuero de ella.* Por el licenciado Don Joaquin de Villalba··· Madrid, En la imprenta de D. Fermin Villapando, 1803.

Villermé LR. Des épidémies sous Jes rapports de l'hygiene publique, de la statistique medicale et de l'economie politique. *Annales d'hygiene publique et de medecine légale* 1833; 9:

5-58.

Villermé LR. Mémoire sur la taille de l'homme en France. *Annales d'hygiène publíque et de médicine légale* 1829; 1: 351-399.

Villermé LR. Mémoire sure la mortalité en France dans la classe aisée et dans la class indigente. *Mémoires de l'Académie royale de médicine* 1828; 1: 51-98.

Villermé LR. Rapport fait par M. Villermé, et Ju à l'Académie royale de Médicine, au nom de la Commission de statistique, sur une série de tableaux relatifs au movement de la population dans Jes doúze arrondisements municipaux de la ville de Paris, pendant Jes cinq annees 1817, 1818, 1819, 1820 et 1821. *Archives Générales de Medicine* 1826; 10: 216-247.

Villermé LR. *Tableau de l'état physique et moral des ouvriers employés dans les manufactures de coton, de Laine et de soie.* Tome Premier et Second. Paris: Jules Renouard, 1840.

Virchow L. Report on the Typhus Epidemic in Upper Silesia. (1848), In: Rather LJ(ed.). Rudolf Virchow: Collected Essays on Public Health and Epidemiology, Vol. 1. Canton, MA: Science History Publications, 1985; pp. 205-319. (1848 a)

Virchow R. Public Health Service. Medical Reform, No. 8, 25 Aug 1848. In: Rather LJ(ed.). *Rudolf Virchow: Collected Essays on Public Health and Epidemiology*, Vol. 1. Canton, MA: Science History Publications, 1985; pp. 21-24. (1848c)

Virchow R. The Charity Physician. Medical Reform No. 18, 3 Nov 1848. In: Rather LJ(ed.). *Rudolf Virchow: Collected Essays on Public Health and Epidemiology*, Vol. 1. Canton, MA: Science History Publications, 1985; pp. 33-36. (1848b)

Waitzkin H. The social origins of illness: a neglected history. *Int J Health Services* 1981; 11 : 77-103.

Waldram JB, Herring DA, Young TK. *Aboriginal Health in Canada: Historical, Cultural, and Epidemiological Perspectives.* Toronto: University of Toronto Press, 1995.

Walker R. The Enlightenment and the French revolutionary birthpangs of modernity, in Heilbron J, Magnusson L, Wittrock B(eds.). *The Rise of the Social Sciences and the Formation of Modernity: Conceptual Change in Context*, 1750-1850. Dordrecht, the Netherlands: Kluwer Acad Pub, 1998; pp. 35-76.

Wear A, French R, Lonie I(eds.). *The Medical Renaissance of the Sixteenth Century.* Cambridge, UK: Cambridge University Press, 1985.

Webster N. *A Brief History of Epidemic and Pestilential Diseases; with the Principal Phenomena of the Physical World, which Precede and Accompany Them, and Observations Deduced from the Facts Stated: In Two Volumes./*By Noah Webster, author of Dissertations on the English language and several other works-member of the Connecticut Academy of Arts and Sciences-of the Society for the Promotion of Agriculture, Arts and Manufactures, in the state of New-York-of the American Academy of Arts and Sciences, and corresponding member of the Historical Society in Massachusetts.; Vol. I(-II). Hartford, CT: Hudson & Goodwin., 1799. (Published according to act of Congress.).

Weir DR. Economic welfare and physical well-being in France, 1750-1990. In: Steckel RH,

Floud R(eds.). *Health and Welfare During Industrialization.* Chicago, IL: University of Chicago Press, 1997; pp. 161-200.

Weissbach LS. *Child Labor Reform in Nineteenth-Century France: Assuring the Future's Harvest.* Baton Rouge, No.: Louisiana State University Press, 1989.

Wheen F. *Karl Marx.* London: Fourth Estate, 1999.

Williams R. *Keywords: a Vocabulary of Culture and Society.* Rev Ed. New York: Oxford University Press, 1985 (1976).

Wilson DA. *The King and the Gentleman: Charles Stuart and Oliver Cromwell*, 1599-1649. New York: St. Martin's Press, 1999.

Winslow C-EA. The colonial era and the first years of the Republic (1607-1799) the pestilence that walketh in darkness. In: Top F.H(ed.). *The History of American Epidemiology.* St. Louis, MN: CV Mosby, 1952; pp. 11-51.

World Health Organization. *History of the development of the ICD.* Available at: http://www. who.int/classifications/icd/en/HistoryOfICD.pdf (Accessed: November 25, 2009).

Young TK. *The Health of Native Americans: Towards a Biocultural Epidemiology.* New York: Oxford, 1994.

Zinn H. *A People's History of the United States 1492-Present.* New York: HarperPerennial, 2003.

◉ 4장 _ 역학의 확장

A.B.H, Butler W. Obituary: Major Greenwood. *J Royal Stat Soc* 1949; Series A (General), 112: 487-489.

Acheson RM. The epidemiology of Charles-Edward Amory Winslow. *Am J Epidemiol* 1970; 91: 1-18.

Allen LC. The Negro health problem. *Am J Public Health* 1915; 5: 194-203.

American Association of Public Health. Charles-Edward Amory Winslow (February 4, 1877-January 8, 1957): A Memorial. *Am J Public Health* 1957; 47: 153-167.

Brunner WF. The Negro health problem in southern cities. *Am J Public Health* 1915; 5: 183-190.

Bynum W. *The History of Medicine: A Very Short Introduction.* Oxford: Oxford University Press, 2008.

Carlson EA. *The Unfit: A History of a Bad Idea.* Cold Spring Harbor, NY: Cold Spring Harbor Press, 2001.

Chapin CV. *The Present State of the Germ-Theory of Disease.* Providence, RI: Kellogg Printing Co., 1885.

Chapin CV. The Principles ofEpidemiology (1928). In: Gorham FP(ed.). *Papers of Charles V. Chapin, M.D. A Review of Public Health Realities.* New York: The Commonwealth Fund, 1934; pp. 172-216. (originally published as: Chapin CV. The science of epidemic diseases. *The Scientific Monthly* 1928; 26: 481-493)

Chapin CV. The science of epidemic diseases. *The Scientific Monthly* 1928; 26: 481-493.

Chapin CV. *The Sources and Modes of Infection.* New York: J. Wiley, 1910.

Chase A. *The Legacy of Malthus: The Social Costs of the New Scientific Racism.* New York: Knopf, 1977.

Cold Spring Harbor Laboratory (CSHL). About CSHL. Available at: http://www.cshl.edu/about/index.html (Accessed: December 6, 2009).

Daniel TM. *Wade Hampton Frost: Pioneer Epidemiologist 1880-1938.* Rochester, NY: University of Rochester Press, 2004.

Davenport CB. *Heredity in Relation to Eugenics.* New York: Henry Holt & Co, 1911.

Desrosieres A. *The Politics of Large Numbers: A History of Statistical Reasoning.* (translated by Camille Naish). Cambridge, MA: Harvard University Press, 1998.

Doull JA. The bacteriological era (1876-1920). In: Winslow C-EA, Smillie WG, Doull JA, Gordon JE(edited by Top FH). *The History of American Epidemiology.* (Sponsored by the Epidemiology Section, American Public Health Association). St. Louis, MO: The C.V. Mosby Company, 1952; pp. 74-113.

Du Bois WEB. *The Philadelphia Negro.* New York: Lippincott, 1899.

Duster T. Lessons from history: why race and ethnicity have played a major role in biomedical research. *J Law Med Ethics* 2006; 34: 487-496.

Ernst W, Harris B(eds.). *Race, Science and Medicine, 1700-1960.* London: Routledge, 1999.

Etheridge B. *The Butterfly Caste: A Social History of Pellagra in the South.* Westport, CT: Greenwood, 1972.

Evans AS. Discussion of "The Germ Theory of Disease" by PA. Richmond. In: Lilienfeld A(ed.). *Times, Places and Persons: Aspects of the History of Epidemiology.* Baltimore, MD: Johns Hopkins University Press, 1980; pp. 94-98.

Fee E. *Disease and Discovery: A History of the Johns Hopkins School of Hygiene and Public Health, 1916-1939.* Baltimore, MD: The Johns Hopkins University Press, 1987.

Fort AG. The Negro health problem in rural communities. *Am J Public Health* 1915; 5: 191-193.

FrostWH. Epidemiology (1927). In: Maxcy KF(ed.). *Papers of Wade Hampton Frost, MD.* New York: Commonwealth Fund, 1941; pp. 493-542.

Frost WH. *Snow on Cholera.* New York: The Commonwealth Fund, 1936.

Galton F. *Hereditary Genius: An Inquiry into its Laws and Consequences.* London: MacMillan & Co, 1869.

Gamble VN. *Germs Have No Color Line: Blacks and American Medicine, 1900-1940.* New York: Garland Pub., 1989.

Goldberger J, Wheeler GA, Sydenstricker E. A study of the relation of family income and other economic factors to pellagra incidence in seven cotton-mill villages of South Carolina in 1916. *Public Health Reports* 1920; 35: 2673-2714.

Gould SJ. *The Mismeasure of Man.* (Revised and expanded). New York: Norton, 1996.

Gould SJ. *The Structure of Evolutionary Theory.* Cambridge, MA: The Belknap Press of Harvard University Press, 2002.

Gradle H. *Bacteria and the Germ Theory of Disease: Eight Lectures Delivered at the Chicago*

Medical College. Chicago, IL: W.T. Keener, 1883.

Gradman C. Invisible enemies: bacteriology and the language of politics in Imperial Germany. *Science in Context* 2000; 13: 9-30.

Graves ML. Practical remedial measures for the improvement of hygienic conditions of the Negroes in the South. *Am J Public Health* 1915; 5: 212-217.

Greenwood M. *Epidemics and Crowd Diseases: An Introduction to the Study of Epidemiology.* London: Williams & Norgate, Ltd, 1935.

Hamilton A. *Exploring the Dangerous Trades.* Boston: Little, Brown, 1943.

Hamilton A. *Industrial Poisons in the United States.* New York: The Macmillan Co., 1925.

Hamilton A. Investigations of the lead troubles in Illinois, from a hygienic standpoint. In: *Report of Commission on Occupational Diseases; To His Excellency Governor Charles S. Deneen.* Chicago: Warner Printing Co., 1911. Available at: http://www.idaillinois. org/cdm4/document.php?CISOROOT=/isl&CISOPTR=12187 (Accessed: January 7, 2009).

Hansen NE, Janz HL, Sobsey DJ. 21st century eugenics? In: Godsland J, Osmond R, Pini P. Darwin's Gifts. *Lancet* 2008; December special supplement: S 104-S I 07.

Hindman SS. Syphilis among insane Negroes. *Am J Public Health* 1915; 5: 218--224.

Holland DF, Perrott GSJ. Health of the Negro. Part I. Disabling illness among Negroes and low-income white families in New York City-A report of a sickness survey in the spring of 1933. *Milbank Mem Fund Q* 1938; 16: 5-15. (1938a)

Holland DF, Perrott GSJ. Health of the Negro. Part II. A preliminary report on a study of disabling illness in a representative sample of the Negro and white population of four cities canvassed in the National Health Survey, 1935-1936. *Milbank Mem Fund Q* 1938; 16: 16-38. (1938b)

Kasius RV(ed.). *The Challenge of Facts: Selected Public Health Papers of Edgar Sydenstricker.* New York: Prodist, 1974.

Keller EF. *The Century of the Gene.* Cambridge, MA: Harvard University Press, 2000.

Kevels D. *In the Name of Eugenics: Genetics and the Uses of Human Heredity.* New York: Knopf, 1985.

Krieger N, Fee E. Measuring social inequalities in health in the United States: an historical review, 1900-1950. *Int J Health Services 1996;* 26: 391-418.

Krieger N. Epidemiology and social sciences: towards a critical reengagement in the 21st century. *Epidemiologic Reviews* 2000; 11: 155-163.

Krieger N. Epidemiology and the web of causation: has anyone seen the spider? *Soc Sci Med* 1994; 39: 887-903.

Krieger N. Theories for social epidemiology in the 21st century: an ecosocial perspective. *Int J Epidemiol* 2001; 30: 668---677. (2001a)

Kunitz S. *The Health of Populations: General Theories and Particular Realities.* Oxford: Oxford University Press, 2007.

Ladd-Taylor M. Saving Babies and Sterilizing Mothers: Eugenics and Welfare Politics in the Interwar United States. *Social Politics* 1997; 4: 136-153.

Lee L. The Negro as a problem in public health charity. *Am J Public Health* 1915; 5: 207-211.

MacKenzie DA. Eugenics and the rise of mathematical statistics in Britain. In: Irvine J, Miles J, Evans J(eds.). *Demystifying Social Statistics*. London: Pluto Press, 1979; pp. 39-50.

MacKenzie DA. *Statistics in Britain 1865-1930: The Social Construction of Scientific Knowledge*. Edinburgh: Edinburgh University Press, 1981.

Madagan TJ. T*he Germ Theory: Applied to the Explanation of the Phenomena of Disease: The Specific Fevers*. London: Macmillan, 1876.

Marable M. *W. E. B. Du Bois: Black Radical Democrat*. New updated edition. Boulder: Paradigm Publishers, 2005.

Markowitz G. C.-E.A. Winslow: scientist, activist, and theoretician of the American public health movement throughout the first half of the twentieth century-Commentary. *J Public Health Policy* 1998; 19: 154--159.

Mayr E. *The Growth of Biological Thought: Diversity, Evolution, and Inheritance*. Cambridge, MA: The Belknap Press of Harvard University Press, 1982.

Mendelsohn JA. From eradication to equilibrium: how epidemics became complex after World War I. In: Lawrence C, Weisz G(eds.). *Greater than the Parts: Holism in Biomedicine, 1920-1950*. New York: Oxford University Press, 1998; pp. 303-331.

Nelson HY. The Philadelphia Negro. In: Asante KF, Mazama A. *Encyclopedia of Black Studies*. Thousand Oaks, CA: Sage Publications, 2004; pp. 397-398.

Oxford English Dictionary (OED). Available At: http://Dictionary.Oed.Com.Ezpl.Harvard. Edu (Accessed: December 3, 2009).

Painter NI. *The History of White People*. New York: W.W. Norton & Co., 2010.

Pernick MS. Eugenics and public health in American history. *Am J Public Health* 1997; 87: 1767-1772.

Perrott GSJ, Collins SD. Relation of sickness to income and income change in ten surveyed communities. Health and Depression Studies No. 1: Method of study and general results for each locally. *Public Health Reports* 1934; 49: 1101-1111.

Perrott GSJ, Sydenstricker E. Causal and selective factors in illness. *Am J Sociol* 1935; 40: 804-812.

Porter D. *Health, Civilization and the State: A History of Public Health from Ancient to Modern Times*. London: Routledge, 1999.

Porter R. *The Greatest Benefit to Mankind: A Medical History of Humanity*. New York: W.W. Norton, 1997.

Porter TM. *The Rise of Statistical Thinking, 1820-1900*. Princeton, NJ: Princeton University Press, 1986.

Proctor R. *Racial Hygiene: Medicine under the Nazis*. Cambridge, MA: Harvard University Press, 1988.

Richmond PA. American attitudes towards the germ theory of disease (1860-1880). *J Hist Med Allied Sci* 1954; 9: 58-84.

Rosen G. *A History of Public Health*. (1958) Expanded edition (Introduction by Elizabeth Fee; Biographical essay and new bibliography by Edward T. Morman). Baltimore, MD: The Johns Hopkins University Press, 1993.

Rosenberg CE. *The Cholera Years: The United States in 1832, 1849, and 1866.* Chicago: University Press, 1962. Reprint, with a new afterword by author. Chicago: University of Chicago Press, 1987.

Rosner D. C.-E.A. Winslow: scientist, activist, and theoretician of the American public health movement throughout the first half of the twentieth century-Commentary. *J Public Health Policy* 1998; 19: 147-153.

Sicherman B. *Alice Hamilton: A Life in Letters.* Cambridge, MA: Harvard University Press, 1984.

Stern AM. *Eugenic Nation: Faults and Frontiers of Better Breeding in Modern America.* Berkeley, CA: University of California Press, 2005. (2005b)

Stern AM. Sterilized in the name of public health: race, immigration, and reproductive control in modern California. *Am J Public Health* 2005; 95: 1128-1138. (2005a)

Sydenstricker E, King WIA. A method for classifying families according to incomes in studies of disease prevalence. *Public Health Reports* 1920; 35: 2828-2846.

Sydenstricker E. *Health and Environment.* New York: McGraw-Hill, 1933.

Sydenstricker E. Health and the Depression. *Milbank Mem Fund Q* 1934; 12: 273-280.

Sydenstricker E. The incidence of illness in a general population group: General results of a morbidity study from December 1, 1921 through March 31, 1924 in Hagerstown, Md. *Public Health Reports* 1925; 40: 279-291.

Terris M(ed.). *Goldberger on Pellagra.* Baton Rouge, LA: Louisiana State University Press, 1964.

Terris M. C.-E.A. Winslow: scientist, activist, and theoretician of the American public health movement throughout the first half of the twentieth century. *J Public Health Policy* 1998; 19: 135-146.

Tesh S. *Hidden Arguments: Political Ideology and Disease Prevention Policy.* New Brunswick, NJ: Rutgers University Press, 1988.

Tibbitts C. The socio-economic background of Negro health status. *J Negro Educ* 1937; 6: 413-428.

Tomes NJ. American attitudes toward the germ theory of disease: Phyllis Allen Richmond revisited. *J History Med Allied Science* 1997; 52: 17-50.

Viseltear AJ. Winslow, C.E.A. And the early years of public health at Yale, 1915-1925. *Yale J Biology Medicine* 1982; 55: 137-151. (1982a)

Viseltear AJ. Winslow, C.E.A. And the later years of public health at Yale, 1940-1945. *Yale J Biology Medicine* 1982; 60: 447-470. (1982b)

Wahlsten D. Leilani Muir versus the philosopher king: eugenics on trial in Alberta. *Genetica* 1997; 99: 185-198.

Warren BS, Sydenstricker E. Health of garment workers in relation to their economic status. *Public Health Reports* 1916; 31: 1298-1305.

Weindling P(ed.). *The Social History of Occupational Health.* London: Croom Helm, 1985.

Weingart P. Eugenics-medicine or social science? *Science in Context* 1995; 8: 197-207.

Wiehl DG. Edgar Sydenstricker: a memoir. In: Kasius RV(ed.). *The Challenge of Facts: Selected Public Health Papers of Edgar Sydenstricker.* New York: Prodist, for Milbank Memorial Fund, 1974; pp. 1-17.

Winslow C-EA, Smillie WG, Doull JA, Gordon JE(edited by Top FH). *The History of American Epidemiology.* (Sponsored by the Epidemiology Section, American Public Health Association). St. Louis, MO: The C.V. Mosby Company, 1952.

Winslow CEA. *The Evolution and Significance of the Modern Public Health Campaign.* New Haven: Yale University Press, 1923.

Wolff MJ. The myth of the actuary: life insurance and Frederick L. Hoffman's Race Traits and Tendencies of the American Negro. *Public Health Rep* 2006; 121: 84-91.

Zylberman P. Scandianvian eugenics: Nordic historians provide new approaches. *Med Sci* (Paris) 2004; 20: 916-925.

◉ 5장 _ 현 대 주 류 역 학 이 론

Abel T, Cockerham W. Life Style or Lebensführung? Critical remarks on the mistranslation of Weber's "Class, Status, Party." *Sociological Q* 1993; 34: 551-556.

Adler A. *What Life Should Mean to You*(edited by Alan Porter). London: Allen and Unwin, 1962 (1931).

Agency for Toxic Substances & Disease Registry (ATSDR). *Toxicological Profile for Lead.* August 2007. Atlanta, GA: US Department of Health and Human Services, Public Health Service, 2007. Available at: http://www.atsdr.cdc.gov/toxprofiles/tpl3.htmlbook mark07 (Accessed: February 19, 2009).

Aldana SG. *The Culprit & The Cure: Why Lifestyle is the Culprit Behind America's Poor Health and How Transforming That Lifestyle Can Be the Cure.* Mapleton, Utah: Maple Mountain Press, 2005.

Anderson C. *Eyes Off the Prize: The United Nations and The African American Struggle for Human Rights, 1944-1955.* Cambridge: Cambridge University Press, 2003.

Anderson MJ. *The American Census: A Social History.* New Haven, CT: Yale University Press, 1988.

Badash L. Science and McCarthyism. *Minerva* 2000; 38: 53-80.

Bannister RC. Sociology. In: Porter T, Ross D(eds.). *The Modern Social Sciences, in The Cambridge History of Science Series,* vol. 7 (general editors: David C. Lindberg & Ronald L. Numbers). Cambridge: Cambridge University Press, 2003; pp. 329-353.

Barfield CE, Smith BLR(eds.). *The Future of Biomedical Research.* Washington, DC: American Enterprise Institute and The Brookings Institute, 1997.

Barker DJ, Osmond C, Law CM. The intrauterine and early postnatal origins of cardiovascular disease and chronic bronchitis. *J Epidemiol Community Health* 1989; 43: 237-240.

Barker DJ. The developmental origins of well-being. *Philos Trans R Soc Lond B Biol Sci* 2004; 359: 1359-1366.

Barker DJ. The origins of the developmental origins theory. *J Intern Med* 2007; 261 : 412-417.

Barker JD, Osmond C. Infant mortality, childhood nutrition, and ischaernic heart disease in England and Wales. *Lancet* 1986; 1(8489): 1077-1081.

Bennett T, Grossberg L, Morris M(eds.). *New Keywords: A Revised Vocabulary of Culture and Society*. Malden, MA: Blackwell, 2005.

Berman DM. *Death on the Job: Occupational Health and Safety Struggles in the United States*. New York: Monthly Review Press, 1978.

Bogenhold D. Social inequality and the sociology of lifestyle: material and cultural aspects of socia stratification-focus on economic sociology. *Am J Econ Sociol* 2001; 60: 829-847.

Brandt A. The *Cigarette Century: The Rise, Fall, and Deadly Persistence of the Product that Defined America*. New York: Basic Books, 2007.

Breilh J, Granda E. Epidemiology and heterogeny. *Soc Sci Med* 1989; 28: 1121-1127.

Breilh J. *Epidemiologia: Economia, Medicina y Politica*. 4e ed., Mexico City, Mexico: Fontamara, 1988 (1979).

Breilh J. Epidemiology's role in the creation of a humane world: convergences and divergences among the schools. *Soc Sci Med* 1995; 41: 911-914.

Brickman JP. "Medical McCarthyism": The Physicians Forum and the Cold War. *J History Medicine Allied Sciences* 1994; 49: 380-418.

Buck C, Llopis A, Najera E, Terris M. Discussions. In: Buck C, Llopis A, Najera E, Terris. *The Challenge of Epidemiology: Issues and Selected Readings*. Washington, DC: Pan American Health Organization, 1988; pp. 967-985.

Bunton R, Nettleton S, Burrows R(eds.). *The Sociology of Health Promotion: Critical Analyses of Consumption, Lifestyle, and Risk*. London: Routledge, 1995.

Burri R, Dumit J(eds.). *Biomedicine as Culture: Instrumental Practices, Technoscientific Knowledge, and New modes of Life*. New York: Routledge, 2007.

Bynum W. *The History of Medicine: A Very Short Introduction*. Oxford: Oxford University Press, 2008.

Cambrosio A, Keating P. Biomedical sciences and technology: history and sociology. In: *International Encylopedia of the Social and Behavioral Sciences*. Amsterdam: Elsevier, Ltd, 2001. DOI: 10.1016/B0-08-04307607 /03143-0.

Campbell H. Gene environment interaction. *J Epidemiol Community Health* 1996; 50: 397-400.

Cassel J. Social science theory as a source of hypotheses in epidemiological research. *Am J Public Health* 1964; 54: 1482-1488.

Cockerham W, Riitten A, Abel T. Conceptualizing contemporary health lifestyles: moving beyond Weber. *Sociological Q* 1997; 38: 321-342.

Committee on Models for Biomedical Research, Board on Basic Biology, Commission on Life Sciences, National Research Council. *Models for Biomedical Research: A New Perspective*. Washington, DC: National Academy Press, 1985. (Included as Appendix C in: Committee on New and Emerging Models in Biomedical and Behavioral Research, Institute for Laboratory Animal Research, Commission on Life Sciences, National Research Council. *Biomedical Models and Resources: Current Needs and Future Opportunities*. Washington, DC: National Academy of Sciences, 1998.)

Conrad P., Kern R(eds.). *The Sociology of Health and Illness: Critical Perspectives*. 4th ed. New York: St. Martin's Press, 1994.

Coreil J, Levins JS, Jaco EG. Life Style: an emergent concept in the sociomedical sciences. *Culture, Medicine, and Psychiatry* 1985; 9: 423-437.

Corella D, Ordovas JM. Integration of environment and disease into "omics" analysis. *Curr Opin Mol Ther* 2005; 7: 569-576.

Costa LG, Eaton DL(eds.). *Gene-Environment Interactions: Fundamentals of Ecogenetics.* Hoboken, NJ: John Wiley & Sons, 2006.

Crawford R. You are dangerous to your health: the ideology and politics of victim blaming. *Int J Health Services* 1977; 7: 663-680.

Daintith J, Martin E(eds.). *Oxford Dictionary of Science.* 5th ed. Oxford: Oxford University Press, 2005.

Davison C, Davey Smith G. The baby and the bath water: examining socio-cultural and free-market critiques of health promotion. In: Bunton R, Nettleton S, Burrows R(eds.). The Sociology of Health Promotion: Critical Analyses of Consumption, Lifestyle, and Risk. London: Routledge, 1995; pp. 91-99.

Dawber TR, Kannel WB, Revotksie N, Stokes J 3rd, Kagan A, Gordon T. Some factors associated with the development of coronary heart disease: six years' follow-up experience in the Framingham study. *Am J Public Health Nations Health* 1959; 49: 1349-1356.

Dawber TR, Meadors GR, Moore FE Jr. Epidemiological approaches to heart disease: the Framingham Study. *Am J Public Health Nations Health* 1951; 41: 279-281.

de Almeida Filho N. *Epidemiología sin Numeros [Epidemiology without Numbers]* Washington, DC: Organización Panamericana de la Salud, 1992.

de Almeida-Filho N. *La Ciencia Tímida: Ensayos de Deconstrucción de la Epidemiología.* Buenos Aires: Lugar Editorial, 2000.

Derickson A. The house of Falk: the paranoid style in American health politics. *Am J Public Health* 1997; 87: 1836-1843.

Doyal L. *The Political Economy of Health.* London: Pluto Press, 1979.

Dubos R, Dubos J. *The White Plague: Tuberculosis, Man, and Society.* Boston: Little, Brown, 1952.

Dubos RJ. *Mirage of Health: Utopias, Progress, and Biological Change.* New York: Harper, 1959.

Eaton S, Konner M, Shotak M. Stone Agers in the fast lane: chronic degenerative diseases in evolutionary perspective. *Am J Med* 1988; 84: 739-749.

Engel GL. The need for a new medical model: a challenge for biomedicine. *Science* 1977; 196: 129-136.

Fee E, Krieger N. Understanding AIDS-historical interpretations and the limits of biomedical individualism. *Am J Public Health* 1993; 83: 1477-1486.

Foley DL, Craig JM, Morley R, Olsson CJ, Dwyer T, Smith K, Saffery R. Prospects for epigenetic epidemiology. *Am J Epidemiol* 2009; 169: 389-400.

Forman MR, Hursting SD, Umar A, Barrett JC. Nutrition and cancer prevention: a multidisciplinary perspective on human trials. *Annu Rev Nutr* 2004; 24: 223-254.

Framingham Heart Study. Epidemiological background and design: The Framingham Study. Available at: http://www.framinghamheartstudy.org/aboutlbackground.html (Accessed: December 13, 2009).

Fraumeni JF Jr. Genes and the environment in cancer etiology. In: Wilson SH, Institute of Medicine (US) Roundtable on Environmental Health Sciences, Research, and Medicine, Institute of Medicine (US), Board on Health Sciences Policy. *Cancer and the Environment: Gene-Environment Interaction*. Washington, DC: National Academy of Science Press, 2002; pp. 14-24.

Fried A. *McCarthyism: The Great American Red Scare-A Documentary History*. New York: Oxford, 1997.

Friedman GD. *Primer of Epidemiology*. 5th ed. New York: McGraw-Hill, 2004.

Galdston I(ed.). *Beyond the Germ Theory: The Roles of Deprivation and Stress in Health and Disease*. New York: Health Education Council, New York Academy of Medicine, 1954.

Garrety K. Dietary policy, controversy and proof: doing something versus waiting for definitive evidence. In: Ward JW, Warren C(eds.). *Silent Victories: The History and Practice of Public Health in Twentieth-Century America*. Oxford: Oxford University Press, 2007; pp. 401-422.

Gilbert SF. The genome in its ecological context: philosophical perspectives on interspecies epigenesist. *Ann NY Acad Sci* 2002; 981: 202-218.

Gluckman P, Hanson M(eds.). *Developmental Origins of Health and Disease*. Cambridge: Cambridge University Press, 2006.

Gluckman PD, Hanson M. *Mismatch: The Lifestyle Diseases Timebomb*. Oxford: Oxford University Press, 2008.

Gluckman PD, Hanson MA, Beedle AS. Early life events and their consequences for later disease: a life history and evolutionary perspective. *Am J Hum Biol* 2007; 19: 1-19.

Goldberg AD, Allis CD, Bernstein E. Epigenetics: a landscape takes shape. *Cell* 2007; 128: 635-638.

Gordon DH. Tenacious assumptions in Western medicine. In: Lock M, Gordon D(eds.). *Biomedicine Examined*. Dordrecht: Kluwer Academic Publishers, 1988; pp. 19-56.

Gordon J.E. Epidemiology - old and new. *J Michigan State Medical Society* 1950; 49: 194-199.

Gordon JE. The twentieth century-yesterday, today, and tomorrow (1920-). In: Winslow C-EA, Smillie WG, Doull JA, Gordon JE(edited by Top FH). *The History of American Epidemiology*. (Sponsored by the Epidemiology Section, American Public Health Association). St. Louis, MO: The C.V. Mosby Company, 1952; pp. 114-167.

Gordon JE. The world, the flesh and the devil as environment, host, and agent of disease. In: Galdston I(ed.). *The Epidemiology of Health*. New York: Health Education Council, 1953; pp. 60--73.

Gould SJ. *The Structure of Evolutionary Theory*. Cambridge, MA: The Belknap Press of Harvard University Press, 2002.

Graham S. Toward a dietary prevention of cancer. *Epidemiol Rev* 1983; 5: 38-50.

Green LW, Kreuter MW. Health promotion as a public health strategy for the 1990s. *Annu Rev*

Public Health 1990; 11: 319-334.

Green LW, Potvin L. Education, health promotion, and social and lifestyle determinants of health and disease. Chapter 2.3 in: Detels R, McEwen J, Beaglehole R, Tanaka H. *Oxford Textbook of Public Health*. 4th Ed. Oxford: Oxford University Press, 2004. Available at: http://www.R2Library.com/marc_frame.aspx?ResourceID=112 (Accessed: February 2, 2009).

Greenhouse SW. The growth and future of biostatistics: (A view from the 1980s). *Stat Med* 2003; 22: 3323-3335.

Greenlund KJ, Giles WH, Keenan NL, Malarcher AM, Zheng ZJ, Caspar ML, Heath GW, Croft JB. Heart disease and stroke mortality in the twentieth century. In: Ward JW, Warren C(eds.). *Silent Victories: The History and Practice of Public Health in Twentieth-Century America*. Oxford: Oxford University Press, 2007; pp. 381-400.

Greenwald P, Sondik E, Lynch BS. Diet and chemoprevention in NCI's research strategy to achieve national cancer control objectives. *Annu Rev Public Health* 1986; 7: 267-291.

Grene M, Depew D. *The Philosophy of Biology*. Cambridge, UK: Cambridge University Press, 2004.

Hansen EC, Easthope G. *Lifestyle in Medicine*. London: Routledge, 2007.

Harden VA, Hannaway C. National Institutes of Health (NIH). In: *Encyclopedia of Life Sciences*. New York: John Wiley & Sons, 2001. DOI: I0.1038/npg.els.0003407.

Harden VA. A short history of the National Institutes of Health: WWI and the Randsdell Act of 1930. Available at: http://history.nih.gov/exhibits/history/docs/page_04.html (Accessed: December IO, 2009). (Harden 2009a)

Harden VA. A short history of the National Institutes of Health: Biomedical Research. Available at: http://history.nih.gov/exhibits/history/docs/page_1 1.html (Accessed: December IO, 2009). (Harden 2009b)

Harden VA. A short history of the National Institutes of Health: NIH Successes. Available at: http://history.nih.gov/exhibits/history/docs/page_I2.html (Accessed: December 12, 2009). (Harden 2009c)

Harden VA. I*nventing the NIH: Federal Biomedical Research Policy, 1887-1937*. Baltimore, MD: Johns Hopkins University Press, 1986.

Hernandez LM, Blazer DG(eds.). *Genes, Behavior, and the Social Environment: Moving Beyond the Nature/Nurture Debate*. Committee on Assessing Interactions Among Social, Behavioral, and Genetic Factors in Health, Institute of Medicine. Washington, DC: National Academy Press, 2006.

Institute for Systems Biology. Systems biology: the 21st century science. Available at: http://www.systemsbiology.org/Intro to_ISB and_S ystems_Biology/S ystems_Biology_-_the_21st_Century_Science (Accessed: January 30, 2009).

Institute of Biomedical Science. Available at: http://www.ibms.org/index.cfm?method=ibms.about (Accessed: January 12, 2009).

Irvine J, Miles J, Evans J(eds.). *Demystifying Social Statistics*. London: Pluto Press, 1979.

Isaac J. The human sciences in Cold War America. *The Historical Journal* 2007; 50: 725-746.

Jablonka E. Epigenetic epidemiology. *Int J Epidemiol* 2004; 33: 929-935.

Kannel WB, Dawber TF, Friedman GD, Glennon WE, McNamara PM. Risk factors in coronary heart disease: an evaluation of several serum lipids as predictors of coronary heart disease: the Framingham study. *Ann Intern Med* 1964; 61: 888-899.

Kannel WB, Dawber TF, Kagan A, Revotskie N, Stokes J 3rd. Factors of risk in development of coronary heart disease-six year follow-up experience: the Framingham Study. *Ann Int Med* 1961; 55: 33-50.

Keller EF. *Making SefISe of Life: Explaining Biological Development with Models, Metaphors, and Machines.* Cambridge, MA: Harvard University Press, 2002.

Keller EF. *The Century of the Gene.* Cambridge, MA: Harvard University Press, 2000.

Kitano H. Systems Biology: a brief overview. *Science* 2002; 295: 1662-1664.

Kornberg A. Support for basic biomedical research: how scientific breakthroughs occur. In: Barfield CE, Smith BLR(eds.). *The Future of Biomedical Research.* Washington, DC: American Enterprise Institute and The Brookings Institute, 1997; pp. 35-41.

Krieger N. Epidemiology and social sciences: towards a critical reengagement in the 21st century. *Epidemiologic Reviews* 2000; 11: 155-163.

Krieger N. Epidemiology and the web of causation: has anyone seen the spider? *Soc Sci Med* 1994; 39: 887-903.

Krieger N. Proximal, distal, and the politics of causation: what's level got to do with it? *Am J Public Health* 2008; 98: 221-230.

Krieger N. Theories for social epidemiology in the 21st century: an ecosocial perspective. *Int J Epidemiol* 2001; 30: 668-677.

Krieger N. Ways of asking and ways of living: reflections on the 50th anniversary of Morris' everuseful *Uses of Epidemiology. Int J Epidemiol* 2007; 36: 1173-1180.

Kumanyika SK. Epidemiology of what to eat in the 21st century. *Epidemiol Rev* 2000; 22: 87-94.

Labarthe D. Chapter 2: Causation and prevention of cardiovascular disease: an overview of contributions of 20th-century epidemiology. In: Labarthe D. *Epidemiology and Prevention of Cardiovascular Diseases: A Global Challenge.* Boston: Jones & Bartlett, 1998; pp. 17-26.

Lansdown R, Yule W. *Lead Toxicity: History and Environmental Impact.* Baltimore, MD: Johns Hopkins University Press, 1986.

Lappé M. *Evolutionary Medicine: Rethinking the Origins of Disease.* San Francisco, CA: Sierra Club Books, 1994.

Laurell AC. La salud-enfermedad como proceso social. *Rev Latinoam Salud* 1982; 2: 7-25.

Lawrence C, Weisz G(eds.). *Greater than the Parts: Holism in Biomedicine, 1920-1950.* New York: Oxford University Press, 1998.

Leonard WR. Lifestyle, diet, and disease: comparative perspectives on the determinants of chronic health risks. In: Stearns SC, Koella JC(eds.). *Evolution in Health and Disease.* 2nd ed. Oxford: Oxford University Press, 2008; pp. 265-276.

Lewontin R. *The Triple Helix: Gene, Organism and Environment.* Cambridge, MA: Harvard

University Press, 2000.

Lewontin RC, Rose S, Kamin LJ. *Not In Our Genes: Biology, Ideology, and Human Nature*. New York: Pantheon Books, 1984.

Lock M, Gordon D(eds.). *Biomedicine Examined*. Dordrecht, The Netherlands: Kluwer Academic Publishers, 1988.

Lock M. The future is now: locating biomarkers for dementia. In: Burri R, Dumit J(eds.). *Biomedicine as Culture: Instrumental Practices, Technoscientific Knowledge, and New modes of Life*. New York: Routledge, 2007; pp. 61-85.

Maclure KM, MacMahon B. An epidemiologic perspective on environmental carcinogenesis. *Epidemiol Rev* 1980; 2: 19-48.

MacMahon B, Pugh TF, Ipsen J. *Epidemiologic Methods*. Boston: Little, Brown and Company, 1960.

Magee JH. *A Review of The Field of Epidemiology: Current Activities and Training of Practitioners*. Washington, DC: Association of Schools of Public Health, 1983.

Maniolo TA, Bailey-Wilson JE, Collins FS. Genes, environment and the value of prospective cohort studies. *Nat Rev Genet* 2006; 7: 812-820.

Markowitz G, Rosner D. *Deceit and Denial: The Deadly Politics of Industrial Pollution*. Berkeley, CA: University of California Press, 2002.

Marmot M, Elliott P(eds.). *Coronary Heart Disease Epidemiology: From Aetiology to Public Health*. 2nd ed. Oxford: Oxford University Press, 2005.

Mayr E. *The Growth of Biological Thought: Diversity, Evolution, and Inheritance*. Cambridge, MA: The Belknap Press of Harvard University Press, 1982.

McJones P. History of FORTRAN and FORTRAN II. Computer History Museum Software Preservation Group. Last modified: July 22, 2008. Available at: http://www.softwarepreservation.org/projects/FORTRAN/ (Accessed: January 12, 2009).

McMichael AJ. People, populations, and planets: epidemiology comes full circle. *Epidemiology* 1995; 6: 633-636.

McMichael AJ. Prisoners of the proximate: loosening the constraints on epidemiology in an age of change. *Am J Epidemiol* 1999; 149: 887-897.

Medline Plus. Biomedicine. Available at: http://www2.merriam-webster.com/cgi-bin/ mwmednlm?book=Medical&va=biomedicine (Accessed: January 12, 2009).

Mishler EG. Viewpoint: critical perspectives on the biomedical model. In: Mishler EG, Amarasingham LR, Hauser ST, Osherson S, Wexler NE, Liem R. *Social Context of Health, Illness and Patient Care*. Cambridge: Cambridge University Press, 1981; pp. 1-23.

Morgan MS. Economics. In: Porter T, Ross D(eds.). *The Modern Social Sciences in, The Cambridge History of Science Series*, vol. 7 (general editors: David C. Lindberg & Ronald L. Numbers). Cambridge: Cambridge University Press, 2003; pp. 275-305

Morris JN. *Uses of Epidemiology*. Edinburgh: E & S Livingston, Ltd, 1957.

National Institutes of Health (NIH) Study Committee. *Biomedical Science and its Administration: A Study of the National Institutes of Health. Report to the President*. Washington, DC:

The White House, 1965.

National Institutes of Health. *The Genes and Environment Initiative (GEI)*. Available at: http://genesandenvironment.nih.gov/index.asp (Accessed: February 19, 2009).

National Institutes of Health. The NIH Almanac-Appropriations. Available at: http://www.nih.gov/about/almanac/appropriations/part2.htm (Accessed: January 23, 2009).

National Research Council. *Biomedical Models and Resources: Current Needs and Future Opportunities*. Committee on New and Emerging Models in Biomedical and Behavioral Research, Institute for Laboratory Animal Research, Commission on Life Sciences, National Research Council. Washington, DC: National Research Council, 1998.

Navarro V(ed.). *Health and Medical Care in the US: A Critical Analysis*. Amityvile, NY: Baywood Publishing, 1977.

Navarro V. *Crisis, Health, and Medicine: A Social Critique*. New York: Tavistock, 1986.

Nesse RM, Williams GC. *Why We Get Sick: The New Science of Darwinian Medicine*. New York: Vintage Books, 1994.

Nesse RM. Evolution: medicine's most basic science. In: Godsland J, Osmond R, Pini P. Darwin's Gifts. *Lancet* 2008; December special supplement: S104-S107.

Nestle M, Dixon LB(eds.). *Taking Sides: Clashing Views on Controversial Issues in Food and Nutrition*. Guilford, CT: McGraw-Hill/Dushkin, 2004.

Nestle M. *Food Politics: How the Food Industry Influences Nutrition and Health*. Berkeley, CA: University of California Press, 2007.

Noble D. *The Music of Life: Biology Beyond the Genome*. Oxford: Oxford University Press, 2006.

O'Brien M. Health and lifestyle: a critical mess? Notes on the dedifferentiation of health. In: Bunton R, Nettleton S, Burrows R(eds.). *The Sociology of Health Promotion: Critical Analyses of Consumption, Lifestyle, and Risk*. London: Routledge, 1995; pp. 191-205.

Omenn GS. Chemoprevention of lung cancer: the rise and demise of beta-carotene. *Annu Rev Public Health* 1998; 19: 73-99.

On-Line Medical Dictionary. Available at: http://cancerweb.ncl.ac.uk/omd/index.html (Accessed: January 14, 2009).

Osherson S., Amarasingham L. The machine metaphor in medicine. In: Mishler EG, Amarasingham L, Hauser ST, et al(eds.). *Social Contexts of Health, Illness, and Patient Care*. Cambridge: Cambridge University Press, 1981; pp. 218-249.

Oxford English Dictionary (OED). Available At: http://Dictionary.Oed.Com.Ezpl.Harvard. Edu; (Accessed: December 3, 2009).

Oxford Textbook of Public Health. 4th Ed. Oxford: Oxford University Press, 2004. Available at: http://www.R2Library.com/marc_frame.aspx?ResourceID=l 12 (Accessed: February 2, 2009).

Parekh B. Individual. In: Bennett T, Grossberg L, Morris M(eds.). *New Keywords: A Revised Vocabulary of Culture and Society*. Malden, MA: Blackwell, 2005; pp. 183-184.

Peto R, Doll R, Buckley JD, Sporn MB. Can dietary beta-carotene materially reduce human cancer rates? *Nature* 1981; 290: 201-208.

Picavet E. Methodological Individualism in Sociology. In: Smelser NJ, Baltes PB(eds.). *International Encyclopedia of the Social Sciences.* New York: Elsevier, 2001; pp. 9751-9755.

Pollan M. *In Defense of Food.* New York: Penguin Books, 2008.

Poovey M. *A History of the Modern Fact: Problems of Knowledge in the Sciences of Wealth and Society.* Chicago, IL: University of Chicago Press, 1998.

Porta M(ed.). *A Dictionary of Epidemiology.* 5th edition. New York: Oxford University Press, 2008.

PubMed, U.S. National Library of Medicine and the National Institutes of Health. Available at: http://www.ncbi.nlm.nih.gov/sites/entrez (Accessed: February 16, 2009, for 1960-2008 literature search on "epidemiology" and "lifestyle".)

Robbins A, Landrigan PJ. Safer, healthier workers: advances in occupational disease and injury prevention. In: Ward JW, Warren C(eds.). *Silent Victories: The History and Practice of Public Health in Twentieth-Century America.* Oxford: Oxford University Press, 2007; pp. 209-229.

Rose G. Sick individuals and sick populations. *Int J Epidemiol* 1985; 14: 32-38.

Rose G. *The Strategy of Preventive Medicine.* Oxford: Oxford University Press, 1992.

Rose H, Rose S(eds.). *Ideology of/in the Natural Sciences*, with an introductory essay by Ruth Hubbard. Cambridge, MA: Schenkman. 1980.

Ross D. Changing contours of the social science disciplines. In: Porter T, Ross D(eds.). *The Modern Social Sciences, in The Cambridge History of Science Series*, vol 7 (general editors: David C. Lindberg & Ronald L. Numbers). Cambridge: Cambridge University Press, 2003; pp. 205-237.

Rothstein W. *Public Health and the Risk Factor: A History of an Uneven Medical Revolution.* Rochester, NY: University of Rochester Press, 2008.

Russo F, Williamson J. Interpreting probability in causal models for cancer. In: Russo F, Williamson J(eds.). *Causality and Probability in the Sciences.* College Publications, King's College: London, 2007; pp.217-242.

Sargent MG. *Biomedicine and the Human Condition: Challenges, Risks, and Rewards.* Cambridge: Cambridge University Press, 2005.

Sayer A. *Method in Social Science: A Realist Approach.* London: Hutchinson, 1984.

Schnall P(ed.). *The Social Etiology of Disease.* HMO Packet 2. New York: HealthPac, 1977.

Schrecker E. *Many are the Crimes: McCarthyism in America.* Boston: Little Brown & Co, 1998.

Scott J, Marshall G(eds.). *Oxford Dictionary of Sociology.* New York: Oxford University Press, 2005.

Shostak S. Locating gene-environment interactions: at the intersections of genetics and public health. *Soc Sci Med* 2003; 56: 2327-2342.

Sinclair KD, Lea RG, Rees WD, Young LE. The developmental origins of health and disease: current theories and epigenetic mechanisms. *Soc Reprod Fertil Suppl* 2007; 64: 425-443.

Skeet RG. The impact of the computer on the cancer registry. *Gann Monograph on Cancer*

Research 1987; 33: 89-95.

Slater D. The sociology of consumption and lifestyle. In: Calhoun C, Rojek C, Turner B(eds.). *The Sage Handbook of Sociology.* Thousand Oaks, CA: Sage Publications, 2005; pp. 174-187.

Smelser NJ, Baltes PB(eds.). *International Encyclopedia of the Social Sciences.* New York: Elsevier, 2001.

Sobel ME. *Lifestyle and Social Structure: Concepts, Definitions, Analyses.* New York: Academic Press, 1981.

Stallones R.A. To advance epidemiology. *Annu. Rev. Public Health* 1980; 1 : 69-82.

Stearns SC(ed.). *Evolution in Health and Disease.* Oxford: Oxford University Press, 1999.

Stearns SC, Koella JC(eds.). *Evolution in Health and Disease.* 2nd ed. Oxford: Oxford University Press, 2008.

Strickland SP. *Politics, Science, and Dread Disease: A Short History of United States Medical Research Policy.* Cambridge, MA: Harvard University Press, 1972.

Subramanian SY, Jones K, Kaddour A, Krieger N. Revisiting Robinson: the perils and pitfalls of individualistic and ecologic fallacy. *Int J Epidemiol* 2009; 38: 342-360; doi: 10.1093/ije/dyn359.

Susser M, Stein Z. *Eras in Epidemiology: The Evolution of Ideas.* Oxford: Oxford University Press, 2009.

Susser M, Susser E. Choosing a future for epidemiology: II. From black box to Chinese boxes and eco-epidemiology. *Am J Public Health* 1996; 86: 674-677. [Erratum in: Am J Public Health 1996; 86: 1093].

Susser M. *Causal Thinking in the Health Sciences: Concepts and Strategies of Epidemiology.* New York: Oxford University Press, 1973.

Susser M. Epidemiology in the United States after World War II: the evolution of technique. *Epidemiol. Rev* 1985; 7: 147-177.

Swain DC. The rise of a research empire: NIH, 1930 to 1950. *Science* 1962; 138: 1233-1237.

Swedberg R. *The Max Weber Dictionary: Key Words and Central Concepts.* Stanford, CA: Stanford University Press, 2005. ("Lifestyle": pp. 150--151).

Sydenstricker E. *Health and Environment.* New York: McGraw-Hill, 1933.

Systems Biology Institute. Available at: http://www.systems-biology.org/000/ (Accessed: January 30, 2009).

Taylor I, Knowelden J. *Principles ofEpidemiology.* London: J &A Churchill, Ltd, 1957.

Terris M. The lifestyle approach to prevention: editorial. *J Public Health Policy* 1980; 1: 6-9.

Tesh S. *Hidden Arguments: Political Ideology and Disease Prevention Policy.* New Brunswick, NJ: Rutgers University Press, 1988.

Thagard P. *How Scientists Explain Disease.* Princeton, NJ: Princeton University Press, 1999.

Thomas L. The future impact of science and technology on medicine. *BioScience* 1974; 24: 99-105.

Trevathan WR, McKenna JJ, Smith EO(eds.). *Evolution in Health and Disease.* 2nd ed. Oxford: Oxford University Press, 2007.

Trevathan WR, Smith EO, McKenna JJ. *Evolutionary Medicine.* New York: Oxford University Press, 1999.

Trevathan WR. Evolutionary medicine. Annu Rev Anthropol 2007; 36: 139-154.

Turner JH. A new approach for theoretically integrating micro and macro analyses. In: Calhoun C, Rojek C, Turner B(eds.). *The Sage Handbook of Sociology.* Thousand Oaks, CA: Sage Publications, 2005; pp. 405-422.

Udehn L. The changing face of methodological individualism. *Annu Rev Sociol* 2000; 28: 479-507.

United States Department of Health and Human Services (DHHS). *Surgeon General's Reports on Smoking and Tobacco Use* (1964-2006). Available at http://www.cdc.gov/tobacco/data_statistics/sgr/index.htm (Accessed: February 19, 2009).

US Public Health Service. *Annual Report of the Surgeon General of the Public Health Service of the United States.* Washington, DC: US Government Printing Office, 1933.

Van Speybroeck L, Van De Vijver G, De Waele D(eds.). *From Epigenesis to Epigenetics: The Genome in Context.* New York: The New York Academy of Sciences, 2002.

Varmus HE. The view from the National Institutes of Health. In: Barfield CE, Smith BLR(eds.). *The Future of Biomedical Research.* Washington, DC: American Enterprise Institute and The Brookings Institute, 1997; pp. 9-15.

Vineis P, Kriebel D. Causal models in epidemiology: past inheritance and genetic future. *Environ Health* 2006; 5: 21. doi: 10.1186/1476-069X-5-21

Vineis P. A self-fulfilling prophecy: are we underestimating the role of the environment in geneenvironment interaction research? *Int J Epidemiol* 2004; 33: 945-946.

Waddington CH. *Organisers & Genes.* Cambridge: Cambridge University Press, 1940.

Waddington CH. *The Evolution of an Evolutionist.* Ithaca, NY: Cornell University Press, 1975.

Waddington, C.H. *The Strategy of the Genes: A Discussion of Some Aspects of Theoretical Biology.* With an appendix by H. Kaeser. New York: Macmillan, 1957.

Waitzkin H. The social origins of illness: a neglected history. *Int J Health Services* 1981; 11: 77-103.

Ward JW, Warren C(eds.). *Silent Victories: The History and Practice of Public Health in TwentiethCentury America.* Oxford: Oxford University Press, 2007.

Waterland RA, Michels KB. Epigenetic epidemiology of the developmental origins hypothesis. *Annu Rev Nutr* 2007; 27: 363-388.

Webster's Third New International Dictionary, Unabridged. Available at: http://collections.chadwyck.com.ezp-prodl.hul.harvard.edu/home/home_mwd.jsp (Accessed: January 12, 2009).

Wersky G. *The Visible College: A Collective Biography of British Scientists and Socialists of the 1930s.* London: Free Association Books, 1988.

Whitaker Foundation. A history of biomedical engineering. Available at: http: //www.bmes.org/WhitakerArchives/glance/history.html (Accessed: January 14, 2009).

Willett WC. Nutritional epidemiology issues in chronic disease at the turn of the century. *Epidemiol Rev* 2000; 22: 82-86.

Williams R. *Keywords: A Vocabulary of Culture and Society*. Rev. ed. New York: Oxford University Press, 1983.

Wilson SH, Institute of Medicine (US) Roundtable on Environmental Health Sciences, Research, and Medicine, Institute of Medicine (US), Board on Health Sciences Policy. *Cancer and the Environment: Gene-Environment Interaction*. Washington, DC: National Academy of Science Press, 2002.

Wintour EM, Owens JA(eds.). *Early Life Origins of Health and Disease*. New York: Springer Science, 2006.

WordNet. Available at: http://wordnet.princeton.edu/ (Accessed: January 12, 2009).

Zablocki BD, Kanter RM. The differentiation oflife-styles. *Annu Rev Sociol* 1976; 2: 269-298.

Ziman J. *Real Science: What it is, and What it Means*. Cambridge, UK: Cambridge University Press, 2000.

◉ 6장 _ 대 안 적 사 회 역 학

Adler N. When one's main effect is another's error: Material vs psychosocial explanations of health disparities. A commentary on Macleod et al. *Soc Sci Med* 2006; 63: 846-850.

Adler NE(ed.). *Socioeconomic Status and Health in Industrial Nations: Social, Psychological, and Biological Pathways*. New York: NY Academy of Science, 1999.

Adler NE, Epel ES, Castellazzo G, Ickovics JR. Relationship of subjective and objective social status with psychological and physiological functioning: preliminary data in healthy white women. *Health Psychol* 2000; 19: 586-592.

Adler NE, Rehkopf DH. U.S. disparities in health: descriptions, causes, and mechanisms. *Annu Rev Public Health* 2008; 29: 235-252.

Ahmed P, Coelho G(eds.). *Towards a New Definition of Health: Psychosocial Dimensions*. New York: Plenum Books, 1979.

Almeida-Filho N, Kawachi I, Filho AP, Dachs NW. Research on health inequities in Latin America and the Caribbean: bibliometric analysis (1971-2000) and descriptive content analysis (1971-1995). *Am J Public Health* 2003; 93: 2037-2043.

Almeida-Filho N. *La ciencia tímida: Ensayos de Deconstrucción de la Epidemiología*. Buenos Aires, Argentina: Lugar Editorial S.A., 2000.

Alvarado CH, Martinez ME, Vivas-Martinez S, Gutierrez NJ, Metzger W. Social change and health policy in Venezuela. *Social Medicine* 2008; 3: 95-109.

Amick B III, Levine S, Tarlov AR, Walsh D(eds.). *Society & Health*. New York: Oxford University Press, 1995.

Anderson C. Eyes *Off the Prize: the United Nations and the African American Struggle for Human Rights, 1944-1955*. Cambridge, UK: Cambridge University Press, 2003.

Arditti R, Brenna P, Cavrak S(eds.). *Science and Liberation*. Boston, MA: South End Press, 1980.

Armada F, Muntaner C, Chung H, Williams-Brennan L, Benach J. Barrio Adentro and the reduction of health inequalities in Venezuela: an appraisal of the first years. *Int J Health Services* 2009; 39: 161-187.

Badash L. Science and McCarthyism. *Minerva* 2000; 38: 53-80.

Bambra C, Fox D, Scott-Samuel A. A politics of health glossary. *J Epidemiol Community Health* 2007; 61 : 571-574.

Barrett PS, Chavez D, Rodriguez-Garavito C. *The New Latin American Left: Utopia Reborn.* London: Pluto Press, 2009.

Beaglehole R(ed.). *Global Public Health: A New Era.* Oxford: Oxford University Press, 2003.

Beckfield J, Krieger N. Epi +demos+ cracy: linking political systems and priorities to the magnitude of health inequities--evidence, gaps, and a research agenda. *Epidemiol Review* 2009; 31: 152-177.

Ben-Shlomo Y, Kuh DH. A lifecourse approach to chronic disease epidemiology: conceptual models, empirical challenges, and interdisciplinary perspectives. *Int J Epidemiol* 2002; 31 : 285-293.

Berkman LF, Kawachi I(eds.). *Social Epidemiology.* Oxford: Oxford University Press, 2000.

Berliner H. Notes on historical precursors of materialist epidemiology. In: *Health Movement Organization. Health Marxist Organization (HMO) Packet 1.* New York: Health/PAC, 1976; ME 1-3.

Berridge V, Blume S(eds.). *Poor Health: Social Inequality Before and After The Black Report.* London: Routledge/Frank Cass, 2002.

Beyrer C, Pizer HF(eds.). *Public Health & Human Rights: Evidence-Based Approaches.* Baltimore, MD: The Johns Hopkins University Press, 2007.

Bijlmakers LA, Bassett MT, Sanders DM. *Health and Structural Adjustment in Rural and Urban Zimbabwe.* Upsalla, Sweden: NordiskaAfrikainstitutet, 1996.

BIREME/PAHO/WHO. Virtual health library. Available at: http://www.bireme.br/php/index.php?lang=en (Accessed: April 9, 2009).

Bim AE, Pillay Y, Holtz TH. *Textbook of International Health: Global Health in a Dynamic World.* Oxford: Oxford University Press, 2009.

BimA-E. Making it politic(al): *Closing the Gap inA Generation: Health Equity through Action on the Social Determinants of Health. Social Medicine* 2009; 5: 166-182.

Black D, Morris JN, Smith C, Townsend P. *Inequalities in Health: A Report of a Research Working Group.* London: Department of Health and Social Security, 1980. *(The Black Report;* original available at: http://www.sochealth.co.uk/history/black.htm (Accessed: March 7, 2009; see also: Black D, Morris JN, Smith C, Townsend P. *The Black Report)* (Report of the Working Group on Inequalities in Health). London: Penguin, 1982.)

Blakely T, Tobias M, Atkinson J. Inequalities in mortality during and after restructuring of the New Zealand economy: Repeated cohort studies. *Br Med J* 2008; 336: 371-375.

Blane D, Netuveli G, Stone J. The development of lifecourse epidemiology. *Rev Epidemiol Sante Publique* 2007; 55: 31-38.

Borgia F. Health in Uruguay: progress and challenges in the right to health care three years after the first progressive government. *Social Medicine* 2008; 3: 110-125.

Braveman P. Health disparities and health equity: concepts and measurement. *Annu Rev Public Health* 2006; 27: 167-194.

Breilh J, Granda E. Epidemiologia y contrahegemonia. *Soc Sci Med* 1989; 28: 1121-1128.

Breilh J. *Epidemiología: Economía, Medicina y Política*. 4e ed. Mexico City, Mexico: Fontarnara, 1988 (1979).

Briggs CL, Mantini-Briggs C. Confronting health disparities: Latin American social medicine in Venezuela. *Am J Public Health* 2009; 99: 549-555.

Brownlea A. From public health to political epidemiology. *Soc Sci Med* 1981; 15D: 57-67.

Brunner E, Marmot M. Social organization, stress, and health. In: Marmot M, Wilkinson RG(eds.). *Social Determinants of Health.* Oxford: Oxford University Press, 1999; pp. 17-43.

Brunner E. Stress and the biology of inequality. *Br Med J* 1997; 314: 1472-1476.

Brunner EJ. Toward a new social biology. In: Berkman LF, Kawachi I(eds.). *Social Epidemiology.* New York: Oxford University Press, 2000; pp. 306-331.

Burns EB, Charlip JA. *Latin America: An Interpretative History.* Upper Saddle River, NJ: Pearson/Prentice Hall, 2007.

Campbell JC, Webster D, Koziol-McLain J, et al. Risk factors for femicide in abusive relationships: results from a multisite case control study. *Am J Public Health* 2003; 93: 1089-1097.

Cannon W. The Body Physiologic and the Body Politic. *Science* 1941; 93: 1-10.

Cannon WB. *Bodily Changes in Pain, Hunger, Fear and Rage: An Account of Recent Researches into the Function of Emotional Excitement.* New York: Appleton, 1915.

Cannon WB. Stresses and strains of homeostasis. *Am J Medical Sciences* 1935; 189: 1-14.

Camey RM, Freedland KE. Depression and mental illness. In: Berkman LF, Kawachi I(eds.). *Social Epidemiology.* New York: Oxford University Press, 2000; pp. 191-212.

Carson B, Dunbar T, Chenhall RD, Bailie R. *Social Determinants of Indigenous Health.* Crows Nest, NSW: Allen & Unwin, 2007.

Cassel J. Psychosocial processes and "stress": theoretical formulation. *Int J Health Services* 1974; 4: 471-482.

Cassel J. The contribution of the social environment to host resistance. *Am J Epidemiol* 1976; 104: 107-123.

Castellanos PL. On the concept of health and disease: description and explanation of the health situation. *Epidemiological Bulletin* 1990; 10: 1-8.

Catalano R. Health, medical care, and economic crisis. *New Engl J Med* 2009; 360: 749-751.

Chae DH, Krieger N, Bennett GG, Lindsey JC, Stoddard AM, Barbeau EM. Implications of discrimination based on sexuality, gender, and race for psychological distress among working class sexual minorities: the United for Health Study, 2003-2004. *Int J Health Services,* 2010; 40: 589-608.

Chope HD. Epidemiology in the social sciences. *Calif Med* 1959; 91: 189-192.

Clarke A, McCarthy M, Alvarez-Dardet C, Sogoric S, Groenewegen P, Groot W, Delnoij D. New directions in European public health research: report of a workshop. *J Epidemiol*

Community Health 2007; 61: 194-197.

Clegg SR. Power in society. In: *International Encyclopedia of the Social & Behavioral Sciences* (online). Elsevier, 2004: pp. 11932-11936. Available at: http://www.sciencedirect.com. ezp1.harvard.edu/science (Accessed: March 28, 2009).

Coburn D, Denny K, Mykhalovskiy E, McDonough P, Robertson A, Love R. Population health in Canada: a brief critique. *Am J Public Health* 2003; 93: 392-396.

Cohen A. The Brasilian health reform: a victory over the neoliberal model. *Social Medicine* 2008; 3: 71-81.

Cohen S, Kessler RC, Gordon LU. *Measuring Stress: A Guide for Health and Social Scientists.* New York: Oxford University Press, 1995.

Committee on Environmental Justice, Health Sciences Policy Program, Health Sciences Section, Institute of Medicine. *Toward Environmental Justice: Research, Education, and Health Policy Needs.* Washington, DC: National Academy Press, 1999.

Conrad P, Kern R. The social production of disease and illness. In: Conrad P, Kern R(eds.). *The Sociology of Health and Illness: Critical Perspectives.* New York: St. Martin's Press, 1981; pp. 9-11.

Costa AM, Merchiin-Hamann E, Tajer D. *Saude, Eqiidade e Genera: Um Desafia Para as Politicas Publicas.* Brasilia: Editora Universidade de Brasilia, 2000.

Cunningham M. Health. In: United Nations, Department of Economic and Social Affairs. *The State of the World's Indigenous Peoples.* New York: United Nations, 2009; pp. 156-187.

Dahlgren G, Whitehead M. *Levelling Up (part 2): A Discussion Paper on European Strategies for Tackling Social Inequities in Health.* Denmark: WHO Regional Office for Europe, 2006.

Dahlgren G, Whitehead M. *Tackling inequalities in health: what can we learn from what has been tried?* Working paper prepared for the King's Fund International Seminar on Tackling Inequalities in Health, Ditchley Park, Oxfordshire, London, King's fund (mimeo), 1993.

Davey Smith G(ed.). *Health Inequalities: Lifecourse Approaches.* Bristol, UK: Policy Press, 2003.

Davey Smith G. The end of the beginning for chronic disease epidemiology. *Int J Epidemiol* 2010; 39: 1-3.

Davey Smith G. The uses of "Uses of Epidemiology." *Int J Epidemiol* 2001; 30: 1146-1155.

Declaration of Alma-Ata. International Conference on Primary Health Care, Alma-Ata, USSR, 6-September 12, 1978. Available at: http://www.who.int/hpr/NPH/docs/declaration_almaata. pdf (Accessed: December 26, 2009).

Diaz RM, Ayala G, Bein E, Henne J, Marin BV. The impact of homophobia, poverty, and racism on the mental health of gay and bisexual Latino men: findings from 3 US cities. *Am J Public Health* 2001; 91: 927-932.

Doyal L. *The Political Economy of Health.* London: Pluto Press, 1979.

Doyal L. *What Makes Women Sick? Gender and The Political Economy of Health.* New

Brunswick, NJ: Rutgers University Press, 1995.

Duran B, Walters KL. HIV / AIDS prevention in "Indian country": current practice, indigenist etiology models, and postcolonial approaches to change. *AIDS Educ Prev* 2004; 16: 187-201.

Eikemo TA, Bambra C. The welfare state: a glossary for public health. *J Epidemiol Community Health* 2008; 62: 3-6.

Eisenberg L. Rudolf Ludwig Karl Virchow, where are you now that we need you? *Am J Med* 1984; 77: 524-532.

Eldredge JD, Waitzkin H, Buchana HS, Teal J, Iriart C, Wiley K, Tregear J. The Latin American Social Medicine database. *BMC Public Health* 2004; 4: 69.

Elliott GR, Eisdorfer C(eds.). *Stress and Human Health: Analysis and Implications of research. A study by the Institute of Medicine/National Academy of Sciences.* New York: Springer, 1982.

Ellsberg M, Jansen HAFM, Heise L, Watts CH, Garcia-Moreno C. Intimate partner violence and women's physical and mental health in the WHO multi-country study on women's health and domestic violence: an observational study. *Lancet* 2008; 371: 1165-1172.

Elstad JI. The psycho-social perspective on social inequalities in health. In: Bartley M, Blane D, Davey Smith G, eds. *The Sociology of Health Inequalities.* Oxford: Blackwell, 1998; pp. 39-58.

Emmons KM. Health behaviors in social context. In: Berkman LF, Kawachi I(eds.). *Social Epidemiology.* New York: Oxford University Press, 2000; pp. 242-266.

Engel GL. The need for a new medical model: a challenge for biomedicine. *Science* 1977; 196: 129-136.

Epidemiologic Reviews. Theme issue: "Epidemiologic approaches to health disparities." *Epidemiol Rev* 2009; 31: 1-194.

Esplet A, Borrell C, Rofriguez-Sanz M, Muntaner C, Pasarin Ml, Benach J, Schaap M, Kunst AE, Navarro V. Inequalities in health by social class dimensions in European countries of different political traditions. *Int J Epidemiol* 2008; 37: 1095-1105.

Etches V, Frank J, Di Ruggiero E, Manuel D. Measuring population health: a review of indicators. *Annu Rev Public Health* 2006; 27: 29-55.

Evans RG, Barer ML, Marmot TR(eds.). *Why Are Some People Healthy and Others Not? The Determinants of Health of Populations.* New York: Aldine de Gruyter, 1994.

Evans RG, Stoddart GL. Consuming research, producing policy? *Am J Public Health* 2003; 93: 371-379.

Evans RG, Stoddart GL. Producing health, consuming health care. *Soc Sci Med* 1990; 31: 1347-1363.

Evans-Cambell T. Historical trauma in American Indian/Native Alaska communities: a multilevel framework for exploring impacts on individuals, families, and communities. *J Interpers Violence* 2008; 23: 316-338.

Eyer J, Sterling P. Stress-related mortality and social organization. *Rev Radical Political Economy* 1977; 9: 1-44.

Fee E, Krieger N. *Women's Health, Politics, and Power: Essays on Sex/Gender, medicine, and Public Policy.* Amityville, NY: Baywood Publishers, 1994.

Fee E. Public health and the state: the United States. In: Porter D(ed.). *The History of Public Health and the Modern States.* Amsterdam: Editions Rodopi B.V., 1994; pp. 224-275.

Ferriera ML, Lang CG(eds.). *Indigenous Peoples and Diabetes: Community Empowerment and Wellness.* Durham, NC: Carolina Academic Press, 2006.

Flaherty D, Kelman S, Lazonick W, Price L, Rodberg L, Stark E(eds.). Special issue on The Political Economy of Health. *The Review of Radical Political Economics* 1977; 9: 1-140.

Franco S, Nunes E, Breilh J, Laurell C. *Debates en Medicina Social.* Organización Panamericana de la Salud-Alames. Quito, Ecuador: Non Plus Ultra, 1991.

Franco S. A social-medical approach to violence in Colombia. *Am J Public Health* 2003; 93: 2032-2036.

Franco-Giraldo A, Palma M, Alvarez-Dardet C. The effect of structural adjustment on health conditions in Latin America and the Caribbean, 1980-2000. *Revista Panamericana De Salud Publica-Pan American Journal of Public Health* 2006; 19: 291-299.

Frank JW. Why "population health"? *Canadian J Public Health* 1995; 86: 162-164.

Frankel RM, Quill TE, McDaniel S. *The BiopsychosocialApproach: Past, Present, Future.* Rochester, NY: University of Rochester Press, 2003.

Frolich KL, Mykhalovskiy E, Miller F, Daniel M. Advancing the population health agenda: encouraging the integration of social theory into population health research and practice. *Canadian J Public Health* 2004; 95: 392-395.

Furumoto-Dawson A, Gehlert S, Sohmer D, Olopade O, Sacks T. Early-life conditions and mechanisms of population health vulnerabilities. *Health Aff (Millwood)* 2007; 26: 1238-1248.

Galdston I(ed.). *Beyond the Germ Theory: The Roles of Deprivation and Stress in Health and Disease.* New York: Health Education Council, New York Academy of Medicine, 1954. (1954a)

Galdston I(ed.). *Social Medicine: Its Derivations and Objectives.* New York: Commonwealth Fund, 1949.

Galdston I. Beyond the germ theory: the roles of deprivation and stress in health and disease. In: Galdston I(ed.). *Beyond the Germ Theory: The Roles of Deprivation and Stress in Health and Disease.* New York: Health Education Council, New York Academy of Medicine, 1954; pp. 3-16.(1954b)

Garcia-Moreno C. Violence against women: international perspectives. *Am J Prev Med* 2000; 19: 330-333.

Gaynor D, Eyer J. Materialist epidemiology. In: In: Health Movement Organization. *Health Marxist Organization (HMO) Packet 1.* New York: Health/PAC, 1976; ME 4-7.

Ghaed SG, Gallo LC. Subjective social status, objective socioeconomic status, and cardiovascular risk in women. *Health Psychol* 2007; 26: 668-674.

Giddens A, Held D(eds.). *Classes, Power, and Conflict: Classical and Contemporary Debates.* Berkeley, CA: University of California Press, 1982.

Gil-Gonzlilez D, Palma Solfs M, Ruiz Cantero MT, Ortiz Moncada MR, Franco Girdaldo A, Stein A, Alvarez-Dardet Diaz C. The challenge to public health of the Millennium Development Goals: an approach from political epidemiology. *Gae Sanit* 2006; 20(Suppl 3): 61-65.

Gil-Gonzlilez D, Ruiz-Cantero MT, Alvarez-Dardet C. How political epidemiology research can address why the millennium development goals have not been achieved: developing a research agenda. *J Epidemiol Community Health* 2009; 63: 278-280.

Glendon MA. *A World Made New: Eleanor Roosevelt and the Universal Declaration of Human Rights.* New York: Random House, 2001.

Goodman E, Adler NE, Kawachi I, Frazier AL, Huang B, Colditz GA. Adolescents' perceptions of social status: development and evaluation of a new indicator. *Pediatrics* 2001; 108: e31; DOI: 10.1542/peds. 1 08.2.e3 1

Gordon JE. The world, the flesh and the devil as environment, host, and agent of Disease. In: Galdston I(ed.). *The Epidemiology of Health.* New York: Health Education Council, 1953; pp. 60-73.

Graham H. *Unequal Lives: Health and Socio-economic Inequalities.* Berkshire, England: Open University Press, 2007.

Graham S, Schneiderman M. Social epidemiology and the prevention of cancer. *Prev Med* 1972; 1: 371-380.

GrandaE. ALAMES turns 24. *Social Medicine* 2008; 3: 165-172.

Greeley K, Taffer S. History of *Science for the People:* a ten year perspective. In: Arditti R, Brenna P, Cavrak S(eds.). *Science and Liberation.* Boston, MA: South End Press, 1980; 369-382.

Greenwood M. *Some British Pioneers of Social Medicine.* London: Oxford University Press, 1948.

Gruskin S, Ferguson L. Using indicators to determining the contribution of human rights to public health efforts: why? what? and how? *Bull World Health Org* 2009; 87: 714-719.

Gruskin S, Grodin MA, Annas GJ, Marks SP(eds.). *Perspectives on Health and Human Rights.* New York: Routledge, 2005.

Gruskin S, Mills EJ, Tarantola D. Health and human rights 1: history, principles, and practice of health and human rights. *Lancet* 2007; 370: 449-455.

Gruskin S, Tarantola D. Health and human rights. In: Detels R, McEwen J, Beaglehole R, Tanaka K, eds. *The Oxford Textbook of Public Health,* 4th ed. New York: Oxford University Press, 2001; pp. 311-335.

Grusky DB(ed.). *Social Stratification: Class, Race, and Gender in Sociological Perspective.* Boulder, CO: Westview Press, 2001.

Halliday JL. Epidemiology and the psychosomatic afflictions: a study in social medicine. *Lancet* 1946; 248: 185-220.

Hardy A. Macroscopic epidemiology and the lessons of history. *Rev Epidemiol Sante Publique* 2004; 52: 353-356.

Heller RF. *Evidence for Population Health.* Oxford: Oxford University Press, 2005.

Henry HP, Cassel JC. Psychosocial factors in essential hypertension: recent epidemiologic and animal experimental evidence. *Am J Epidemiol* 1969; 90: 171-200.

Hertzman C. The biological embedding of early experience and its effects on health in adulthood. *Ann NY Acad Sci* 1999; 896: 85-95.

Hobsbawm E. *On Empire: America, War, and Global Supremacy.* New York: Pantheon Books, 2008.

Hobsbawm E. *The Age of Extremes: The Short Twentieth Century, 1914-1991.* London: Michael Joseph, 1994.

Hofrichter R(ed.). *Health and Social Justice: Politics, Ideology, and Inequity in the Distribution of Disease.* San Francisco, CA: Jossey-Bass, 2003.

Huebner DM, Davis MC. Perceived antigay discrimination and physical health outcomes. *Health Psychology* 2007; 26: 627-634.

Huebner DM, Rebchook GM, Kegeles SM. Experiences of harassment, discrimination, and physical violence among young gay and bisexual men. *Am J Public Health* 2004; 94: 1200-1203.

Iriart C, Waitzkin H, Breilh J, Estrada A, Merhy EE. Medicina social latinoamericana: aportes y desafíos (Latin American social medicine: contributions and challenges). *Rev Panam Salud Publica* 2002; 12: 128-136.

Isaac J. The human sciences in Cold War America. *The Historical Journal* 2007; 50: 725-746.

Jaco EG. Introduction: Medicine and behavioral science. In: Jaco EG(ed.). *Patients, Physicians and Illness: Sourcebook in Behavioral Science and Medicine.* Glencoe, IL: The Free Press, 1958; pp. 3-8.

Jaco EG. *The Social Epidemiology of Mental Disorders; A Psychiatric Survey of Texas.* New York: Russell Sage Foundation, 1960.

Jasanaoff S. Ordering knowledge, ordering society. In: Jasanoff S(ed.). *States of Knowledge: The Co-Production of Science and Social Order.* London: Routledge, 2004; pp. 13-45.

Kawachi I, Berkman L. Social cohesion, social capital, and health. In: Berkman LF, Kawachi I(eds.). *Social Epidemiology.* New York: Oxford University Press, 2000; pp. 174-190.

Kawachi I, Kennedy BP, Wilkinson RG(eds.). *The Society and Population Health Reader: Vol 1. Income Inequality and Health.* New York: New Press, 1999.

Kawachi I, Wamala S(eds.). *Globalization and Health.* Oxford: Oxford University Press, 2007.

Kearns R, Moewaka-Barnes H, McCreanor T. Placing racism in public health: a perspective from Aotearoa/New Zealand. *Geojournal* 2009; 74: 123-129.

Kelman S. Introduction to the theme: the political economy of health. *Int J Health Services* 1975; 5: 535-538.

Kindig D, Stoddart G. What is population health? *Am J Public Health* 2003; 93: 380--383.

Kindig DA. How do you define the health of populations? *Physician Exec* 1997; 23: 6-11. (1997b)

Kindig DA. *Purchasing Population Health: Paying for Results.* Ann Arbor, MI: University of Michigan Press, 1997. (1997a)

Kindig DA. Understanding population health terminology. *Milbank Q* 2007; 85: 139-161.

King SH, Cobb S. Psychosocial factors in the epidemiology of rheumatoid arthritis. *J Chron Dis* 1958; 7: 466-475.

Koob GF, Le Moal M. Drug addiction and allostasis. In: Shulkin J(ed.). Allostasis, Homeostasis and the Costs of Physiological Adaptation. New York: Cambridge University Press, 2004; pp. 150-163.

Krieger N(ed.). Embodying Inequality: Epidemiologic Perspectives. Amityville, NY: Baywood Pub, 2004.

Krieger N, Alegria M, Almeida-Filho N, Barbosa da Silva J Jr, Barreto ML, Beckfield J, Berkman L, Birn A-E, Duncan BB, Franco S, Garcia DA, Gruskin S, James SA, Lauren AC, Schmidt Ml, Walters KL. Who, and what, causes health inequities? Reflections on emerging debates from an exploratory Latin American/North American workshop. J Epidemiol Community Health 2010; 64: 747-749; doi: l0.1136/jech.2009.106906.

Krieger N, Chen JT, Waterman PD, et al. The inverse hazard law: blood pressure, sexual harassment, racial discrimination, workplace abuse and occupational exposures in the United for Health study of US low-income black, white, and Latino workers (Greater Boston Area, Massachusetts, United States, 2003-2004). Soc Sci Med 2008; 67: 1970-1981. (2008b)

Krieger N, Gruskin S. Frameworks matter: ecosocial and health & human rights perspectives on women and health-the case of tuberculosis. *J Am Women's Med Assoc* 2001; 56: 137-142.

Krieger N, Northridge M, Gruskin S, Quinn M, Kriebel D, Davey Smith G, Bassett MT, Rehkopf DH, Miller C and the HIA "promise and pitfalls" conference group. Assessing health impact assessment: multidisciplinary & international perspectives. *J Epidemiol Community Health* 2003; 57: 659-662.

Krieger N, Rehkopf DH, Chen JT, Waterman PD, Marcelli E, Kennedy M. The fall and rise of US inequities in premature mortality: 1960--2002. PLoS Med 2008; 5(2): e46. (2008a)

Krieger N, Rowley DL, Herman AA, Avery B, Phillips MT. Racism, sexism, and social class: implications for studies of health, disease, and well-being. *Am J Prev Med* 1993; 9 (Suppl): 82-122.

Krieger N, Sidney S. Prevalence and health implications of anti-gay discrimination: a study of black and white women and men in the CARD IA cohort. Coronary Artery Risk Development in Young Adults. *Int J Health Services* 1997; 27: 157-176.

Krieger N, Sidney S. Racial discrimination and blood pressure: The CARDIA study of young black and white adults. *Am J Public Health* 1996; 86: 1370-1378.

Krieger N. A glossary for social epidemiology. *J Epidemiol Community Health* 2001; 55: 693-700. (2001b)

Krieger N. Defining and investigating social disparities in cancer: critical issues. *Cancer Causes Control* 2005; 16: 5-14.

Krieger N. Embodying inequality: a review of concepts, measures, and methods for studying health consequences of discrimination. *Int J Health Services* 1999; 29: 295-352. (Revised and expanded:

Krieger N. Discrimination and health. In: Berkman LF, Kawachi I [eds]. *Social Epidemiology.* Oxford: Oxford University Press, 2000; pp. 36-75).

Krieger N. Epidemiology and social sciences: towards a critical reengagement in the 21st century. *Epidemiologic Reviews* 2000; 11: 155-163.

Krieger N. Epidemiology and the web of causation: has anyone seen the spider? *Soc Sci Med* 1994; 39: 887-903.

Krieger N. Ladders, pyramids, and champagne: the iconography of health inequities. *J Epidemiol Community Health* 2008; 62: 1098-1104. (2008b)

Krieger N. Latin American Social Medicine: the quest for social justice & public health. *Am J Public Health* 2003; 93: 1989-1991.

Krieger N. Proximal, distal, and the politics of causation: what's level got to do with it? *Am J Public Health* 2008; 98: 221-230. (2008a)

Krieger N. Putting health inequities on the map: social epidemiology meets medical/health geography-an ecosocial perspective. *GeoJournal* 2009; 74: 87-97.

Krieger N. Racial and gender discrimination: risk factors for high blood pressure? *Soc Sci Med* 1990; 30: 1273-1281.

Krieger N. Special report - epidemiology in Latin America: the emerging perspective of Social medicine. *Epidemiology Monitor* 1988; 9: 3-4.

Krieger N. Theories for social epidemiology in the 21st century: an ecosocial perspective. *Int J Epidemiol* 2001; 30: 668-677. (2001a)

Krieger N. Ways of asking and ways of living: reflections on the 50th anniversary of Morris' everuseful *Uses of Epidemiology. Int J Epidemiol* 2007; 36: 1173-1180.

Krugman P. The market mystique. Op-ed. *New York Times,* March 26, 2009.

Kruse HD. The interplay of noxious agents, stress, and deprivation in the etiology of disease. In: Galdston I(ed.). *Beyond the Germ Theory: The Roles of Deprivation and Stress in Health and Disease.* New York: Health Education Council, 1954; pp. 17-38.

Kubzansky LD, Kawachi I. Affective states and health. In: Berkman LF, Kawachi I(eds.). *Social Epidemiology.* New York: Oxford University Press, 2000; pp. 213-241.

Kuh D, Ben-Shlomo Y, Lynch J, Hallqvist J, Power C. Life course epidemiology: glossary. *J Epidemiol Community Health* 2003; 57: 778-783.

Kuh D, Davey Smith G. The life course and adult chronic disease: an historical perspective with particular reference to coronary heart disease. In: Kuh D, Ben-Shlomo Y(eds.). *A Lifecourse Approach to Chronic Disease Epidemiology: Tracing the Origins of Ill-Health from Early to Adult Life.* Oxford: Oxford University Press, 1997; pp. 15-41.

Kunitz S. *The Health of Populations: General Theories and Particular Realities.* Oxford: Oxford University Press, 2007.

Labonte R, Polyani M, Muhajarine N, Mcintosh T, Williams A. Beyond the divides: towards critical population health research. *Critical Public Health* 2005; 15: 5-17.

Labonte R. Editorial: Towards a critical population health research. *Critical Public Health* 2005; 15: 1-3.

Labonte R. Population health and health promotion: what do they have to say to each other?

Canadian J Public Health 1995; 86: 165-168.

Latin American Social Medicine: Increasing access to publications. Available at: http://hsc. unm.edu/lasm (Accessed: April 9, 2009).

Lauren AC. Health reform in Mexico City, 2000--2006. *Social Medicine* 2008; 3: 145-157.

Lauren AC. Social analysis of collective health in Latin America. *Soc Sci Med* 1989; 28: 1183-1191.

Lauren AC. What does Latin American Social Medicine do when it governs? The case of the Mexico City Government. *Am J Public Health* 2003; 93: 2028--2031.

LaVeist TA(ed.). Race, *Ethnicity, and Health: A Public Health Reader.* San Francisco, CA: Jossey-Bass, 2002.

Lawrence C, Weisz G(eds.). *Greater than the Parts: Holism in Biomedicine*, 1920-1950. New York: Oxford University Press, 1998.

Lefkowitz B. *Community Health Centers: A Movement and the People Who Made it Happen.* New Brunswick, NJ: Rutgers University Press, 2007.

Leon D, Walt G(eds.). Poverty, Inequality and Health: An International Perspective. Oxford: Oxford University Press, 2001.

Levins R, Lewontin RC. *The Dialectical Biologist.* Cambridge, MA: Harvard University Press, 1985.

Levy BS, Side! VW(eds.). *Social Injustice and Public Health.* New York: Oxford University Press, 2006.

Lieberson S, Silverman AR. The precipitants and underlying conditions of race riots. *Am Social Rev* 1965; 30: 887-898.

Lieberson S. *Making It Count: The Improvement of Social Research and Theory.* Berkeley, CA: University of California Press, 1985.

Link BG, Phelan J. Social conditions as fundamental causes of disease. *J Health Social Behav* 1995; 35: 80-94.

Link BG, Phelan JC, Miech R, Westin EL. The resources that matter: fundamental social causes of health disparities and the challenge of intelligence. *J Health Social Behavior* 2008; 49: 72-91.

Link BG, Phelan JC. Editorial: understanding sociodemographic differences in health-the role of fundamental social causes. *Am J Public Health* 1996; 86: 471--473.

London L. Human rights, environmental justice, and the health of farm workers in South Africa. *Int J Occup Environ Health* 2003; 9: 59--68.

Lurie P, Hintzen P, Lowe RA. Socioeconomic obstacles to HIV prevention and treatment in developingcountries- the roles of the International Monetary Fund and the World Bank. *AIDS* 1995; 9: 539-546.

Lynch J, Smith GD. A life course approach to chronic disease epidemiology. *Annu Rev Public Health* 2005; 26: 1-35.

Lynch JW, Davey Smith G, Kaplan GA, House JS. Income inequality and mortality: importance to health of individual incomes, psychological environment, or material conditions. *Br Med J* 2000; 320: 1200-1204.

Maantay J. Asthma and air pollution in the Bronx: methodological and data considerations in using GIS for environmental justice and health research. *Health Place* 2007; 13: 32-56.

MacArthur Network on Socioeconomic Status and Health. *Reaching for a healthier life: Facts on socioeconomic status and health in the United States.* San Francisco, CA: The John D. And Catherine T. MacArthur Foundation Network on Socioeconomic Status and Health, 2007. Available at: http://www.macses.ucsf.edu/Default.htm (Accessed: April 3, 2009).

Macleod J, Davey Smith G, Metcalfe C, Hart C. Is subjective social status a more important determinant of health than objective social status? Evidence from a prospective observational study of Scottish men. *Soc Sci Med* 2005; 61: 1916-1929.

Macleod J, Davey Smith G, Metcalfe C, Hart C. Subjective and objectives status and health: A response to Adler's "When one's main effect is another's error." *Soc Sci Med* 2006; 63: 851-857.

Malcoe LH, Lynch RA, Keger MC, Skaggs VJ. Lead sources, behaviors, and socioeconomic factors in relation to blood lead of Native American and white children: a community-based assessment of a former mining area. *Environ Health Perspect* 2002; 1 10(Suppl 2): 221-231.

Mann J, Gostin L, Gruskin S, Brennan T, Lazzarini Z, Fineberg H. *Health and Human Rights.* Health and Human Rights 1994; 1 : 6-23.

Mann JM, Gruskin S, Grodin MA, Annas GJ(eds.). *Health and Human Rights: A Reader.* New York: Routledge, 1999.

Marmot M, Wilkinson R(eds.). *The Social Determinants of Health.* 1st ed. Oxford: Oxford University Press, 1999.

Marmot M. Psychosocial factors and cardiovascular disease: epidemiological approaches. *European Heart J* 1988; 9: 690--697.

Marmot MG, Bell R. Action on health disparities: Commission on the Social Determinants of Health. *JAMA* 2009; 301: 1169-1171.

Marmot MG. *The Status Syndrome: How Social Standing Affects our Health and Longevity.* 1st American ed. New York: Times Books/Henry Holt, 2004.

Mays VM, Cochran SD, Barnes NW. Race, race-based discrimination, and health outcomes among African Americans. *Ann Rev Psychol 2001;* 58: 201-225.

Mays VM, Cochran SD. Mental health correlates of perceived discrimination among lesbian, gay, and bisexual adults in the United States. *Am J Public Health* 2001; 91: 1869-1876.

McEwen B, Stellar E. Stress and the individual: mechanisms leading to disease. *Arch Intern Med* 1993; 153: 2093-2101.

McEwen BS. Central effects of stress hormones in health and disease: understanding the protective and damaging effects of stress and stress mediators. *Eur J Pharmacol* 2008; 582: 174-185.

McEwen BS. Physiology and neurobiology of stress and adaptation: central role of the brain. *Physiol Rev* 2007; 87: 873-904.

McEwen BS. Protective and damaging effects of stress mediators: allostasis and allostatic load.

New Engl J Med 1998; 338: 171-179. (1998b)

McEwen BS. Protective and damaging effects of the mediators of stress and adaptation: allostasis and allostatic load. In: Shulkin J(ed.). *Allostasis, Homeostasis and the Costs of Physiological Adaptation.* New York: Cambridge University Press, 2004; pp. 65-98.

McEwen BS. Stress, adaptation, and disease: allostasis and allostatic load. *Ann NY Acad Sci* 1998; 840: 33-44. (1998a)

McFarland AS. Power: political. In: *International Encyclopedia of the Social & Behavioral Sciences* (online). Elsevier; 2004: 11936-11939. Available at: http://www.sciencedirect. com.ezp l.harvard.edu/science (Accessed: March 28, 2009).

McLennan G. Power. In: Bennett T, Grossberg L, Morris M, eds. *New Keywords: A Revised Vocabulary of Culture and Society.* Malden, Mass: Blackwell Publishing, 2005; pp. 274-278.

Meyer IH. Minority stress and mental health in gay men. *J Health Social Behavior* 1995; 36: 38-56.

Meyer IM, Northridge ME(eds.). *The Health of Sexual Minorities: Public Health Perspectives on Lesbian, Gay, Bisexual, and Transgender Populations.* New York: Springer, 2007.

Moore S, Teixeira AC, Shiell A. The health of nations in a global context: Trade, global stratification, and infant mortality rates. *Soc Sci Med* 2006; 63: 165-178.

Morello-Frosch R, Lopez R. The riskscape and the colorline: examining the role of segregation in environmental health disparities. *Environ Res* 2006; 102: 181-196.

Morgan LM. Latin American social medicine and the politics of theory. In: Goodman AH, Leatherman TL(eds.). *Building a New Biocultural Synthesis: Political-Economic Perspectives on Human Biology.* Ann Arbor, MI: University of Michigan Press, 1998; pp. 407-424.

Morris J. Uses of epidemiology. *Br Med J* 1955; 2: 395-401.

Morris J. *Uses of Epidemiology.* Edinburgh: E. & S. Livingston, Ltd, 1957.

Morris JN, Wilkinson P, Dangour AD, Deeming C, Fletcher A. Defining a minimum income for health living (MIHL): older age, England. *Int J Epidemiol 2001;* 36: 1300-1307.

Mullany LC, Richards AK, Lee CI, Suwanvanichkj V, Maung C, Mahn M, Beyrer C, Lee TJ. Population-based survey methods to quantify associations between human rights violations and health outcomes among internally displaced persons in eastern Burma. *J Epidemiol Community Health 2001;* 61: 908-914.

National Conference on Preventive Medicine. *Theory, Practice and Application of Prevention in Environmental Health Services: Social Determinants of Human Health.* Sponsored by The John E. Fogarty International Center for Advanced Study in Health Sciences, National Institutes of Health and the American College of Preventive Medicine. New York: Prodist, 1976.

National Research Council and Institute of Medicine. *From Neurons to Neighborhoods: The Science of Early Childhood Development.* Committee on Integrating the Science of Early Childhood Development. Jack P. Shonkoff and Deborah A. Phillips, eds. Board on Children, Youth, and Families, Commission on Behavioral and Social Sciences and

Education. Washington, D.C.: National Academy Press, 2000.

Navarro V(ed.). *Neoliberalism, Globalization, and Inequalities: Consequences for Health and Quality of Life.* Amityville, NY: Baywood Pub. Co., 2007.

Navarro V(ed.). *The Political Economy of Social Inequalities: Consequences for Health and Quality of Life.* Amityville, NY: Baywood Pub. Co., 2002.

Navarro V, Borrell C, Benach J, Muntaner C, Quiroga A, Rodriguez-Sanz M, Verges N, Gumii J, Pasarin MI. The importance of the political and the social in explaining mortality differentials among the countries of the OECD, 1950-1998. *Int J Health Serv* 2003; 33: 419-494.

Navarro V, Muntaner C(eds.). Political and Economic Determinants of Population Health and WellBeing: Controversies and Development. Amityville, NY: Baywood Pub, 2004.

Navarro V, Muntaner C, Borrell C, Benach J, Quiroga A, Rodriguez-Sanz M, Verges N, Pasarin MI. Politics and health outcomes. *Lancet* 2006; 368: 1033-1037.

Navarro V, Shi LY. The political context of social inequalities and health. *Soc Sci Med* 2001; 52: 481-491.

Navarro V. Crisis, Health, and Medicine: A Social Critique. New York: Tavistock, 1986. (1986b)

Navarro V. Editorial: a beginning. *Int J Health Services* 1971; 1: 1-2.

Navarro V. U.S. Marxist scholarship in the analysis of health and medicine. In: Oilman B, Vernoff E(eds.). *The Left Academy: Marxist Scholarship on American Campuses, Volume III.* New York: Praeger, 1986; 208-236. (1986a)

Navarro V. What we mean by social determinants of health. *Promot Educ* 2009; 16: 5-16.

Norton JM, Wing S, Lipscomb HJ, Kaufman JS, Marshall SW, Cravey AJ. Race, wealth, and solid waste facilities in North Carolina. *Environ Health Perspect* 2007; 115: 1344-1350.

Oakley A. Appreciation: Jerry (Jeremiah Noah) Morris, 1910-2009. *Int J Epidemiol* 2010; 39: 274-276.

Oliver HC. In the wake of structural adjustment programs - exploring the relationship between domestic policies and health outcomes in Argentina and Uruguay. *Can J Public Health-Rev Can Sante Publ* 2006; 97: 217-221.

Oxford English Dictionary (on line). "Psychosocial." Available at: http://dictionary.oed.com. ezp-prodl.hul.harvard.edu/entrance.dtl (Accessed: May 19, 2009).

Packard RM. *White Plague, Black Labor: Tuberculosis and the Political Economy of Health and Disease in South Africa.* Berkeley, CA: University of California at Berkeley Press, 1989.

Paim JS, de Almeida Filho N. Collective health: a "new public health" or field open to new paradigms? *Rev Saude Publica* 1998; 32: 299-316.

Paradies Y. A systematic review of empirical research on self-reported racism and health. *Int J Epidemiol* 2006; 35: 888-901.

Phelan JC, Link BG, Diez-Roux A, Kawachi I, Levin B. "Fundamental causes" of social inequality in mortality: a test of the theory. *J Health Soc Behav* 2004; 45: 265-285. Erratum in: J Health Soc Behav 2005; 46: v.

Phelan JC, Link BG. Controlling disease and creating disparities: a fundamental cause perspective. *J Gerontol B Psycho/Sci Soc Sci* 2005; 60(Spec No 2): 27-33.

Poland B, Coburn D, Robertson A, Eakin J. Wealth, equity and health care: a critique of a "population health" perspective on the determinants of health. *Soc Sci Med* 1998; 46: 785-798.

Porta M(ed.). *A Dictionary of Epidemiology*. 5th edition. New York: Oxford University Press, 2008.

Porter D. How did social medicine evolve, and where is it heading? *PLoS Med* 2006; 3(10): e399.

Porter D. The decline of social medicine in Britain in the 1960s. In: Porter D(ed.). *Social Medicine and Medical Sociology in the Twentieth Century*. Amsterdam & Atlanta: Rodopi, 1997; pp. 97-119.

Power C, Hertzman C. Social and biological pathways linking early life and adult disease. B*r Med Bull* 1997; 53: 210-221.

Psychosomatic Medicine. Available at: http://www.psychosomaticmedicine.org/misc/about. shtml (Accessed: May 18, 2009).

Pyramid of Capitalist System. Issued by Nedeljkovich, Brashick and Kuharich, for the International Workers of the World (IWW). Cleveland: The International Publishing Co., 1911. http://laborarts.org/exhibits/iww/images/1/pyramid.jpg (Accessed: June 17, 2008).

Raphael D(ed.). *Social Determinants of Health: Canadian Perspectives*. Toronto: Canadian Scholars' Press, 2004.

Raphael D, Bryant T. The limitations of population health as a model for a new public health. *Health Promotion Intl* 2002; 17: 189-199.

Raphael D. Barriers to addressing the societal determinants of health: public health units and poverty in Ontario, Canada. *Health Promot Int* 2003; 18: 397--405.

Reeder LG. Social epidemiology: an appraisal. (Revised version of a paper read at the annual meeting of the American Sociological Association, San Francisco, September, 1969). In: Jaco EG. *Patients, Physicians, and Illness*. 2nd ed. New York: The Free Press, 1972; pp. 97-101.

Regidor E. Social determinants of health: a veil that hides socioeconomic position and its relation with health. *J Epidemiol Community Health* 2006; 60: 896--901.

Robert Wood Johnson Foundation. *Overcoming Obstacles to Health: Report from the Robert Wood Johnson Foundation to the Commission to Build a Healthier America*. Princeton, NJ: Robert Wood Johnson Foundation, 2008. http://www.commissiononhealth.org/ Report.aspx?Publication=26244 (Accessed: June 17, 2008).

Romero RV, Ramirez NA, Mendez PAM, Velez MOR. Health policy in Bogota (2004—2008): an analysis of the experience with primary health care. *Social Medicine* 2008; 3: 126--144.

Rose H, Rose S(eds.). *The Political Economy of Science: Ideology ojlin the Natural Sciences*. London: Macmillan, 1976; included, with introductory essay by Ruth Hubbard, as: Rose H, Rose S(eds.). *Ideology of/in the Natural Sciences*. Cambridge, MA: Schenkman, 1980. (1976b)

Rose H, Rose S(eds.). *The Radicalisation of Science: Ideology of/in the Natural Sciences*.

London: Macmillan, 1976; included, with introductory essay by Ruth Hubbard, in: Rose H, Rose S(eds.). *Ideology of/in the Natural Sciences.* Cambridge, MA: Schenkman, 1980. (1976b)

Rosen G. *From Medical Police to Social Medicine.* New York: Science History Publications, 1974.

Rosen G. What is social medicine? A genetic analysis of the concept. *Bull Hist Med* 1947; 21: 674-733.

Rosen JB, Schulkin J. Adaptive fear, allostasis, and the pathology of anxiety and depression. In: Shulkin J(ed.). *Allostasis, Homeostasis and the Costs of Physiological Adaptation.* New York: Cambridge University Press, 2004; pp. 164-227.

Russo NF, Pirlott A. Gender-based violence: concepts, methods, and findings. *Ann NY Acad Sci* 2006; 1087: 178-205.

Ruzek SB, Olesen VL, Clarke AE(eds.). *Women's Health: Complexities and Differences.* Columbus, OH: Ohio State University Press, 1997.

Ryle JA. *Changing Disciplines: Lectures on the History, Method and Motives of Social Pathology.* London: Oxford University Press, 1948.

Ryle JA. Social medicine: its meaning and scope. *Milbank Memorial Fund* 1944; 22: 58-71. Sand R. *The Advance to Social Medicine.* London: Staples Press, 1952.

Sanders D. *The Struggle for Health: Medicine and the Politics of Underdevelopment.* London: MacMillan, 1985.

Sapolsky RM. Social status and health in humans and other animals. *Annu Rev Anthropol* 2004; 33: 393-418.

Schnall P, Gaynor D, Guttmacher S, Hopper K, Kelman S, Stark E(eds.). *HMO Packet 2: The Social Etiology of Disease -Part I.* New York: Health Pac, 1977. (1977a)

Schnall P, Stark E, Hopper K, Guttmacher S(eds.). *HMO Packet 3.' The Social Etiology of Disease -Part II - Implications and Applications of HME.* New York: Health Pac, 1977. (1977b)

Schnall P. An introduction to historical materialist epidemiology. In: *Health Movement Organization. Health Marxist Organization (HMO) Packet 2.* New York: Health/PAC, 1977; 1-9.

Schnall PL, Kern R. Hypertension in American society: an introduction to historical materialist epidemiology. In: Conrad P, Kern R(eds.). *The Sociology of Health and Illness: Critical Perspectives.* New York: St. Martin's Press, 1981; pp. 97-122.

Schofield T. Health inequity and its social determinants: a sociological commentary. *Health Sociology Review* 2007; 16: 105-114.

Schrecker E. *Many are the Crimes: McCarthyism in America.* Boston: Little Brown & Co, 1998.

Schulz AJ, Mullings L(eds.). *Gender, Race, Class, and Health: Intersectional Approaches.* San Francisco, CA: Jossey-Bass, 2006.

Science for the People magazine (1970-1989): Tables of content. Available at: http://socrates. berkeley.edu/-schwrtz/SftP/MagTOCs.html (Accessed: March 28, 2009).

Selye H. A syndrome produced by diverse nocous agents. *Nature* 1936; 138: 32.

Selye H. *Stress in Health and Disease*. Boston: Butterworths, 1976.

Selye H. The general adaptation syndrome and the diseases of adaptation. *J Allergy* 1946; 17: 231-248, 289-323, 358-398.

Sen A. Capitalism beyond the crisis. *New York Review of Books*, 2009.

Sexton K, Olden K, Johnson BL. "Environmental justice": the central role of research in establishing a credible scientific foundation for informed decision making. *Toxicol Ind Health* 1993; 9: 685-727.

Shaw M, Dorling D, Gordon D, Davey Smith G. *The Widening Gap: Health Inequalities and Policy in Britain*. Bristol, UK: The Policy Press, University of Bristol, 1999.

Shulkin J(ed.). *Allostasis, Homeostasis and the Costs of Physiological Adaptation*. New York: Cambridge University Press, 2004. (Shulkin 2004a).

Shulkin J. Introduction. In: Shulkin J(ed.). *Allostasis, Homeostasis and the Costs of Physiological Adaptation*. New York: Cambridge University Press, 2004; pp. 1-16. (Shulkin 2004b)

Singh-ManouxA, Adler NE, Marmot MG. Subjective social status: its determinants and its association with measures of ill-health in the Whitehall II study. *Soc Sci Med* 2003; 56: 1321-1333.

Smith BE. Black lung: the social production of disease. *Int J Health Services* 1981; 11 : 343-359.

Smith EA, Mulder MB, Bowles S, Gurven M, Hertz T, Shenk MK. Production systems, inheritance, and inequality in pre modern societies. *Current Anthropol* 201 O; 51 : 85-94.

Solar O, Irwin A. Social determinants, political contexts and civil society action: a historical perspective on the Commission on Social Determinants of Health. *Health Promot J Austr* 2006; 17: 180-185.

Stansfield SA. Social support and social cohesion. In: Marmot M, Wilkinson RG(eds.). *Social Determinants of Health*. Oxford: Oxford University Press, 1999; 155-178.

Starfield B. Are social determinants of health the same as societal determinants of health? *Health Promotion Journal of Australia* 2007; 17: 170-173.

Stark E, FlitcraftA. Killing the beast within: woman battering and female suicidality. I*nt J Health Serv* 1995; 25: 43-64.

Stark E. Introduction. In: *Health Movement Organization. Health Marxist Organization (HMO) Packet* 2. New York: Health/PAC, 1977; pp. i-ii.

Stebbins EL Epidemiology and social medicine. In: Galdston I(ed.). *Social Medicine: Its Derivations and Objectives*. New York: Commonwealth Fund, 1949; pp. 101-104.

Sterling P, Eyer J. Allostasis: a new paradigm to explain arousal pathology. In: Fisher S, Reason J(eds.). *Handbook of Life Stress, Cognition and Health*. New York: J. Wiley & Sons, 1988; pp. 629---649.

Sterling P, Eyer J. Biological basis of stress-related mortality. *Soc Sci Med* (E) 1981; 15: 3-42.

Sterling P. Principles of allostasis. In: Shulkin J(ed.). *Allostasis, Homeostasis and the Costs of Physiological Adaptation*. New York: Cambridge University Press, 2004; pp. 17--64.

Stiglitz J. Davos Man's depression. Project Syndicate. Available at: http://www.projectsyndicate.org/series/I I/description (Accessed: April 4, 2009).

Stonington S, Holmes SM. Social medicine in the twenty-first century. *PLoS Med* 2006; 3(10): e445.

Sydenstricker E. *Health and Environment.* New York: McGraw-Hill, 1933.

Syme SL, Berkman LF. Social class, susceptibility and sickness. Am J Epidemiol 1976; 104: 1-8.

Syme SL. Contributions of social epidemiology to the study of medical care systems: the need for cross-cultural research. *Med Care* 1971; 9: 203-213.

Szreter S. The population health approach in historical perspective. *Am J Public Health* 2003; 93: 421-431.

Tajer D. Latin American Social Medicine: roots, developments during the 1990s, and current challenges. *Am J Public Health* 2003; 93: 2023-2027.

Tesh S. *Hidden Arguments: Political Ideology and Disease Prevention Policy.* New Brunswick, NJ: Rutgers University Press, 1988.

Townsend P, Davidson N, Whitehead M. *Inequalities in Health: The Black Report and the Health Divide.* London: Penguin Books, 1990.

Townsend P. Why are the many poor? *Int J Health Services* 1986; 16: 1-32.

Turshen M. *The Political Ecology of Disease in Tanzania.* New Brunswick, NJ: Rutgers University Press, 1984.

United Nations. *Recommendations by the Commission of Experts of the President of the General Assembly on reforms of the international monetary and financial system.* 63rd session, agenda item 48. Available at: http://www.un.org/ga/president/63/letters/recommendationExperts200309.pdf; (Accessed: April 4, 2009).

Universal Declaration of Human Rights, adopted and proclaimed by UN General Assembly Resolution 217A(III), December 10, 1948.

Viner R. Putting stress in life: Hans Selye and the making of Stress Theory. *Social Studies Science* 1999; 29: 391-410.

Viniegra L. Towards a concept of collective health. *Salud Publica Mex* 1985; 27: 410-418. (Spanish)

Wadsworth MEJ. Health inequalities in the life course perspective. *Soc Sci Med* 1997; 44: 859-869.

Wainright H. There IS an alternative. Reimagining socialism: a Nation forum. *The Nation,* April 2, 2009.

Waitzkin H, Iriart C, Estrada A, Lamadrid S. Social medicine in Latin America: productivity and dangers facing the major national groups. *Lancet* 2001; 358: 315-323. (2001b)

Waitzkin H, Iriart C, Estrada A, Lamadrid S. Social medicine then and now: lessons from Latin America. *Am J Public Health* 2001; 91: 1592-1601. (2001a)

Waitzkin H. The social origins of illness: a neglected history. *Int J Health Services* 1981; 11: 77-103.

Walters KL, Simoni JM, Evans-Campbell T. Substance use among American Indians and Alaska Natives: incorporating culture in an "indigenist" stress-coping paradigm. *Public Health Rep* 2002; 117 (Suppl 1): S104-S1 17.

Walters KL, Simoni JM. Reconceptualizing Native women's health: An "indigenist" stress coping model. *Am J Public Health* 2002; 92: 520-524.

Ward A. The social epidemiologic concept of fundamental cause. *Theor Med Bioeth* 2007; 28: 465-485.

Warner J, McKeown E, Griffin M, Johnson K, Ramsay A, Cort C, King M. Rates and predictors of mental illness in gay men, lesbians and bisexual men and women: results from a survey based in England and Wales. *Br J Psychiatry* 2004; 185: 479-485.

Watts C, Zimmerman C. Violence against women: global scope and magnitude. *Lancet* 2002; 359: 1232-1237.

Werskey G. The Marxist critique of capitalist science: a history in three movements? *Science as Culture* 2007; 16: 397-461.

Whitbeck LB, Adams GW, Hoyt DR, Chen X. Conceptualizing and measuring historical trauma among American Indian people. *Am J Community Psycho* I 2004; 33: 119-130.

Whitehead M, Scott-Samuel A, Dahlgren G. Setting targets to address inequalities in health. *Lancet* 1998; 351: 1279-1282.

Wilkinson R, Marmot M(eds.). *Social Determinants of Health: The Solid Facts.* 1st ed. Copenhagen: WHO Regional Office for Europe, 1998.

Wilkinson R, Pickett K. *The Spirit Level: Why More Equal Societies Almost Always Do Better.* London: Allen Lane, Penguin Books, 2009.

Wilkinson RG. *Mind the Gap: Hierarchies, Health and Human Evolution.* New Haven, CT: Yale University Press, 2001.

Wilkinson RG. *The Impact of Inequality: How to Make Sick Societies Healthier.* New York: The New Press, 2005.

Williams DR, Mohammed SA. Discrimination and racial disparities in health: evidence and needed research. *J Behav Med* 2009; 32: 20-47.

Williams DR, Neighbors HW, Jackson JS. Racial/ethnic discrimination and health: findings from community studies. *Am J Public Health* 2003; 93: 200-208.

Williams DR. Race, socioeconomic status, and health: the added effects of racism and discrimination. *Ann NY Acad Sci* 1999; 896: 173-188.

Wing S, Horton RA, Muhammad N, Grant GR, Tajik M, Thu K. Integrating epidemiology, education, and organizing for educational justice: community health effects of industrial hog operations. *Am J Public Health* 2008; 98: 1390-1397.

Wise P, Chavkin W, Romero D. Assessing the effects of welfare reform policies on reproductive and infant health. *Am J Public Health* 1999; 89: 1514-1521.

Wise PH. Framework as metaphor: the promise and perils of MCH-lifecourse perspectives. *Maternal Child Health* 2003; 7: 151-156.

Wolfe EL, Barger AC, Benison S. *Walter B. Cannon, Science and Society.* Cambridge, MA: Harvard University Press, 2000.

Woolf SH. Social policy as health policy. *JAMA* 2009; 301: 1166-1169.

World Health Organization Commission on Social Determinants of Health (CSDH). *A Conceptual Framework/or Action on the Social Determinants of Health.* Discussion paper for the Commission on the Social Determinants of Health, April 2007. http://www.who.int/social_determinants/resources/csdh_framework_action_05_07.pdf (Accessed: June 17, 2008).

World Health Organization, CSDH. *Closing the gap in a generation: health equity through action on the social determinants of health. Final Report of the Commission on Social Determinants of Health.* Geneva: World Health Organization, 2008.

XIV Conference of the Latin American and Caribbean Association of Schools of Public Health. Final Report and Recommendations. *Epidemiological Bulletin* 1988; 9: 1-8.

Yankauer A. The relationship of fetal and infant mortality to residential segregation: an inquiry into social epidemiology. *Am Socio/Review* 1950; 15: 644-648.

Young TK. *Population Health: Concepts and Methods.* New York: Oxford University Press, 1998.

Zinn H. *A People's History of the United States.* New York: HarperCollins, 2003.

◉ 7장 _ 질병 분포의 생태사회 이론

Abrums M. Faith and feminism: how African American women from a storefront church resist oppression in health care. *Advances in Nursing Science, Advances in Research Methods (Part II)* 2004; 27: 187-201.

Adler NE, Ostrove JM. Socioeconomic status and health: what we know and what we don't. *Ann NY Acad Sci* 1999; 986: 3-15.

Adler NE, Rehkopf DH. U.S. disparities in health: descriptions, causes, and mechanisms. *Annu Rev Public Health* 2008; 29: 235-252.

Aoki Y. Polychlorinated biphenyls, polychlorinated dibenzo-p-dioxins, and polychlorinated dibenzofurans as endocrine disrupters-what we have learned from Yusho disease. *Environ Res* 2001; 86: 2-11.

Archer A, Bhaskar R, Collier R, Lawson T, Norrie A. *Critical Realism: Essential Readings.* London: Routledge, 1998.

Atkinson A. *Principles of Political Ecology.* London: Belhaven Press, 1993.

Azambuja MIR, Duncan BB. Capturing determinants of vulnerability from modifications in disease occurrence. *Cad. Saude Publica, Rio de Janeiro* 2002; 18: 571-577.

Baer HA, Singer M. *Global Warming and the Political Ecology of Health: Emerging Crises and Systemic Solutions.* Walnut Creek, CA: Left Coast Press, 2009.

Baer HA. Bringing political ecology into critical medical anthropology: a challenge to biocultural approaches. *MedAnthropol* 1996; 17: 129-141.

Ball P. *Flow: Nature's Patterns: A Tapestry in Three Parts.* Oxford: Oxford University Press, 2009.

Barbeau EM, McLellan D, Levenstein C, DeLaurier GF, Kelder G, Sorensen G. Reducing occupationbased disparities related to tobacco: roles for occupational health and organized labor. *Am J Industrial Med* 2004; 46: 170-179.

Barbour MG. Ecological fragmentation in the fifties. In: Cronon W(ed.). *Uncommon Ground: Rethinking the Human Place in Nature.* New York: W.W. Norton, 1996; pp. 233-255.

Bauer G, Davies JK, Pelikan J, Noack H, Broesskamp U, Hill C. Advancing a theoretical model for public health and health promotion indicator development. *Eur J Public Health* 2003; 13(Suppl 10): 107-113.

Bellinger DC. Lead neurotoxicity and socioeconomic status: conceptual and analytical issues. *Neurotoxicology* 2008; 29: 823-828.

Ben-Shlomo Y, Kuh D. A life course approach to chronic disease epidemiology: conceptual models, empirical challenges and interdisciplinary perspectives. *Int J Epidemiol* 2002; 31 : 285-293.

Berkman LF, Kawachi I(eds.). *Social Epidemiology.* Oxford: Oxford University Press, 2000.

Bernardi SM, Ebi KL. Comments on the process and product of the health impacts assessment components of the National Assessment of the Potential Consequences of Climate Variability and Change for the United States. *Environ Health Perspect* 2001; 109(suppl 2): 177-184.

Bhaskar R. *A Realist Theory of Science.* 2nd ed. Sussex: The Harvester Press, 1978.

Biersack A, Greenberg JB(eds.). *Reimagining Political Ecology.* Durham, NC: Duke University press, 2006.

Biersack A. Reimagining political ecology: culture/power/history/nature. In: Biersack A, Greenberg JB. *Reimagining Political Ecology.* Durham, NC: Duke University Press, 2006; pp. 3-40.

Bim AE, Pillay Y, Holtz TH. Textbook of International Health: Global Health in a Dynamic World. Oxford: Oxford University Press, 2009.

Bock GR, Goode JA. *The Limits of Reductionism in Biology.* (Novartis Foundation Symposium 213). Chichester, UK: John Wiley & Sons, 1998.

Bourdieu P. *Distinction: A Social Critique of the Judgment of Taste.* (Translated by Richard Nice). Cambridge, MA: Harvard University Press, 1984.

Bramwell A. *Ecology in the 20th century. : a history.* New Haven: Yale University Press, 1989.

Brandt A. *The Cigarette Century: The Rise, Fall, and Deadly Persistence of the Product that Defined America.* New York: Basic Books, 2007.

Bronfenbrenner U(ed.). *Making Human Beings Human: Bioecological Perspectives on Human Development.* Thousand Oaks, CA: Sage Publications, 2005.

Bronfenbrenner U. The bioecological theory of human development. In: Smelser NJ, Baltes PB(eds.). *International Encyclopedia of the Social and Behavioral Sciences.* New York: Elsevier, 2001; pp. 6963-6970.

Bronfenbrenner U. *The Ecology of Human Development: Experiments by Nature and Design.* Cambridge, MA: Harvard University Press, 1979.

Brothwell D(ed.). B*iosocial Man: Studies Related to the Interaction of Biological and Cultural Factors in Human Populations.* London: Institute of Biology for the Eugenics Society, 1977.

Buerton PJ, Falk R, Rheinberger H-J(eds.). *The Concept of the Gene in Development and*

Evolution: Historical and Epistemological Perspectives. Cambridge: Cambridge University Press, 2000.

Buffardi AL, Thomas KK, Holmes KK, Manhart LE. Moving upstream: ecosocial and psychosocial correlates of sexually transmitted infections among young adults in the United States. Am J Public Health 2008; 98: 1128-1136.

Burris S, Blankenship KM, Donoghoe M, Sherman S, Vernick JS, Case P, Lazzarini Z, Koester S. Addressing the "Risk Environment" for injection drug users: the mysterious case of the missing cop. Milbank Quarterly 2004; 82: 125-156.

Calvo P, Gomila T(eds.). Handbook of Cognitive Science: An Embodied Approach. Amsterdam: Elsevier, 2008.

Carter-Pokras O, Zamabrana RE, Poppell CF, Logie LA, Guerrero-Preston R. The environmental health of Latino children. J Pediatr Health Care 2007; 21: 307-314.

Cassel J. Social science theory as a source of hypotheses in epidemiologic research. Am J Public Health 1964; 54: 1482-1488.

Chew MK, Laubichler MD. Natural enemies-metaphors or misconceptions? Science 2003; 301: 52-53.

Chilton M. Developing a measure of dignity for stress-related health outcomes. Health Hum Rights 2006; 9: 208-233.

Cockburn A, Ridgeway J(eds.). Political Ecology. New York: New York Times, 1979.

Cook R. The Tree of Life: Image for the Cosmos. New York: Thames and Hudson, 1988.

Corburn J. Confronting the challenges in reconnecting urban planning and public health. Am J Public Health 2004; 94: 541-546.

Cregan K. The Sociology of the Body: Mapping the Abstraction of Embodiment. London: Sage, 2006.

Cronon W(ed.). Uncommon Ground: Rethinking the Human Place in Nature. New York: W.W. Norton, 1996.

Crossley N. Sociology and the body. In: Calhoun C, Rojek C, Turner B(eds.). The Sage Handbook of Sociology. Thousand Oaks, CA: Sage Publications, 2005; pp. 442-456.

Csordas TJ. Introduction: the body as representation and being~in-the-world. In: Csordas TJ(ed.). Embodiment and Experience: The Existential Ground of Culture and Self. Cambridge: Cambridge University Press, 1994; pp. 1-24.

Damasio A. Looking for Spinoza: Joy, Sorrow, and the Feeling Brain. Orlando, FL: Harcourt, 2003.

Darwin C. The Origin of Species By Means of Natural Selection or the Preservation of Favoured Races in the Struggle for Life (1859). Edison, NJ: Castle Books, 2004.

Doolittle WF, Bapteste. Pattern pluralism and the Tree of Life hypothesis. PNAS 2007; 104: 2043-2049.

Doyal L. The Political Economy of Health. London: Pluto Press, 1979.

Doyal L. What Makes Women Sick? Gender and The Political Economy of Health. New Brunswick, NJ: Rutgers University Press, 1995.

Earls F. The social ecology of child health and well-being. Annual Review Public Health 2001;

22: 143-166.

Edwards N, Mill J, Kothari AR. Multiple intervention research programs in community health. *Canadian J Nursing Research* 2004; 36: 40-54.

Eldredge N, Grene M. *Interactions: The Biological Context of Social Systems.* New York: Columbia University Press, 1992.

Eldredge N. *Darwin: Discovering the Tree of Life.* New York: W.W. Norton, 2005.

Eldredge N. *The Pattern of Evolution.* New York: W.H. Freeman & Co., 1999.

Ellis JC. On the search for a root cause: essentialist tendencies in environmental discourse. In: Cronon W(ed.). *Uncommon Ground: Rethinking the Human Place in Nature.* New York: W.W. Norton, 1996; pp. 256-268.

Elreedy S, Krieger N, Ryan BP, Sparrow D, Weiss ST, Hu H. Relations between individual and neighborhood-based measures of socioeconomic position and bone lead concentrations among community-exposed men: the Normative Aging study. *Am J Epidemiol* 1999; 150: 129-141.

Erdi P. *Complexity Explained.* Berlin: Springer, 2008.

Ernst W, Harris B(eds.). *Race, Science and Medicine, 1700-1960.* London: Routledge, 1999.

Escobar A. After nature: steps to an antiessentialist political ecology. *Current Anthropology* 1999; 40: 1-16.

Evans RG, Barer ML, Marmot TR(eds.). *Why Are Some People Healthy and Others Not? The Determinants of Health of Populations.* New York: Aldine de Gruyter, 1994.

Evans RG, Stoddart GL. Consuming research, producing policy? *Am J Public Health* 2003; 93: 371-379.

Fassin D, Naude AJ. Plumbism reinvented: childhood leading poisoning in France, 1985-1990. *Am J Public Health* 2004; 94: 1854-1863.

Fee E, Krieger N. *Women's Health, Politics, and Power: Essays on Sex/Gender, medicine, and Public Policy.* Amityville, NY: Baywood Publishers, 1994.

Feldman T, Silver R. Gender differences and the outcome of interventions for acute coronary syndromes. *Cardiol Rev* 2000; 8: 240-247.

Forsyth T. *Critical Political Ecology: The Politics of Environmental Science.* London: Routledge, 2003.

Fox NJ. *Beyond Health: Postmodernism and Embodiment.* London: Free Association Books, 1999.

Fox R(ed.). *Biosocial Anthropology.* London: Malaby Press, 1975.

Franks P, Fiscella K. Reducing disparities downstream: prospects and challenges. *J Gen Intern Med* 2008; 23: 672-677.

Frenk J, Bobadilla JL, Sepulveda J, Lopez-Cervantes M. Health transition in middle-income countries: new challenges for health care. *Health Policy Planning* 1989; 4: 29-39.

Galea S, Vlahov D. Urban health: evidence, challenges, and directions. *Annu Rev Public Health* 2005; 26: 341-365.

Gaylin DS, Kates J. Refocusing the lens: epidemiologic transition theory, mortality differentials, and the AIDS pandemic. *Soc Sci Med* 1997; 44: 609-621.

Gehlert S, Sohmer D, Sacks T, Mininger C, McClintock M, Olopade O. Targeting health disparities: a model linking upstream determinants to downstream interventions. *Health Aff* (Mi/wood) 2008; 27: 339-349.

Gilbert S. Ecological developmental biology: developmental biology meets the real world. *Developmental Biol* 2001; 233: 1-12.

Gillespie S, Kadiyala S, Greener R. Is poverty or wealth driving HIV transmission? *AIDS* 2007; 21(Suppl 7): S5-Sl6.

Glass TA, McAtee MJ. Behavioral science at the crossroads in public health: extending horizons, envisioning the future. *Soc Sci Med* 2006; 62: 1650-1671.

Gleick J. *Chaos: Making a New Science.* New York: Viking, 1987.

Godette DC, Headen S, Ford CL. Windows of opportunity: fundamental concepts for understanding alcohol-related disparities experienced by young Blacks in the United States. *Prev Sci* 2006; 7: 377-387.

Goldberg M, Melchior M, Leclerc A, Lert F. Epidemiology and social determinants of health inequalities. *Rev Epidemiol Sante Publique* 2003; 51: 381-401.

Goldberger AL, Amaral LA, Hausdorff JM, Ivanov PCh, Peng CK, Stanley HE. Fractal dynamics in physiology: alterations with disease and aging. *Proc Natl Acad Sci* USA 2002; 99 (suppl 1): 2466-2472.

Goldberger AL, Rigney DR, West BJ. Chaos and fractals in human physiology. *Sci Am* 1990; February: 43-49.

Goldberger AL. Non-linear dynamics for clinicians: chaos theory, fractals, and complexity at the bedside. *Lancet* 1996; 347: 1312-1314.

Goldstein LF(ed.). *Contemporary Cases in Women's Rights.* Madison, WI: University of Wisconsin Press, 1994; pp. 3-32.

Gomila T, Calvo P. Directions for an embodied cognitive science: toward an integrated approach. In: Calvo P, Gomila A(eds.). *Handbook of Cognitive Science: An Embodied Approach.* Amsterdam: Elsevier Science, 2008; pp. 1-25.

Graham H. Smoking prevalence among women in the European community 1950-1990. *Soc Sci Med* 1996; 43: 243-254.

Graham H. *Unequal Lives: Health and Socio-Economic Inequalities.* Berkshire, England: Open University Press, 2007.

Graves JAM. The Tree of Life: view from a twig. *Science* 2003; 300: 1621.

Grav lee CC. How race becomes biology: embodiment of social inequality. *Am J Phys Anthropol* 2009; doi: 10.1002/ajpa.20982

Greenberg JB, Park TK. Political ecology: editors preface. *J Political Ecology* 1994; 1: 1-12.

Greenberg JB. The political ecology of fisheries in the Upper Gulf of California. In: Biersack A,

Greenberg JB. *Reimagining Political Ecology.* Durham, NC: Duke University Press, 2006; pp. 121-147.

Grene M, Depew D. *The Philosophy of Biology: An Episodic History.* Cambridge, UK: Cambridge University Press, 2004.

Grene M. Historical realism and contextual objectivity: a developing perspective in the philosophy of science. In: Nersessian NJ(ed.). *The Process of Science: Contemporary Philosophical Approaches to Understanding Scientific Practice.* Dordrecht: Martinus Nihhoff (Kluwer Academic Publishers), 1987; pp. 69-81.

Hader SL, Smith DK, Moore JS, Holmberg SD. HIV infection in women in the United States: status at the Millennium. *JAMA* 2001; 285: 1186--1192.

Hall PA, Lamont M(eds.). *Successful Societies: How Institutions and Culture Affect Health.* New York: Cambridge University Press, 2009.

Hamlin C. STS: where the Marxist critique of capitalist science goes to die? *Science as Culture* 2007; 16: 467-474.

Hanchette CL. The political ecology oflead poisoning in eastern North Carolina. *Health Place* 2008; 14: 209-216.

Hannan MT. Population ecology. In: Smelser NJ, Baltes PB(eds.). *International Encyclopedia of the Social & Behavioral Sciences.* Oxford, UK: Pergamon, 2001; pp. 11780--11784. DOI: 10.1016/B0-08-043076-7/02013-1.

Haraway DJ. *The Haraway Reader.* New York: Routledge, 2004.

Hargreaves JR, Bonell CP, Boler T, Boccia D, Birdthistle I, Fletcher A, Pronyk PM, Glynn JR. Systematic review exploring time trends in the association between educational attainment and risk of HIV infection in sub-Saharan Africa. *AIDS* 2008; 22: 403-414.

Harper J. Breathless in Houston: a political ecology approach to understanding environmental health concerns. *Med Anthropol* 2004; 23: 295-326.

Harrison GA, Peel J(eds.). *Bio social Aspects of Race: Proceedings of the Fifth Annual Symposium of the Eugenics Society.* Oxford: Blackwell Scientific, for the Galton Foundation, 1969.

Harrison GA, Peel J(eds.). *Biosocial Aspects of Sex; Proceedings of the Sixth Annual Symposium of the Eugenics Society, London, September 1969.* Oxford: Blackwell Scientific Publications, for the Galton Foundation, 1970.

Hertzman C, Siddiqi A. Population health and the dynamics of collective development. In: Hall PA, Lamont M(eds.). *Successful Societies: How Institutions and Culture Affect Health.* New York: Cambridge University Press, 2009; pp. 23-52.

Hertzman C. The biological embedding of early experience and its effects on health in adulthood. *Ann NY Acad Sci* 1999; 896: 85-95.

Heuveline P, Guillot M, Gwatkin DR. The uneven tides of the health transition. *Soc Sci Med* 2002; 55: 313-322.

Hobbs RJ. Managing ecological systems and processes. In: Peterson DL, Parker VT(eds.). *Ecological Scale: Theories and Application.* New York: Columbia University Press, 1998; pp. 459-484.

Hobsbawm E. *The Age of Extremes: The Short Twentieth Century, 1914-1991.* London: Michael Joseph, 1994.

Hofrichter R(ed.). *Health and Social Justice: Politics, Ideology, and Inequity in the Distribution of Disease.* San Francisco, CA: Jossey-Bass, 2003.

Honori M, Boylen T(eds.). *Health Ecology: Health, Culture, and Human-Environment*

Interactions. London: Routledge, 1999.

Hvalkof S. Progress of the victims: political ecology in the Peruvian Amazon. In: Biersack A, Greenberg JB. *Reimagining Political Ecology*. Durham, NC: Duke University Press, 2006; pp. 195-231.

Institute of Medicine. *Legalized Abortion and the Public Health: Report of a Study, by a Committee of the Institute of Medicine*. Washington, DC: National Academy of Sciences, 1975.

Ippolito G, Puro V, Heptonstall J, Jagger J, De Carli G, Petrosillo N. Occupational human immunodeficiency virus infection in health care workers: worldwide cases through September 1997. *Clin Infect Dis* 1999; 28: 365-383.

Jackson JP Jr, Weidman NM. *Race, Racism, and Science: Social Impact and Interaction*. Santa Barbara, CA: ABC-CLIO, 2004.

Jacobs DE, Kelly T, Sobolewski J. Linking public health, housing, and indoor environmental policy: successes and challenges at local and federal agencies in the United States. *Environ Health Perspect* 2007; 115: 976-982.

Jasanaoff S. Ordering knowledge, ordering society. In: Jasanoff S(ed.). *States of Knowledge: The Co-Production of Science and Social Order*. London: Routledge, 2004; pp. 13-45. (2004c)

Jasanaoff S. The idiom ofco-production. In: Jasanoff S(ed.). *States of Knowledge: The Co-Production of Science and Social Order*. London: Routledge, 2004; pp. 1-12. (2004b)

Jasanoff S(ed.). *States of Knowledge: The Co-Production of Science and Social Order*. London: Routledge, 2004. (2004a)

Jax K. History of ecology. In: *Encyclopedia of Life Sciences (ELS)*. Chichester, UK: John Wiley & Sons, Ltd, 2008; http://www.els.net/(doi: 10.1038/npg.els.0003084)

Journal of Biosocial Science. Available at: http://journals.cambridge.org/action/display Journal ?jid=JB S (Accessed: June 22, 2009).

Kauppi N. *The Politics of Embodiment: Habits, Power, and Pierre Bourdieu's Theory*. Frankfurt: Peter Lang, 2000.

Kearns R, Moewaka-Barnes, McCreanor T. Placing racism in public health: a perspective from Aotearoa/New Zealand. *GeoJournal* 2009; 74: 123-129.

Kegler MC, Miner K. Environmental health promotion interventions: considerations for preparation and practice. *Health Educ & Behavior* 2004; 31: 510-525.

Keil R, Bell DVJ, Penz P, Fawcett L(eds.). *Political Ecology: Global and Local*. London: Routledge, 1998.

Keller EF. *Making Sense of Life: Explaining Biological Development with Models, Metaphors, and Machines*. Cambridge, MA: Harvard University Press, 2002.

KelsoJAS. Self-organizing dynamical systems. In: Smesler NJ, Baltes PB(eds.). *International Encyclopedia of the Social & Behavioral Sciences*. Oxford, UK: Pergamon, 2002; pp. 13844--13850.doi: 10.1016/B0-080043076-7 /00568-4.

Kickbush I. Approaches to an ecological base for public health. *Health Promotion* 1989; 4:

265-268.

Kitcher P. *Science, Truth, and Democracy.* New York: Oxford University Press, 2001.

Kravdal 0. Is the relationship between childbearing and cancer incidence due to biology or lifestyle? Examples of the importance of using data on men. *Int J Epidemiol* 1995; 4: 477-484.

Krieger N(ed.). *Embodying Inequality: Epidemiologic Perspectives.* Amityville, NY: Baywood Publishing Co., 2004. (2004a)

Krieger N, Bassett M. The health of black folk: disease, class and ideology in science. *Monthly Review* 1986; 38: 74-85.

Krieger N, Birn AE. A vision of social justice as the foundation of public health: commemorating 150 years of the spirit of 1848. *Am J Public Health* 1998; 88: 1603-1606.

Krieger N, Chen JT, Waterman PD, Soobader M-J, Subramanian SV, Carson R. Choosing area-based socioeconomic measures to monitor social inequalities in low birthweight and childhood lead poisoning-The *Public Health Disparities Geocoding Project* (US). *J Epidemiol Community Health* 2003; 57: 186-199.

Krieger N, Davey Smith G. Bodies count & body counts: social epidemiology & embodying inequality. *Epidemiol Review* 2004; 26: 92-103.

Krieger N, Gruskin S. Frameworks matter: ecosocial and health & human rights perspectives on women and health-the case of tuberculosis. *J Am Women's Med Assoc* 2001; 56: 137-142.

Krieger N, Margo G(eds.). *AIDS: The Politics of Survival.* Amityville, NY: Baywood Publications, Inc., 1994.

Krieger N, Rehkopf DH, Chen JT, Waterman PD, Marcelli E, Kennedy M. The fall and rise of US inequities in premature mortality: 1960-2002. *PLoS Med* 2008; 5(2): e46. doi: I 0.1371/joumal.pmed.0050046.

Krieger N, Rowley DL, Herman AA, Avery B, Phillips MT. Racism, sexism, and social class: implications for studies of health, disease, and well-being. *Am J Prev Med* 1993; 9 (Suppl): 82-122.

Krieger N. A glossary for social epidemiology. *J Epidemiol Community Health* 2001; 55: 693-700. (2001c)

Krieger N. Commentary: society, biology, and the logic of social epidemiology. *Int J Epidemiol* 2001; 30: 44-46. (200lb)

Krieger N. Defining and investigating social disparities in cancer: critical issues. *Cancer Causes Control* 2005; 16: 5-14. (2005c)

Krieger N. Does racism harm health? did child abuse exist before 1962?-on explicit questions, critical science, and current controversies: an ecosocial perspective. *Am J Public Health* 2003; 93: 194-199. (2003a)

Krieger N. Ecological urbanism & health equity: an ecosocial perspective. In: Mostafavi M, Doherty G(eds.). *Ecological Urbanism.* Baden, Switzerland: Lard Muller, 2010; pp. 518-519 (2010a)

Krieger N. Ecosocial theory. In: Anderson N(ed.). *Encyclopedia of Health and Behavior.*

Thousand Oaks, CA: Sage, 2004; pp. 292-294. (2004b)

Krieger N. Embodiment: a conceptual glossary for epidemiology. *J Epidemiol Community Health* 2005; 59: 350-355. (2005a)

Krieger N. Embodying inequality: a review of concepts, measures, and methods for studying health consequences of discrimination. *Int J Health Services* 1999; 29: 295-352; slightly revised and republished as: Krieger N. Discrimination and health. In: Berkman L, Kawachi I(eds.). Social Epidemiology. Oxford: Oxford University Press, 2000; pp. 36-75. (1999b)

Krieger N. Epidemiology and social sciences: towards a critical reengagement in the 21st century. *Epidemiologic Reviews* 2000; 11: 155-163. (2000a)

Krieger N. Epidemiology and the web of causation: has anyone seen the spider? *Soc Sci Med* 1994; 39: 887-903.

Krieger N. Genders, sexes, and health: what are the connections-and why does it matter? *Int J Epidemiol* 2003; 32: 652-657. (2003b)

Krieger N. Ladders, pyramids, and champagne: the iconography of health inequities. *J Epidemiol Community Health* 2008; 62: 1098-1104. (2008b)

Krieger N. Proximal, distal, and the politics of causation: what's level got to do with it? *Am J Public Health* 2008; 98: 221-230. (2008a)

Krieger N. Putting health inequities on the map: social epidemiology meets medical/health geographyan ecosocial perspective. *Geofournal* 2009; 74: 87-97. (2009a)

Krieger N. Refiguring "race": epidemiology, racialized biology, and biological expressions of race relations. *Int J Health Services* 2000; 30: 211-216. (2000b)

Krieger N. Researching critical questions on social justice and public health: an ecosocial perspective. In: Levy BS, Side! VW(eds.). *Social Injustice and Public Health*. New York: Oxford University Press, 2006; pp. 460-479.

Krieger N. Shades of difference: theoretical underpinnings of the medical controversy on black-white differences, 1830-1870. *Int J Health Services* 1987; 17: 258-279.

Krieger N. Sticky webs, hungry spiders, buzzing flies, and fractal metaphors: on the misleading juxtaposition of "risk factor" vs "social" epidemiology. *J Epidemiol Community Health* 1999; 53: 678-680. (1999a)

Krieger N. Stormy weather: "race," gene expression, and the science of health disparities. *Am J Public Health* 2005; 95: 2155-2160. (2005b)

Krieger N. The ostrich, the albatross, and public health: an ecosocial perspective-or why an explicit focus on health consequences of discrimination and deprivation is vital for good science and public health practice. *Public Health Reports* 2001; 116: 419-423. (2001d)

Krieger N. The science and epidemiology of racism and health: racial/ethnic categories, biological expressions of racism, and the embodiment of inequality-an ecosocial perspective. Whitmarsh I, Jones DS(eds.). *What's the Use of Race? Genetics and Difference in Forensics, Medicine, and Scientific Research*. Cambridge, MA: MIT Press 2010; 225-255. (2010b)

Krieger N. Theories for social epidemiology in the 21st century: an ecosocial perspective. *Int J Epidemiol* 2001; 30: 668-677. (2001a)

Krieger N. Ways of asking and ways of living: reflections on the 50th anniversary of Morris' everuseful *Uses of Epidemiology*. *Int J Epidemiol* 2007; 36: 1173-1180.

Krieger N. Workers are people too: societal aspects of occupational health disparities-an ecosocial perspective (commentary). *Am I Industrial Medicine* 2010; 53: 104-115; doi: 10.1002/ajim.20759. (2010c)

Kunitz S. *The Health of Populations: General Theories and Particular Realities*. Oxford: Oxford University Press, 2006.

Kunitz SJ. The value of particularism in the study of the cultural, social and behavioral determinants of mortality. In: Ledergerg J, Shope RE, Oaks SC Jr(eds.). *What We Know About Health Transition. "The Cultural, Social, and Behavioral Determinants of Health*, Proceedings of an International Workshop, Canberra, Vol. 1. Canberrra, Australia: The Australian National University, 1992; pp. 92-109.

Kuzawa CV, Sweet E. Epigenetics and the embodiment of race: developmental origins of US racial disparities in cardiovascular health. *Am J Hum Biol* 2009; 21: 2-15.

Lajoi SP. Extending the scaffolding metaphor. *Instructional Sci* 2005; 33: 541-557.

Lakoff G, Johnson M. *Philosophy in the Flesh: The Embodied Mind and its Challenge to Western Thought*. New York: Basic Books, 1999.

Lanham JT, Kohl SG, Bedell JH. Changes in pregnancy outcome after liberalization of the New York State abortion law. *Am J Obstet Gynecol* 1974; 118: 485-492.

Lansing JS, Schoenfelder J, Scarborough V. Rappaport's rose: structure, agency, and historical contingency in ecological anthropology. In: Biersack A, Greenberg JB. *Reimagining Political Ecology*. Durham, NC: Duke University Press, 2006; pp. 325-357.

Lawlor DA, Emberson JR, Ebrahim S, Whincup PH, Wannamethee SG, Walker M, Smith GD. Is the association between parity and coronary heart disease due to biological effects of pregnancy or adverse lifestyle risk factors associated with child-rearing? *Circulation* 2003; 11: 1260-1264.

Lawrence RJ. Can human ecology provide an integrative framework? The contribution of structuration theory to contemporary debate. In: Steiner D, Nauser M(eds.). *Human Ecology: Fragments of Anti-Fragmentary Views of the World*. London: Routledge, 1993; pp. 213-228.

Lawton G. Why Darwin was wrong about the tree of life. New Scientist 2009; available at: http://www.newscientist.com/article/mg20126921.600-why-darwin-was-wrong-about-the-tree-oflife.html (Accessed: June 23, 2009).

Lee KW, Paneth N, Gartner LM, Pearlman MA, Gruss L. Neonatal mottality: an analysis of the recent improvement in the United States. *Am J Public Health* 1980; 70: 15-21.

Lefkowitz B. *Community Health Centers: A Movement and the People Who Made it Happen*. New Brunswick, NJ: Rutgers University Press, 2007.

Leslie WD, Lentle B. Race/ethnicity and fracture risk assessment: an issue that is more than skin deep. *J Clinical Densitometry* 2006; 9: 406-412.

Levin SA. The problem of pattern and scale in ecology: the Robert H. MacArthur Award lecture. *Ecology* 1992; 73: 1943-1967.

Levins R, Lopez C. Toward an ecosocial view of health. *Int J Health Serv* 1999; 29: 261-293.

Levins R. Ten propositions on science and antiscience. *Social Text* 1996; 46/47: IO 1-111.

Lewontin R. *The Triple Helix: Gene, Organism, and Environment.* Cambridge, MA: Harvard University Press, 2000.

Lidicker WZ Jr. Levels of organization in biology: on the nature and nomenclature of ecology's fourth level. *Biol Rev Camb Philos Soc* 2008; 83: 71-78.

Lieberman-Aiden E, van Berkum NL, Williams L, Imakeaev M, Ragoczy T, Telling A, Amit I, Lajoie BR, Sabo PJ, Dorschner MO, Sandstrom R, Bernstein B, Bender MA, Groudine M, Gnirke A, Stamatoyannopoulous J, Mirny LA, Lander ES, Dekker J. Comprehensive mapping of longrange interactions reveals folding principles of the human genome. *Science* 2009; 326: 289-293.

Liesegang TJ. Contact lens-related microbial keratitis: Part I: Epidemiology. *Cornea* 1997; 16: 125-131.

Lipsitz LA, Goldberger AL. Loss of "complexity" and aging: potential applications of fractals and chaos theory to senescence. *JAMA* 1992; 267: 1806--1809.

López J. *Society and Its Metaphors: Language, Social Theory, and Social Structure.* New York: Continuum, 2003.

Low N, Gleeson B. *Justice, Society, and Nature: An Exploration of Political Ecology.* London; New York: Routledge, 1998.

Lupien SJ, King S, Meaney MJ, McEwen BS. Can poverty get under your skin? basal cortisol levels and cognitive function in children from low and high socioeconomic status. *Dev Psychopathol* 2001; 13: 653-676.

Maas RP, Patch SC, Morgan DM, Pandolfo TJ. Reducing lead exposure from drinking water: recent history and current status. *Public Health Rep* 2005; 120: 316-321.

MacDonald MA. From miasma to fractals: the epidemiology revolution and public health nursing. *Public Health Nurs* 2004; 21 : 380-391.

Mackenbach JP. The epidemiologic transition theory. *J Epidemiol Community Health* 1994; 48: 329-331.

Madden LV, Hughes G, van den Bosch X. *The Study of Plant Disease Epidemics.* St. Paul, Minnesota: American Phytopathological Society, 2007.

Maddison DR, Schulz KS(eds.) *The Tree of Life Web Project*, 2007. Available at: http: //tolweb.org (Accessed: June 22, 2009).

Mandelbrot B. *The Fractal Geometry of Nature.* New York: Freeman, 1982.

March D, Susser E. Invited commentary: taking the search for causes of schizophrenia to a different level. *Am J Epidemiol* 2006; 163: 979-981. (2006b)

March D, Susser E. The eco- in eco-epidemiology. *Int J Epidemiol* 2006; 35: 1379-1383(editorial) (2006a)

Markowitz G, Rosner D. *Deceit and Denial: The Deadly Politics of Industrial Pollution.* University of California Press, Berkeley, 2002.

Marmot M, Wilkinson R(eds.). *The Social Determinants of Health*. Oxford: Oxford University Press, 1999.

Mascie-Taylor CGN(ed.). *Biosocial Aspects of Social Class*. Oxford: Oxford University Press, 1990.

Maupin JE JR, Schlundt D, Warren R, Miller S, Goldzweig I, Warren H. Reducing unintentional injuries on the nation's highways: research and program policy to increase seat belt use. *J Health Care Poor Underserved* 2004; 15: 4-17.

May R. Levels of organization in ecological systems. In: Bock GR, Goode JA. *The Limits of Reductionism in Biology*. (Novartis Foundation Symposium 213). Chichester, UK: John Wiley & So)ls, 1998; pp. 193-202.

Mayer JD. The political ecology of disease as one new focus for medical geography. *Progress in Human Geography* 1996; 20: 441-456.

Mazumdar PMH. Essays in the History of Eugenics (review). *Bulletin History Medicine* 2000; 74: 180-183.

McAdam D, Tarrows S, Tilly C. *Dynamics of Contention*. Cambridge: Cambridge University Press, 2001.

Mcintosh RP. *The Background of Ecology: Concept and Theory*. New York: Cambridge University Press, 1985.

McKinlay JB, Marceau LD. To boldly go ⋯ *Am J Public Health* 2000; 90: 25-33.

McLaren L, Hawe P. Ecological perspectives in health research. *J Epidemiol Community Health* 2005; 59: 6-14.

McMichael AJ. Environmental and social influences on emerging infectious diseases: past, present, and future. *Philos Trans R Soc Lond B Biol Sci* 2004; 359: 1049-1058.

McMichael AJ. *Human Frontiers, Environments, and Disease: Past Patterns, Uncertain Futures*. Cambridge: Cambridge University Press, 2001.

McMichael AJ. Population, environment, disease, and survival: past patterns, uncertain futures. *Lancet* 2002; 359: 1145-1148.

McMichael AJ. Prisoners of the proximate: loosening the constraints on epidemiology in an age of change. *Am J Epidemiol* 1999; 149: 887-897.

McMichael AJ. The health of persons, populations, and planets: epidemiology comes full circle. *Epidemiol* 1995; 6: 633--()36.

Melvin CL, Rogers M, Gilbert BC, Lipscomb L, Lorenz R, Ronck S, Casey S. Pregnancy Intention: How PRAMS Data Can Inform Programs and Policy. *Matern Child Health J* 2000; 4: 197-201.

Merchant C. *The Columbia Guide to American Environmental History*. New York: Columbia University Press, 2002.

Mitchell M. *Complexity: A Guided Tour*. New York: Oxford, 2009.

Morello·Frosch R, Lopez R. The riskscape and the color line: examining the role of segregation in environmental health disparities. *Environ Res* 2006; 102: 181-196.

Morris J. *Uses of Epidemiology*. Edinburgh: E. & S. Livingston, Ltd, 1957.

Mutch WA, Lefevre GR. Health, 'small worlds,' fractals, and complex networks: an emerging field. *Med Sci Monitor* 2003; 9: 9-23.

Navarro V, Shi LY. "The political context of social inequalities and health. *Soc Sci Med* 2001; 52: 481-491.

Needham J. *Order and Life.* Cambridge, MA: The MIT Press, 1968 (New Haven, CT: Yale University Press, 1936).

Nettleton S, Watson J. *The Body in Everyday Life.* London: Routledge, 1998.

Neumann RP. *Making Political Ecology.* New York: Oxford University Press, 2005.

Nichter M, Quintero G, Nichter M, Mock J, Shakib S. Qualitative research: contributions to the study of drug use, drug abuse, and drug-use(r)-related interventions. *Substance Use & Misuse* 2004; 39: 1907-1969.

Niedenthal PM. Embodying emotion. Science 2007; 316: 1002-1005.

Northridge ME, Sclar E. A joint urban planning and public health framework: contributions to health impact assessment. *Am J Public Health* 2003; 93: 118-121.

Northridge ME, Sclar ED, Biswas P. Sorting out the connections between the built environment and health: a conceptual framework for navigating pathways and planning healthy cities. *J Urban Health* 2003; 80: 556-568.

Northridge ME, Stover GN, Rosenthal JE, Sherard D. Environmental equity and health: understanding complexity and moving forward. *Am J Public Health* 2003; 93 : 209-214.

O'Donovan-Anderson M(ed.). *The Incorporated Self: Interdisciplinary Perspectives on Embodiment.* Lanham, MD: Rowman & Littlefield, 1996.

O'Neill RV, King AW. Homage to St. Michael; or, why are there so many books on scale? In: Peterson DL, Parker VT(eds.). *Ecological Scale: Theories and Application.* New York: Columbia University Press, 1998; pp. 3-15.

Odum EP. *Fundamentals of Ecology.* 3rd ed. Philadelphia: Saunders, 1971.

Omran AR. A century of epidemiologic transition in the United States. *Prev Med* 1977; 6: 30-51.

Omran AR. The epidemiologic transition theory: a preliminary update. *J Trop Pediatr* 1983; 29: 305-316.

Omran AR. The epidemiologic transition: a theory of the epidemiology of population change. *Milbank Q* 1971; 49: 509-538.

Oxford English Dictionary On-Line. Ecology. Draft revision June 2009. Available at: http://dictionary.oed.com.ezp-prodl.hul.harvard.edu/ (Accessed on: June 16, 2009).

Pakter J, Nelson F. Factors in the unprecedented decline in infant mortality in New York City. *Bull N Y Acad Med* 1975; 50: 839-868.

Palazzo L, Guest A, Almgren G. Economic distress and cause-of-death patterns for black and nonblack men in Chicago: reconsidering the relevance of classic epidemiologic transition theory. *Soc Biol* 2003; 50: 102-126.

Palsson G. Nature and society in the age of postmodernity. In: Biersack A, Greenberg JB. *Reimagining Political Ecology.* Durham, NC: Duke University Press, 2006; pp. 70-93.

Park RE. Human ecology. *Am J Sociol* 1936; 42: 1-15. (1936a)

Park RE. Succession, an ecological concept. *Am Sociol Rev* 1936; 1: 171-179. (1936b)

Parkes M, Eyles R, Benwell G, Panelli R, Townsend C, Weinstein P. Integration of ecology and health research at the catchment scale: the Taieri River Catchment, New Zealand. *J Rural Tropical Public Health* 2004; 3: 1-17.

Parkes M, Panelli R, Weinstein P. Converging paradigms for environmental health theory and practice. *Environ Health Perspect* 2003; 111 : 669-675.

Paulson S, Gezon LL. *Political Ecology across Spaces, Scales, and Social Groups*. New Brunswick, NJ: Rutgers University Press, 2005.

Peterson DL, Parker VT(eds.). *Ecological Scale: Theories and Application*. New York: Columbia University Press, 1998.

Philippe P. Chaos, population biology, and epidemiology: Some research implications. *Human Biol* 1993; 65: 525-546.

Pickle LW, Gillum RF. Geographic variation in cardiovascular disease mortality in US blacks and whites. *J Natl Med Assoc* 1999; 91: 545-556.

Piot P, Greener R, Russell S. Squaring the circle: AIDS, poverty, and human development. *PLoS Med* 2007; 4: 1571-1575.

Porter D. *Health, Civilization and the State: A History of Public Health from Ancient to Modern Times*. London: Routledge, 1999.

Porto MF, Martinez-Alier J. Political ecology, ecological economics, and public health: interfaces for the sustainability of development and health promotion. *Cad Saude Publica* 2007; 23(Suppl 4): S504-S512.

Porto MF. Pesticides, collective health and non-sustainability: a critical vision of political ecology. *Cien Saude Colet* 2007; 12: 17-20; discussion: 23-24.

Porto MF. Workers' health and the environmental challenge: contributions from the ecosocial approach, the political ecology and the movement for environmental justice. *Ciencia & Saude Coletiva* 2005; 10: 829-839.

Poundstone KE, Strathdee SA, Celentano DD. The social epidemiology of Human Immunodeficiency Virus/Acquired Immunodeficiency Syndrome. *Epidemiol Rev* 2004; 26: 22-35.

Prigogine I. *Order Out of Chaos: Man's New Dialogue with Nature*. Boulder, CO: New Science Library, 1984.

Prothrow-Stith D, Gibbs B, Allen A. Reducing health disparities: from theory to practice. *Cancer Epidemiology Biomarkers Prevention* 2003; 12: 256S-260S.

Quinn MM. Occupational health, public health, worker health. *Am J Public Health* 2003; 93: 526.

Ranke MG, Saenger P. Turner's syndrome. *Lancet* 2001; 358: 309-314.

Raphael D. Barriers to addressing the societal d~terminants of health: public health units and poverty in Ontario, Canada. *Health Promotion Int* 2003; 18: 397-405.

Rastogi S, Nandlike K, Fenster W. Elevated blood levels in pregnant women: identification of a highrisk population and interventions. *J Perinat Med* 2007; 35: 492-496.

Rayner G. Conventional and ecological public health. *Public Health* 2009; 123 : 587-591. doi: I 0.1016/j.puhe.2009.07.012

Richard RJ. *The Tragic Sense of Life: Ernst Haeckel and the Struggle over Evolutionary*

Thought. Chicago: University of Chicago Press, 2008.

Richards G. *Putting Psychology in its Place: An Introduction from a Critical Historical Perspective.* London: Routledge, 1996.

Richardson JW. *The Cost of Being Poor: Poverty, Lead Poisoning, and Policy Implementation.* Praeger, Westport, CT, 2005.

Richmond C, Elliott SJ, Matthews R, Elliott B. The political ecology of health: perceptions of environment, economy, health and well-being among 'Namgis First Nation. *Health Place* 2005; 11: 349-365.

Robbins P. *Political Ecology: A Critical Introduction.* Malden, MA: Blackwell Pub., 2004.

Robert JS, Smith A. Toxic ethics: environmental genomics and the health of populations. *Bioethics* 2004; 18: 493-514.

Rose S. What is wrong with reductionist explanations of behavior? In: Bock GR, Goode JA. *The Limits of Reductionism in Biology.* (Novartis Foundation Symposium 213). Chichester, UK: John Wiley & Sons, 1998; pp. 176-192.

Rosner D, Markowitz G. The politics of lead toxicology and the devastating consequences for children. *Am J Indust Med* 2007; 50: 740-756.

Roughgarden J. *Primer of Ecological Theory.* Upper Saddle River, NJ: Prentice Hall, 1998.

Sanders D. *The Struggle for Health: Medicine and the Politics of Underdevelopment.* London: MacMillan, 1985.

Scheiner SM. Toward a conceptual framework for biology. *Quarterly Review Biology* 2010; 85: 293-318.

Shonkoff JP, Boyce WT, McEwen BS. Neuroscience, molecular biology, and the childhood roots of health disparities: building a new framework for health promotion and disease prevention. *JAMA* 2009; 301 : 2252-2259.

Smith JP. Healthy bodies and thick wallets: the dual relation between health and economic status. *J Econ Perspect* 1999; 13: 144-166.

Solar 0, Irwin A. Social determinants, political contexts and civil society action: a historical perspective on the Commission on Social Determinants of Health. *Health Promot J Austr* 2006; 17: 180-185.

Sommerfeld J. Plagues and people revisited: basic and strategic research for infectious disease control at the interface of the life, health and social sciences. *EMBO Reports* 2003; 4: S32-S34.

Sorensen G, Barbeau E, Hunt MK, Emmons K. Reducing social disparities in tobacco use: A social contextual model for reducing tobacco use among blue-collar workers. *Am J Public Health* 2004; 94: 230-239.

Spitler HD. Medical sociology and public health: problems and prospects for collaboration in the new millennium. *Sociological Spectrum* 2001; 21 : 247-263.

Starbuck WH. *The Production of Knowledge: The Challenge of Social Science Research.* Oxford: Oxford University Press, 2006.

Stark E, Flaherty D, Kelman S, Lazonick W, Price L, Rodberg L(eds.). Special issue: The Political Economy of Health. *Rev Radical Political Economy* 1977; pp. 1-140.

Stauffer RC. Haeckel, Darwin, and Ecology. *Quarterly Review Biology* 1957; 32: 138-144.

Steiner D, Nauser M(eds.). *Human Ecology: Fragments of Anti-Fragmentary Views of the World.* London: Routledge, 1991.

Stewart AL, Napoles-Springer AM. Advancing health disparities research: can we afford to ignore measurement issues? *Medical Care* 2003; 41: 1207-1220.

Stokols D. Ecology and health. In: Smelser NJ, Baltes PB(eds.). *International Encyclopedia of the Social & Behavioral Sciences.* Oxford, UK: Pergamon, 2001; pp. 4030-4035.

Stokols D. Translating social ecological theory into guidelines for community health promotion. *Am J Health Promot* 1996; 10: 282-298.

Stonich SC. Political ecology. In: Smelser NJ, Baltes PB(eds.). *International Encyclopedia of the Social & Behavioral Sciences.* Oxford, UK: Pergamon, 2001; pp. 4053-4058.

Susser E. Eco-epidemiology: thinking outside the black box. *Epidemiology* 2004; 15: 519-520(editorial).

Susser M, Stein Z. *Eras in Epidemiology: The Evolution of Ideas.* New York: Oxford University Press, 2009.

Susser M, Susser E. Choosing a future for epidemiology: II. From black box to Chinese boxes and eco-epidemiology. *Am J Public Health* 1996; 86: 674-677. Erratum in: A*m J Public Health* 1996 Aug; 86: 1093.

Sydenstricker E. *Health and Environment.* New York: McGraw-Hill, 1933.

Taylor P. *Unruly Complexity: Ecology, Interpretation, Engagement.* Chicago: University of Chicago Press, 2005.

Taylor PJ. Philosophy of Ecology. In: *Encyclopedia of Life Sciences.* Chichester, UK: John Wiley & Sons, Ltd, 2008; http://www.els.net/(doi: 10.1002/9780470015902.a0003607. pub2)

Tesh SN. *Hidden Arguments: Political Ideology and Disease Prevention Policy.* New Brunswick, NJ: Rutgers University Press, 1988.

Teti M, Chilton M, Lloyd L, Rubenstein S. Identifying the links between violence against women and HIV/AIDS: ecosocial and human rights frameworks offer insight into U.S. prevention policies. *Health Hum Rights* 2006; 9: 40-61.

Thacker SB, Buffington J. Applied epidemiology for the 21st century. *Int J Epidemiol* 2001; 30: 320-325.

Thompson JJ, Ritenbaugh C, Nichter M. Reconsidering the placebo response from a broad anthropological perspective. *Culture Med Psychiatry* 2009; 33: 112-152.

Tudge C. T*he Secret Life of Trees.* London: Allen Lane, Penguin Books, 2005.

Turner JH, Boyns D. The return of grand theory. In: Turner JH(ed.). *Handbook of Sociological Theory.* New York: Plenum Press, 2002; pp. 353-378.

Turner JH. A new approach for theoretically integrating micro and macro analyses. In: Calhoun C, Rojek C, Turner B(eds.). *The Sage Handbook of Sociology.* Thousand Oaks, CA: Sage Publications, 2005; pp. 405-422.

Turshen M. The Political Ecology of Disease in Tanzania. New Brunswick, NJ: Rutgers University Press, 1984.

Turshen M. The political ecology of disease. *Review Radical Political Econ* 1977; 9: 45-()0.

Van Tongeren M, Nieuwenhuijsen MJ, Gardiner K, Armstrong B, Vrijheid M, Dolk H, Botting B. A job-exposure matrix for potential endocrine-disrupting chemicals developed for a study into the association between maternal occupational exposure and hypospadias. *Ann Occup Hyg* 2002; 46: 465-477.

Vaziri ND. Mechanisms oflead-induced hypertension and cardiovascular disease. A*m J Physiol Heart Circ Physiol* 2008; 295: H454-H465.

Velasco S, Ruiz MT, Alvarez-Dardet C. Attention models to somatic symptoms without organic cause: from physiopathologic disorders to malaise of women. *Rev Esp Salud Publica* 2006; 80: 317-333.

Villa F, Ceroni M. Community ecology: an introduction. In: *Encyclopedia Of Life Sciences.* Chichester, UK: John Wiley & Sons, Ltd, 2005; http://www.els.net/(doi: l0.1038/npg. els.0003174)

Vygotsky LS. *Mind in Society.* Cambridge, MA: Harvard University Press, 1978.

Walsh A, Beaver KM(eds.). *Biosocial Criminology: New Directions in Theory and Research.* London: Routledge/Taylor and Francis Group, 2009.

Walsh A. *Race and Crime: A Biosocial Analysis.* New York: Nova Science Publishers, 2004.

Walters KL, Simoni JM. Reconceptualizing native women's health: an "indigenist" stress-coping model. *Am J Public Health* 2002; 92: 520-524.

Watts C, Zimmerman C. Violence against women: global scope and magnitude. *Lancet* 2002; 359: 1232-1237.

Weiss G, Haber HF(eds.). *Perspectives on Embodiment: The Intersections of Nature and Culture.* New York: Routledge, 1999.

Werskey G. The Marxist critique of capitalist science: a history in three movements? *Science as Culture* 2007; 16: 397-461.

Whiteside KH. *Divided Natures: French Contributions to Political Ecology.* Cambridge, MA: The MIT Press, 2002.

Wigle DT, Arbuckle TE, Turner MC, Berube A, Yang Q, Liu S, Krewski D. Epidemiologic evidence of relationships between reproductive and child health outcomes and environmental chemical contaminants. *J Toxicol Environ Health B Crit Rev* 2008; 11: 373-517.

Wise LA, Krieger N, Zierler S, Harlow BL. Lifetime socioeconomic position in relation to onset of perimenopause: a prospective cohort study. *J Epidemiol Community Health* 2002; 56: 851-860.

Wise PH. The anatomy of a disparity in infant mortality. *Annu Rev Public Health* 2003; 24: 341-362.

World Health Organization, CSDH. *Closing the gap in a generation: health equity through action on the social determinants of health. Final Report of the Commission on Social Determinants of Health.* Geneva: World Health Organization, 2008.

Worster D. *Nature's Economy: A History of Ecological Ideas.* 2nd ed. New York: Cambridge University Press, 1994.

Wright AA, Katz IT. Roe versus reality-abortion and women's health. *New Engl J Med* 2006; 355: 1-9.

Yamada S, Palmer W. An Ecosocial Approach to the Epidemic of Cholera in the Marshall Islands. *Social Medicine* 2007; 2: 79-88.

Yen IH, Syme SL. The social environment and health: a discussion of the epidemiologic literature. *Annu Rev Public Health* 1999; 20: 287-308.

Ziman J. *Real Science: What it is, and What it Means.* Cambridge, UK: Cambridge University Press, 2000.

Zinn H. *A People's History of the United States.* New York: HarperCollins, 2003.

◉ 8장 _ 역학 이론의 중요성

Ahmed N, Sechi LA. Helicobacter pylori and gastroduodenal pathology: new threats of the old friend. *Annals Clin MicrobiolAntimicrob* 2005; 4: 1. doi: l0.1186/1476-0711-4-1.

Akhter Y, Ahmed I, Devi SM, Ahmed N. The co-evolved Helicobacter pylori and gastric cancer: trinity of bacterial virulence, host susceptibility and lifestyle. *Infectious Agent Cancer* 2007; 2: 2. doi: 10.1186/1750-9378-2-2.

Almond DV, Chay KY, Greenstone M. Civil Rights, the War on Poverty, and Black-White convergence in infant mortality in the rural South and Mississippi. December 31, 2006. MIT Economics Working Paper No. 07-04. Available at: http://papers.ssm.com/sol3/papers.cfm?abstract_id=961021 (Accessed: July 30, 2009).

Applied Research Center and Northwest Federation of Community Organizations. *Closing the Gap: Solutions to Race-Based Health Disparities.* Oakland, CA: Applied Research Center, 2005. Available at: http://www.arc.org/content/view/291/47/ (Accessed: July 25, 2009).

Archibold RC. Indians' water rights give hope for better health. *New York Times*, August 31, 2008.

Atherton JC. The pathogenesis of Helicobacter pylori-induced gastro-duodenal diseases. *Annu Rev Pathol* 2006; 1: 63-96.

Auerbach AJ, Card D, Quigley JM(eds.). *Public Policy and Income Distribution.* New York: Russell Sage Foundation, 2006.

Ayerst Laboratories. *The Clinical Guide to the Menopause.* New York: AyerstLaboratories, 1960.

Bakken K, Alsaker E, Eggen AE, Lund E. Hormone replacement therapy and incidence of hormonedependent cancers in the Norwegian Women and Cancer study. *Int J Cancer* 2004; 112: 130-134.

Banks E, Canfell K. Invited commentary: hormone therapy risks and benefits-the Women's Health Initiative findings and the postmenopausal estrogen timing hypothesis. *Am J Epidemiol* 2009; 170: 24-28.

Barone J. Scientist of the Year Notable: Hans Rosling. *Discover Magazine*, December 6, 2007. Available at: http://discovermagazine.com/2007/dec/hans-rosling (Accessed: August

9, 2009).

arreto ML. Epidemiologists and causation in an intricate world. *Emerging Themes Epidemiol*
2005; 2: 3. doi: 10.1186/1742-7622-2-3.

Barreto ML. The globalization of epidemiology: critical thoughts from Latin America. *Int J*
Epidemiol 2004; 33: 1132-1137.

Barrett-Connor E, Grady D, Stefanick ML. The rise and fall of menopausal.hormone therapy.
Annu Rev Public Health 2005; 26: 115-140.

Barrett-Connor E. Commentary: Observation versus intervention-what's different? *Int J*
Epidemiol 2004; 33: 457-459.

Barrett-Connor E. Hormones and heart disease in women: the timing hypothesis. *Am J*
Epidemiol 2007; 166: 506-510.

Barrett-Connor E. Risks and benefits of replacement estrogen. *Annu Rev Med* 1992; 43:
239-251.

Bartlett JG, Iwasaki Y, Gottlieb B, Hall D, Mannell R. Framework for Aboriginal-guided
decolonizing research involving M'etis and First Nations persons with diabetes. *Soc Sci*
Med 2007; 65: 2371-2382.

Baschetti R. Diabetes epidemics in newly westernized populations: is it due to thrifty genes or
to genetically unknown foods? *JR Soc Med* 1998; 91: 622-625.

Beckfield J, Krieger N. Bpi+demos+cracy: linking political systems and priorities to the
magnitude of health inequities-evidence, gaps, and a research agenda. *Epidemiol*
Review 2009; 31: 152-177.

Bennett PH, Burch TA, Miller M. Diabetes mellitus in American (Pima) Indians. *Lancet* 1971;
298: 125-128.

Bennett PH. Type 2 diabetes among the Pima Indians of Arizona: an epidemic attributable to
environmental change? *Nutr Rev* 1999; 57: S51-S54.

Benyshek DC, Watson JT. Exploring the thrifty genotype's food-shortage assumptions: a
crosscultural comparison of ethnographic accounts of food security among foraging
and agricultural societies. *Am J Phys Anthropol* 2006; 131: 120-126.

Bera! V; Million Women Study Collaborators. Breast cancer and hormone-replacement therapy
in the Million Women Study. *Lancet2003;* 362: 419-427.

Blair SN, Morris JN. Healthy hearts-and the universal benefits of being physically active:
physical activity and health. *Ann Epidemiol* 2009; 19: 253-256.

Blaser MJ, Chen Y, Reibman J. Does Helicobacter pylori protect against asthma and allergy?
Gut 2008; 57: 561-567.

Boslaugh S(ed.). *Encyclopedia of Epidemiology.* Thousand Oaks, CA: Sage Publications, 2008.

Boston Women's Health Book Collective. *Our Bodies, Ourselves.* Revised and expanded. New
York: Simon & Schuster, 1976.

Bouchardy C, Morabia A, Verkooijen HM, Fioretta G, Wespi Y, Schüfer P. Remarkable change
in agespecific breast cancer incidence in the Swiss canton of Geneva and its possible
relation with the use of hormone replacement therapy. *BMC Cancer* 2006; 6: 78. doi:
10.1186/1471-2407-6-78.

참고문헌 **513**

Bradlow HL, Sepkovic DW. Steroids as procarcinogenic agents. *Ann NY Acad Sci* 2004; 1028: 216-232.

Brinton LA, Schairer C. Estrogen replacement therapy and breast cancer risk. *Epidemiol Rev* 1993; 15: 66-79.

Buist DS, Newton KM, Miglioretti DL, et al. Hormone therapy prescribing patterns in the United States. *Obstet Gynecol* 2004; 104: 1042-1050.

Busfield F, Duffy DL, Kesting JB, et al. A genomewide search for type 2 diabetes-susceptibility genes in indigenous Australians. *Am J Hum Genet* 2002; 70: 349-357.

Bush T. The epidemiology of cardiovascular disease in postmenopausal women. *Ann NY Acad Sci* 1990; 592: 263-271.

Candib LM. Obesity and diabetes in vulnerable populations: reflections on proximal and distal causes. *Ann Fam Med* 2007; 5: 547-556.

Canfell K, Banks E, Moa AM, Beral V. Decrease in breast cancer incidence following a rapid fall in use of hormone therapy in Australia. *Med J Aust* 2008; 188: 641-644.

Camey DR, Banaji MR, Krieger N. Implicit measures reveal evidence of personal discrimination. *Self and Identity* 2010; 9: 162-176; DOI: l0.1080/13594320902847927

Carson B, Dunbar T, Chenhall RD, Bailie R. *Social Determinants of Indigenous Health.* Crows Nest, NSW: Allen & Unwin, 2007.

Castallo MA. Modern management of the menopause; this deficiency disease, caused by lack of ovarian hormone, should be treated throughout life by estrogen replacement therapy. *Pa Med* 1967; 70: 80-81.

Castetter EF, Underhill RM(eds.). *The Ethnobiology of the Papago Indians.* (Reprint of the 1935 ed. published by the University of New Mexico press, issued originally as University of New Mexico Bulletin, No. 275, Biological Series, v. 4, no 3, and as Ethnobiological studies of the American Southwest, 2). New York: AMS Press, 1978.

Chakravarthy MV, Booth FM. Eating, exercise, and "thrifty" genotypes: connecting the dots toward an evolutionary understanding of modern chronic diseases. *J Appl Physiol* 2004; 96: 3-10.

Chen JT, Rehkopf DH, Waterman PD, et al. Mapping and measuring social disparities in premature mortality: the impact of census tract poverty within and across Boston neighborhoods, 1999-2001. *J Urban Health* 2006; 83: 1063-1084.

Chen Y, Blaser MJ. Inverse associations of *Helicobacter pylori* with asthma and allergy. *Arch Intern Med* 2007; 167: 821-827.

Chlebowski RT, Kuller LH, Prentice RL, et al. Breast cancer after use of estrogen plus progestin in postmenopausal women. *New Engl J Med* 2009; 360: 573-587.

Choung RS, Talley NJ. Epidemiology and clinical presentation of stress-related peptic damage and chronic peptic ulcer. *Curr Malec Med* 2008; 8: 253-257.

Clarke CA, Glaser SL, Uratsu CS, Selby JV, Kushi LH, Herrinton JL. Recent declines in hormone therapy utilization and breast cancer incidence: clinical and population-based evidence. *J Clin Oncol* 2006; 24: e49-50; doi: 10.1200/jco.2006.08.6504

Clarke CA, Glaser SL. Declines in breast cancer after the WHI: apparent impact of hormone therapy. *Cancer Causes Control* 2007; 18: 847-852.

Cohen IB. *Revolution in Science.* Cambridge, MA: Harvard University Press, 1985.

Cohen MN. *Health and the Rise of Civilization.* New Haven, CT: Yale University Press, 1989.

Conley D, Springer K. Welfare state and infant mortality. *Am J Sociol* 2001; 107: 768-807.

Coombs NJ, Taylor R, Wilcken N, Boyages J. HRT and breast cancer: impact on population risk and incidence. *Eur J Cancer* 2005; 41: 1755-1781. (2005a)

Coombs NJ, Taylor R, Wilcken N, Fiorica J, Boyages J. Hormone replacement therapy and breast cancer risk in California *Breast J* 2005; 11: 410-415. (2005b)

Cooper R, Steinhauer M, Schatzkin A, Miller W. Improved mortality among US blacks, 1968-1978: the role of antiracist struggle. *Int J Health Services* 1981; 11: 389-414.

Cordera F, Jordan VC. Steroid receptors and their role in the biology and control of breast cancer growth. *Semin Oncol* 2006; 33: 631-641.

Coronary Drug Project. Findings leading to discontinuation of the 2.5-mg day estrogen group. The Coronary Drug Project Research Group. *JAMA* 1973; 226: 652-657.

Coronary Drug Project. The Coronary Drug Project. Initial findings leading to modification of its research protocol. *JAMA* 1970; 214: 1303-1313.

Crosby AW. *Ecological Imperialism: The Biological Expansion of Europe, 900-1900.* Cambridge: Cambridge University Press, 1986.

Cunningham M. Health. In: United Nations, Department of Economic and Social Affairs. *The State of the World's Indigenous Peoples.* New York: United Nations, 2009; pp. 156-187.

Cutler D, Deaton A, Lleras-Muney A. The determinants of mortality. *J Economic Perspectives* 2006; 20: 97-120.

Danesh J. Is *Helicobacter pylori* infection a cause of gastric neoplasia? In: Newton R, Beral V, Weiss RA(eds.). *Infections and Human Cancer.* (Cancer Survey *vol. 33)* Plainview, NY: Cold Spring Harbor Laboratory Press, 1999; pp. 263-289.

Davey Smith G, Ebrahim S, Frankel S. How policy informs the evidence: "evidence based" thinking can lead to debased policy making. *BMJ2001;* 322: 184-185.

Davey Smith G, Ebrahim S. Data dredging, bias, or confounding-they can all get you into the BMJ and the Friday papers. *BMJ* 2002; 325: 1437-1438.

Davey Smith G, Ebrahim S. Epidemiology-is it time to call it a day? *Int J Epidemiol* 2001; 30: 1-11.

Davis K, Schoen C. *Health and the War on Poverty: A Ten-Year Appraisal.* Washington, DC: The Brookings Institute, 1978.

de Waard F, Thijssen JH. Hormonal aspects in the causation of human breast cancer: epidemiological hypotheses reviewed, with special reference to nutritional status and first pregnancy. *J Steroid Biochem Mol Biol* 2005; 97: 451-458.

DESA: Department of Economic and Social Affairs, Statistics Division. *The World's Women 2005: Progress in Statistics.* New York: United Nations, 2006.

Detels R. The search for protection against HIV infection. *Ann Epidemiol* 2009; 19: 250-252.

Dickson SP, Wang K, Krantz I, Hakonarson H, Goldstein DB. Rare Variants Create Synthetic

GenomeWide Associations. *PLoS Biol* 2010; 8(1): e1000294.doi: l0.1371/journal.pbio. 1000294

Dietel M, Lewis MA, Shapiro S. Hormone replacement therapy: pathobiological aspects of hormonesensitive cancers in women relevant to epidemiological studies on HRT: a mini-review. *Hum Rep rod* 2005; 20: 2052-2060.

Dockery DW. Health effects of particulate air pollution. *Ann Epidemiol* 2009; 19: 257-263.

Donaldson L. Ten tips for better health. In: *Saving Lives: Our Health Nation.* Presented to Parliament by the Secretary of State for Health by Command of Her Majesty, July 1999. London, UK: Stationary Office, 1999. Available at: http://www.archive.official-documents.co.uk/document/cm43/4386/4386-tp.htm (Accessed: August 8, 2009).

Dorling D. Worldmapper: the human anatomy of a small planet. *PLoS Med* 2007; 4(1): e 1. doi: 10.1371/journal.pmed.0040001

Doyal L. *What Makes Women Sick: Gender and the Political Economy of Health.* New Brunswick, NJ: Rutgers University Press, 1995.

Dreifus C(ed.). *Seizing Our Bodies: The Politics of Women's Health.* New York: Vintage Books, 1977.

Duncan GJ, Chase-Landsdale L(eds.). *For Better and For Worse: Welfare Reform and the Well-Being of Children and Families.* New York: Russell Sage Foundation, 2004.

Dwyer T, Ponsonby A-L. Sudden infant death syndrome and prone sleeping position. *Ann Epidemiol* 2009; 19: 245-249.

Dykhuizen D, Kalia A. The population structure of pathogenic bacteria. In: Stearns SC, Koella JC(eds.). *Evolution in Health and Disease.* 2nd ed. Oxford: Oxford University Press, 2008; pp. 185-198.

Ebrahim S, Clarke M. STROBE: new standards for reporting observational epidemiology, a chance to improve. *Int J Epidemiol* 2007; 36: 946-948.

Ebrahim S, Davey Smith G. Mendelian randomization: can genetic epidemiology help redress the failures of observational epidemiology? *Hum Genet* 2008; 123: 15-33.

Egger M, Altman DG, Vandenbroucke JP. Commentary: Strengthening the reporting of observational epidemiology-the STROBE statement. *Int J Epidemiol* 2007; 36: 948-950.

Epstein FH. Contribution of epidemiology to understanding coronary heart disease. In: Marmot MT, Elliott P(eds.). *Coronary Heart Disease Epidemiology: From Aetiology to Public Health.* 2nd ed. Oxford: Oxford University Press, 2005; pp. 8-17.

Ettinger B, Grady D, Tosteson AN, Pressman A, Macer JL. Effect of the Women's' Health Initiative on women's decision to discontinue postmenopausal hormone therapy. *Obstet Gynecol* 2003; 102: 1225-1232.

Ezzati M, Friedman AB, Kulkarni SC, Murray CJ. The reversal of fortunes: trends in county mortality and cross-county mortality disparities in the United States. *PLos Med* 2008; 5(4): e66. Erratum in: PLoS Med 2008; 5(5). doi: 10.1371/journal.pmed.0050119

Fairclough A. *Better Day Coming: Blacks and Equality, 1890-2000.* New York: Viking, 2001.

Fee E, Krieger N(eds.). *Women's Health, Politics, and: Power: Essays on Sex/Gender, Medicine, and Public Health.* Amytiville, NY: Baywood Pub Co., 1994.

Ferriera ML, Lang GC. Introduction: deconstructing diabetes. In: Ferriera ML, Lang CG(eds.). *Indigenous Peoples and Diabetes: Community Empowerment and Wellness.* Durham, NC: Carolina Academic Press, 2006; pp. 3-32.

Ferriera ML, Sanchez T, Nix B. Touch the heart of the people: cultural rebuilding and the Potawot Health Village in California. In: Ferriera ML, Lang CG(eds.). *Indigenous Peoples and Diabetes: Community Empowerment and Wellness.* Durham, NC: Carolina Academic Press, 2006; pp. 459-492.

Fleisher NL, Diez Roux AV. Using directed acyclic graphs to guide analyses of neighborhood effects: an introduction. *J Epidemiol Community Health* 2008; 62: 842-846.

Foxcroft L. *Hot Flushes, Cold Science: A History of the Modern Menopause.* London: Granta Books, 2009.

Gapminder. Available at: http://www.gapminder.org/ (Accessed: August 8, 2009).

Gaudilliere J-P. Hormones at risk: cancer and the medical uses of industrially-produced sex steroids in Germany, 1930-1960. In: Schlich T, Trohler(eds.). *Medical Innovation: Risk Perception and Assessment in Historical Context.* London: Routledge, 2006; pp. 148-169.

Gilliland FD, Owen C, Gilliland SS, Carter JS. Temporal trends in diabetes mortality among American Indians and Hispanics in New Mexico: birth cohort and period effects. *Am J Epidemiol* 1997; 145: 422-431.

Glass G, Lacey JV Jr, Carreon JD, Hoover RN. Breast cancer incidence, 1980-2006: combined roles of menopausal hormone therapy, screening, mammography, and estrogen receptor status. *JNCI* 2007; 99: 1152-1161.

Glymour MM. Using causal diagrams to understand common problems in social epidemiology. In: Oakes JM, Kaufman JS, eds. *Methods in Social Epidemiology.* San Francisco, CA: Jossey-Bass, 2006; pp. 393-428.

Gohdes OM, Acton K. Diabetes mellitus and its complications. In: Rhoades EP(ed.). *American Indian Health: Innovations in Health Care, Promotion, and Policy.* Baltimore, MD: Johns Hopkins University Press, 2000; pp. 221-243.

Gordon D. Alternative 10 tips for better health (1999). Available at: http://www.bris.ac.uk/poverty/health%20inequalities.html (Accessed: August 8, 2009).

Gordon L. *Woman's Body, Woman's Rights: A Social History of Birth Control in America.* New York: Grossman, 1976.

Gracey M, King M. Indigenous health part 1: determinants and disease patterns. *Lancet* 2009; 374: 65-75.

Grady D, Herrington D, Bittner V, Blumenthal R, et al. Cardiovascular disease outcomes during 6.8 years of hormone therapy. Heart and Estrogen/progestin Replacement Study follow-up (HERS II). *JAMA* 2002; 288: 49-57.

Grady D, Rubin SM, Petitti DB, et al. Hormone therapy to prevent disease and prolong life in postmenopausal women. *Ann Int Med* 1992; 117: 1016-1037.

Greenland S, Pearl J, Robins JM. Causal diagrams for epidemiologic research. *Epidemiology* 1999; 10: 37-48.

Greenwood M. *Epidemics and Crowd Diseases: An Introduction to the Study of Epidemiology.* London: Williams & Norgate, Ltd, 1935.

Grob GN. The rise of pepticulcer, 1900-1950. *Perspectives Biol Med* 2003; 46: 550-566.

Grodstein F, Clarkson TB, Manson JE. Understanding divergent data on posthormonal hormone therapy. *New Engl J Med* 2003; 348: 645-650.

Guay MP, Dragomir A, Pilon D, Moride Y, Perreault S. Changes in pattern of use, clinical characteristics and persistence rate of hormone replacement therapy among postmenopausal women after the WHI publication. *Pharmocepidemiol Drug Saf2007;* 16: 17-27.

Haas JS, Kaplan CP, Gerstenberger EP, Kerlikowske K. Changes in the use of postmenopausal hormone therapy after the publication of clinical trial results. *Ann Intern Med* 2004; 140: 184-188.

Hales CN, Barker DJ. The thrifty phenotype hypothesis. *Br Med Bull* 2001; 60: 5-20.

Hales CN, Barker DJP. Type 2 (non-insulin-dependent) diabetes mellitus: the thrifty phenotype hypothesis. *Diabetologia* 1992; 35: 595-601.

Hales CN, Desai M, Ozanne SE. The Thrifty Phenotype hypothesis: how does it look after 5 years? *Diabet Med* 1997; 14: 189-195.

Hausauer AK, Keegan THM, Chang ET, Clarke CA. Recent breast cancer trends among Asian/Pacific Islander, Hispanic, and African-American women in the US: changes by tumor subtype. *Breast Cancer Res* 2007; 9: R90. doi: 10.1186/bcrl839

Hedman B, Perucci F, Sundstrom P. *Engendering Statistics: A Tool for Change.* Stockholm, Sweden: Statistics Sweden, 1996.

Hegele RA, Zinman B, Hanley AJ, Harris SB, Barrett PH, Cao H. Genes, environment and Oji-Cree type 2 diabetes. *Clin Biochem* 2003; 36: 163-170.

Henderson BE, Ross RK, Pike MC. Hormonal chemoprevention of cancer in women. *Science* 1993; 259: 633-638.

Henwood D. *After the New Economy: The Binge ... and the Hangover that Won't Go Away.* New York: The New Press, 2003.

Heman MA, Hernandez-Diaz S, Werler MM, Mitchell AA. Causal knowledge as a prerequisite for confounding evaluation: an application to birth defects epidemiology. *Am J Epidemiol* 2002; 155: 176-184.

Hersh AL, Stefanick ML, Stafford RS. National use of postmenopausal hormone therapy: Annual trends and response to recent evidence. *JAMA* 2004; 291: 47-53.

Hetzel BS, Zimmet P, Seeman E. Endocrine and metabolic disorders. In: Detels R, McEwen J, Beaglehole R, Tanaka H(eds.). *O: iford Textbook of Public Health.* Oxford: Oxford University Press, 2004. Available at: http://www.r2library.com (Accessed: July 25, 2009).

Hillemeier MM, Geronimus AT, Bound SJ. Widening black/white mortality differentials among US children during the 1980s. *Ethn Dis* 2001; 11: 469-483.

Hillier TA, Pedula KL, Schmidt MM, Mullen JA, Charles MA, Pettit DJ. Childhood obesity and metabolic imprinting: the ongoing effect of maternal hyperglycemia. *Diabetes Care*

2007; 30: 2287-2292.

Hing E, Brett KM. Changes in U.S. prescribing patterns of menopausal hormone therapy, 2001-2003. *Obstet Gynecol* 2006; 108: 33-40.

Houck JA. *Hot and Bothered: Women, Medicine, and Menopause in Modern America.* Cambridge, MA: Harvard University Press, 2006.

Hubbard R, Henefin MS, Fried B(eds.). *Biological Woman-The Convenient Myth: A Collection of Feminist Essays and a Comprehensive Bibliography.* Cambridge, MA: Schenkman Pub Co., 1982.

Hulley S, Grady D, Bush T, et al. Randomized trial of estrogen plus progestin for secondary prevention of coronary heart disease in postmenopausal women. Heart and Estrogen/progestin Replacement Study (HERS) Research Group. *JAMA* 1998; 280: 605-613.

Humphrey LL, Chan BK, Sox HC. Postmenopausal hormone replacement therapy and the primary prevention of cardiovascular disease. *Ann Intern Med* 2002; 137: 273-284.

Independent Inquiry into Inequalities in Health. Chairman: Sir Donald Acheson. London: Stationery Office, 1998. Available at: http://www.archive.official-documents.co.uk/document/doh/ih/ih.htm (Accessed: August 8, 2009).

Inzucchi SE, Sherwin RS. Type 2 diabetes mellitus. In: Goldman L, Ausiello D(eds.). *Cecil Medicine,* 23rd ed. Philadelphia, PA: Saunders, 2007. Available at: http://www.mdconsult.com (Accessed: July 25, 2009).

IPC Food Sovereignty. Available at: http://www.foodsovereignty.org/new/whoweare.php (Accessed: August 4, 2009).

Jackson MY. Diet, culture, and diabetes. In: Joe JR, Young RS(eds.). *Diabetes as a Disease of Civilization: The Impact of Culture Change on Indigenous Peoples.* Berlin Mouton de Gruyter, 1993; pp. 381-406.

Jara L. Integrating a gender perspective into health statistics: an ongoing process in Central America. *Int J Public Health* 2007; 52: S35-S40.

Jarvis D, Luczynska C, Chinn S, Burney P. The association of hepatitis A and *Helicobacter pylori* with sensitization to common allergens, asthma and hay fever in a population of young British adults. *Allergy* 2004; 59: 1063-1067.

Jemal A, Ward E, Thun MJ. Recent trends in breast cancer incidence rates by age and tumor characteristics among U.S. women. *Breast Cancer Res* 2007; 9: R28. doi: 10.1 186/bcrl672

Joe JR, Young RS(eds.). *Diabetes as a Disease of Civilization: The Impact of Culture Change on Indigenous Peoples.* Berlin Mouton de Gruyter, 1993.

Justice JW. The history of diabetes in the Desert People. In: Joe JR, Young RS(eds.). *Diabetes as a Disease of Civilization: The Impact of Culture Change on Indigenous Peoples.* Berlin Mouton de Gruyter, 1993; pp. 69-128.

Kandulski A, Selgrad M, Malfertheiner P. *Helicobacter pylori* infection: a clinical overview. *Dig Liver Dis* 2008; 40: 619-626.

Katalinic A, Rawal R. Decline in breast cancer incidence after decrease in utilization of hormone replacement therapy. *Breast Cancer Res Treat* 2008; 107: 427-430.

Kelly JP, Kaufman DW, Rosenberg L, Kelley K, Cooper SG, Mitchell AA. Use of postmenopausal hormone therapy since the Women's Health Initiative findings. *Pharmacoepidemiol Drug Saf* 2005; 14: 837-842.

Kim N, Gross C, Curtis J, Stettin G, Wogen S, Choe N, Krumholtz HM. The impact of clinical trials on the use of hormone replacement therapy: a population-based study. *J Gen Intern Med* 2005; 20: 1026-1031.

Kimball AW. Errors of the third kind in statistical consulting. *J Am Stat Assoc* 1957; 52: 133-142.

King M, Smith A, Gracey M. Indigenous health part 2: the underlying causes of the health gap. *Lancet* 2009; 374: 76-85.

Kington RS, Nickens HW. Racial and ethnic differences in health: recent trends, current patterns, future directions. In: Smelser NJ, Wilson WJ, Mitchell F(eds.). *America Becoming: Racial Trends and Their Consequences, Vol II.* Commission on Behavioral and Social Sciences and Education, National Research Council. Washington, DC: National Academy Press. 2001; pp. 253-310.

Knowler WC, Pettitt DJ, Bennett PH, Williams RC. Diabetes mellitus in the Pima Indians: genetic and evolutionary considerations. *Am J Phys Anthropol* 1983; 62: 107-114.

Knowler WC, Pettitt DJ, Saad MF, Bennett PH. Diabetes mellitus in the Pima Indians: incidence, risk factors and pathogenesis. *Diabetes Metab Rev* 1990; 6: 1-27.

Knowler WC, Saad MF, Pettitt DJ, Nelson RG, Bennett PH. Determinants of diabetes in the Pima Indians. *Diabetes Care* 1993; 16: 216-227.

Koutsky L. The epidemiology behind the HPV vaccine discovery. *Ann Epidemiol* 2009; 19: 239-244.

Kraker D. The new water czars. *High Country News*, March 15, 2004.

Kressin NR, Raymond NL, Manze M. Perceptions of race/ethnicity-based discrimination: a review of measures and evaluation of their usefulness for the health care setting. *J Health Care Poor Underserved* 2008; 19: 697-730.

Krieger N(ed.). *Embodying Inequality: Epidemiologic Perspectives.* Amityville, NY: Baywood Pub, 2004. (2004a)

Krieger N, Carney D, Waterman PD, Kosheleva A, Banaji M. Combining implicit and explicit measures of racial discrimination in health research. *Am J Public Health* 2010; 100: 1485-1492 (epub advance access: November 17, 2009; doi: 10.2105/AJPH.2009. 159517).

Krieger N, Chen JT, Ebel G. Can we monitor socioeconomic inequalities in health? A survey of U.S. Health Departments' data collection and reporting practices. *Public Health Reports* 1997; 112: 481-491.

Krieger N, Chen JT, Waterman PD, Rehkopf DH, Subramanian SY. Painting a truer picture of US socioeconomic and racial/ethnic health inequalities: the Public Health Disparities Geocoding Project. *Am J Public Health* 2005; 95: 312-323. (2005b)

Krieger N, Chen JT, Waterman PD, RehkopfDH, Subramanian SY. Race/ethnicity, gender, and monitoring socioeconomic gradients in health: a comparison of area-based socioeconomic measures-The Public Health Disparities Geocoding Project. *Am J Public Health* 2003; 93: 1655-1671. (2003c)

Krieger N, Chen JT, Waterman PD, Soobader MJ, Subramanian SV, Carson R. Choosing area based socioeconomic measures to monitor social inequalities in low birth weight and childhood lead poisoning: The Public Health Disparities Geocoding Project (US). *J Epidemiol Community Health* 2003; 57: 186-199. (2003a)

Krieger N, Chen JT, Waterman PD, Soobader MJ, Subramanian SV, Carson R. Geocoding and monitoring of US socioeconomic inequalities in mortality and cancer incidence: does the choice of area-based measure and geographic level matter?: The Public Health Disparities Geocoding Project. *Am J Epidemiol* 2002; 156: 471-482. (2002a)

Krieger N, Chen JT, Waterman PD. Decline in US breast cancer rates after the Women's Health Initiative: socioeconomic and racial/ethnic differentials. *Am J Public Health* 2010; 100: S132-139 (epub advance access: Feb 10, 2010). doi: 10.2105/AJPH.2009.181628 NIHMS 171687.

Krieger N, Löwy I, the "Women, Hormones, and Cancer" group (Aronowitz R, Bigby J, Dickersin K, Gamer E, Gaudilliere J-P, Hinestrosa C, Hubbard R, Johnson PA, Missmer SA, Norsigian J, Pearson C, Rosenberg CE, Rosenberg L, Rosenkrantz BG, Seaman B, Sonnenschein C, Soto AM, Thorton J, Weisz G). Hormone replacement therapy, cancer, controversies & women's health: historical, epidemiological, biological, clinical and advocacy perspectives. *J Epidemiol Community Health* 2005; 59: 740-748.

Krieger N, Rehkopf DH, Chen JT, Waterman PD, Marcelli E, Kennedy M. The fall and rise of US inequities in premature mortality: 1960-2002. *PLoS Med* 2008; 5(2): e46. doi: 10.1371/journal.pmed.0050046 (2008a)

Krieger N, Rowley DL, Herman AA, Avery B, Phillips MT. Racism, sexism, and social class: implications for studies of health, disease, and well-being. *Am J Prev Med* 1993; 9 (Suppl): 82-122.

Krieger N, Sidney S. Racial discrimination and blood pressure: The CARDIA study of young black and white adults. *Am J Public Health* 1996; 86: 1370-1378.

Krieger N, Waterman P, Chen JT, Soobader MJ, Subramanian SV, Carson R. Zip code caveat: bias due to spatiotemporal mismatches between zip codes and US census-defined geographic *areas-The Public Health Disparities Geocoding Project. Am J Public Health* 2002; 92: 1100-1102. (2002b)

Krieger N, Waterman P, Lemieux K, Zierler S, Hogan JW. On the wrong side of the tracts? Evaluating the accuracy of geocoding in public health research. *Am J Public Health* 2001; 91: 1114-1116.

Krieger N, Waterman PD, Chen JT, Rehkopf DH, Subramanian SV. *Geocoding and monitoring US socioeconomic inequalities in health: an introduction to using area-based socioeconomic measuresThe Public Health Disparities Geocoding Project monograph* (2004). Boston, MA: Harvard School of Public Health. Available at: http://www.hsph.harvard.edu/thegeocodingproject/; available as of July 1, 2004 and Accessed: August 6, 2009.

Krieger N, Waterman PD, Chen JT, Soobader MJ, Subramanian S. Monitoring Socioeconomic Inequalities in Sexually Transmitted Infections, Tuberculosis, and Violence: Geocoding and Choice of Area-Based Socioeconomic Measures-The *Public Health Disparities Geocoding Project* (US). *Public Health Rep* 2003; 118: 240-260. (2003b)

Krieger N, Waterman PD, Chen JT, Subramanian SV, Rehkopf DH. Monitoring socioeconomic determinants for healthcare disparities: Tools from the *Public Health Disparities Geocoding Project*. In: Williams RA(ed.). *Eliminating Healthcare Disparities in America: Beyond the /OM Report*. Totowa, NJ: Humana Press, 2007; pp. 259-306.

Krieger N, Zierler S, Hogan JW, Waterman P, Chen J, Lemieux K, Gjelsvik A. Geocoding and measurement of neighborhood socioeconomic position. In: Kawachi I, Berkman LF(eds.). *Neighborhoods and Health*. New York: Oxford University Press, 2003; pp. 147-178. (2003d)

Krieger N. A century of census tracts: health and the body politic (1906-2006). *J Urban Health* 2006; 83: 355-361.

Krieger N. Commentary: society, biology, and the logic of social epidemiology. *Int J Epidemiol* 2001; 30: 44-46. (2001a)

Krieger N. Counting accountably: implications of the new approaches to classifying race/ethnicity in the 2000 *Census. Am J Public Health* 2000; 90: 1687-1689.

Krieger N. Data, "race," and politics: a commentary on the epidemiologic significance of California's Proposition 54. *J Epidemiol Community Health* 2004; 58: 632-633. (2004b)

Krieger N. Does racism harm health? did child abuse exist before 1962?-on explicit questions, critical science, and current controversies: an ecosocial perspective. *Am J Public Health* 2003; 93: 194-199. (2003c)

Krieger N. Embodying inequality: a review of concepts, measures, and methods for studying health consequences of discrimination. *Int J Health Services* 1999; 29: 295-352; slightly revised and republished as: Krieger N. Discrimination and health. In: Berkman L, Kawachi I(eds.). *Social Epidemiology*. Oxford: Oxford University Press, 2000; pp. 36-75.

Krieger N. Epidemiology and the web of causation: has anyone seen the spider? *Soc Sci Med* 1994; 39: 887-903.

Krieger N. Genders, sexes, and health: what are the connections-and why does it matter? *Int J Epidemiol* 2003; 32: 652-657. (2003b)

Krieger N. Hormone therapy and the rise and perhaps fall of US breast cancer incidence rates: critical reflections. *Int J Epidemiol* 2008; 37: 627-637. (2008a)

Krieger N. Postmenopausal hormone therapy. (letter) *N Engl J Med* 2003; 348: 2363-2363.

Krieger N. Putting health inequities on the map: social epidemiology meets medical/health geography-an ecosocial perspective. *GeoJournal* 2009; 74: 87-97.

Krieger N. Racial and gender discrimination: risk factors for high blood pressure? *Soc Sci Med* 1990; 30: 1273-1281.

Krieger N. Stormy weather: "race," gene expression, and the science of health disparities. *Am J Public Health* 2005; 95: 2155-2160. (2005a)

Krieger N. The making of public health data: paradigms, politics, and policy. *J Public Health Policy* 1992; 13: 412-427.

Krieger N. The science and epidemiology of racism and health: racial/ethnic categories, biological expressions of racism, and the embodiment of inequality-an ecosocial perspective. In: Whitmarsh I, Jones DS(eds.). *What's the Use of Race? Genetics and Difference in Forensics, Medicine, and Scientific Research.* Cambridge, MA: MIT Press, 2010; pp. 225-255 (2010 a).

Krieger N. Theories for social epidemiology in the 21st century: an ecosocial perspective. *Int J Epidemiol* 2001; 30: 668-677. (2001b)

Krieger N. Ways of asking and ways of living: reflections on the 50th anniversary of Morris' everuseful *Uses of Epidemiology. Int J Epidemiol* 2007; 36: 1173-1180.

Kuller LH. Commentary: Hazards of studying women: the oestrogen/progesterone dilemma. *Int J Epidemiol* 2004; 33: 459-460.

Kumle M. Declining breast cancer incidence and decreased HRT use. *Lancet* 2008; 372: 608-610.

Kunitz S. *Disease and Social Diversity: the European Impact on the Health of Non-Europeans.* New York: Oxford University Press, 1994.

Kunitz S. *The Health of Populations: General Theories and Particular Realities.* Oxford: Oxford University Press, 2006.

Kunitz SJ, Pesis-Katz I. Mortality of White Americans, African Americans, and Canadians: the causes and· consequences for health of welfare state institutions and policies. *Milbank Q* 2005; 83: 5-39.

Kuzawa CW, Gluckman PD, Hanson MA, Beedle AS. Evolution, developmental plasticity, and metabolic disease. In: Stearns SC, Koella JC(eds.). *Evolution in Health and Disease.* 2nd ed. Oxford: Oxford University Press, 2008; pp. 253-264.

La Via Campesina, International Peasant Movement. Food Sovereignty. Available at: http://viacampesina.org/main_en/index.php?option=com_content&task=view&id=47&Itemid=27 (Accessed: August 4, 2009).

Lang CG. Talking about a new illness with the Dakota: reflections on diabetes, foods, and culture. In: Ferriera ML, Lang CG(eds.). *Indigenous Peoples and Diabetes: Community Empowerment and Wellness.* Durham, NC: Carolina Academic Press, 2006; pp. 203-230.

Larson NK, Story MT, Nelson MC. Neighborhood environments: disparities in access to healthy foods in the U.S. *Am J Prev Med* 2009; 36: 74-81.

Laurance J. Experts' 10 steps to health equality. *Independent,* November 12, 1998.

Lawlor DA, Davey SG, Kundu D, Bruckdorfer KR, Ebrahim S. Those confounded vitamins: what can we learn from the differences between observational versus randomised trial evidence? *Lancet* 2004; 363: 1724-1727. (2004c)

Lawlor DA, Davey Smith G, Ebrahim S. Commentary: the hormone-replacement-coronary heart disease conundrum: is the death of observational epidemiology? *Int J Epidemiol* 2004; 33: 464-467. (2004ae)

Lawlor DA, Davey Smith G, Ebrahim S. Socioeconomic position and hormone replacement therapy use: explaining the discrepancy in evidence from observational and randomized controlled trials. *Am J Public Health* 2004; 94: 2149-2154. (2004b)

Lefkowitz B. *Community Health Centers: A Movement and the People Who Made it Happen.* New Brunswick, NJ: Rutgers University Press, 2007.

Leidy LE. Menopause in evolutionary perspective. In: Trevathan WR, Smoth EO, McKenna 11(eds.). *Evolutionary Medicine.* New York: Oxford, 1999; pp. 407-427.

Leonard WR. Lifestyle, diet, and disease: comparative perspectives on the determinants of chronic health risks. In: Stearns SC, Koella JC(eds.). *Evolution in Health and Disease.* 2nd ed. Oxford: Oxford University Press, 2008; pp. 265-276.

Leong RW. Differences in peptic ulcer between the East and the West. *Gastroenterol Clin N Am* 2009; 38: 363-379.

Leung WK. *Helicobacter pylori* and gastric neoplasia. In: Dittmar T, Zaenker KS, Schmidt A(eds.). *Infection and Infla mmation: Impacts on Oncogenesis.* Basel: Karger, 2006; pp. 66-80.

Levenstein S. Commentary: peptic ulcer and its discontents. *Int J Epidemiol* 2002; 31: 29-33.

Levenstein S. The very model of a modern etiology: a biopsychosocial view of peptic ulcer. *Psychosom Med 2000;* 62: 176-185.

Levine RS, Foster JE, Fullilove RE, Fullilove MT, Briggs NC, Hull PC, Husaini BA, Hennekens CH. Black-white inequalities in mortality and life expectancy, 1933-1999: implications for healthy people 2020. *Public Health Rep* 2001; 116: 474-483.

Lin V, Gruszin S, Ellickson C, Glover J, Silburn K, Wilson G, Poljski C. Comparative evaluation of indicators for gender equity and health. *Int J Public Health* 2007; 52: Sl9-S26.

Lindee S. James Van Gundia Neel (1915-2000). *Am Anthropol* 2001; 103: 502-505.

Lindsay RS, Bennett PH. Type 2 diabetes, the thrifty phenotype-an overview. *Br Med Bull* 2001; 60: 21-32.

Little J, Higgins JP, Ioannidis JP, et al. STrengthening the REporting of Genetic Association Studies (STREGA)-An Extension of the STROBE Statement. *PLoS Med* 2009; 6(2): el000022. doi: 10.1371/journal.pmed.1000022 (2009a)

Little J, Higgins JPT, Ioannidis JPA, et al. STrengthening the REporting of Genetic Association studies (STREGA)-an extension of the STROBE statement. *Hum Genet* 2009; 125: 131-151; doi: 10.1 007/s00439-008-0592-7 (2009b)

Little J, Higgins JPT, Ioannidis JPA, et al. STrengthening the REporting of Genetic Association studies (STREGA)-an extension of the STROBE statement. *Ann Intern Med* 2009; 150: 206-215. (2009c)

Little J, Higgins JPT, Ioannidis JPA, et al. STrengthening the RE porting of Genetic Association studies (STREGA)-an extension of the STROBE statement. *Eur J Epidemiol* 2009; 24: 37-55. (2009d)

Little J, Higgins JPT, Ioannidis JPA, et al. STrengthening the REporting of Genetic Association studies (STREGA)-an extension of the STROBE statement. *J Clin Epidemiol* 2009; 62: 597—608. (2009e)

Little J, Higgins JPT, Ioannidis JPA, et al. STrengthening the REporting of Genetic Association studies (STREGA)-an extension of the STROBE statement. *Eur J Clin Invest* 2009; 39: 247-266. (2009t)

Little J, Higgins JPT, Ioannidis JPA, et al. STrengthening the REporting of Genetic Association studies (STREGA)-an extension of the STROBE statement. *Genetic Epidemiol* 2009; 33: 581-598; doi: 10.1002/gepi.20410 (2009g)

Lock MM. *Encounters with Aging: Mythologies of Menopause in Japan and North America*. Berkeley, CA: University of California Press, 1993.

MacMahon B, Pugh TF, Ipsen J. *Epidemiologic Methods*. Boston: Little, Brown, & Co. 1960.

Majumdar SR, Almasi EA, Stafford R. Promotion and prescribing of hormone therapy after report of harm by the Women's Health Initiative. *JAMA* 2004; 292: 1983-1988.

Mann CC. *1491: New Revelations of the Americas Before Columbus*. New York: Alfred A. Knopf, 2005.

Manson JE, Bassuk SS. Hormone therapy and risk of coronary heart disease-why renew focus on the early years of menopause? *Am J Epidemiol* 2007; 166: 511-517.

Marmot M, Elliott P(eds.). *Coronary Heart Disease: From Aetiology to Public Health*. 2nd ed. Oxford: Oxford University Press, 2005.

Marshall B. Commentary: *Helicobacter* as the 'environmental factor' in Susser and Stein's cohort theory of peptic ulcer disease. *Int J Epidemiol* 2002; 31: 21-22.

Marshall BJ, Warren JR. Unidentified curved bacilli in the stomach of patients with gastritis and peptic ulceration. *Lancet* 1984; 1(8390): 1311-1315.

Martinez D, Salmon E, Nelson MK. Restoring Indigenous history and culture to nature. In: Nelson MK(ed.). *Original Instructions: Indigenous Teachings for a Sustainable Future*. Rochester, VT: Bear & Company, 2009; pp. 88-115.

Mayes LC, Horwitz RI, Feinstein AR. A collection of 56 topics with contradictory results in casecontrol research. *Int J Epidemiol* 1989; 3: 725-727.

McCrea FB. The politics of menopause: the "discovery" of a deficiency disease. *Social Problems* 1983; 31: 111-123.

McDermott R. Ethics, epidemiology and the thrifty gene: biological determinism as a health hazard. *Soc Sci Med* 1998; 47: 1189-1195.

McMichael P. A food regime genealogy. *J Peasant Studies* 2009; 36: 139-169.

McPherson K, Hemminki E. Synthesising licensing data to assess drug safety. *BMJ* 2004; 328: 518-520. Mechanic D. Policy challenges in addressing racial disparities and improving population health. *Health Affairs* 2005; 24: 335-338.

Medina D. Mammary developmental fate and breast cancer risk. *Endocr Relat Cancer* 2005; 12: 483-495.

Mjøset L. Theory: conceptions in the social sciences. In: Smesler NJ, Baltes PB(eds.). *International Encyclopedia of the Social & Behavioral Sciences*. Elsevier, 2002; 15641-15647. doi: 10.1016/B0-08-043076-7/00702-6 (accessed: July 9, 2008)

Morris JN. *Uses of Epidemiology. BMJ* 1955; 2: 395-401.

Morris JN. *Uses of Epidemiology*. Edinburgh: E. & S. Livingston Ltd., 1957.

Mosteller F. A k-Sample Slippage Test for an Extreme Population. *Annals Math Stat* 1948; 19: 58-65.

Murray CJ, Kulkarni SC, Michaud C, Tomijima N, Bulzacchelli MT, Iandiorio TJ, Ezzati M. Eight Americas: investigating mortality disparities across races, counties, and race-counties in the United States. *PLoS Med* 2006; 3(9): e260.

Nabokov P(ed.). *Native American Testimony: A Chronicle of Indian-White Relations from Prophecy to the Present, 1492-1992.* New York: Penguin Books, 1991.

National Institute for Diabetes and Digestive and Kidney Diseases (NIDDK). The Pima Indians: Pathfinders for Health. Available at: http://diabetes.niddk.nih.gov/DM/pubs/pima/index.htm; accessed on: July 22, 2009.

National Institutes of Health. *Helicobacter Pylori* in Peptic Ulcer Disease. Consensus Development Conference Statement (1994). Available at: http://consensus.nih.gov/1994/1994HelicobacterPyl oriUlcer094html.htm; accessed on: July 20, 2009

National Research Council. *Measuring Racial Discrimination.* Panel on methods for assessing discrimination. R. M. Blank, M. Dabady, & C. F. Citro(eds.), Committee on national statistics, division of behavioral and social sciences and education. Washington, DC: The National Academies Press, 2004.

Navarro V, Muntaner C(eds.). *Political and Economic Determinants of Population Health and WellBeing: Controversies and Developments.* Amityville, NY: Baywood Pub Co., 2004.

Needleman H. Low level lead exposure: history and discovery. *Ann Epidemiol* 2009; 19: 235-238.

Neel JV, Weder AB, Julius S. Type II diabetes, essential hypertension, and obesity as "syndromes of impaired genetic homeostasis": the "thrifty genotype" hypothesis enters the 21st century. *Perspect Biol Med* 1998; 42: 44-74.

Neel JV. Diabetes mellitus: a "thrifty" genotype rendered detrimental by "progress"? *Am J Hum Genet* 1962; 14: 353-362.

Neel JV. The "thrifty genotype" in 1998. *Nutr Rev* 1999; 57: S2-S9.

Neel JV. The thrifty genotype revisited. In: Kobberling J, Tattersall J(eds.). *The Genetics of Diabetes Mellitus.* New York: Academic Press, 1982; pp. 283-293.

Nelson HD, Humphrey LL, Nygren P, Teutsch SM, Allan JD. Postmenopausal hormone replacement therapy: scientific review. *JAMA* 2002; 288: 872-881.

Ness R. Introduction: the "triumphs of epidemiology." *Ann Epidemiol* 2009; 19: 225.

NIH State-of-the-Science Panel. National Institutes of Health State-of-the-Science Conference Statement: Management of Menopause-Related Symptoms. *Ann Intern Med* 2005; 142: 1005-1013.

Nobles M. History counts: a comparative analysis of racial/color categorization in US and Brazilian censuses. *Am J Public Health* 2000; 90: 1738-1745.

Nutton V. *Ancient Medicine.* London: Routledge, 2004.

Ó Gráda C. *Famine: A Short History.* Princeton, NJ: Princeton University.Press, 2009.

O'Connor A. *Poverty Knowledge: Social Science, Social Policy, and the Poor in Twentieth-Century U.S. History.* Princeton, NJ: Princeton University Press, 2001.

Oakley GP Jr. The scientific basis for eliminating folic-acid preventable spina bifida: a modern miracle from epidemiology. *Ann Epidemiol* 2009; 19: 226-230.

Omura E. Mino-Miijim's 'Good Food for the Future': beyond culturally appropriate diabetes programs. In: Ferriera ML, Lang CG(eds.). *Indigenous Peoples and Diabetes: Community Empowerment and Wellness*. Durham, NC: Carolina Academic Press, 2006; pp. 139-166.

Oudshoom N. *Beyond the Natural Body: An Archaeology of Sex Hormones*. London: Routledge, 1994.

Pachter LM, Garcia C. Racism and child health: a review of the literature and future directions. *J Develop Behav Pediatrics* 2009; 30: 255-263.

Pager D, Sheperd D. The sociology of discrintination: racial discrintination in employment, housing, credit and consumer markets. *Annu Rev Sociol* 2008; 34: 181-209.

PAHO. Division of Health and Human Development, Program on Public Policy and Health. *Final Report Experts Workshop: Cultural diversity and disaggregation of statistical health information*. Quito, Ecuador, 4-June 5, 2002. Washington, DC: Pan American Health Organization, 2002.

Paixao M. Waiting for the Sun: An Account of the (Precarious) Social Situation of the African Descendant Population in Contemporary Brazil. *J Black Studies* 2004; 34: 743-765.

Palmer Beasley R. Rocks along the road to the control of HBV and HCC. *Ann Epidemiol* 2009; 19: 231-234.

Pappas G, Queen S, Hadden W, Fischer G. The increasing disparity between socioeconomic groups in the United States, 1960 and 1986. *N Engl J Med* 1993; 329: 103-109. Erratum in: *N Engl J Med* 1993; 329: 1139.

Paradies Y. A systematic review of empirical research on self-reported racism and health. *Int J Epidemiol* 2006; 35: 888-901.

Paradies YC, Montoya MJ, Fullerton SM. Racialized genetics and the study of complex diseases: the thrifty genotype revisited. *Perspect Biol Med* 2007; 50: 203-227.

Parkin DM. Is the recent fall in incidence of post-menopausal breast cancer in UK related to changes in use of hormone replacement therapy? *Eur J Cancer* 2009; 45: 1649-1653.

Pavkov ME, Knowler WC, Hanson RL, Nelson RG. Diabetic nephropathy in American Indians, with a special emphasis on the Pima Indians. *Curr Diabetes Rep* 2008; 8: 486-493.

Payne S. *The Health of Men and Women*. Cambridge, UK: Polity Press, 2006.

Petitti D. Commentary: hormone replacement therapy and coronary heart disease: four lessons. *Int J Epidemiol* 2004; 33: 461-463.

Petitti DB, Freedman DA. Invited commentary: how far can epidentiologists get with statistical adjustment? *Am J Epidemiol* 2005; 162: 415-418.

Petitti DB, Perlman JA, Sidney S. Postmenopausal estrogen use and heart disease. *N Engl J Med* 1986; 315: 131-132.

Phelan JC, Link BG. Controlling disease and creating disparities: a fundamental cause perspective. *J Gerontol Series B* 2005; 60B(Special Issue 11): 27-33.

Pike MC, Spicer DV. Hormonal contraception and chemoprevention of female cancers. *Endocr*

Relat Cancer 2000; 27: 73-83.

Pocock SJ, Collier TJ, Dandreo KJ, de Stavola BL, Goldman MB, Kalish LA, Kasten LE, McCormack VA. Issues in the reporting of epidentiological studies: a survey of recent practice. *BMJ* 2004; 329: 883-887.

Porta M(ed.). *A Dictionary of Epidemiology.* 5th ed. Oxford: Oxford University Press, 2008.

Prentice AM, Hennig BJ, Fulford AJ. Evolutionary origins of the obesity epidemic: natural selection of thrifty genes or genetic drift following predation release? *Int J Obes (Lond)* 2008; 32: 1607-1610.

Prentice AM, Rayco-Solon P, Moore SE. Insights from the developing world: thrifty genotypes and thrifty phenotypes. *Proc Nutr Soc* 2005; 64: 153-161. (2005b)

Prentice RL, Langer R, Stefanick ML, et al. Combined postmenopausal hormone therapy and cardiovascular disease: toward resolving the discrepancy between observational studies and the Women's Health Initiative clinical trial. *Am J Epidemiol* 2005; 162: 404-414. (2005a)

Prentice RL, Manson JE, Langer RD, et al. Benefits and risks of postmenopausal hormone therapy when it is initiated soon after menopause. *Am J Epidemiol* 2009; 170: 12-23.

Quadagno J, McDonald S. Racial segregation in Southern hospitals: how Medicare "broke the back of segregated health services." In: Green EC(ed.). T*he New Deal and Beyond: Social Welfare in the South since 1930.* Athens, GA: University of Georgia Press, 2003; pp. 120-137.

Ravdin PM, Cronin KA, Howlader N, et al. The decrease in breast-cancer incidence in 2003 in the United States. *New Engl J Med*2007; 356: 1670-1674. (2007b)

Ravdin PM, Cronin KA, Howlader N, Chlebowski RT, Berry DA. A sharp decrease in breast cancer incidence in the United States in 2003. Presented at: The 29th annual San Antonio Breast Cancer Symposium, December 14-17, 2006. http://www.sabcs.org. February 8, 2007. (2007a)

Ravussin E, Valencia ME, Esparza J, Bennett PH, Schulz LO. Effects of a traditional lifestyle on obesity in Pima Indians. *Diabetes Care* 1994; 17: 1067-1074.

Raymer T. Diabetes as metaphor: symbol, symptom, or both? In: Ferriera ML, Lang CG(eds.). *Indigenous Peoples and Diabetes: Community Empowerment and Wellness.* Durham, NC: Carolina Academic Press, 2006; pp. 313-334.

Rehkopf DH, Haughton L, Chen JT, Waterman PD, Subramanian SV, Krieger N. Monitoring socioeconomic disparities in death: comparing individual-level education and area-based socioeconomic measures. *Am J Public Health* 2006; 96: 2135-2138 (erratum: AJPH 2007; 97: 1543).

Rhoades FP. The menopause, a deficiency disease. *Mich Med* 1965; 64: 410-412.

Richardson CT. Pathogenetic factors in peptic ulcer disease. *Am J Med* 1985; 79 (2 Suppl 3): 107.

Richiardi L, Barone-Adesi F, Merletti F, Pearce N. Using directed acyclic graphs to consider adjustment for socioeconomic status in occupational cancer studies. *J Epidemiol Community Health* 2008; 62: e 14; doi: 10.1136/jech.2007 .065581

Roberts H. Reduced use of hormones and the drop in breast cancer. *Br Med J* 2009; 338: b2116.

Robins JM. Data, design, and background knowledge in etiologic inference. *Epidemiology* 2001; 12: 313-320.

Romera DE, da Cunha CB. Quality of socioeconomic and demographic data in relation to infant mortality in the Brazilian Mortality Information System (1996/2001). *Cad Saude Publica* 2006; 22: 673-681.

Ronzio CR. Urban premature mortality in the U.S. between 1980 and 1990: changing roles of income inequality and social spending. *J Public Health Policy* 2003; 24: 386–400.

Rose G. Sick individuals and sick populations. *Int J Epidemiol* 1985; 14: 32-38.

Rosenberg L. Hormone replacement therapy: the need for reconsideration. *Am J Public Health* 1993; 83: 1670-1673.

Rosset P. Agrofuels, food sovereignty, and the contemporary food crisis. *Bull Sci Tech Soc* 2009; 29: 189-193.

Rossouw JE. Implications of recent clinical trials of postmenopausal hormone therapy for management of cardiovascular disease. *Ann NY Acad Sci* 2006; 1089: 444-453.

Roubideaux YD, Moore K, Avery C, Muneta B, Knight M, Buchwald D. Diabetes education materials: recommendations of tribal leaders, Indian health professionals, and American Indian community members. *Diabetes Educ* 2000; 26: 290-294.

Ruzek SB. *The Women's Health Movement: Feminist Alternatives to Medical Control.* New York: Praeger, 1978.

Satcher D, Fryer GE Jr, McCann J, Troutman A, Woolf SH, Rust G. What if we were equal? A comparison of the black-white mortality gap in 1960 and 2000. *Health Aff (Millwood)* 2005; 24: 459-464.

Satel SL. *PC, MD: How Political Correctness is Corrupting Medicine.* New York: Basic Books, 2000.

Schalick LM, Hadden WC, Pamuk E, Navarro V, Pappas G. The widening gap in death rates among income groups in the United States from 1967 to 1986. *Int J Health Services* 2000; 30: 13-26.

Schnittker J, McLeod JD. The social psychology of health disparities. *Annu Rev Social* 2005; 31: 75-103.

Schwartz S, Carpenter KM. The right answer for the wrong question: consequences of Type III error for public.health research. *Am J Public Health* 1999; 89: 1175-1180.

Seaman B, Seaman G. *Women and the Crisis in Sex Hormones.* New York: Rawson Association Publishers, Inc., 1977.

Seaman B. *The Greatest Experiment Ever Performed on Women: Exploding the Estrogen Myth.* New York: Hyperion, 2003.

Servio M, Wells JC, Cizza G. The contribution of psychosocial stress to the obesity epidemic: an evolutionary approach. *Horm Metab Res* 2009; 41: 261-270.

Shariff-Marco S, Gee GC, Breen N, et al. A mixed-methods approach to developing a self-reported racial/ethnic discrimination measure for use in multiethnic health surveys.

Ethnicity Disease 2009; 19: 447-453.

Shaw M, Dorling D, Gordon D, Davey Smith G. *The Widening Gap: Health Inequalities and Policy in Britain.* Bristol, UK: Policy Ptess, 1999.

Sheridan TE. *Landscapes of Fraud: Mission Tumacacori, the Baca Float, and the Betrayal of the O'odham.* Tuscon, AZ: University of Ariwna Press, 2006.

Siddiqi A, Hertzman C. Towards an epidemiological understanding of the effects of long-term institutional changes on population health: a case study of Canada versus the USA. *Soc Sci Med* 2007; 64: 589-603.

Sigerist H. *A History of Medicine. Volume I; Primitive and Archaic Medicine.* New York: Oxford University Press, 1951 (1979).

Singer N. Medical papers by ghostwriters pushed therapy. *New York Times,* August 5, 2009.

Singh GK, Kogan MD. Persistent socioeconomic disparities in infant, neonatal, and postneonatal mortality rates in the United States, 1969-2001. *Pediatrics* 2007; 119(4): e928-939.

Singh GK, Siahpush M. Increasing inequalities in all-cause and cardiovascular mortality among US adults aged 25-64 years by area socioeconomic status, 1969-1998. *Int J Epidemiol* 2002; 31: 600-613.

Singh GK, Yu SM. Infant mortality in the United States: trends, differentials, and projections, 1950 through 2010. *Am J Public Health* 1995; 85: 957-964.

Singh GK, Yu SM. Trends and differentials in adolescent and young adult mortality in the United States, 1950 through *1993. Am J Public Health* 1996; 86: 560-564. (1996a)

Singh GK, Yu SM. US childhood mortality, 1950 through 1993: trends and socioeconomic differentials. Am *J Public Health* 1996; 86: 505-512. (1996b)

Singh GK. Area deprivation and widening inequalities in US mortality, 1969-1998. *Am J Public Health* 2003; 93: 1137-1143.

Smigal C, Jemal A, Ward E, Cokkinides V, Smith R, Howe HL, Thun M. Trends in breast cancer incidence by race and ethnicity: update 2006. *CA Cancer J Clin* 2006; 56: 16&-183.

Smith CJ, Manahan EM, Pahlo SG. Food habit and cultural change among the Pima Indians. In: Joe JR, Young RS(eds.). *Diabetes as a Disease of Civilization: The Impact of Culture Change on Indigenous Peoples.* Berlin Mouton de Gruyter, 1993; pp. 407-434.

Smith DB. Racial and ethnic health disparities and the unfinished Civil Rights agenda. *Health Affairs* 2005; 24: 317-324.

Smith J, Cianfolane K, Biron S, Hould S, Lebel S, Marceau S, Lescelleru 0, Biertho L, Smiard S, Kral JG, Marceau P. Effects of maternal surgical weight loss in mothers on intergenerational transmission of obesity. *J Clin Endocrinol Metab* 2009; 94: 4275-4283.

Smith LT. *Decolonizing Methodologies.* London: Zed Books; Dunedin, New Zealand: University of Otago Press, 1999.

Smith MK. Enhancing gender equity in health programmes: monitoring and evaluation. *Gender Development2001;* 9: 95-105.

Snaith A, El-Omar EM. *Helicobacter pylori:* host genetics and disease outcomes. *Expert Rev Gastroenterol Hepatol* 2008; 2: 577-585.

Snipp CM. Selected demographic characteristics of Indians. In: Rhoades EP(ed.). *American Indian Health: Innovations in Health Care, Promotion, and Policy.* Baltimore, MD: Johns Hopkins University Press, 2000; pp. 41-57.

Sober E. *Evidence and Evolution: The Logic Behind the Science.* Cambridge: Cambridge University Press, 2008.

Sonnenberg A, Cucino C, Bauerfeind P. Commentary: the unresolved mystery of birth-cohort phenomena in gastroenterology. *Int J Epidemiol* 2002; 31 : 23-26.

Speakman JR. Thrifty genes for obesity and the metabolic syndrome-time to call off the search? *Diab Vase Dis Res* 2006; 3: 7-11.

Speakman JR. Thrifty genes for obesity, an attractive but flawed idea, and an alternative perspective: the 'drifty gene' hypothesis. *Int J Obes* 2008; 32: 1611-1617.

Stantler J. Established major coronary risk factors: historical overview. In: Marmot MT, Elliott P(eds.). *Coronary Heart Disease Epidemiology: From Aetiology to Public Health.* 2nd ed. Oxford: Oxford University Press, 2005; pp. 18-31.

Stampfer M. Commentary: Hormones and heart disease: do trials and observational studies address different questions? *Int J Epidemiol* 2004; 33: 454-455.

Stampfer MJ, Colditz GA. Estrogen replacement therapy and coronary heart disease: a quantitative assessment of the epidemiologic evidence. *Prev Med* 1991; 20: 47-63.

Stefanick ML. Estrogens and progestins: background and history, trends in use, and guidelines and regimens approved by the US Food and Drug Administration. *Am J Med* 2005; 118 (Suppl 12B): 64S-73S.

Stewart SL, Sabatino SA, Foster SL, Richardson LC. Decline in breast cancer incidence-United States, 1999-2003. *MMWR* 2007; 56: 549-553.

STREGA: strengthening the reporting of genetic associations. Available at: http://www.medicine.uottawa.ca/public-health-genomics/web/eng/strega.html (Accessed: August 5, 2009).

STROBE statements: strengthening the reporting of observational studies in epidemiology. Available at: http://www.strobe-statement.org/index.php?id=2504 (Accessed: August 5, 2009).

Striihle A, Wolters M. Comment on the article "Genotype, obesity and cardiovascular disease-has technical and social advancement outstripped evolution?" *J Intern Med* 2004; 256: 86-88.

Subramanian SV, Chen JT, Rehkopf DH, Waterman PD, Krieger N. Racial disparities in context: A multilevel analysis of neighborhood variations in poverty and excess mortality among black populations in Massachusetts. *Am J Public Health* 2005; 95: 260-265.

Subramanian SV, Chen JT, Rehkopf DR, Waterman PD, Krieger N. Comparing individual and areabased socioeconomic measures for the surveillance of health disparities: a multilevel analysis of Massachusetts (US) births, 1988-92. *Am J Epidemiol* 2006; 164: 832-834. (2006a)

Subramanian SV, Chen JT, Rehkopf DR, Waterman PD, Krieger N. Subramanian et al respond to: "Think Conceptually, Act Cautiously." *Am J Epidemiol* 2006; 164: 841-844. (2006b)

Sundin J, Willner W. *Social Change and Health in Sweden: 250 Years of Politics and Practice.* Ostersund, Sweden: Swedish National Institute of Public Health, 2007. Available at: http://www.fhi.se/en/Publications/All-publications-in-english/Social-change-and-health-in-Sweden-250-years-of-politics-and-practice/ (Accessed: August 8, 2009).

Susser M, Stein Z. Civilization and peptic ulcer. *Lancet* 1962; 20 January: 115-119.

Susser M, Stein Z. Commentary: civilization and peptic ulcer 40 years on. *Int J Epidemiol* 2002; 31: 18-21.

Susser M, Stein Z. *Eras in Epidemiology: The Evolution of Ideas.* New York: Oxford University Press, 2009.

Swedish National Institute of Public Health. Public health policy-11 objectives. Updated March 12, 2009. Available at: http://www.fhi.se/en/About-FHI/Public-health-policy/ (Accessed: August 8, 2009).

Swedish National Institute of Public Health. *Sweden's New Public Health Policy: National Public Health Objectives for Sweden.* Revised edition: 2003. Available at: http://www.fhi.se/en/Publications/All-publications-in-english/Swedens-New-Public-Health-Policy-The-NationalInstitute-of-Public-Health/ (Accessed: August 8, 2009).

Swedish National Institute of Public Health. *The 2005 Public Health Policy Report: Summary.* Östersund, Sweden: Swedish National Institute of Public Health, 2005. Available at: http://www.fhi.se/en/Publications/All-publications-in-english/The-2005-Public-Health-Policy-Report/(Accessed: August 8, 2009).

Swinburn BA. The thrifty genotype hypothesis: how does it look after 30 years? *Diabet Med* 1996; 13: 695-699.

Sydenstricker E. *Hagerstown Morbidity Studies: A Study of Illness in a Typical Population Group.* Reprints Nos. 1113, 1116, 1134, 1163, 1167, 1172, 1225, 1227, 1229, 1294, 1303, and 1312 from Public Health Reports. U.S. Treasury Department, U.S. Public Health Service. Washington, DC: Government Printing Office, 1930.

Sydenstricker E. The incidence of illness in a general population group: general results of a morbidity study from December 1, 1921 through March 31, 1924, Hagerstown, Md. *Public Health Rep* 1952; 40: 279-291.

Tanumihardjo SA, Anderson C, Kaufer-Horwitz M, et al. Poverty, obesity, and malnutrition: an international perspective recognizing the paradox. *J Am Diet Assoc* 2007; 107: 1966--1972.

Taubes G. Do we really know what makes us healthy? *New York Times Sunday Magazine,* September 16, 2007.

Taubes G. Epidemiology faces its limits. *Science* 1995; 269: 164- 165, 167-169.

Thagard P. *How Scientists Explain Disease.* Princeton, NJ: Princeton University Press, 1999.

The Oath. In: Lloyd GER. *Hippocratic Writings.* London: Penguin Books, 1983; p. 67.

TOCA. Tohono O'Odham Community Action. Available at: http://www.tocaonline.org/Home.html; (Accessed: July 12, 2009).

Travassos C, Williams DR. The concept and measurement of race and their relationship to public health: a review focused on Brazil and the United States. *Gad Saude Publica*

2004; 20: 660-678.

TsuburaA, Uehara N, Matsuoka Y, Yoshizawa K, Yuri T. Estrogen and progesterone treatment mimicking pregnancy for protection from breast cancer. *In Vivo* 2008; 22: 191-201.

Tumcock BJ, Atchison C. Government public health in the United States: the implications offederalism. *Health Affairs* 2002; 21: 68-78.

U.S. Department of Health and Human Services. *Healthy People 2010: Understanding and Improving Health.* 2nd ed. *Washington, DC: U.S. Government Printing Office,* 2000.

United States, Federal Security Agency, Public Health Service. *Menopause.* (Health Information Series No. 15). Washington, DC: US Govt Printing Office, 1950.

Unnatural Causes: Is Inequality Making Us Sick?-Case Studies: "Finding Hope for the Future by Reclaiming the Past." Available at: http://www.unnaturalcauses.org/case_studies_01_prob.php (Accessed: July 12, 2009).

Vandenbroucke JP, von Elm E, Altman DG, et al. Strengthening the Reporting of Observational Studies in Epidemiology (STROBE): explanation and elaboration. *Epidemiology* 2007; 18: 805-835. (2007a)

Vandenbroucke JP, von Elm E, Altman DG, et al. Strengthening the Reporting of Observational Studies in Epidemiology (STROBE): explanation and elaboration. *Ann Intern Med* 2007; 147: W163-W194.(2007b)

Vandenbroucke JP, von Elm E, Altman DG, et al. Strengthening the Reporting of Observational Studies in Epidemiology (STROBE): explanation and elaboration. *PLos Med* 2007; 4(10): e297. (2007c)

Vandenbroucke JP. Commentary: The HRT story: vindication of old epidemiological theory. *Int J Epidemiol* 2004; 33: 456-467.

Vandenbroucke JP. Observational research, randomized trials, and two views of medical science. *PLoS Med* 2008; 5: 339-343.

Verkooijen HM, Koot VCM, Fioretta G, et al. Hormone replacement therapy, mammography screening and changing age-specific incidence rates of breast cancer: an ecological study comparing two European populations. *Breast Cancer Res Treat* 2008; 107: 389-395.

Viola HJ, Margolis C(eds.). *Seeds of Change: A Quincentennial Commemoration.* Washington, DC: Smithsonian Institution Press, 1991.

Vogel F, Motulsky AG. Human and medical genetics. In: Detels R, McEwen J, Beaglehole R, Tanaka H(eds.). *O; iford Textbook of Public Health.* Oxford: Oxford University Press, 2004. Available at: http://www.r2library.com (Accessed: July 25, 2009).

von Elm E, Altman DG, Egger M, et al. The Strengthening the Reporting of Observational Studies in Epidemiology (STROBE) statement: guidelines for reporting observational studies. *J Clin Epidemiol* 2008; 61: 344-349.

von Elrri E, Altman DG, Egger M, et al. The Strengthening the Reporting of Observational Studies in Epidemiology (STROBE) statement: guidelines for reporting observational studies. *Lancet* 2007; 370: 1453-1457. (2007a)

von Elm E, Altman DG, Egger M, et al. The Strengthening the Reporting of Observational

Studies in Epidemiology (STROBE) statement: guidelines for reporting observational studies. *Epidemiology* 2007; 18: 800-804. (2007b)

von Elm E, Altman DG, Egger M, et al. The Strengthening the Reporting of Observational Studies in Epidemiology (STROBE) statement: guidelines for reporting observational studies. B*ull World Health Organ* 2007; 85: 867-872. (2007c)

von Elm E, Altman DG, Egger M, et al. The Strengthening the Reporting of Observational Studies in Epidemiology (STROBE) statement: guidelines for reporting observational studies. *Prev Med* 2007; 45: 247-251. (2007d)

von Elm E, Altman DG, Egger M, et al. Strengthening the Reporting of Observational Studies in Epidemiology (STROBE) statement: guidelines for reporting observational studies. *BMJ* 2007; 335: 806-808. (2007e)

von Elm E, Altman DG, Egger M, et al. The Strengthening the Reporting of Observational Studies in Epidemiology (STROBE) statement: guidelines for reporting observational studies. *PLoS Med* 2007; 4(1 O): e296. (2007t)

von Elm E, Altman DG, Egger M, et al. The Strengthening the Reporting of Observational Studies in Epidemiology (STROBE) statement: guidelines for reporting observational studies. *Ann Intern Med* 2007; 147: 573-577. (2007g)

von elm E, Egger M. The scandal of poor epidemiological research. *BMJ* 2004; 329: 868-869.

Wall S, Persson G, Weinehall L. Public health in Sweden: facts, visions and lessons. In: Beaglehole R(ed.). *Global Public Health: A New Era.* Oxford: Oxford University Press, 2003; pp. 69-86.

Warner D. Research and educational approaches to reducing health disparities among American Indians and Alaska Natives. *J Transcult Nurs* 2006; 17: 266-271.

Watkins ES. *The Estrogen Elixir: A History of Hormone Replacement Therapy in America.* Baltimore, MD: Johns Hopkins University Press, 2007.

Weatherford J. *Indian Givers: How the Indians of the Americas Transformed the World.* New York: Crown Publishers, 1988.

Wei F, Miglioretti DL, Connelly MT, et al. Changes in women's use of hormones after the Women's Health Initiative estrogen and progestin trial by race, education, and income. *JNCI Monograph* 2005; 35: 106-112.

Wellcome Trust Centre for the History of Medicine at UCL: "The World Health Organization and the social determinants of health: assessing theory, policy and practice." Available at: http://www.ucl.ac.uk/histmed/centre_projects/social_determinants (Accessed: August 8, 2009).

WHO Commission on Social Determinants of Health. *Closing the gap in a generation: health equity through action on the social determinants of health. Final report of the Commission on Social Determinants of Health.* Geneva: WHO, 2008. Available at: http://www.who.int/social_determinants/final_report/en/index.html (Accessed: August 8, 2009).

Willett WC, Manson JE, Grodstein F, Stampfer MJ, Colditz GA. Re: "Combined postmenopausal hormone therapy and cardiovascular disease: toward resolving the discrepancy between observational studies and the Women's Health Initiative clinical trial" (letter to the editor). *Am J Epidemiol* 2006; 163: 1067-1068.

Williams DR, Mohammed SA. Discrimination and racial disparities in health: evidence and needed research. *J Behav Med* 2009; 32: 20--47.

Williams DR, Neighbors HW, Jackson JS. Racial/ethnic discrimination and health: findings from community studies. *Am J Public Health* 2003; 93: 200-208.

Williams DR. Racial variations in adult health status: patterns, paradoxes, and prospects. In: Smelser NJ, Wilson WJ, Mitchell F(eds.). *America Becoming: Racial Trends and Their Consequences, Vol II*. Commission on Behavioral and Social Sciences and Education, National Research Council. Washington, DC: National Academy Press, 2001; pp. 371-410.

Williams G. Disorders of glucose homeostasis. In: Warrell D, Cox T, Firth J, Benz E(eds.). *Oxford Textbook of Medicine, 4th ed*. Oxford: Oxford University Press, 2003. Available at: R2 OnLineLibrary. http://www.R2Library.com/marc_frame.aspx?ResourceID=107 (Accessed: July 25, 2009).

Williams R. *Keywords: A Vocabulary of Culture and Society*. Rev. ed. New York: Oxford University Press, 1983. (1983a)

Williams R. *Towards 2000*. London: Chatto & Windus, The Hogarth Press, 1983. (1983b)

Wilson C, Gilliland S, Cullen T, Moore K, Roubideaux Y Valdez L, Vanderwagen W, Acton K. Diabetes outcomes in the Indian health system during the era of the Special Diabetes Program for Indians and the Government Performance and Results Act. *Am J Public Health* 2005; 59: 1518-1522.

Wilson RA. *Feminine Forever*. New York: M. Evans (distributed in association with Lippincott), 1966.

World Health Organization Executive Board Resolution: "Reducing health inequities through action on the social determinants of health" (EB124.46) Available at: http: //apps.who. int/gb/ebwha/pdf_files/EB 124/B 124_R6-en.pdf (Accessed: August 8, 2009).

World Medical Association (WMA). Declaration of Helsinki: Ethical Principles for Medical Research Involving Human Subjects. Initially adopted by the 18th WMA General Assembly, Helsinki, Finland, June 1964, and most recently amended at the 59th WMA General Assembly, Seoul, October 2008. Available at: http://www.wma.net/e/policy/ b3.htm (Accessed: July 12, 2009).

World Social Forum Charter of Principles (2001). Available at: http://www.forumsocialmundial. org.br/main.php?id_menu=4&cd_language=2 (Accessed: August 6, 2009).

Worldmapper: The World As You've Never Seen it Before. Available at: http://www. worldmapper.org/index.html (Accessed: August 8, 2009).

Writing Group for the Women's Health Initiative Investigators. Risk and benefits of estrogen plus progestin in healthy postmenopausal women: principal results from the Women's Health Initiative randomized controlled trial. *JAMA* 2002; 288: 321-333.

Yager JD, Davidson NE. Estrogen carcinogenesis in breast cancer. *N Engl J Med* 2006; 354: 270-282.

Young TK, Reading J, Elias B, O'Neil JD. Type 2 diabetes mellitus in Canada's first nations: status of an epidemic in progress. *CMAJ* 2000; 163: 561-566.

Young TK. *The Health of Native Americans: Toward a Biocultural Epidemiology.* New York: Oxford University Press, 1994.

Ziman J. *Real Science: What it is, and What it Means.* Cambridge, UK: Cambridge University Press, 2000.

Zimmet P, Thomas CR. Genotype, obesity and cardiovascular disease-has technical and social advancement outstripped evolution? *J Intern Med* 2003; 254: 114-125.

건강 정치생태학을 향하여

1. 번역 이유: 동사(動詞)를 찾아 헤맨 이유

역학에서 이론과 맥락이 왜 중요하며, 이 책의 구성이 어떻게 되어 있고, 또한 이 책이 가지는 의미는 무엇인지에 대한 설명은 낸시 크리거 교수의 서문과 한국어판 서문으로 충분할 뿐만 아니라 그것 이상으로 함축할 자신이 없다. 다만 이 책을 읽을 독자들을 위해 번역자를 대표해서 책 내용에 대한 몇 가지 부연 설명, 저자 낸시 크리거 교수에 대한 추가 소개, 한국어판 번역 경과를 간단히 덧붙이고자 한다.

역학에서 이론과 맥락

'역학(疫學, epidemiology)'은 인간 집단 내에서 일어나는 질병의 원인을 규명하는 학문이다. 하지만 이 책은 통상적인 역학 책에서 다루어야 했으나 다루지 않고 있었던 것을 다룬다. 이른바 '이론'과 '맥락'이다. 사실 '다루지 않았다'는 말은 '다루지 못했다'로 수정해야 할지 모른다. 그만큼 기존 학계에서 질병과 건강의 원인적 관계를 추론하는 데 필요한 이론에 대해 지속적이고 체계적으로 고민하는 작업이 이루어지지 못해왔다. 일종의 '직무유기'인 셈이기도 하다. 이러한 소극성과 무능력은 어쩌면 그 자체가 현대 사회의 정치경제학이 나은 산물일지도 모른다. 이런 상황에서 낸시 크리거 교수가 나섰다. 크리거 교수의 경력으로 볼 때 어쩌면 가장 적임자일지도 모른다.

이론이 없는 관찰은 눈을 감고 사물을 보는 것과 같으며, 이론이 없는 설명은 불가능하다.

이론은 경합하는 설명을 정식화하고 실험하고 평가하는 데, 즉 '좋은 과학(good science)'에 필수적이다. 그리고 '좋은 과학'은 결국 이로운 변화를 만들어 낼 수 있는 과학의 전제 조건이다.

좋은 정책은 좋은 이론을 필요로 한다.

낸시 크리거 교수는 책의 앞과 뒤에서 여러 차례 이론의 중요성을 강조한다. 더욱이 그녀는 이론의 필요성을 그저 당위로서만이 아니라 다양한 실증적 사례들과 함께 제시한다.

이론이 중요하다는 것은 만약 그 이론이 적절하지 않을 때 우리는 설명과 예측에 실패하고 더 나아가 우리 사회를 파국으로도 이끌 수도 있음을 의미한다. 특별히 크리거 교수가 기존 이론들 중 가장 집요하게 비판하는 것은, 환원론적 질병관과 분절된 짧은 인과관계에 대한 과도한 신뢰이다. 현대 사회는 건강과 질병 문제를 해결하는 데에서 이 '근접 원인'과 짧은 인과관계를 규명해냄으로써 일정 정도의 성과를 이룬 측면도 있지만, 맥마이클(McMichael)의 도발적 표현처럼 대다수 역학자들은 '근접 원인의 포로(prisoner of the proximate)'가 되었다. 짧은 인과관계들을 모두 합쳐도 우리는 전체를 설명하지 못한다. 이런 과학의 분절화야말로 현대 과학이 가지고 있는 본질적 한계이다. 아울러 학제 간 단절도 문제다. 많은 이들이 자연과학, 사회과학, 인문학 간의 융합을 이야기하지만 진정 현상에서 그것이 구현되거나, 이러한 융합을 이끌어낼 만한 이론은 여전히 찾아보기 힘들다.

어떤 역학이론이 필요한가?

낸시 크리거 교수는 기존 이론의 문제들을 비판하는 데 그치지 않고 건강, 질병과 관련한 이론들의 변화 과정을 고대 그리스로부터 현재까지 추적한다. 시기에 따른 이론들의 특징뿐만 아니라 그 이론의 맥락(context)도 함께 설명한다. 또한 기존 이론의 문제점과 한계를 넘어설 대안적 역학이론도 함께 모색한다. 생태사회 이론과 정치생태학이 바로 그것이다. 특별히 '정치생태학'에 대한 그녀의 다음과 같은 주장은 자세를 다시 고쳐 앉게 만든다.

> 정치생태학은 반드시 성찰적이고 비판적인 과학(a reflexive and critical science)이 되어야 하며, 연구자는 과학적 발견이 어떤 사회적 맥락 속에서 이루어지는지에 대해 주의를 기울여야 하고, 마찬가지로 조사가 함의하는 사회적·생태적 의미에도 관심을 가져야 한다(Escobar, 1999; Forsyth, 2003; Neumann, 2005; Biersack, 2006; Palsson, 2006).

크리거 교수가 제시하는 이론은 단순히 반(反)환원론이 아니고 환원론과 총체적 접근의 변증법적 통일이다. 구체적으로 그녀가 중요시하는 개념 중 하나가 '체현(體現, embodiment)'인데, 체현은 "개념적으로 널리 퍼져 있는 비신체화, 비맥락화된 '유전자', '행동', 질병 발생의 기전에 정밀한 수정을 가하며, 사회적·생태적 수준에서부터 하위의 세포 수준까지 아울러 건강, 질병, 안녕의 인구집단 분포를 조성하는 다수준 과정을 분석하는 데 통합적인 접근방법을 제공해준다"(Krieger, 2005a)고 본다.

이러한 크리거 교수의 주장은 독자에게 많은 정보와 함께 다양한 영감을 제공한다. 나의 '건강 정치생태학(healthy political ecology)'[1]도 이 책에서 영감을 얻은 것이다.

역학의 과제: "그렇지 않다면 역학이 무슨 소용이 있겠는가?"

숨 가쁘게 달려온 이러한 크리거 교수의 방대한 이야기는 여기에서 끝나지 않는다. 크리거 교수는 역학, 더 나아가 학문의 역할을 다음과 같이 규정한다.

역학이론에 주의를 기울이고, 실제 시점의 실제 사회에서 질병 분포에 대한 다양한 결정요인에 대해 심오하게 이론화시키는 것은, 일부 보수적인 평론가가 언급하였듯이 단지 '정치적으로 올바른 학문인가'의 문제가 아니라(Satel, 2000) '올바른 학문을 하는가'의 문제이며(Krieger, 2005a), 역학이 가장 잘 답할 수 있는 질문에 대하여 제대로 답을 하는가의 문제이다.

아울러 "역학이론은 좋은 것을 위해서도, 나쁜 것을 위해서도 중요하다. 그것은 피해를 일으킬 수 있는 잠재력 때문만이 아니라 유익한 변화의 가능성을 자극하는 가치 있는 지식으로 이어질 수 있기 때문에 중요하다"고 이야기한다. 그러면서 크리거 교수는 모리스(Morris, 1957)의 말을 바꿔 다음과 같이 말한다. "그렇지 않다면 역학이 무슨 소용이 있겠는가?"

---

1 '건강 정치생태학(healthy political ecology)'적 접근과 기존 접근의 차별성은 다음과 같다. 첫째, 건강 정치생태학적 접근은 건강의 정치성과 건강의 바람직한 변화를 위한 정치적 과정의 중요성을 강조한다. 또한 그 정치 과정은 다수결과 같은 최소한의 장치가 아니라 모든 이들의 보편적 권리로서의 건강과 그것을 규정, 기획, 시행, 평가하는 일련의 과정에서 개인의 알 권리, 과정의 투명성, 참여를 통한 의사결정과 같은 민주적 공공성이 보장되는 정치 과정이어야 한다. 둘째, 건강 정치생태학적 접근은 보다 적극적으로 인간만이 아니라 모든 존재 간의, 한 나라만이 아니라 전 지구적 세계 속에서 각 나라들 간의 '바람직한' 상호관계를 지향한다. 셋째, 앞의 두 가지 특징은 기존보다 더 다양하고 더 많은 분야와 더 다층적인 수준 간의 협력을 요구한다. 더 자세한 내용은 신영전, 「건강 정치생태학(healthy political ecology)을 향하여: 장소, 지역, 지방자치와 건강정치」(건강정책학회 봄 학술대회, 2018: 서울대 호암 컨벤션센터)을 참고할 것.

2. 낸시 크리거: '시민 학자(citizen scholar)'

이렇게 거대하고 의미 있는 작업을 호기 있게 진행해오고 있는 낸시 크리거 (Nancy Krieger) 교수는 어떤 사람인가?

그녀는 하버드 보건대학원 사회 및 행동 과학과(Department of Social and Behavioral Sciences)의 사회역학 전공 교수이며 '여성, 젠더와 건강에 관한 학제 간 연구센터(HSPH Interdisciplinary Concentration on Women, Gender, and Health)' 소장이다. 1995년부터 하버드 보건대학원에 교수를 역임하고 있다. 하지만 크리거에 대한 소개는 하버드 대학 홈페이지에 공식적으로 활자화되어 있는 것만으로는 부족하다.

낸시 크리거 교수는 리사 버크먼(Lisa Berkman), 이치로 가와치(Ichiro Kawachi)와 함께 이른바 하버드 보건대학원 '사회역학의 트로이카(troika)' 중 한 사람이다. 사회역학이란 분야에서 이들이 가지는 위상은 일개 학교 범위를 넘어선다. 이른바 사회역학을 학문의 분야로 자리 잡도록 하고 또한 작금, 사회역학의 새로운 시대를 만들어가는 데 이들의 역할은 절대적이다. 이 과정에서 중요한 사건 중 하나가 『사회역학(Social Epidemiology)』(2000)[2]이란 책의 발간이다.

그러나 무엇보다 낸시 크리거 교수의 진가는 그녀의 실천적 삶에 있다. 크리거는 소위 '골방 학자'가 아니다. 대표적으로 그녀는 '1848년의 정신(The Spirit of 1848)'이라는 실천적 학술 조직의 핵심 리더로서, 의학과 공중보건 영역을 넘어 소득계층, 젠더, 지역 불평등 문제에서 학계와 현장을 오가며 오랜 싸움을 지속해오고 있다. 같은 학교에 근무했던 리처드 레빈스(Richard Levins) 교수의 표현을 빌리자면, 크리거는 진정한 '시민 학자(citizen scholar)' 중 한 사람이다.

개인적으로 나는 2002~2004년 하버드대학교에 머물 때 크리거 교수의 강의

---

2   이 책의 한국어판이 리사 버크먼·이치로 가와치 엮음 신영전·김명희·전희진·김석현 옮김, 『사회역학』(한울, 2003)으로 출간되었다. 2014년에는 그 두 번째 판이 출간되었다.

와 세미나에 참석할 기회를 가졌다. 역사·문학·사회과학·자연과학을 넘나드는 해박함과 열정, 그리고 무엇보다 그녀를 특징짓는 '카리스마'와 함께, 의학, 공중보건학, 역학이란 학문이 얼마나 멋지고 풍성하며 실천적일 수 있는지 볼 수 있었다. 그렇지만 그때까지만 해도 크리거 교수의 책을, 그것도 두 권씩이나 번역하는 인연으로까지 이어질 줄은 생각하지 못했다. 하여튼 이런 그녀와의 특별한 인연은 내 인생의 큰 보람이자 기쁨이다.

3. 번역 경과

이 책의 성격에 대한 이해를 높이기 위해 번역 경과를 간략하게 밝힌다. 2011년 이 책이 출간되었다는 소식을 듣고, 또 얼마 지나지 않아 국내 학자들이 이 책을 번역하기로 했다는 소식을 접했을 때 매우 기뻤다. 그러나 오랜 시간이 흘러도 출간 소식은 들리지 않았고 어느 날 출판사로부터 전화를 받았다. 번역하기로 한 이들이 번역작업을 포기했으니 혹시 내가 해줄 수 있냐는 것이었다. 아마 오래전 『사회역학(social epidemiology)』을 번역했던 내 이력이 남아 있었기 때문이었을 것이다. 나는 즉시 거절했다. 낸시 크리거 교수의 책이 얼마나 번역이 어려운지 이미 알고 있었기 때문이다. 그리고 다시는 번역같이 어렵고 보상 없는(?) 일을 하지 않겠노라고 맹세한 지 얼마 지나지 않았을 때였기 때문이다.

하지만 그 결심은 오래 가지 못했다. SNS에 이 이야기를 올렸더니 의외로 많은 이들이 번역에 관심을 표해왔다. 그리고 젊은 학자들이 의기투합해서 이 책을 번역하는 것도 의미가 있겠다는, (지금 생각하면 하지 말았어야 할) 생각을 하였고 마침내 번역작업이 시작되었다. 하지만 이후 번역 과정에서 있었던 어려움을 적는다면 아마 이 책보다 더 두꺼운 책이 나올 것이다. 하지만 어쨌든 우리는 해냈다!

번역 작업은 1차적으로 모든 번역자들이 분량을 나누어 번역하고, 그것을 서로 교대해서 수정하는 작업을 진행했다. 하지만 번역 상 오류가 있다면 전적으로 내 책임이다. 최종 탈고의 책임은 내가 졌기 때문이다. 그러나 독자들이 혹시 부족한 번역문과 마주친다면, 저를 책망하기 전에 낸시 크리거 교수의 원본 책을 한번 들여다보았으면 한다. 농부가 밭을 탓할 수는 없겠지만, 낸시 크리거 교수의 글은 우리처럼 기본적으로 자연과학적 훈련을 받은 이들에겐 영 다른 세계의 영어 문장이다. 주어(主語)를 찾고도 거기에 맞는 동사(動詞)를 한참 찾아야 할 때가 많았다. 글 중간 중간에 섞여 있는 스페인어와 라틴어 등도 우리 머리를 쥐어박게 만들었다. 그러나 가장 힘들었던 것은 생물학·의학·철학·역사학·정치학을 자유롭게 넘나드는 그의 생각의 폭이었다. 우리는 그로 인해 가끔 멀미를 느끼기도 했다. 번역 과정을 이렇게 길게 이야기하는 것도 이 책을 읽을 독자들이 미리 이를 염두에 두고 역자들에게 동병상련의 정을 가져주기 원하기 때문이다.

하지만 이러한 어려움이야말로 이 책이 번역되어 많은 이들이 읽어야 할 이유이다. 작금 현대사회가 맞이하고 있는 위기의 일단은 인문학 - 사회과학 - 자연과학 간의 소통 능력을 잃어버린 데서 비롯되었기 때문이다. 또한 앞서 이야기했듯이 현대 과학은 "사물을 자르고 세분하고 염색한 다음, 그것이 무엇으로 구성되었는지 답함으로써 상대적으로 단순한 영역에서는 커다란 성과를 거두었지만 좀 더 복잡한 체계를 다루는 데는 참담한 실패를 계속해오고 있다". 그런 점에서 여러 학문 영역을 넘나드는 글의 난해함은 우리가 피해야 할 그 무엇이 아니라 정면승부를 해야 할 대상이다. 다만 독자들이 그 어려움을 조금이라도 덜 수 있도록 본문의 일부 내용은 각주로 처리해 가독성을 높였고, 필요할 때에는 '옮긴이 주'를 달아 이해를 도우려 노력했다.

4. 감사

스스로 자초한 것이긴 하지만, 박사과정, 해외 연수 등 인생의 가장 바쁜 시기에 보상도 거의 없는 번역을 하느라 고생한 옮긴이들에게 자축과 함께 제일 먼저 고마움을 전한다. 특별히 번역 중간에 SOS를 청해 참여한 김유미 교수가 없었다면 이 번역 책은 햇빛을 보지 못했을 것이다.

1차 번역본을 가지고 함께 세미나를 진행하며 의견을 준 권리아, 김소애 연구원과 조승원, 문성근 군, 스페인어 번역에 도움을 준 Rene F. Najera, Linda Bucay에게 고마운 마음을 전한다.

교정을 하며 "차라리 내가 번역하는 것이 낫겠다"고 수없이 되뇌었을 편집자 님들의 꼼꼼하고 정성 어린 작업 덕분에 책의 완성도가 훨씬 높아졌다. 10여 년 넘게 인연을 맺은 기획실 윤순현 님과 어려운 여건 속에서도 묵묵히 출판시장을 지키고 있는 한울엠플러스 여러 관계자 분들께도 이 자리를 빌려 고맙다는 인사를 드립니다. 그러나 늘 최고의 감사는 20년 넘게 이 어려운 문제를 회피하지 않고 치열하게 씨름하여 마침내 이렇게 멋진 책을 만들어 낸 낸시 크리거 교수와 이 시간에도 삶과 연구의 현장에서 모든 이들의 건강한 삶을 위해 애쓰고 있는 이들의 몫이다.

2018년, 111년 만에 가장 무더운 여름
심정풍헌(深淨風軒)에서 옮긴이들을 대표하여 신영전 쓰다

* 사족(蛇足): 끝내 사용하지 못한 '민중', '인민'

이 책의 원제목은 'Epidemiology and People's health: Theory and Context' 이다. 이 중 'People'을 무어라 번역할 것인가는 이 책을 처음 집어든 순간부터 고민거리였고, 이 책의 최종 탈고를 앞두고도 여전히 풀지 못한 숙제였다. '인민(人民)', '민중(民衆)'이라는 보다 적합한 단어가 있음에도 '사람들'이라는 어색한 단어를 주로 사용하였다. 소심하고 비겁한 '자기검열'이 작동한 결과다. 보다 정확한 단어를 사용하여 번역했다면 책 제목은 『역학과 민중의 건강: 이론

과 맥락』으로 바뀌었을 것이고 아마 많은 문장들이 아래 글처럼 멋지게 바뀌었을 것이다.

　힘에 의존한 정치와 호전성은 사람들과 지구의 건강에 대한 염려를 더욱 증가시키고 있다. 경제, 에너지 체계, 우선순위 설정에서 대대적인 변화가 없다면, 기후변화의 영향은 '**민중의**' 건강 불평등(옮긴이 강조)을 더욱 악화시킬 것이다.

그럼에도 그러한 용기(?)를 발휘하지 못한 것은, 70년 넘게 반공 이데올로기의 업보에서 자유롭지 못한 한반도의 남쪽에서 이러한 단어의 선택이 '부적절하고' '불필요하게' 이 책의 가치와 유용성을 훼손시키지나 않을까 해서이다. 부디 2쇄나 3쇄에선 본래의 단어를 찾게 되길 소원해본다.

『경제와 사회(Economy and Society)』 227

결정요인(determinants) 110, 172, 215, 231, 246, 255~256, 276, 279~286, 290, 341, 390

『계급, 지위, 정당(Class, Status, and Party)』 227

계통적 오류(systematic error) 400

『고대 그리스 세계의 질병(Disease in the Ancient Greek World)』 77

골턴, 프란시스(Francis Galton) 172~173, 177~178, 182

공공보건의료서비스 법률(The Public Health Service Act) 204

『공기, 물, 장소(Airs, Waters, and Places)』 75, 77, 79, 81~82

『과학의 전통(Tradition in Medicine)』 76

교란(confounding) 365~366, 400, 404

국내총생산(gross domestic product) ☞ GDP 26

국민총소득(Gross National Income) ☞ GNI 26, 29

국제연합 새천년 개발목표(UN Millennium Development Goals) 421

국제위생학회(international sanitary conference) 116

국제질병분류(International Classification of Disease) 107

국제통화기금(International Monetary Fund) ☞ IMF 274

그란다, 에드문도(Edmundo Granda) 287

그래들, 헨리(Henry Gradle) 165, 167

그런트, 존(John Graunt) 100, 102~104

그레인저, 존(John Grainger) 144

그르멕, 머코(Mirko Grmek) 77

그린버그(J. B. Greenberg) 346

그린우드, 메이저(Major Greenwood) 81, 164, 401

길레스, 에바(Eva Gilles) 93~94

길버트, 월터(Walter Gilbert) 43

ㄴ

나바로, 빈센트(Vicente Navarro) 263

나쁜 공기설(miasma) 111, 113~117, 121, 127, 152, 155, 162, 164, 173, 295

노이만, 로더릭(Roderick P. Neumann) 345, 347

놋, 조사이어(Josiah C. Nott) 150

뉴턴(Newton) 48, 97

니덤, 조지프(Joseph Needham) 340

닐, 제임스(James V. Neel) 375~379, 383~386, 388

ㄷ

다변수(multivariate) 분석 235

다윈, 찰스(Charles Darwin) 151, 264, 310, 312, 340

대번포트, 찰스(Charles B. Davenport) 173~ 174, 177~179, 182

『대영 제국 노동자의 위생상태에 대한 보고서 (Report on the Sanitary Condition of the Labouring Population of Great Britain)』 118

도열, 레슬리(Lesley Doyal) 265, 271, 275

돌 경, 리처드(Sir Richard Doll) 243

뒤르켐, 에밀(Emile Durkheim) 222

듀보이스(W. E. B. Du Bois) 185~187, 189

드 라 뫼르트, 앙리 불레이(Henry Boulay de la Meurthe) 120

드 콩도르세, 마르키(Marquis de Condorcet) 97

ㄹ

라틴아메리카 사회의학회 286~287

러시, 벤저민(Benjamin Rush) 108~109, 115, 143

런던 위생·열대의학 대학(the London School

지은이

낸시 크리거 (Nancy Krieger) MD. PhD

하버드 보건대학원 사회 및 행동 과학과(Department of Social and Behavioral Sciences) 사회역학 전공 교수이며 '여성, 젠더와 건강에 관한 학제 간 연구센터(HSPH Interdisciplinary Concentration on Women, Gender, and Health)' 소장이다. 1995년부터 하버드 보건대학원 교수로 재직 중이다.

낸시 크리거는 생화학, 철학, 공중보건사의 배경을 가진 세계적인 사회역학자일 뿐만 아니라 과학, 건강, 사회정의 분야에서 사회운동가로 30년 넘게 왕성한 활동을 하고 있다. 2013년 미국 공중보건협회로부터 웨이드 햄턴 프로스트 상(the Wade Hampton Frost Award)을 받고, 2015년에는 미국 암 임상 연구 전문가(the American Cancer Society Clinical Research Professorship)가 되었다.

1994년 미국 공중보건협회 산하에 '1848년의 정신(the Spirit of 1848 Caucus)' 그룹을 동료들과 함께 창설하여 운영하고 있다.

주요 저서는 다음과 같다.

- Epidemiology and the People's Health: Theory and Context(Oxford University Press, 2014)
- Embodying Inequality: Epidemiologic Perspectives(Baywood Press, 2004)
- AIDS: The Politics of Survival(Baywood Publishers, 1994)
- Women's Health, Politics, and Power: Essays on Sex/Gender, Medicine, and Public Health (Baywood Publishers, 1994)

옮긴이

신영전 (SHIN, Young-jeon) MD. MPH. PhD
- 한양대학교 의과대학/보건대학원 교수
- 의학사, 보건학 석·박사
- 건강정치학, 건강정치사 전공

김유미 (KIM, Yu-Mi) MD. MPH. PhD
- 동아대학교 의과대학 예방의학교실 부교수
- 의학사, 보건학 석사, 의학 박사
- 사회역학 전공

이화영 (LEE, Hwa-young) BS. MPH. PhD
- 하버드대학교 보건대학원 다케미 펠로우(현)
- 서울대학교 의과대학 이종욱 글로벌 의학연구센터, 연구 조교수(전)
- 수의학사, 보건학 석·박사
- 보건경제학, 국제보건 전공

표 준 희 (PYO, Junhee) BS. SM. PhD candidate
- 위트레흐트대학교 약학 대학원 박사과정
- WHO Collaborating Centre for Pharmaceutical Policy and Regulation, Department of pharmaceutical science, Utrecht University, Netherlands
- 약학사, 보건학 석사 및 박사과정
- 약물역학, 제약정책 전공

신 상 수 (SHIN, Sangsoo) BA. MPH.
- 에모리대학교 보건대학원 석사과정
- 사회학사, 보건학 석사
- 역학 전공

이 호 준 (LEE, Hojoon) MD. MPH. DrPH Candidate
- 보건학 박사(DrPH) 수료, 존스홉킨스 보건대학원
- 의학사, 보건학 석사
- 감염병 역학/질병감시체계 전공

한울아카데미 2106

낸 시 크 리 거 의
역 학 이 론 과 맥 락

지 은 이 ㅣ 낸시 크리거
옮 긴 이 ㅣ 신 영 전 · 김 유 미 · 이 화 영 · 표 준 희 · 신 상 수 · 이 호 준
펴 낸 이 ㅣ 김 종 수
펴 낸 곳 ㅣ 한울엠플러스(주)
편집책임 ㅣ 조 수 임

초판 1쇄 인쇄 ㅣ 2018년 8월 20일
초판 1쇄 발행 ㅣ 2018년 9월 10일

주소 ㅣ 10881 경기도 파주시 광인사길 153 한울시소빌딩 3층
전화 ㅣ 031-955-0655
팩스 ㅣ 031-955-0656
홈페이지 ㅣ www.hanulmplus.kr
등록번호 ㅣ 제406-2015-000143호

Printed in Korea.
ISBN 978-89-460-7106-3 93510
      978-89-460-6536-9 93510 (학생판)

* 책값은 겉표지에 표시되어 있습니다.
* 이 책은 강의를 위한 학생용 교재를 따로 준비했습니다.
  강의 교재로 사용하실 때는 본사로 연락해주시기 바랍니다.